メディカルサイエンス

微生物検査学

〈第二版〉

Laboratory Microbiology

編　集

太田敏子　岡崎充宏　金森政人

古畑勝則　松村　充　山本容正

近代出版

編集委員（五十音順）

太田敏子	千葉科学大学危機管理学部（筑波大学名誉教授）
岡崎充宏	東京工科大学医療保健学部臨床検査学科
金森政人	杏林大学名誉教授
古畑勝則	麻布大学生命・環境科学部臨床検査技術学科
松村　充	帝京大学医療技術学部臨床検査学科
山本容正	大阪府立公衆衛生研究所（大阪大学名誉教授）

執筆者（五十音順）

秋沢宏次	北海道大学病院検査部
秋本幸子	北海道医療センター
阿部美知子	北里大学医療衛生学部医療検査学科
石垣しのぶ	帝京大学医学部附属病院中央検査部
板羽秀之	広島国際大学保健医療学部医療技術学科
市來善郎	いちき皮膚科
太田敏子	千葉科学大学危機管理学部（筑波大学名誉教授）
岡崎充宏	東京工科大学医療保健学部臨床検査学科
岡本成史	金沢大学医薬保健研究域保健学系病態検査学
小栗豊子	東京医療保健大学大学院
桶川隆嗣	杏林大学医学部附属病院泌尿器科
尾崎和美	徳島大学大学院医歯薬学研究部口腔保健支援学
片岡佳子	徳島大学大学院医歯薬学研究部微生物・遺伝子解析学
金森政人	杏林大学名誉教授
叶　一乃	新渡戸文化短期大学臨床検査学科
川上和義	東北大学大学院医学系研究科基礎検査医科学領域感染分子病態解析学
岸井こずゑ	東京工科大学医療保健学部臨床検査学科
北里英郎	北里大学医療衛生学部医療検査学科
北島康雄	木沢記念病院
熊田　薫	つくば国際大学医療保健学部臨床検査学科
熊取厚志	鈴鹿医療科学大学医療栄養学科臨床検査コース
久米　光	北里大学医学部病理学
後藤美紀	筑波大学附属病院検査部
小松　方	天理医療大学医療学部臨床検査学科
佐々木秀直	北海道大学大学院医学研究科脳科学専攻神経病態学講座神経内科学
澤村治樹	一宮西病院検査科
杉谷加代	金沢大学医薬保健研究域保健学系病態検査学
千田靖子	金沢大学附属病院感染制御部
竹内　薫	筑波大学医学医療系生命医科学域環境微生物学
田中孝志	帝京短期大学ライフケア学科臨床検査専攻
戸邉　亨	大阪大学大学院医学系研究科保健学専攻生体情報科学
永沢善三	国際医療福祉大学福岡保健医療学部医学検査学科
長沢光章	国際医療福祉大学成田保健医療学部医学検査学科
中塚幹也	岡山大学大学院保健学研究科看護学分野
中野忠男	純真学園大学保健医療学部検査科学科
中山章文	岐阜医療科学大学保健科学部臨床検査学科
二宮治彦	筑波大学医学医療系臨床医学域医療科学
原　和矢	北里大学医療衛生学部医療検査学科
平井　到	琉球大学医学部保健学科病原体検査学
古畑勝則	麻布大学生命・環境科学部臨床検査技術学科
古谷信彦	文京学院大学保健医療技術学部臨床検査科
正木孝幸	熊本保健科学大学保健科学部医学検査学科
松尾淳司	北海道大学大学院保健科学研究院感染制御検査学
松村　充	帝京大学医療技術学部臨床検査学科
望月清文	岐阜大学医学部附属病院眼科
森川一也	筑波大学医学医療系生命医科学域
森松伸一	神戸常盤大学保健科学部看護学科
山口英世	帝京大学名誉教授
山口博之	北海道大学大学院保健科学研究院感染制御検査学
山本容正	大阪府立公衆衛生研究所（大阪大学名誉教授）
横田憲治	岡山大学大学院保健学研究科検査技術科学

序

『メディカルサイエンス微生物検査学』の初版は，全国の国立大学医療技術短期大学部が4年制大学として発足し，新たに未来の保健学領域の充実を図ることになったとき，大学検査科学専攻微生物学教員懇談会が編集して2008年に世に送り出しました．初版の特徴は，臨床微生物学の基礎をサイエンスの観点から充実させ，各臓器の感染症とその検体検査法の実際を，臨床現場の観点から取り上げたことにあります．また，病原微生物と切っても切れない間柄の環境微生物の検査法が掲載されていることも特徴の1つです．

この8年間における国内の情勢は，超少子高齢化が進み，人材育成のために中高一貫校が現実のものとなり，実質的に大学全入時代が到来しました．そして，21世紀の革新的な情報・通信のIT技術時代に育った世代が若者の大部分を占めるようになりました．このような状況から，国の教育システムの抜本的な見直しが迫られています．

一方で，先端テクノロジーの進歩は目覚ましく，臨床微生物学においても，新興・再興感染症，日和見感染症，院内感染症，性感染症，人獣共通感染症など現代の感染症が台頭し，従来の感染症にとって代わっています．しかも，その病原体の同定法は，第三の技術革命の時代を迎えました．第一の「培地」による培養法，第二の「PCR」による遺伝子検査法に加えて，第三の「MALDI-TOF MAS」による自動菌種同定機器が導入されたのです．

第二版では，以上のことを踏まえ，新たな知見を加味・網羅し，わかりやすく読者諸氏に提示する必要があると考えました．また，初版を教科書として採用された先生方や保健学を学ぶ学生諸氏からいただいた数々のご指摘を反映し，心を込めて内容を刷新いたしました．本書がより多くの皆さまから支持を得られることを編集者一同心より期待しております．

最後に，ご執筆いただきました諸先生方のご尽力に深謝申し上げます．

2016年8月

編集委員
太田敏子
岡崎充宏
金森政人
古畑勝則
松村　充
山本容正

メディカルサイエンス微生物検査学〈第二版〉

目次

Ⅳ 感染症の検体検査

V　環境微生物の検出

I 微生物学の基礎

微生物学の歴史

その時代の新しい概念を樹立した先人たちの努力の足跡（歴史）をたどることから，私たちはこれから進むべき方向性を学ぶことができる．ヒトと微生物の出会いは人類の起源の300万～400万年前から始まったにもかかわらず，その存在が知られたのはわずか300年ほど前のことであり，しかも病原体としての微生物が認識されてからたった140年しか経っていない．ヒトの叡知はいかに自然の前に稚拙であるかがわかる．

古代から中世まで，疫病は神罰によるものと信じられており，Hippocrates（BC459～377）はその原因が汚れた空気（ミアズマ：miasma）であると説いた．ところが，14～15世紀に至ってヨーロッパを襲った天然痘，ペスト，梅毒の大流行により，疫病は「うつる」ことが認識され，Girolamo Fracastoro（1483～1553）は，それぞれの疫病にはそれぞれの伝染源（contagium vivum）が存在し，接触，媒介物，空気を介して伝播することを初めて説いた．

19世紀末のLouis Pasteur（1822～1895）とRobert Koch（1843～1910）による病原体の証明と発見から，多くの科学者により様々な種類の病原菌やウイルスが発見され，化学療法やワクチンの開発などにより制圧の方法も進んだ．しかしながら現代では，薬剤耐性菌による感染症，ヒトと動物に共通する感染症，新しく起きる感染症および撲滅されたものが再び起きる感染症が，今なお人類を苦しめている．2014年のエボラ出血熱，2015年の中東呼吸器症候群（MERS）の流行はまだ記憶に新しい．微生物学の発展年表を**表1**に示す．

1. 微生物の発見

17世紀後半，オランダの一市民であったレンズ磨きのAntonie van Leeuwenhoek（1632～1723）は，織物店，門番など職業を転々としながら，レンズを通すと肉眼より大きくものがみえることに興味をもち，自ら磨いたレンズで自作の1枚レンズの顕微鏡を作った．この顕微鏡という可視化技術の発明こそ，微生物の存在を発見することとなった．彼は熱狂的な研究癖から雨水のなかに無数のいろいろな形をした小さな生きものを発見した．この観察記録には球菌，桿菌，らせん菌の詳細なスケッチがあったことはいうまでもない．永年にわたる各種の水の観察記録がロンドン王立協会に知れることとなり，1677年と1684年に詳細な個人的観察記録が研究誌に報告され，これが微生物の発見の祖となった．

2. 現代微生物学の礎

微生物が発見された後，18世紀後半は微生物がどこから発生するかという問題が大きな論争になっていた．Pasteurは自作の“白鳥の首型フラスコ”（**図1**）を用いて微生物の自然発生説を実験的に否定した．さらにPasteurはブドウ酒の発酵現象は酵母の発酵によることを証明し，雑菌による酸敗を防ぐ62～65℃で30分間の低温殺菌法（pasteurization）や狂犬病の血清療法を確立した．一方，片田舎の医師であったKochは顕微鏡だけを頼りに独力で炭疽菌，結核菌，コレラ菌を発見して特定の微生物が特定の病気を引き起こすことを証明し，感染症の定義「Kochの4原則」（**図2**）を確立した．こうして，PasteurとKochは博

表 1　微生物学の発展年表

年代	病原体の発見	研究・検査法の開発
1684	細菌の存在を発見（Leeuwenhoek）	顕微鏡の発明（Leeuwenhoek）
1728	自然発生説（Needham）	
1762	微生物病原説（Prenciz）	
1798		種痘法の開発（Jenner）
1839	黄熱病原体	
1857	乳酸菌の発見	
1861		自然発生説を実験的に否定（Pasteur）
1867		石炭酸消毒法（Lister）
1873	淋菌の記載（Neisser）	
1874	らい菌の記載（Hansen）	
1876	炭疽菌の発見（Koch）	感染症の４原則を提唱（Koch）
1878	ブドウ球菌の発見（Koch）	
1881		固形培地による純培養の確立（Koch）
1882	結核菌の発見（Koch）	炭疽菌・狂犬病ウイルスのワクチン開発（Pasteur）
1883	コレラ菌の発見（Koch）	
1884	ジフテリア菌の発見（Löffler）	Gram 染色法（Gram）
1885	大腸菌の発見（Escherich）	
1889	破傷風菌の発見（北里）	嫌気培養法（北里）
1890		ジフテリア・破傷風菌の抗毒素療法（Behring ＆北里）
1892	タバコモザイクウイルス発見（Iwanowski）	
1894	ペスト菌の発見（Yersin ＆北里）	
1896		ウィダール反応（Widal）
1897	ボツリヌス菌の発見（von Ermengen）	
1898	赤痢菌の発見（志賀）	
1899	口蹄疫ウイルスの発見（Löffler ＆ Frosch）	
1900	インフルエンザ菌の発見（Pfeifer）	
1905	梅毒トレポネーマの発見（Schaudinn ＆ Hoffman）	ABO 血液型（Landsteiner）
1906	百日咳菌の発見（Bordet ＆ Gengou）	ワッセルマン反応（Wassermann）
1907	クラミジアの発見（Halberstädter ＆ Prowazek）	
1909	リケッチアの発見（Ricketts ＆ Prowazek）	
1910		サルバルサンの発見（Ehrlich ＆秦）
1915	ワイル病スピロヘータの発見（稲田＆井戸）	
1926	野兎病菌の発見（大原）	
1929		ペニシリンの発見（Fleming）
1930	つつが虫病リケッチアの発見（長与ら）	
1935		サルファ剤の発見（Domagk）
1938		γグロブリンは抗体（Tisselious ＆ Kabat）
1949		ポリオウイルスの培養法確立（Enders）
1951	腸炎ビブリオの発見（藤野）	
1953		DNA 二重らせんの発見（Watson ＆ Crick）
1957		カナマイシンの発見（梅澤）
1970		逆転写酵素の発見（Temin ＆ Baltimore）
1971		ELISA 法の開発（Engvall ら）
1974	MRSA の発見（Parker ら）	
1975		モノクローン抗体の開発（Koeller ＆ Milstein）
1976	エボラウイルスの発見（Johnson）	
1979	レジオネラ菌の発見（Brenner）	
1982	プリオン蛋白の発見（Prusiner）	
1983	ヒト免疫不全ウイルス（HIV）の発見（Montagnier）	
1985		PCR 法の開発（Mullis）
1995		インフルエンザ菌ゲノム解読（Fleischmann）
1997	高病原性鳥インフルエンザウイルス H5N1 の発見（香港）	大腸菌ゲノム解読（Blattner ら）
2003	SARS コロナウイルスの発見（エラスムス大学）	重症急性呼吸器症候群（SARS）アウトブレイク
2006		人工多能性幹細胞（iPS）の発見（山中）
2008		ノーベル化学賞：緑色蛍光蛋白質（GFP）の発見（下村）
2011		（3.11 東日本大震災発生）
2012	MERS コロナウイルスの発見（英・健康保護機関 HPA）	ノーベル生理学・医学賞：iPS 細胞の発見（山中）
2014		エボラ出血熱アウトブレイク（中東・欧米）
2015		中東呼吸器症候群（MERS）アウトブレイク（韓国）
		ノーベル生理学・医学賞：寄生虫感染症の治療法の発見（大村）

「実験こそは彼ら（博物学者）の科学に新たな
生気を与えるものと私は確信する」

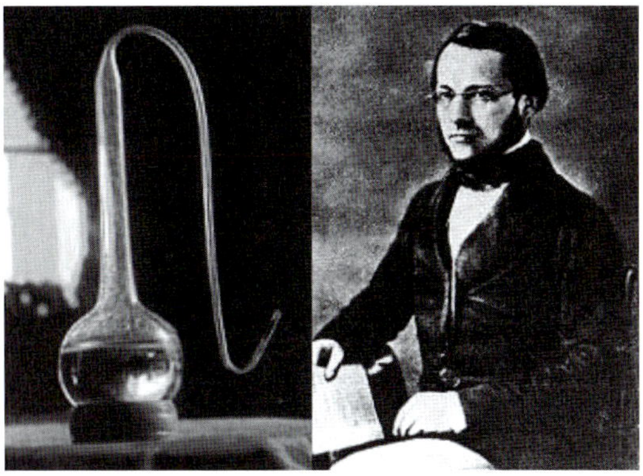

図１　医学細菌学の祖 Pasteur（右）と“白鳥の首型フラスコ”（左）（1861 年）
細く長いＳ状の首のついたフラスコを作製し，煮沸して生き物を殺したフラスコ中の肉汁を空気中でそのまま保存しても，くびれた首の部分が空中の微生物の侵入を防いで肉汁は腐敗しないことを実験的に示した．

物学や医学に科学を導入し，現代微生物学の礎を築いた．日本の科学者も北里柴三郎が破傷風菌（1889 年）の純培養とペスト菌の発見を，志賀潔が赤痢菌（1898 年）を発見し，19 世紀後半の輝かしい病原微生物学の進展に貢献した．

また，ウイルス学は，1892 年 Dmitri Iwanowski が細菌濾過器を通過する微小なものとしてタバコモザイクウイルスを，1899 年 Friedrich Löeffler と Paul Frosch が口蹄疫ウイルスを発見したことが始まりである．1935 年 Max Knoll と Ernst Ruska による電子顕微鏡の発明はウイルス粒子発見の強力な武器となった．

3. 感染予防制御法と免疫学の樹立

病原菌が次々と発見されていた 19 世紀末，細菌感染の予防と治療の研究が始まった．Pasteur の説に触発されたイギリスの外科医 Joseph Lister（1827～1912）が考案した石炭酸による外科手術時の消毒法がその最初である（図３）．病原菌の発見のさなか，Emil von Behring，北里は有機化学を医学に応用して免疫現象を明らかにし，ジフテリアの血清療法を完成した．さらに，Paul Ehrlich，秦佐八郎は，1910 年“魔法の弾丸”と呼ばれた化合物，梅毒の治療薬 606（サルバルサン）を作り，初めて化学療法への道を開いた．殺菌作用のある物質を研究していた Alexander Fleming（1881～1955）は 1929 年シャーレに偶然舞い込んだ青カビのまわりには菌が発育していなかったことに注目して青カビが含んでいる抗菌性物質ペニシリンを発見し（図４），1940 年 Howard Florey と Ernst Boris Chain とともに実用化に成功した．その後，1949 年 Selman Waksman によるストレプトマイシン，

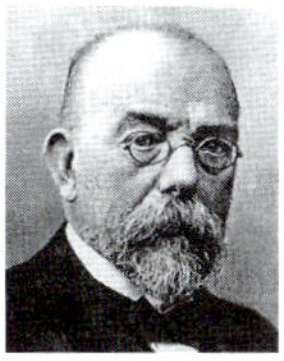

Koch の４原則

①特定の伝染病には特定の病原体が必ず見出されなければならない．

②その病原体は特定の伝染病から分離されなければならない．

③純培養したものを動物に感染させると同じ病気を起こさなければならない．

④感染動物から再度同じ菌が分離されなければならない．

図２　感染症を定義する Koch の４原則（1876 年）
師の Jacob Henle（1809～1885）が提唱していた３原則を厳密に定義し直し，４原則として感染症を定義した．

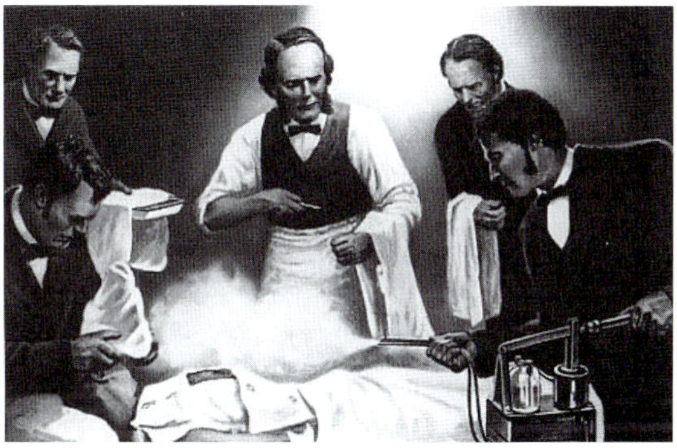

図３　Lister らによる無菌手術の光景（1870 年）
石炭酸を噴霧しながら手術を行っている．

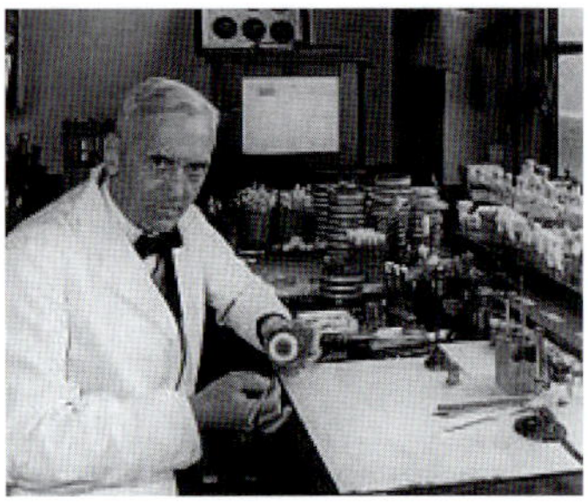

図4　Fleming によるペニシリンの発見（1929 年）
変異株を得るために培養していたブドウ球菌のシャーレに偶然舞い込んだ青カビのまわりには菌が発育していなかったことに注目し，青カビが含んでいる抗菌性物質ペニシリンを発見した．

1957 年梅澤濱夫によるカナマイシンなど微生物の産生する抗生物質探索の黄金時代を迎え，現在までに 300 種以上が実用化されている．

4. 分子生物学と微生物ゲノム解読

1929 年 Frederick Griffith の肺炎球菌の形質転換の実験から DNA が遺伝子の本体であること，さらに 1953 年 James Watson と Francis Crick が DNA の二重らせん構造を発見したことが引き金となり，20 世紀後半に分子生物学が登場し，生命現象が分子のレベルで解析することが可能となった．微生物が分子遺伝学の有用な道具としても絶大な貢献をすることとなる．1985 年 Kary Mullis が DNA ポリメラーゼを用いた遺伝子増幅法（PCR 法）を発明してから，培養に頼らない病原体の迅速検査法や病原因子の同定に DNA や RNA 解析の技術が導入され，新しい検査法の展開が進んだ．また，分子生物学的手法の急速な発展は，1995 年に初めてインフルエンザ菌の全ゲノム解読に成功し，今やヒトゲノム，稲ゲノムなど真核生物のゲノムも解読されている．病原細菌を含む 200 種の微生物ゲノムからは，菌の病原性が新たな視点で理解され，ゲノム内の可動性 DNA 因子が及ぼす重要な役割に注目されている．

5. 新興・再興感染症の脅威

化学療法の確立は病原菌を征圧し，ワクチンはウイルスの増殖を制御したかにみえた．しかしながら，今までみられなかった感染症（新興感染症），あるいはいったん撲滅されたものが再び出現してきた感染症（再興感染症）が現代の感染症として脅威となっている．新興・再興感染症（59 頁参照）が起こる要因としては，旅行者のみならず労働者として世界中の国々の交流が盛んになったこと，冷凍・冷蔵などの輸送技術の進歩により食糧の流通が盛んになったこと，森林伐採による環境破壊などが挙げられる．その結果，これまで地域に限定されていた感染症が地球規模で流行することになった．つまり，全世界の人類社会の発展は，感染症の形を変えたのである．

（太田敏子）

チェックリスト

□感染症の原因となる病原体の種類をあげよ．
□ Koch の 4 原則を説明せよ．
□ Pasteur の実験はどのようなことを証明するものか説明せよ．

I 微生物学の基礎

微生物の分類

地球上に最古の微生物が誕生したのは，37億〜38億年前とされている．自然界には多種多様な微生物が生息しており，ヒト対する病原微生物に限っても，その種類はきわめて多い．様々な大きさと形態をもった微生物を1つの指標で分類することはきわめて困難である．それでも分類学者は，様々な方法を考えてきた．その1つにRobert Whittakerが提唱した5界説がある．この方法は，生物をエネルギーの獲得方法の違いから，モネラ界，植物界，動物界，菌類界，原生生物界の5つの界（kingdom）に分けたものである．原核生物である細菌はモネラ界に，真菌は菌類界に，原虫は原生生物界に分類される．ウイルスは細胞体ではないので，この分類体系には含まれない．しかし，5界説では細菌の分類学的位置があいまいであった．

近年，遺伝子配列の解明が進み，分類に応用されるようになった．そこで，分類学者が着目したのが，原核生物と真核生物に共通して存在するリボソームRNA（rRNA）である．3種類のrRNAのなかで，細菌では16S rRNA（約1,500塩基），真核生物では18S rRNA（約1,800塩基）の配列を使い，真核生物（*Eucarya*），古細菌（*Archaea*），真正細菌（*Bacteria*）の3つのdomain（ドメイン，領域）に分類する新しい系統樹がCarl Woeseにより提案された．古細菌と真正細菌は原核生物（procaryote）である．病原性細菌は真正細菌に，病原性真菌は真核生物に含まれる．古細菌には高度好熱性菌やメタン産生菌が含まれる（**図1**）．

地球上には，文字通り無数の微生物が生息している．従来の形態や生化学的，生理学的，免疫学的性状に基づく分類法に比べ，遺伝子レベルでの分類法はより系統的である．分類学者の努力により確立されつつあるが，新しい微生物が次々と発見されている現状においては，目（order），科（family），属（genus），種（species）の分類階層が確立されるまでには，なお多くの時間がかかるものと思われる．

1. 微生物の大きさ

微生物検査学で取り扱う微生物（microorganism，microbe）は，細菌（bacterium，複数形bacteria），ウイルス（virus，複数形viruses）および真菌（fungus，複数形fungi）である．微生物は通常肉眼でみることができず，大きさや形態も様々である．

細菌の大きさはマイクロメーター（μm）単位であり，*Staphylococcus aureus*（黄色ブドウ球菌）は約1μm径である．形態は，球菌，桿菌，らせん菌の3つに分けられる．

ウイルスは，細菌の大きさの1,000分の1，ナノメーター（nm）単位で表す．*Influenza A virus*（A型インフルエンザウイルス）は約100nm径である．小さいものでは，ポリオウイルスが20〜30nm径である．形態は，ヒト免疫不全ウイルスのように球状，狂犬病ウイルスのように桿状（弾丸型），エボラウイルスのように繊維状（ひも状）のものがある．細菌は光学顕微鏡で観察できるが，ウイルスは電子顕微鏡でしか観察できない．

酵母様真菌は5〜6μmであり，細菌より大きい．酵母様真菌は，円形または楕円形で単細胞形態をとる．糸状菌は，多細胞形態をとる．

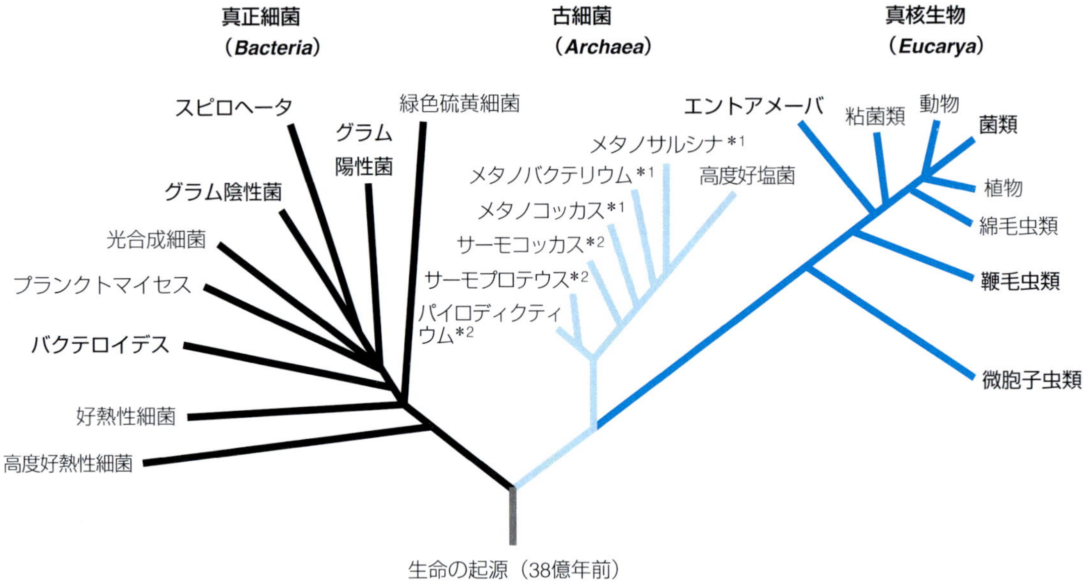

図1　生物の系統樹（rRNA 配列に基づく 3 ドメイン）
太字は病原細菌，真菌，原虫類を示す
＊1：メタン産生菌，＊2：高度好熱性細菌
https://en.wikipedia.org/wiki/Phylogenetic_tree を参考に作成

代表的な細菌（球菌，桿菌），ウイルス，真菌（酵母形）の相対的な大きさを**図2**に示した〔詳しい形態，内部構造については「微生物とは何か」を参照〕.

2. 細菌の分類と命名法

近年の分子遺伝学の急速な発展に伴い，ヒトに病気を起こすほとんどの細菌の 16S rRNA の遺伝子配列が決定され，分類学的位置が明確になった.

一方，微生物検査，すなわち感染症原因菌の同定は，細菌細胞壁の構造の違いに基づいて染め分ける Gram 染色法により，グラム陽性菌とグラム陰性菌に大きく 2 つに分類することから始まる．同時に，球菌，桿菌，らせん菌の判別ができる．さらに，培養により生化学的，生理学的，免疫学的性状を調べ，菌種や血清型を決めてゆく．発育に酸素を必要とする好気性菌か，酸素の有無に関係なく発育する通性嫌気性菌か，あるいは酸素によって発育が阻害される偏性嫌気性菌かが培養によってわかる.

近年，DNA の一部の塩基配列を決定することにより菌種の同定ができる遺伝子増幅法や，蛋白質などの菌体成分を質量分析計で計測して菌種を同定する方法が急速に普及している．これらの方法は感染症の迅速診断法として威力を発揮するが，分類学的な種の同定にはこれだけでは不十分である．未知の病原微生物が存在し，新しい感染症の出現の可能性がある限り，伝統的な培養法の重要性が小さくなることはない.

細菌の命名法は，国際命名規約（International Code of Nomenclature of Bacteria）により規定されている．菌種は属・種名の二命名法によりラテン語で記載される．例えば，日本語の俗称である黄色ブドウ球菌の学名は *Staphylococcus aureus* で，イタリックで記載する決まりになっている．“*Staphylococcus*”は属名であり，“*aureus*”は種形容語である．属名の頭は大文字で記載し，省略する場合には 1 文字とし，*S. aureus* のように記載する．医療現場では，日本語の俗称（和名）が使われることが多いが，学名で憶えておく必要がある.

種をさらに細分化する方法として，菌体抗原の違いに基づく血清型（serotype，serovar），細菌を

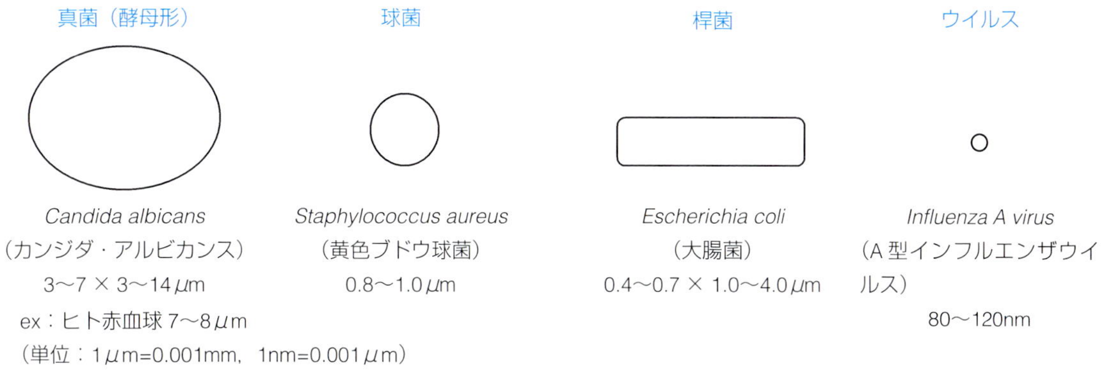

図 2　微生物の大きさ

宿主とするウイルス（バクテリオファージ）の親和性の違いに基づくファージ型（phage type, phagovar），生物学的性状の違いに基づく生物型（biotype，biovar）に分ける型別がある．これらの型は感染源の特定や感染経路の追跡，すなわち疫学調査の指標として使われる．

3. ウイルスの分類と命名法

ウイルスの分類と命名法は，国際ウイルス分類委員会（International Committee on Taxonomy of Viruses : ICTV）において定められる．基本的には，目（order），科（family），亜科（subfamily），属（genus），種（species）の順に分類される．目に対しては“— *virales*”，科に対しては“—*viridae*”，亜科に対して“—*virinae*”，属に対しては“—*virus*”の接尾辞をつけて，大文字から始まるイタリック体で記載する．種についても，ICTV で承認された正式名称に限り，イタリック体とする．

ウイルスの命名は，細菌と異なり，ラテン語による二命名法によらない．例えば，ヒトヘルペスウイルス 1 は *Human herpesvirus 1* が正式名であり，麻疹ウイルスは *Measles virus* が正式名である．しかし，前者は単純ヘルペスウイルス 1（Herpes simplex virus 1）という一般名（慣用語）で呼ばれることが多い．このように，ウイルスのなかには，一般名で広く使われているものがある．本書のⅡ微生物の特徴「ウイルス」の項では，一般名と正式名を併記した．ウイルスは細菌や真菌と異なり，DNA か RNA のいずれか一方の核酸を遺伝情報としてもつため，保有する核酸の種類から DNA ウイルスと RNA ウイルスに分けられる．その他のウイルス分類の基準となる性状を**表 1** にまとめた．

分類はウイルス粒子（ビリオン，virion）の性状に基づいて行われるのが正式なものであるが，ウイルスの臓器親和性から呼吸器親和性ウイルス，腸管親和性ウイルスといった分類法がとられることがある．この方法は疫学や臨床の場において使用するときには便利である〔「ウイルスとは何か」（20 頁）を参照〕．

4. 真菌の分類と命名法

真菌は，糸状菌（カビ），酵母およびキノコを含む真核生物の一種で，種の数は細菌よりもはるかに多い．しかし，ヒトに対する病原真菌は，細菌やウイルスに比べて少ない．真菌が有性生殖によって発育・増殖を行う世代は有性世代または完全世代と呼ばれ，無性的に発育・増殖を行う世代は無性世代または不完全世代と呼ばれる．また，形態学的観点から，有性世代をテレオモルフ（teleomorph）および無性世代をアナモルフ（anamorph）と表現することが多い．

真菌は，発育形態の違いによって，酵母と糸状菌に分けられる．酵母は単細胞性で，母細胞から出芽によって娘細胞を形成し，増殖する．糸状菌は，菌糸と呼ばれる糸状の構造を基本形態とし，多細胞形態をとる．温度や栄養条件により菌糸形態と酵母形態の両方を示す真菌がある．これを二

表1　分類の基準となるウイルス粒子の性質

形態
　ウイルス粒子の大きさ，形
　エンベロープ，スパイクの有無
　ヌクレオカプシドの対称性（正二十面体対称，らせん対称など）
物理化学的性状
　ウイルス粒子の分子量，沈降定数
　熱，pH，有機溶媒などに対する安定性
ゲノム
　核酸の種類（DNA か RNA）
　ゲノムの大きさ，塩基配列など
　1本鎖か2本鎖か，線状か環状か
抗原性や生物学的性状

形性真菌と呼ぶ．真核生物である真菌は，細胞内にミトコンドリアや小胞体などの細胞器官を有する．真菌の種類は非常に多く，遺伝子レベルでの分類は未確定である．病原真菌の分類は32頁を参照のこと．

真菌のより詳細な分類や菌種の同定を行う場合には，糸状菌では主に形態学的性状が重要視され，なかでも胞子の形態が重要な指標となる．酵母については，*Candida albicans* のように特徴的な仮性菌糸を形成するものもあるが，糸状菌に比較して形態的特徴に乏しいので，炭水化物の利用能などの生化学的性状が同定の指標とされる．

真菌の命名は，細菌の場合と同様，国際命名規約に従って，属名を接頭語とする二命名法よってなされる．

5. 細菌，ウイルス，真菌の基本的な違い
（158頁，表1参照）

A. 細菌

①単細胞である．核に核膜のない原核生物である．
②葉緑体をもたず，通常は光合成を営まないが，非病原細菌のなかには光合成を行う細菌もいる．
③ DNA の複製後，隔壁を形成し2分裂により増殖する．
④ DNA，RNA の2種類の核酸をもつ．
⑤リケッチア，クラミジアは生きた細胞のなかでしか増殖できない（偏性細胞内寄生体）．

B. ウイルス

①細菌よりはるかに小さく，電子顕微鏡でしか観察できない．
②遺伝子を担う核酸が DNA か RNA のどちらか1つであり，両方を有する細菌，真菌と異なる．
③ウイルスは自己代謝系をもたないので生きた細胞のなかでしか増殖できない．
④抗ウイルス薬は開発が進められているが，抗細菌薬，抗真菌薬に比べて実用化されているものが少ない．予防ワクチンに有効なものが多い．

C. 真菌

①核膜に包まれた核を有する真核細胞である．酵母は単細胞であるが，糸状菌は多細胞形態をとるものが多い．
②葉緑素を合成しない点で植物と異なる．細胞壁を有する点で動物細胞と異なる．
③酵母は出芽によって増殖し，糸状菌は胞子形成によって増殖する．
④有性生殖能をもつものもある（「細菌と真菌の細胞生物学的相違」については28頁を参照）．

（金森政人）

チェックリスト

□微生物の大きさを表す単位について述べよ．
□細菌，ウイルス，真菌の分類と命名法の基本を説明せよ．
□細菌，ウイルス，真菌の大まかな違いについて述べよ．

I 微生物学の基礎

微生物とは何か

1 細菌とは何か

病原微生物によって引き起こされる感染症のなかでは細菌によるものが多く，1,000 種を超える病原細菌が記載されている．また，ヒトの腸内に生息している細菌は 400 種以上，数にして 100 兆個以上といわれている．様々な部位に生息する常在菌のなかには，免疫力の低下したヒトに感染症を起こす細菌もいる．検査の領域においては細菌を取り扱う機会が多いが，感染症の原因菌を特定するにはしばしば困難が伴われる．

近年，遺伝子配列を使った分類法が進み，また遺伝子検査法や質量分析法による菌種の同定法が普及しているが，検査室においては Gram 染色性，形態，糖やアミノ酸の利用能などの表現形質に基づいた培養法による菌種の同定法が依然として重要な位置を占める．

代表的なヒトに対する病原性細菌を Gram 染色性，形態に基づいてまとめた（**表 1**）．

1. 構造と機能

細菌はすべて自己増殖能をもつ原核生物である．すべての生物のなかで最も小さく，その種類によって大きさは異なるが，ほとんどは直径が 0.2〜2.0 μm である．形態的に球菌（coccus，複数：cocci），桿菌（bacillus，複数：bacilli），らせん菌（spirillum，複数：spirilla）に分類することができるが，バリエーションも多い（**図 1**）．細菌はそのほとんどが 2 分裂（binary fission）で増殖し，分裂する方向や分裂様式により二連（双球菌），四連，鎖状，ぶどう状などの空間配列をとる．

細菌は細胞膜の外側に細胞壁，鞭毛，線毛，莢

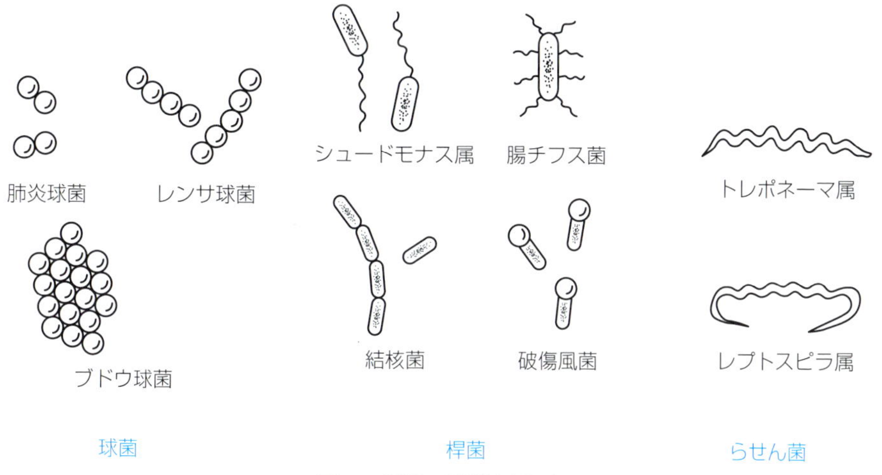

図 1 細菌の形態と配列
細菌は一般的に球菌，桿菌，らせん菌に分類される

表1　主な病原性細菌のGram染色性・形態による分類と疾病

グラム陽性	球菌	Genus *Staphylococcus*
		S. aureus（化膿性皮膚炎，食中毒）
		S. epidermidis（心内膜炎，尿路感染症）
		Genus *Streptococcus*
		S. pyogenes（猩紅熱，壊死性筋膜炎）
		S. agalactiae（髄膜炎，敗血症）
		S. pneumoniae（肺炎，髄膜炎）
		Genus *Enterococcus*
		E. faecalis（尿路感染症，心内膜炎）
		Genus *Peptostreptococcus*
		P. anaerobius（日和見感染）
	桿菌	Genus *Bacillus*
		B. anthracis（炭疽）
		B. cereus（食中毒）
		Genus *Clostridium*
		C. tetani（破傷風）
		C. botulinum（食中毒）
		C. perfuringens（食中毒，ガス壊疽）
		C. difficile（菌交代症，抗菌薬関連腸炎）
		Genus *Listeria*
		L. monocytogenes（髄膜炎）
		Genus *Corynebacterium*
		C. diphtheriae（ジフテリア）
		Genus *Mycobacterium*
		M. tuberculosis（結核）
		M. avium（肺結核類似感染症）
		M. intracellulare（肺結核類似感染症）
		M. leprae（ハンセン病）
グラム陰性	球菌	Genus *Neisseria*
		N. gonorrhoeae（淋疾）
		N. meningitidis（髄膜炎）
		Genus *Moraxella*
		M. lacunata（結膜炎）
		M. catarrhalis（上気道炎，肺炎）
		Genus *Veillonella*
		V. parvula（日和見感染）
	桿菌	Genus *Escherichia*
		E. coli（腸管感染症，尿路感染症，肺炎）
		Genus *Shigella*
		S. dysenteriae（細菌性赤痢）
		S. flexneri（細菌性赤痢）
		S. boydii（細菌性赤痢）
		S. sonnei（細菌性赤痢）
		Genus *Salmonella*
		S. enterica serovar Typhi（腸チフス）
		S. enterica serovar Paratyphi A（パラチフス）
		S. enterica serovar Typhimurium（食中毒）
		S. enterica serovar Enteritidis（食中毒）
		Genus *Yersinia*
		Y. pestis（ペスト）
		Y. enterocolitica（食中毒）
		Y. pseudotuberculosis（敗血症）
		Genus *Klebsiella*
		K. pneumoniae（肺炎，日和見感染）
		Genus *Citrobacter*
		C. freundii（肺炎，日和見感染）
		Genus *Enterobacter*
		E. cloacae（尿道炎，日和見感染）
		Genus *Proteus*
		P. mirabilis（膀胱炎，日和見感染）
		Genus *Plesiomonas*
		P. shigelloides（下痢症）
		Genus *Vibrio*
		V. cholerae（コレラ）
		V. parahaemolyticus（食中毒）
		V. vulnificus（創部感染，敗血症）
		Genus *Aeromonas*
		A. hydrophila（下痢症）
		A. sobria（下痢症）
		Genus *Pasteurella*
		P. multocida（呼吸器感染症，創傷感染）
		Genus *Haemophilus*
		H. influenzae（小児化膿性髄膜炎）
		Genus *Pseudomonas*
		P. aeruginosa（呼吸器感染，創傷感染症）
		P. fluorescens（日和見感染症）
		Genus *Burkholderia*
		B. cepacia（日和見感染）
		B. mallei（鼻疽）
		B. pseudomallei（類鼻疽）
		Genus *Stenotrophomonas*
		S. maltophilia（日和見感染）
		Genus *Legionella*
		L. pneumophila（肺炎）
		Genus *Bordetella*
		B. pertussis（百日咳）
		Genus *Bacteroides*
		B. fragilis（膿瘍，腹腔内感染症）
		Genus *Prevotella*
		P. melaninogenica（軟部組織感染症）
		Genus *Porphyromonas*
		P. gingivalis（歯周病）
		Genus *Fusobacterium*
		F. necrophorum（膿瘍）
	らせん菌	Genus *Campylobacter*
		C. jejuni（胃腸炎，食中毒）
		C. fetus（敗血症，髄膜炎）
		Genus *Helicobacter*
		H. pylori（胃炎，胃・十二指腸潰瘍，胃癌）
その他の細菌（*）		Genus *Treponema*
		T. pallidum（梅毒）
		Genus *Borrelia*
		B. recurrentis（回帰熱）
		B. burgdorferi（ライム病）
		Genus *Leptospira*
		L. interrogans（ワイル病）
		Genus *Mycoplasma*
		M. pneumoniae（肺炎）
		Genus *Ureaplasama*
		U. urealyticum（尿道炎）
		Genus *Rickettsia*
		R. prowazekii（発疹チフス）
		R. rickettsii（ロッキー山紅斑熱）
		R. japonica（日本紅斑熱）
		Genus *Chlamydia*
		C. trachomatis（尿道炎）
		Genus *Chlamydophila*
		C. psittaci（オウム病）
		C. pneumoniae（肺炎）

*：Gram染色法では染色困難な細菌，生きた細胞中でのみ増殖する細菌または細胞壁をもたない細菌をまとめた（資料提供：金森政人）

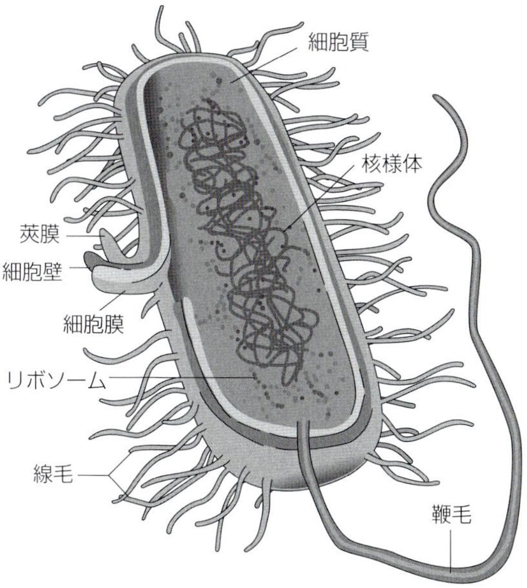

図 2　典型的な細菌の模型図

膜などの構造をもつ．細胞膜の内側は細胞質で満たされており，核様体，リボソームなどの器官がある．ある種の細菌では顆粒や小胞が認められることがある（図 2）．

a. 細胞壁

ほとんどの細菌は細胞膜の外側に細胞壁（cell wall）と呼ばれる構造をもっている．このため細菌は自身特有の形態を保つことができる．細胞壁は多糖類とペプチドからなり，ムレインとも呼ばれるペプチドグリカン（peptideglycan），蛋白質，多糖体，タイコ酸（teichoic acid）などからなっているが，その構造や構成成分はグラム陽性菌と陰性菌で異なっている（図 3）．グラム陽性菌の細胞壁は何層にも重なった厚さ 20～80nm のペプチドグリカン層で形成されており，その層にタイコ酸が含まれている．一方，グラム陰性菌の細胞壁はより複雑な構造をしており，内側から外側の順にペリプラズム間隙，ペプチドグリカン層，外膜の 3 層構造になっている．グラム陰性菌のペプチドグリカン層は薄く細胞壁の 10～20％程度を占めるに過ぎない．外膜は脂質，蛋白質，リポ多糖（lipopolysaccharide : LPS）で構成される．いずれの細菌の細胞壁も多くの場合に物質の細胞内への流入を制御する役割はもっていない．

b. 細胞膜

細胞は細胞膜（cell membrane）により外界から区切られている．細胞膜は他のすべての生物と同様に，主にリン脂質と蛋白質により構成されており流動性に富む脂質二重膜の構造をとる．蛋白質は脂質膜に浮遊あるいは貫通しており，チャネルや輸送担体として物質の細胞内外への輸送運搬を制御している．

c. 細胞質

細胞質（cytoplasm）は細胞膜の内部を満たす半流動性物質であり，核様体（nucleoid），リボソームなどの構造物が認められる．細胞質は酵素な

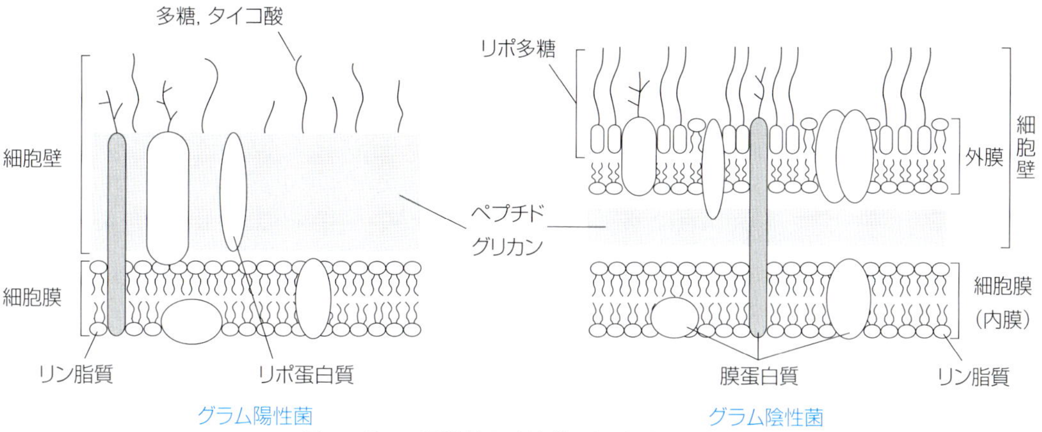

図3　グラム陽性菌と陰性菌の細胞壁と細胞膜

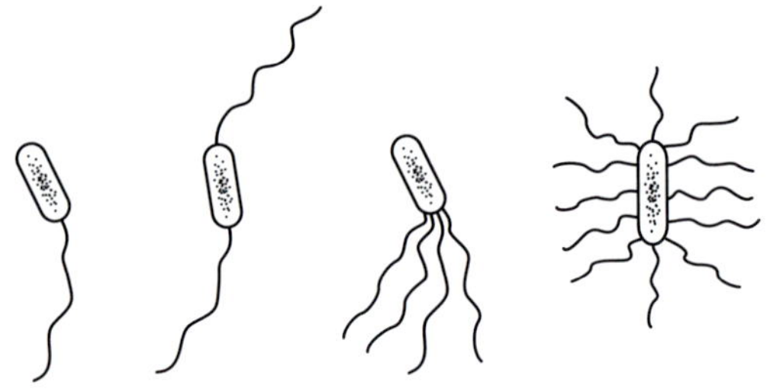

図 4　鞭毛の数と位置

どの蛋白質，炭水化物，脂質，ミネラルなどを含み細菌の代謝を司る場である．細菌は真核生物とは異なり，核膜に隔てられた核をもたず，その代わりに核様体をもつ．染色体は通常は 1～3 個であり，その多くは環状構造の形をとっている．また，染色体のほかにプラスミド（plasmid）と呼ばれる小型の環状 DNA をもつことがある．リボソームは細胞質中に多く認められる顆粒で蛋白質合成の場である．リボソームは RNA と蛋白質で構成される球状の大小 2 つのサブユニットからなっている．

d. 鞭毛

運動性をもつ細菌は鞭毛（flagella，単数：flagellum）という付属器をもつ．鞭毛はその基部が細胞膜から細胞壁を貫通しており，その基部から細胞外にフラジェリンと呼ばれる蛋白質でできた鞭毛繊維からなる．細菌により鞭毛の数と位置によりいくつかのタイプに分類される（**図 4**）．ほとんどの球菌は鞭毛をもたない．

e. 線毛

ある種の細菌では鞭毛よりも短く細い線毛（pili，単数：pilus）が観察される．線毛はピリンと呼ばれる蛋白質でできており，鞭毛とは異なり運動性に関係しない．付着線毛は細菌と宿主の組織表面との接着に，接合線毛（または性線毛）は細菌同士の接着に役立っている．

f. 莢膜

莢膜（capsule）は細胞壁の外側にみられる粘稠性の層であり，菌体内から分泌された多糖体や蛋白質から構成される．莢膜は食細胞による貪食や補体の細菌への接着などの宿主の防御機能から細菌を保護する役目をもつ．

g. 芽胞

いくつかの細菌は栄養源の枯渇など生育環境が劣悪になると，これら環境変化に抵抗力の強い芽胞（endospore, spore）を形成し増殖を停止する．芽胞は熱や乾燥に強いだけでなく，酸や塩基，ある種の消毒剤や放射線にまで抵抗性を示す．芽胞は生育環境が改善され栄養源が得られるようになると元の菌体に戻り分裂増殖する．

2. 代謝と増殖

すべての生物と同様に細菌にも解糖系，クエン酸回路，電子伝達系などの基本的な代謝経路が備わっており，エネルギーの産生や細胞にとって必要な物質の合成を行うことができる．産生されたエネルギーはアデノシン三リン酸（adenosine triphosphate：ATP）の形で蓄えられ，生合成，膜輸送，運動，増殖分裂などの生命活動に用いられる．

a. 解糖系

エムデン–マイヤーホフ（Embden–Meyerhof）経路とも呼ばれる解糖系（glycolysis）は細胞質中にあり，細菌が利用する最も基本的な代謝経路である．解糖系はグルコースを出発材料としピルビン酸を最終産物とする 10 の過程からなる（**図 5**）．解糖系の進行に酸素は必要ではなく，1 分子のグルコースが 2 分子のピルビン酸へと代謝され，その過程で 2 分子の ATP が合成される．また，多くの細菌では解糖系のほかにペントースリン酸経路（pentose phosphate pathway）など複数の代謝経路をもっており，グルコースだけでなく他の糖（五炭糖など）も分解できる．解糖系の最終産物であるピルビン酸は酸素が利用できる細菌（好気性菌，通性嫌気性菌など）であるか利用できない細菌（嫌気性菌など）であるか，あるいは酸素が利用できる生育環境か，できない生育環境かなどによって引き続き行われる代謝経路が異なる．

b. クエン酸回路（TCA 回路）

ピルビン酸は酸素が利用できる条件では引き続

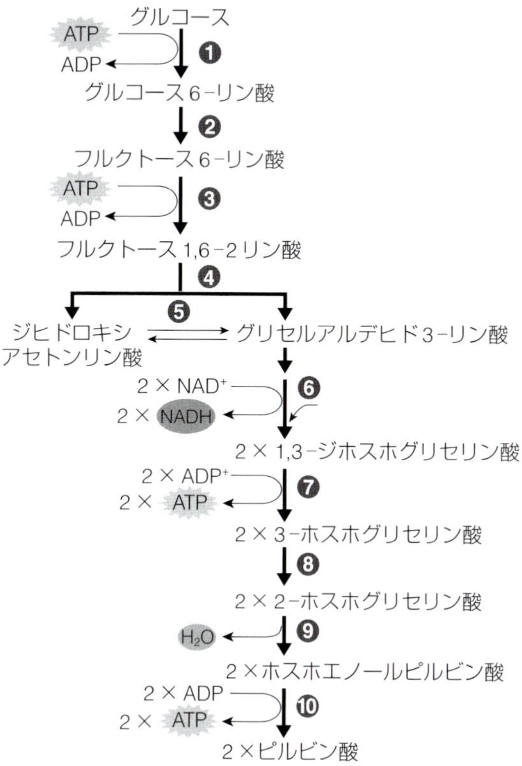

図 5　細菌の解糖系
解糖系では 1 分子のグルコースが 2 分子のピルビン酸へと代謝され，4 分子の ATP が合成される．

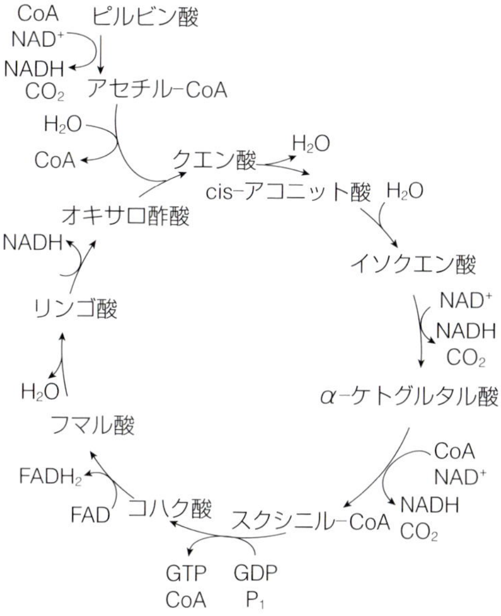

図 6　クエン酸回路（TCA 回路）
解糖系により生成したピルビン酸は引き続きクエン酸回路で代謝される．

きクエン酸回路（citric acid cycle）（**図 6**）で代謝される．ピルビン酸はまず酵素によりアセチル-CoA（Acetyl-CoA）に変換され，クエン酸回路に入る．クエン酸回路は酵素による 8 の過程からなり，クエン酸回路が 1 回転する間に 3 分子の補酵素 NAD と 1 分子の補酵素 FAD が還元され，1 分子のグアノシン三リン酸（GTP）が合成される．クエン酸回路により還元された補酵素はそれぞれ NADH と FADH となり，電子伝達系での ATP 合成に利用される．また GTP 中のエネルギーは ATP に渡される．

c. 電子伝達系

電子伝達系（electron transport）は細菌の細胞質膜に存在する一連の電子運搬体からなる．クエン酸回路で生成した NADH および FADH はそれぞれ水素原子対を保持しており，この水素原子対を電子伝達系に渡すことができる．水素原子対が電子伝達系を移動するのに伴いプロトン（H^+）が細胞膜外に放出され，細胞膜外に蓄積したプロトンは ATP の合成に利用される．1 分子の NADH からは 3 分子，FADH からは 1 分子の ATP が合成され，解糖系も含めた代謝経路ではグルコース 1 分子から 38 分子の ATP が合成される．

d. 発酵

酸素が利用できない細菌や酸素が利用できない生育条件では発酵（fermentation）によりエネルギーを得る．発酵は解糖系の最終代謝産物であるピルビン酸を代謝する経路であり，最終産物によりホモ乳酸発酵，アルコール発酵などいろいろな経路がある．

3. 増殖曲線と増殖形態

一般に生物が発育（growth）するというときには，その個体の大きさが大きくなることを意味するのであり，個体数が増すときには増殖（multiplication）という．多くの細菌では発育の結果の 2 分裂により増殖するが，細菌の場合には発育と増殖を区別せず，数の増加のみによって発

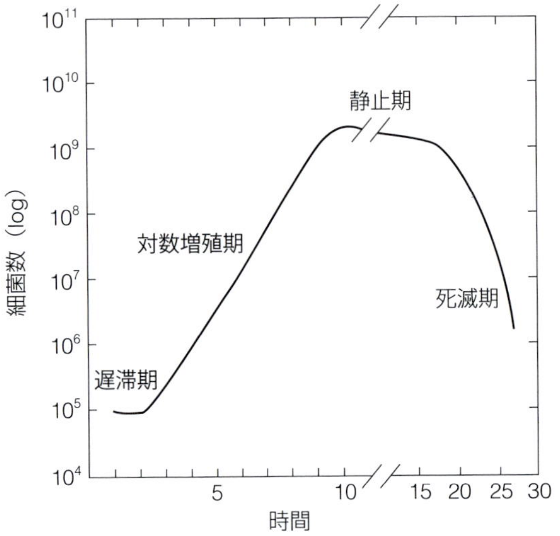

図7　標準的な細菌の増殖曲線

育増殖を捉えることができる．

a. 細胞分裂

細菌には真核生物とは異なり特定の細胞分裂周期はもたない．連続的に分裂している細菌細胞内では染色体の複製も連続的に行われているが，染色体の複製は細胞分裂に先行して行われる．

b. 増殖曲線と発育増殖相

細菌が発育増殖するのに必要な様々な栄養素の混合物を培地（medium，複数：media）という．この培地に一定数の細菌を接種し適切な条件で培養したとき，細菌は，遅滞期，対数増殖期，静止期，そして死滅期と大きく分けて4つの発育増殖相を示す（**図7**）．発育増殖する細菌数と培養時間の関係を表した曲線を増殖曲線（growth curve）と呼ぶ．

遅滞期（lag phase）　菌数の増加は顕著ではないが，物質の取り込みや酵素の合成による代謝は非常に活発に行われており，この期の細菌は増殖に必要な条件を整えている．

対数増殖期（log phase）　環境に適応した細菌細胞中では物質合成が盛んに行われており，菌数は一定の速度で倍々に増加する．対数増殖期の細菌は最も早い速度で分裂しているが，この時期に細菌数が2倍になるのに必要な時間のことを世代時間（generation time）という．世代時間は菌種や培養条件により異なるが，ほとんどの細菌種では20分から20時間の間である．

静止期（stationary phase）　増殖空間や栄養素には限りがあることから，指数関数的に増殖していた細菌も次第に増殖速度が落ち，死滅する細菌も増加してくる．新たに細菌が増える速度と死滅する速度が同程度となったとき細菌数は一定となる．この時期のことを静止期という．

死滅期（death phase）　栄養素の枯渇や代謝による有害物質などにより細菌の分裂増殖が維持できなくなると，多くの細菌は細胞分裂する能力を失い死滅する．この時期のことを死滅期といい，生細菌数は指数関数的に減少する．

4. 遺伝

細菌は原核生物であり，真核生物とは様々な面で異なるが，生命活動に必要な遺伝情報がすべて遺伝物質に保存されているということでは共通している．また，遺伝情報をもとに蛋白質を合成し物質代謝を通して生命活動を維持していく点でも共通点が多い．

a. 染色体や遺伝子の基本構造

細菌の遺伝情報は染色体に保存されている．染色体は糸状の deoxyribonucleic acid（DNA）分子である．DNA はデオキシリボースという糖およびリン酸と4種類の塩基（アデニン，シトシン，グアニン，チミン）からなるヌクレオチドの連なりであり，全体として2本鎖がねじれた2重らせん構造をしている（**図8**）．多くの細菌では染色体は環状であり，直線状に並んだヌクレオチドを約300万～500万塩基対含む．これらの塩基対の配列それ自身が遺伝情報であり，全体をゲノムと呼ぶ．1個のゲノムは数千の単位に分かれている．この遺伝情報の1つの単位を遺伝子と呼ぶ．例えば大腸菌では約460万塩基対のゲノムに約4,200の遺伝子が存在している．

b. 遺伝情報の伝達と遺伝子発現

DNA に保存されている遺伝情報は細菌が生命活動を送るためだけに利用されるだけではなく，子孫の細菌にも正確に複製されて伝えられる．染色体である2本鎖 DNA の複製は特定の部分（複製開

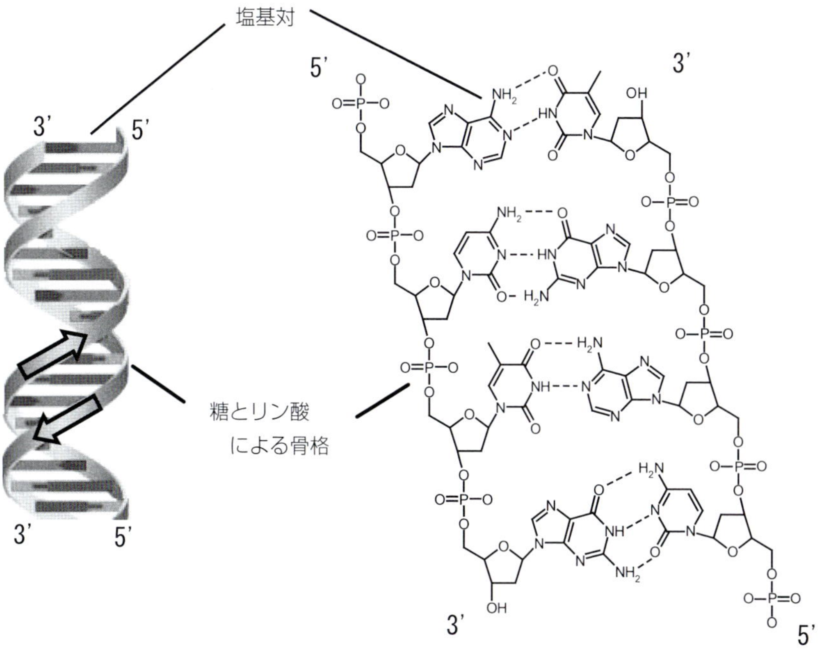

図 8　DNA の構造
DNA はデオキシリボースとリン酸による 2 本の骨格とその内側の塩基対で構成される.

始点）から始まり，DNA ポリメラーゼにより親の DNA の片方の DNA 鎖を鋳型にして新たな DNA 鎖が合成される．このように複製された 2 本鎖は親の DNA 鎖と新しく合成された DNA 鎖からなり，片方の鎖がいつも保存されていることから半保存的複製（semiconservative replication）と呼ばれ，正確な遺伝情報の複製を保証している．

遺伝情報に基づき蛋白質を合成することを遺伝子発現という．遺伝子発現は染色体 DNA から 3 種類の RNA が写し取られる転写（transcription）から始まる．転写の過程では RNA ポリメラーゼにより遺伝情報を反映するメッセンジャーRNA（mRNA），遺伝情報とアミノ酸の仲介をするトランスファーRNA（tRNA），リボソームの骨格となるリボソーム RNA（rRNA）が写し取られる．mRMA は 1 つ以上の蛋白質を合成するのに十分な遺伝情報をもつ単位として転写される．ほとんどの細菌では真核生物の場合と異なり mRNA の蛋白質をコードする領域（エクソン）中に介在配列（イントロン）はない．また，mRNA 上の遺伝情報は3つの塩基の並びからなるコドン（codon）により記されており，1 つのコドンが 1 つのアミノ酸に対応する遺伝コード（genetic code）を構成している．その他にも mRNA 上には，リボソームと結合する配列（Shine−Dalgarno 配列），蛋白質への翻訳を開始する開始コドン，翻訳を停止させる終止コドンなどがある．mRNA にリボソームが結合し，翻訳（translation）が開始される．リボソームは mRNA の上を移動しながら蛋白質を合成していくが，その際 mRNA のコドンに従い tRNA が 1 つずつ対応するアミノ酸をリボソームへと運んでいく．しばしば 1 つの mRNA に多くのリボソームが結合し，同時に多くの蛋白質を合成するポリリボソーム（polyribosome）が観察されることがある．細菌では転写と翻訳の過程はすべて細胞質中で同時進行で行われる．

c. オペロンの構造

細菌は多くの酵素を構成的に遺伝子発現し生命活動を営んでいるが，細菌が生育する環境状態によっては，ある種の代謝経路に関する酵素群の遺

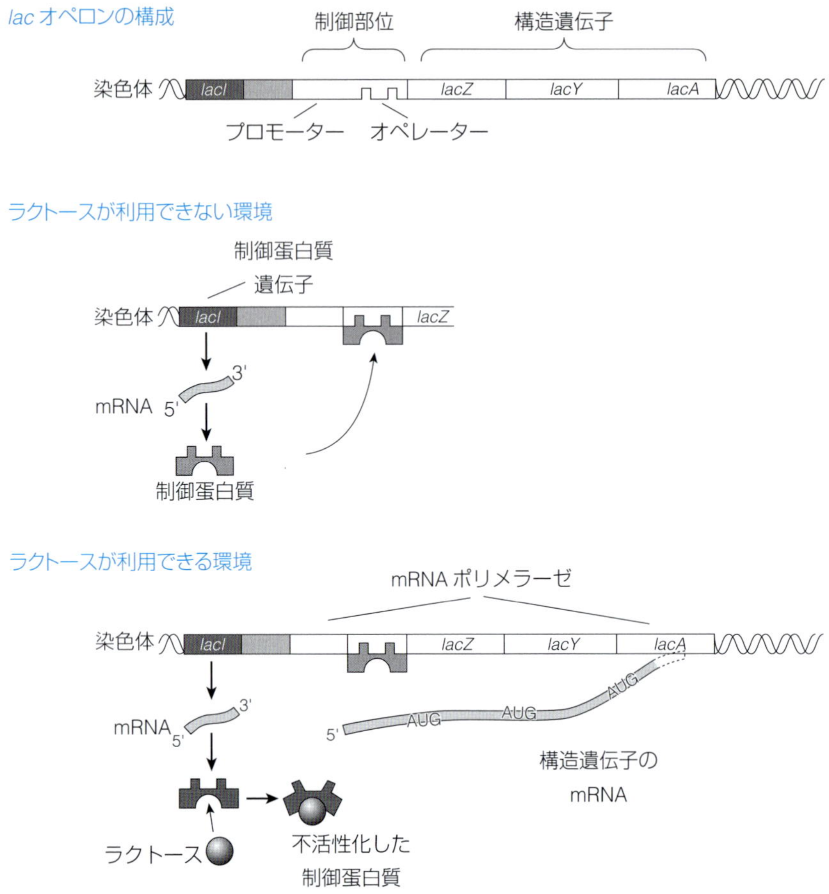

図9　*lac* オペロン
ラクトースが利用できない環境では制御蛋白質がオペレーター部位に結合しており，構造遺伝子は転写されない．ラクトースが利用できる環境では制御遺伝子はラクトースにより不活性化するため，構造遺伝子の転写は活性化される

伝子発現が同時に誘導または抑制される．これらの遺伝子発現調節の多くはオペロン（operon）により説明することができる．オペロンは複数の遺伝子と遺伝子の発現を制御する制御部位（regulatory site）からなっている（図9）．オペロンは一連の遺伝子発現をより効率的に調節することができる．例えばラクトースの代謝を制御する *lac* オペロンでは制御部位としてプロモーターとオペレーターがあり，その下流に3つの構造遺伝子 *lacZ*, *lacY*, *lacA* が配置されている．*lac* オペロンを制御する LacI 蛋白質はラクトースの存在にかかわらず常に発現しており，リプレッサー（抑制蛋白質）として *lac* オペロンのオペレーター部位に結合し下流の遺伝子発現を抑制している．ラクトースが存在する生育環境ではラクトースが LacI 蛋白質と結合するため，LacI 蛋白質はオペレーター部位に結合することができず，*lac* オペロンの遺伝子発現が活性化する．その結果，構造遺伝子 *lacZ*, *lacY*, *lacA* の発現が誘導される．一方，ラクトースが代謝されてしまうと，再び LacI 蛋白質がオペレーター部位に結合しオペロンの遺伝子発現は抑制される．

d. 遺伝物質の移行様式

遺伝物質が生物間を移動することを遺伝子移行

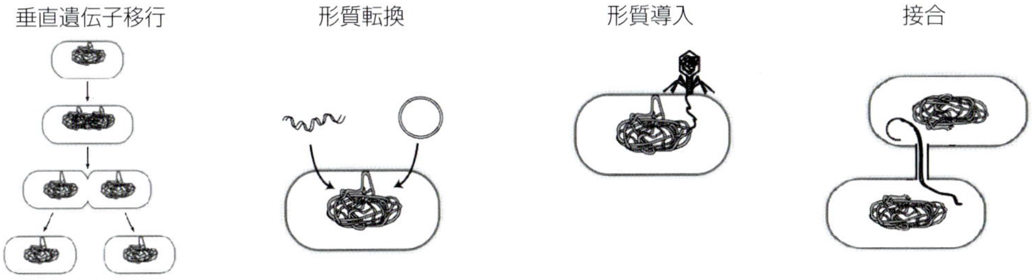

図 10　遺伝物質の移行様式

という．例えば細胞が分裂増殖するとき，自身の遺伝子は娘細胞に移行する．このことを垂直遺伝子移行というが，細菌では垂直移行だけではなく水平遺伝子移行も起こしうる．すなわち，形質転換，形質導入，あるいは接合などの手段により，世代を経ず別の細菌に遺伝子を移行することができる（**図 10**）．

形質転換　形質転換（transformation）は 1928 年に Frederick Griffith により肺炎球菌を用いた感染実験により発見された．細菌の死滅などにより生じた DNA の断片がある種類の細菌に取り込まれることがある．その結果，取り込んだ細菌は外来 DNA を自身の染色体に組み込み，その外来遺伝子の形質を獲得する．このことを形質転換という．形質転換は，現在では大腸菌を用いた遺伝子工学の分野で広く用いられる．

形質導入　形質導入（transduction）では遺伝子は細菌に感染することのできるバクテリオファージ（bacteriophage）と呼ばれるウイルスにより細菌間を移行する．バクテリオファージが細菌に感染したとき宿主である細菌を破壊せず，ファージの染色体が細菌の染色体に組み込まれ維持される，いわゆる溶原化している状態となることがある．

溶原化している細菌細胞中でバクテリオファージが増殖するときに細菌の染色体の一部をバクテリオファージの染色体として組み込むことがあるため，これら子ファージが新たに別の細菌に感染する際には細菌の遺伝子が移行しうる．この移行のことを形質導入という．形質導入には細菌のどのような遺伝子でも移行しうる普遍形質導入と，ある特定の遺伝子のみが移行しうる特殊形質導入とがある．

接合　接合（conjugation）は接合線毛を介して行われ，遺伝子を供与する細菌から受容する細菌へと遺伝子が移行していく．接合は同種の細菌だけでなく近縁の菌種間でも起こり，他の水平遺伝子移行に比べ，より多くの遺伝情報が移行しうる．接合では通常プラスミドにより遺伝情報が移行する．

プラスミド　プラスミドは小型の環状 DNA であり，病原性プラスミド（pathogenicity plasmid あるいは virulence plasmid）や耐性プラスミド（resistant plasmid）などいくつかの種類がある．病原性プラスミドは保持する細菌に毒素など病原因子の産生性を付与する．耐性プラスミドはクロラムフェニコールやテトラサイクリンなど様々な抗生物質に対する抵抗性をプラスミドの移行した細菌に与えることから薬剤耐性菌の出現する原因の 1 つと考えられている．

トランスポゾン　一般的に染色体の一部が現在の位置から別の位置に移動することを転位（transposition）という．接合などにより細菌がプラスミドの受け渡しをするときに，プラスミドの一部分が染色体に挿入され転位することがある．このように染色体に取り込まれる配列のことを挿入配列（insertion sequence）といい，挿入配列をもつ DNA 断片のことをトランスポゾン（transposon）という．挿入配列にはその両端に配置される逆向き反復配列（inverted repeat : IR）および挿入配列の転位を触媒する酵素トランスポゼース（transposase）遺伝子などの転位のための遺伝子と，薬剤耐性遺伝子のように別の機能をもつ遺伝子から構成される（**図 11**）．トランスポゾンはプラスミド間での移行，プラスミド－染色体間での移行ができ，他の細菌，他の種の細胞にまで

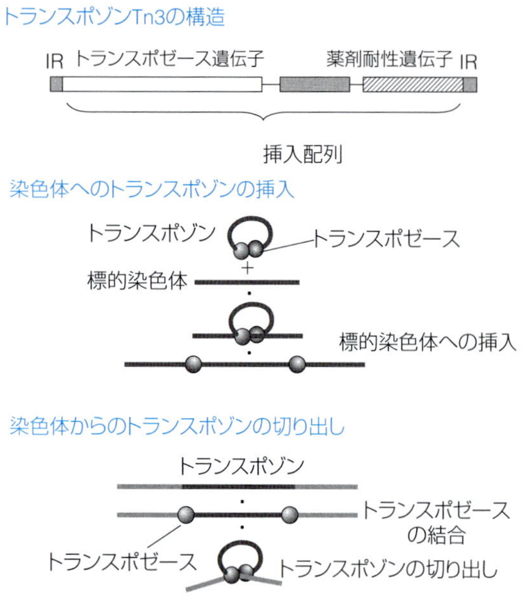

図11　トランスポゾンの構造と遺伝子の水平移行

遺伝子を移行させることができる.

5. 病原性

細菌がヒトに感染し，その結果健康状態が損なわれるとき，その細菌は病原性（pathogenicity）があるといい，疾患を引き起こす因子のことを病原因子（virulence factor）という．病原因子には細胞や組織に付着する線毛蛋白質，組織侵襲性や感染防御機構からのエスケープに作用する酵素類なども含まれるが，直接病気を起こす物質として毒素（toxin）がある．毒素には細菌からどのように放出されるかにより，内毒素（endotoxin）と外毒素（exotoxin）に分類される（**表2**）.

a. 組織侵襲性，感染防御機構から逃れる因子

化膿性球菌などでは，間質組織の構成成分を分解するヒアルロニダーゼ（hyaluronidase），感染局所の血液凝固に作用するコアグラーゼ（coagulase）やストレプトキナーゼ（streptokinase），溶血素（ヘモリジン：hemolysin）などが菌体外に分泌され，組織侵襲性や宿主の感染防御機構からのエスケープに働く.

b. 内毒素

内毒素は細胞壁の構成成分の一部であり，細菌が死滅するとき，あるいは細胞分裂するときに菌体外に放出される．内毒素はほとんどすべてのグラム陰性細菌から産生される．内毒素の本体はすべてLPSであり，その組成は細菌の属により異なっている．LPSは単独で発熱作用，血小板凝集作用，補体の活性化作用など，様々な生理活性をもっている．そのため高濃度のLPSの体内への放出は発熱や血圧低下などをもたらすエンドトキシンショックを引き起こす原因となっている.

表2　内毒素と外毒素の違い

	内毒素	外毒素
産生する菌種	ほぼすべてのグラム陰性菌	ほぼすべてのグラム陽性菌（一部グラム陰性菌）
局在性	細菌細胞壁に結合．細菌死滅の際に遊離	培養中，細胞外に放出
化学的性状	すべてLPS	ほぼポリペプチド
毒性	弱い（大量にあると致命的）	既知の毒素のなかで最も強力
組織特異性	非特異的（全身的な痛み，または局所反応）	きわめて特異的（あるものは神経毒素，心筋毒素として働く）
発熱作用	あり	なし
抗原性	弱い（疾患から回復しても免疫は不成立）	強い（抗体産生を刺激．免疫が成立）
感染症例	サルモネラ症，野兎病，内毒素性ショック（エンドトキシンショック）	ボツリヌス，ガス壊疽，破傷風，ジフテリア，ブドウ球菌性食中毒，コレラ，毒素原性大腸菌感染症，ペスト

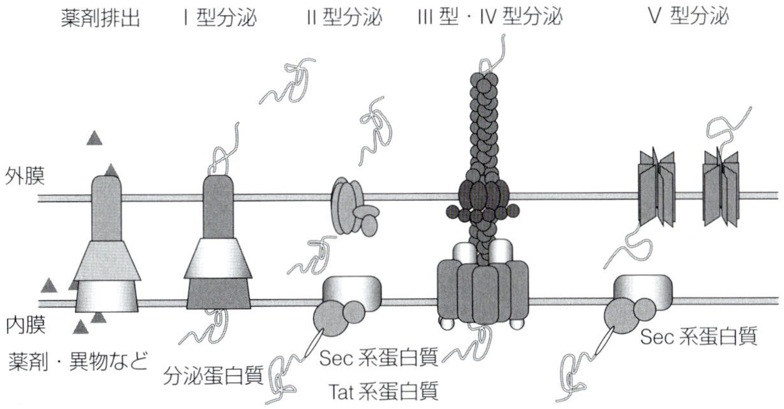

図12　細菌の代表的な分泌装置
蛋白質核酸酵素 50 : 3, 2005 より引用改変

c. 外毒素

多くのグラム陽性菌あるいは一部のグラム陰性菌により産生・分泌される外毒素は，そのほとんどがポリペプチドである．そのため熱や紫外線，ホルマリンなどにより失活するが，その病原性は非常に強力であり，微量で激しく特異的な症状を引き起こす．外毒素は標的器官が決まっており，その作用機構から，コレラ毒素のように腸の組織に働く腸管毒，ボツリヌス毒素のように神経細胞に働く神経毒などに分類することができる．

d. 分泌装置

外毒素は細菌細胞内で合成され，分泌装置を通して細胞外へ排出される．分泌装置は現在までにⅠ～Ⅴの5つが知られている（**図12**）．Ⅰ型は *Escherichia coli*（大腸菌）のαヘモリジンなど分泌シグナルをもつ様々な大きさの蛋白質の分泌に用いられている．Ⅱ型はグラム陰性細菌に広く存在しており，Sec蛋白質複合体あるいはTat蛋白質複合体の働きによって細胞膜（内膜）を通過した蛋白質の分泌に用いられる．Ⅲ型およびⅣ型は多くの病原菌に存在しており，病原因子を細菌細胞内から標的の細胞内に直接注入するために働いている．構造的にはⅢ型分泌装置もⅣ型分泌装置も同様な形をしており，鞭毛と同様に細胞膜から細胞壁にその基部が貫通しており，細胞外に注射針を伸ばすような構造をしている．病原菌は直接注射針部を標的細胞に突き刺し毒素を注入する．Ⅴ型によって分泌される蛋白質は，菌体外に分泌される部分と外膜の通過に必要な部分とで構成されているオートトランスポーター（autotransporter）である．Sec蛋白質複合体によって内膜を通過した分泌蛋白質は自らの一部分を用いて外膜を通過させ，菌体外に蛋白質を分泌する．Ⅴ型は *Bordetella pertussis*（百日咳菌）のパータクチン（pertactin）など多くの重要な病原因子の分泌に用いられる．

（平井　到）

チェックリスト

- □細菌の形態を図示せよ．
- □細菌の基本構造について，表層構造，内部構造を述べ，その機能についても説明せよ．
- □グラム陽性菌と陰性菌の細胞壁構造，ならびにその組成の相違について述べよ．
- □細菌の最も基本的な代謝経路について説明せよ．
- □標準的な細菌の増殖曲線における発育増殖相を示し，その特徴を述べよ．
- □細菌の遺伝機構を説明せよ．
- □細菌に特徴的な遺伝物質の移行様式を説明せよ．
- □内毒素と外毒素の相違点ならびにそれぞれの具体例をあげよ．

I 微生物学の基礎

微生物とは何か

2 ウイルスとは何か

1. 細菌濾過器を通過する病原体

ウイルスは，1892年にロシアのDmitri Iwanowskiにより，タバコモザイクウイルスが，細菌濾過器を通過する病原体として発見された．そのことからわかるように，ウイルスの大きさは1mmの1,000分の1以下であるために光学顕微鏡でみることができずに，電子顕微鏡でしかみることができない．

また，微生物の分類上，細菌，リケッチア，クラミジアが原核生物，真菌が真核生物に属するのに対して，ウイルスはどちらにも属さない．これは，ウイルスはそれ自身では複製できないからである．

ウイルスは人工培地では増殖できず，宿主に偏性寄生性の微生物であるため，増殖に必要な最小限の遺伝情報しかもたない．したがって，宿主側の使用できる因子をすべて利用し，免疫機構から回避し，宿主との共存を目指している．この究極の形として，宿主の癌抑制遺伝子を不活化し，癌遺伝子を活性化し，感染細胞を永遠に増殖させた形がウイルスによる癌であると考えられる．

2. ウイルスの分類および形・構造

細菌や真菌が，核酸としてDNAとRNAをもつのに対して，ウイルスはどちらか一方しかもたないために，DNAあるいはRNAウイルスに大別されている．これまでは，宿主との親和性，臨床症状や伝染方法などがウイルスの分類基準にされてきたが，今日ではウイルスに含まれる核酸の種類，形状とその発現様式に重点をおく分類が広く用いられるようになっている．この分類は，逆転写酵素を発見したDavid Baltimore（コラム参照）により提唱され，国際ウイルス分類委員会（International Committee on Taxonomy of viruses : ICTV）が定める分類の基本骨格となっている（表1）．

ウイルスの粒子はビリオンと呼ばれ，図1に示すように，DNAあるいはRNAの周りをカプシドといわれる蛋白の外殻をまとっている．カプシドの形状は，正二十面体対称型（図1a），らせん対称型（図1b）に大別され，核酸とカプシドは，ヌクレオカプシドと呼ばれている．さらにウイルスの種類によっては，カプシドの外側にエンベロープといわれる蛋白質と脂質からなる膜をまとっているものもある（図1c）．エンベロープの表面には，インフルエンザウイルスのヘマグルチニン（HA）やノイラミニダーゼ（NA）と呼ばれるスパイク（糖蛋白）が突出しており，病原性や増殖に関する様々な機能を有する．

大型ウイルスであるポックスウイルスや，レトロウイルスであるヒトTリンパ球向性ウイルス（HTLV−1），AIDSの起因ウイルスであるヒト免疫不全ウイルス（HIV）などでは，より複雑な構造をとり，中央部にコア（Gag）と呼ばれる構造をもつ．

3. ウイルスと宿主の関係

ウイルスが生物のように機能し，ヒトに病原性を発揮するための最大の特徴は，宿主細胞のシステムと場所を借りて短時間で一度に自身のコピーを増やす増殖様式（一段増殖）をとることと，細胞親和性（トロピズム）が厳密であることである．

表1　主なヒト病原ウイルス

ゲノムの形状 [遺伝子発現の特徴]	科（family） [エンベロープの有無]	種（species） 公式名［一般名］	疾患名
DNA ウイルス			
2本鎖 DNA	ヘルペスウイルス科 ［有］	ヒトヘルペスウイルス1 ［単純ヘルペス1型］	口唇ヘルペス
		ヒトヘルペスウイルス2 ［単純ヘルペス2型］	性器ヘルペス
		ヒトヘルペスウイルス3 ［水痘・帯状疱疹ウイルス］	水痘・帯状疱疹
		ヒトヘルペスウイルス5 ［サイトメガロウイルス］	先天性サイトメガロウイルス感染症
		ヒトヘルペスウイルス6A，6B	突発性発疹
		ヒトヘルペスウイルス7	突発性発疹
		ヒトヘルペスウイルス4 ［EB ウイルス］	伝染性単核球症，バーキットリンパ腫
		ヒトヘルペスウイルス8	カポジ肉腫
	アデノウイルス科 ［無］	ヒトマストアデノウイルス A～G ［ヒトアデノウイルス1～57型］	咽頭結膜炎，流行性角結膜炎，上気道炎
	パピローマウイルス科 ［無］	ヒトパピローマウイルス	子宮頸癌
	ポリオーマウイルス科 ［無］	JC ポリオーマウイルス BK ポリオーマウイルス	進行性多巣性白質脳症，メルケル細胞癌
	ポックスウイルス科 ［有］	痘瘡ウイルス 伝染性軟属腫ウイルス	痘瘡 伝染性軟属腫
［不完全な2本鎖 DNA，逆転写活性のある DNA ポリメラーゼをもち，中間体 RNA 形成］	ヘパドナウイルス科 ［有］	B 型肝炎ウイルス	B 型肝炎
1本鎖 DNA	パルボウイルス科 ［無］	霊長類エリスロパルボウイルス1 ［ヒトパルボウイルス B19］	伝染性紅斑
RNA ウイルス			
2本鎖 RNA	レオウイルス科 ［無］	ロタウイルス A，B，C	嘔吐下痢症
＋鎖1本鎖 RNA ［mRNA として作用］	コロナウイルス科 ［有］	ヒトコロナウイルス 229E SARS 関連コロナウイルス MERS コロナウイルス	かぜ症状 重症急性呼吸器症候群（SARS）， 中東呼吸器症候群（MERS）
	ピコルナウイルス科 ［無］	エンテロウイルス A ［コクサッキーウイルス A16，エンテロウイルス 71 ほか］	手足口病
		エンテロウイルス B ［コクサッキーウイルス B5，エコーウイルス 30 ほか］	無菌性髄膜炎
		エンテロウイルス C ［ポリオウイルス1，2，3，コクサッキーウイルス A24 ほか］	ポリオ
		エンテロウイルス D ［エンテロウイルス 70，エンテロウイルス D86 ほか］	急性出血性結膜炎
		ライノウイルス A，B，C	鼻かぜ
		A 型肝炎ウイルス	A 型肝炎
		ヒトパレコウイルス ［エコーウイルス 22，23］	胃腸炎，呼吸器疾患
	アストロウイルス科 ［無］	マムアストロウイルス1 ［ヒトアストロウイルス1］	下痢症

	カリシウイルス科［無］	ノーウォークウイルス［ノロウイルス］	胃腸炎，食中毒
	フラビウイルス科［有］	黄熱ウイルス	黄熱
		日本脳炎ウイルス	日本脳炎
		デングウイルス	デング熱
		ジカウイルス	ジカ熱
		C 型肝炎ウイルス	C 型肝炎
	ヘペウイルス科［無］	E 型肝炎ウイルス	E 型肝炎
	トガウイルス科［有］	風疹ウイルス	風疹，先天性風疹症候群
［逆転写酵素による中間体 DNA 形成］	レトロウイルス科［有］	ヒト免疫不全ウイルス 1，2［HIV］	後天性免疫不全症候群（AIDS）
		霊長類 T リンパ球向性ウイルス［成人 T 細胞白血病ウイルス，ヒトリンパ球向性ウイルス，HTLV−1，2，3］	成人 T 細胞白血病
−鎖 1 本鎖 RNA［鋳型として使用］	フィロウイルス科［有］	マールブルグマールブルグウイルス［マールブルグウイルス］	マールブルグ病
		ザイールエボラウイルスほか	エボラ出血熱
	パラミクソウイルス科［有］	ムンプスウイルス	流行性耳下腺炎
		ヒトパラインフルエンザウイルス	呼吸器感染症
		麻疹ウイルス	麻疹
		ヒト RS ウイルス	下気道感染症（乳幼児）
	ラブドウイルス科［有］	狂犬病ウイルス	狂犬病
	アレナウイルス科［有］	ラッサマムアレナウイルス［ラッサウイルス］	ラッサ熱
		リンパ球性脈絡髄膜炎マムアレナウイルス［リンパ球性脈絡髄膜炎ウイルス］	無菌性髄膜炎
		フニンマムアレナウイルス［フニンウイルス］	南米出血熱（フニン，マチュポ，ガナリト，チャパレ，サビアウイルスは南米出血熱ウイルスと総称される）
		マチュポマムアレナウイルス［マチュポウイルス］	
		ガナリトマムアレナウイルス［ガナリトウイルス］	
		チャパレマムアレナウイルス［チャパレウイルス］	
		サビアマムアレナウイルス［サビアウイルス］	
	ブニアウイルス科［有］	ハンターンウイルス	腎症候性出血熱
		クリミア・コンゴ出血熱ウイルス	クリミア・コンゴ出血熱
	オルソミクソウイルス科［有］	インフルエンザ A ウイルス	インフルエンザ（大流行）
		インフルエンザ B ウイルス	インフルエンザ（地域的流行）
		インフルエンザ C ウイルス	インフルエンザ（散発）
	（科未分類）［有］	デルタ肝炎ウイルス	D 型肝炎（デルタウイルス属）

国際ウイルス分類委員会（ICTV）第 9 次報告（2011 年）および Web 上で公開されている情報（2014 年）を基に作成した．ウイルスの分類は，近年変化が大きいので新しい情報に注意が必要である

A. ウイルスの増殖様式

a. 一段増殖

ウイルスは自分だけでは増殖する能力をもたないため，他の生きている細胞に寄生しなければならない．そこで，ウイルス感染は，宿主細胞の表面に「吸着」することから始まる．吸着後，ウイルスは宿主細胞内へ侵入し，自身の DNA または，RNA を細胞内へ遊離する（侵入・脱殻という）．この遊離した DNA は宿主細胞の核内，RNA は細胞質に送り込まれて細胞を乗っ取り，ウイルス

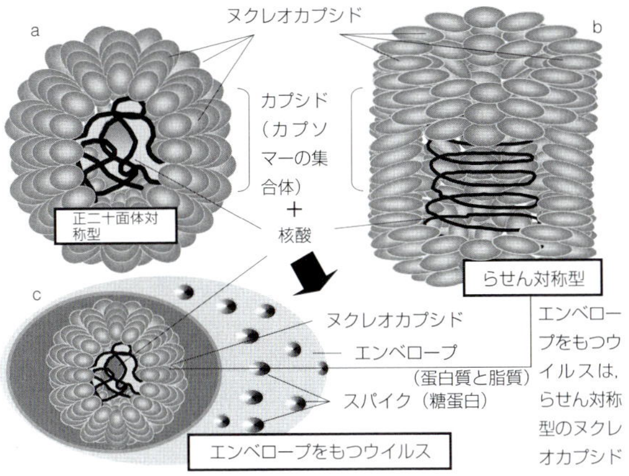

図1　ウイルスの形状

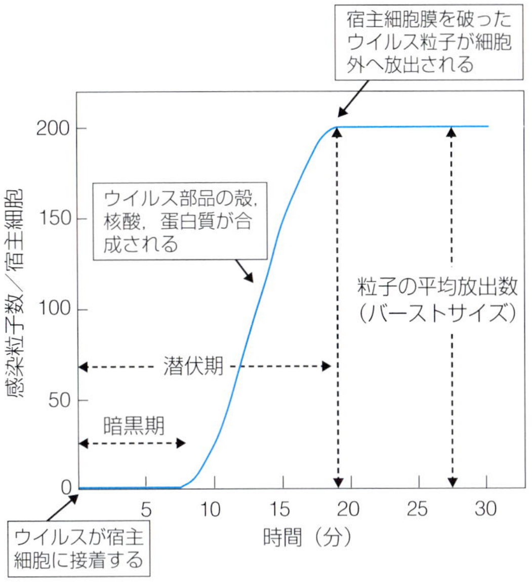

図2　ウイルスの一段増殖曲線の模式図
細菌細胞に感染するウイルス（ファージ）の一段増殖

自身の蛋白質や核酸を合成するようにプログラムする．細胞内では，ウイルス由来の部品が大量に作られ，細胞内で組み立てられて「ウイルス粒子」が作られ（暗黒期の終わり），やがて細胞外に放出され始める（潜伏期の終わり）．最終的には，大量の「ウイルス粒子」が作られ，細胞が壊れて放出される（バースト）．これらのウイルス増殖の過程は，一段増殖と呼ばれ（**図2**），種によって異なるが，120分弱で完結する．驚くべきことに，ウイルス1粒子から10万コピー数の粒子が放出されると考えられている．

b. ウイルス粒子の形成（図3）

ウイルスは宿主受容体と吸着（①）した後に，細胞質内に侵入，脱殻し，遺伝子を挿入（②）する．RNAを遺伝子とするウイルスのなかで＋鎖を有するレトロウイルスは，逆転写酵素によりcDNAを合成し，DNAウイルスと同様に核内に移行（③）する．核内では，DNAウイルスは，組み込まれるものとプラスミド状で存在するものがあるが，レトロウイルスの場合，必ず宿主の染色体に組み込まれる．このようなウイルスの状態をプロウイルスといい，通常は宿主転写因子によりRNAに転写（④）され感染性ウイルス粒子が産生される．何らかの事情で転写されない場合，ウイルスキャリアという．

通常，RNAウイルスは，遺伝子を核内に移行しない．唯一の例外としては－鎖をもつインフルエンザウイルスがあり，核内に遺伝子を移行し，核内で宿主のcapおよびpoly A signalを結合することにより＋鎖RNAに遺伝子を変換すると考えられている．－鎖RNAウイルスは，自らのもつRNAポリメラーゼにより，－鎖RNAから＋鎖RNA（mRNA型）を合成する．こうして作られた＋鎖RNAは，小胞体上でポリペプチドに翻訳（⑤）された後に宿主プロテアーゼによりプロセッシング（⑥）され機能的蛋白質となる．これらは，複製された遺伝子と集合し（⑦），ヌクレオカプシドを作ってウイルス粒子を形成する．エンベロープをもたないウイルスでは，一般にそのまま細胞崩壊（⑧）によりウイルス粒子が細胞外に放出される．

一方，エンベロープをもつウイルスでは，出芽と呼ばれる機構（⑨）によりエンベロープを獲得して細胞外に放出され，最終的に細胞は死滅すると考えられている．すなわち，ヌクレオカプシドが，ウイルス特異的蛋白質で修飾された細胞膜をかぶり，細胞（または核）から突き出るように出芽して未成熟ウイルス粒子となり，最終的に粒子全体が膜で覆われエンベロープを獲得して，成熟

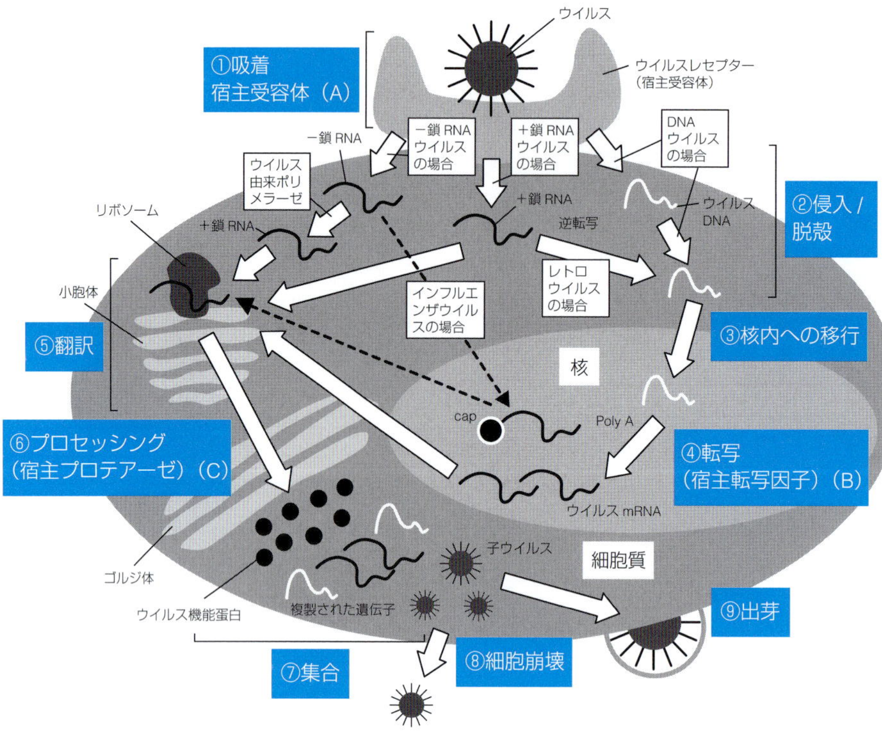

図 3　ウイルスのトロピズムと遺伝子の転写・翻訳

細胞内でのウイルスの転写・翻訳は①から⑤のステップにて行われるが，その流れはウイルスの種類により異なる

表 2　臓器親和性によるウイルスの分類

感染臓器	ウイルスの名称
全身	麻疹ウイルス，風疹ウイルス，水痘・帯状疱疹ウイルス，痘瘡ウイルスなど
呼吸器	インフルエンザウイルス，RS ウイルス，ライノウイルスなど
皮膚・粘膜	単純ヘルペスウイルス，水痘・帯状疱疹ウイルス，エンテロウイルス 71，ヒトパピローマウイルスなど
腸管	エンテロウイルス（ポリオ，エコー，コクサッキー），アデノウイルス，ロタウイルス
肝臓	A 型，B 型，C 型肝炎ウイルスなど
神経	ポリオウイルス，日本脳炎ウイルス，狂犬病ウイルス，麻疹ウイルス，単純ヘルペスウイルスなど
リンパ球	ヒト免疫不全ウイルス，ヒト T 細胞白血病ウイルス，EB ウイルスなど

ウイルス粒子となる．

c. ウイルス遺伝子の複製

RNA ウイルスには，＋鎖 RNA をもつもの，－鎖 RNA をもつもの，2 本鎖 RNA をもつものがあり，複製の仕組みはそれぞれ異なっている．

レトロウイルスは，細胞質内で逆転写酵素により，RNA を鋳型として cDNA を作り，2 本鎖環状 DNA を形成した後に核内に移行し，宿主染色体に組み込まれプロウイルスとなり，宿主転写因子により RNA が転写されるが，この一部がウイ

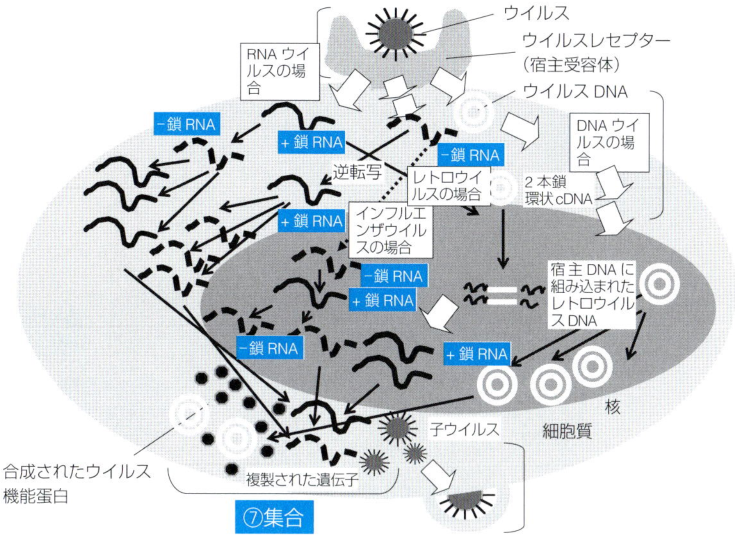

図 4　ウイルス遺伝子の複製

ルスの複製遺伝子となる．また，インフルエンザウイルスは，核内で自らのウイルス RNA（vRNA）を鋳型として自分の RNA ポリメラーゼを用いて cRNA を作り，さらにそれを鋳型として多数の vRNA を複製する（図 4）．さらに，他の＋鎖をもつ RNA ウイルスは，細胞質において自らもつ RNA ポリメラーゼにより−鎖 RNA を作り，それを鋳型として多数の＋鎖 RNA を作る．−鎖 RNA をもつウイルスは，−鎖 RNA を鋳型にして＋鎖 RNA を作ってから多数の−鎖 RNA を作ると考えられている．一方，DNA ウイルスの多くは，感染初期に作られた複製蛋白質により核内で複製される．

B. ウイルスのトロピズム（図 3）

ウイルスは，その種類により増殖できる細胞の種類が決まっている．この性質をウイルスの「トロピズム」（tropism，細胞指向性または細胞親和性）という．ウイルスは必要最小限の遺伝子しか保有せず，可能な限り宿主細胞のものを使用する．したがって，ウイルスとその宿主細胞は，免疫機構などの感染防御機構と生体内で戦いを繰り広げる．

感染が成立するか否かは，第一に宿主細胞に存在するウイルス受容体（A）がウイルスを吸着できるかを決める．ウイルス受容体は，ウイルスの動物種の臓器親和性を決定する重要な役割を担っている．しかも，この受容体は，ウイルスの臓器親和性（**表 2**）に大きく影響しているばかりでなく，ウイルスが動物種を超えて感染できない大きな理由であると考えられる．第二には，小胞体上で翻訳されたウイルス蛋白質を開裂し，活性化する宿主プロテアーゼ（C）が必須である．

そしてレトロウイルスの場合，これら宿主受容体（A），宿主プロテアーゼ（C）に加えて転写に関与する宿主転写因子（B）もウイルスのトロピズムを決める．

4. 病原性

A. ウイルスの感染様式

感染様式は，一般的に宿主の感染防御機構によりウイルスが排除される一過性の感染と，排除されずに感染が持続する場合の持続感染がある．持続感染には，潜伏感染，慢性感染，遅発性感染の 3 つの様式が知られている．このうち潜伏感染および遅発性感染は，ウイルスの核酸は存在するが，粒子が存在しない状態である．

潜伏感染は，後述する細胞性免疫機構からの回避が大きく関与している．その例としては，三叉

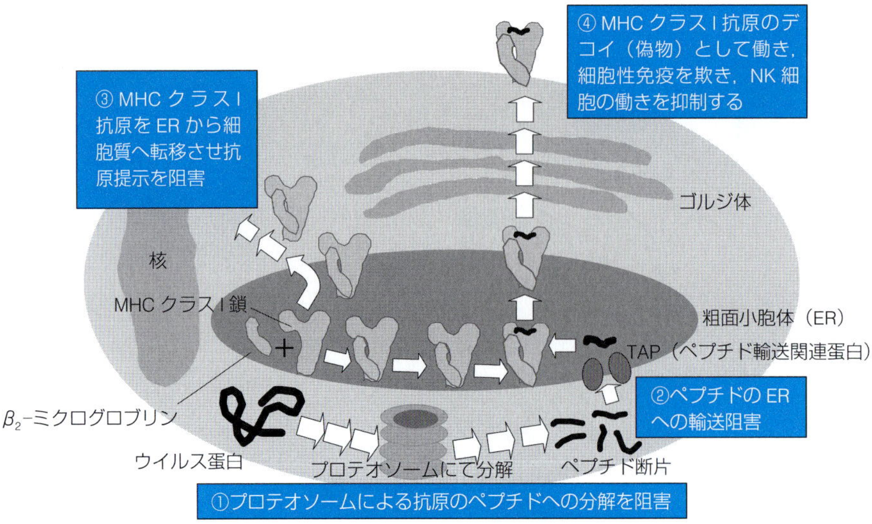

図 5　ウイルスの細胞性免疫からの回避

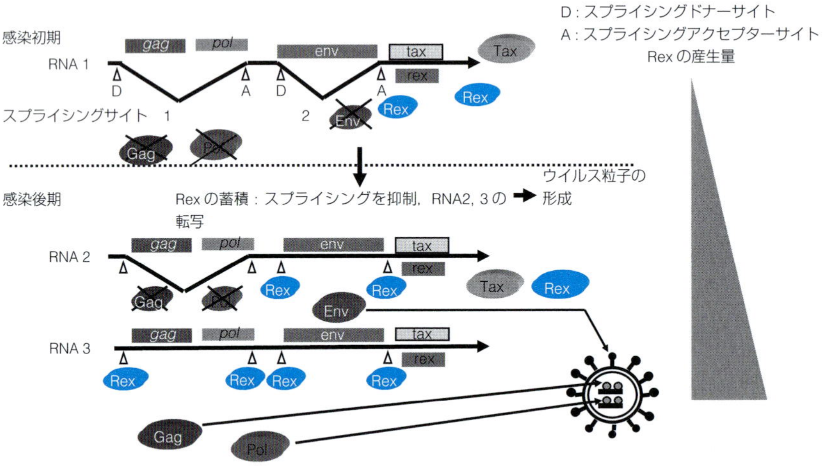

図 6　HTLV−1 の Rex の役割

HTLV−1 は，感染初期には RNA1 に示すように 2 カ所のスプライシングサイト 1，2 により，Tax，Rex 蛋白が作られる．これが構造蛋白である．Gag，Pol，Env は産生されない．感染後期になり Rex の蓄積に伴い，RNA2 のごとくスプライシングサイト 2 のスプライシングが抑制され，Env が産生される．さらに，Rex が蓄積されるとスプライシングサイト 1 のスプライシングが抑制され，Gag，Pol が産生される．このように構造蛋白がそろい，ウイルス粒子が産生されるまでには非常に長い期間が必要であり，この間に免疫機構から回避していると考えられる．

神経節に潜伏した単純ヘルペスウイルス（HSV）が宿主の免疫能の低下に伴い再活性化し，口内炎，帯状疱疹を発症することが知られている．

遅発性感染の例としては，後述するヒト T 細胞白血病ウイルス（HTLV−1）や AIDS の起因ウイルスであるヒト免疫不全ウイルス（HIV）のスプライシング制御による粒子産生の遅れが知られている．

慢性感染の例としては，Epstein−Barr ウイルス（EBV）による慢性活動性 EB ウイルス感染症

（CAEAV）が知られ，完治が非常に難しいとされている．

B. ウイルスによる戦略

a. EBV, HSV の細胞性免疫からの回避（図 5）

感染細胞においてウイルス蛋白質は，プロテアソームにて分解されてペプチドとなり，TAP（ABC トランスポーターの一種）を通過し，粗面小胞体内（ER）で主要組織適合抗原（MHC）クラスⅠと合体した後に細胞表面に移送され，抗原提示が行われる．これを CD8 陽性の T 細胞である細胞傷害性 T 細胞（CTL）が認識し，異物である場合には，エフェクター細胞に活性化され，Fas リガンド（デス因子と呼ばれるサイトカイン）あるいはグランザイム，パーフォリンを放出し感染細胞をアポトーシスに導く．これが細胞性免疫による抑制機構であり，ウイルス感染の第 1 段階での免疫の主役である．

これに対して，ウイルスは細胞性免疫機構を阻害する蛋白質を有している．①プロテアソーム上での蛋白質からペプチドへの分解を阻害する，EBV の EBNA1 蛋白質，② TAP と結合してペプチドの粗面小胞体（ER）への輸送を阻害する，HSV の ICP-47，③ MHC Ⅰを ER から細胞質へ転移させる，HSV の US2，US11，④ MHC Ⅰのデコイ（偽物）として働いて NK 細胞や CTL の働きを抑制する，HSV の UL-18 などが知られている．

b. HTLV-1 における Rex の役割（図 6）

HTLV-1 の Rex 蛋白質はスプライシングを抑制する．HTLV-1 の RNA に 2 つのスプライシングサイト（Env と Gag）が知られている．感染初期の段階では，ウイルスの構造蛋白質である Env（エンベロープ）と Gag（コア蛋白質）はスプライシングにより発現されず，スプライシングサイトより 3'側に存在する Tax，Rex だけが発現される．感染後の時間経過に伴い，Rex が蓄積され Env に関するスプライシングが抑制され，Env が発現される．さらに Rex が蓄積されると Gag に関するスプライシングが抑制され Gag，Env というウイルス構成蛋白質が発現され，ウイルス粒子が形成されると考えられる．HTLV-1 は感染から発症まで数十年かかり，その間，宿主免疫機構から逃れていると考えられている．

c. HIV の抗原性変異

HIV の DNA の変異率は非常に高い．HIV は，RNA から逆転写酵素により cDNA を作製する際に，真核生物と比較して数百万倍の非常に高いエラーを生じ，これにより抗原性を変化させるために免疫から回避していると考えられる．また，HIV は，こうして獲得した変異をさらに粒子内にある 2 本の RNA 間で組換えを行い，多様性を生んでいると考えられている．

d. 癌ウイルス

ヒトに癌を起こすウイルスとしては，バーキットリンパ腫を引き起こす EB ウイルス，肝癌を起こす B 型肝炎ウイルス（HBV），C 型肝炎ウイルス（HCV），成人 T 細胞白血病を起こす HTLV-1，子宮頸癌を起こすヒトパピローマウイルス（HPV）が代表的なものとして知られている．これらのウイルスの発癌の共通点として，上述した免疫機構からの回避のほかに，セルサイクルの活性化，アポトーシスの抑制につながる癌抑制遺伝子産物の不活化があげられる．

（北里英郎）

チェックリスト

□エンベロープを有するものと，そうでないウイルスの構造について述べよ．
□ウイルス増殖に宿主細胞が必要な理由を述べよ．
□ウイルスの増殖機構を説明せよ．
□何を基本にウイルスが分類されているか述べよ．

コラム

逆転写酵素の発見

David Baltimore は 1970 年，腫瘍ウイルスのなかから RNA を DNA に転写する逆転写酵素を発見した．それまで信じられていた生命現象のセントラルドグマ（DNA → RNA →蛋白質）を一部覆す大発見として，Renato Dulbecco，Howard Martin Temin とともに「癌ウイルスと細胞の遺伝物質の相互作用に関する研究」で 1975 年，ノーベル生理学・医学賞を受賞した．

I 微生物学の基礎

微生物とは何か

3　真菌とは何か

真菌（fungus, 真菌学 : mycology）は，動植物細胞と同じ真核生物の 1 種で自然環境中に広く生息し，その大多数を占める多細胞の糸状菌（通称カビ）（mold, filamentous fungus）や，キノコ（通称）（担子菌類・子嚢菌類の 1 種）を含むため，比較的近年まで植物学の 1 分野として取り上げられてきた．また，そのサイズが他の微生物に比し大きいため，人類が顕微鏡を用いて最初に観察したといわれている微生物は，Antonie von Leeuwenhoek（1632～1723）の観察による真菌（酵母）であるといわれている．

真菌は，その生物学的特徴に基づいて独立した 1 つの生物群を構成し，その共通概念は「真菌とは，真核性 eukaryotic，従属栄養性 heterotrophic で，分枝性菌糸を生じ（まれに単細胞性），有性的または無性的につくられる胞子によって増殖する生物」（山口英世，「病原真菌と真菌症」改訂 2 版，2003 年）である．現在知られている真菌は 70,000 種以上と細菌の約 5,000 種よりはるかに多いが，その大部分はヒトの病気とは無縁で，むしろヒトの生活に種々の利益をもたらしている．例えば，アルコール飲料，パン，チーズ，味噌，醤油などの発酵食品は真菌の 1 種である酵母の糖質分解発酵能を利用した食品である．

このようななかにあって，ヒトに病気を起こす病原真菌（pathogenic fungus）は，細菌に比べて少ないが，現在までおおよそ 400 種が報告されている．これら病原真菌の感染力は相対的に弱く，その感染・発症は宿主の感染抵抗性に大きく依存している．したがって，近年の高度先進医療の発展による易感染性宿主の医療施設における集積は，真菌による感染症の勃発を容易にしていると考えられている．

1. 形態

真菌は，細菌に比べ，そのサイズが大きく細胞分化が高度で化学組成も複雑である．細胞構造や遺伝的組換えの様式等の諸点で真核生物という本質的な相違を細菌との間に有する．単細胞生物ではあるが，大多数は多細胞形態をとる．形態的には糸状菌と酵母（yeast），もしくは酵母様真菌（yeast−like fungus）に分けることができる（図 1）．

酵母（図 2A）は，通常 5～6 μm の円形もしくは楕円形を示し，単細胞状態をとる．発育は，種子からの発芽と同様，母細胞からの出芽（budding）による．細菌と同様に 2 分裂により増殖する分裂酵母（fission yeast）もあるが，大多数はこの出芽により増殖する．

一方，酵母様真菌は，発芽が伸長して発芽管（germ tube）と呼ばれる形状を示したり，さらにはもっと伸長して仮性菌糸（pseudohypha），または真性菌糸（true hypha）を形成する．仮性菌糸は真性菌糸と異なり，菌糸の幅が一定でなく，長くは伸長せず，両端がくびれている．

糸状菌（図 2B）は，菌糸（hyphae）と呼ばれる糸状のフィラメント構造を主要な基本形態とし，多細胞形態をとる．形態は複雑で，基本形態である菌糸は，一定の幅をもった細胞が一方向に連結した構造を示す．この菌糸の成長はその末端部分で起こる先端発育や，その手前の領域でも起きる．一定の伸長の後に菌糸に隔壁が形成され細胞間が仕切られる（有隔真菌）．一部の真菌では

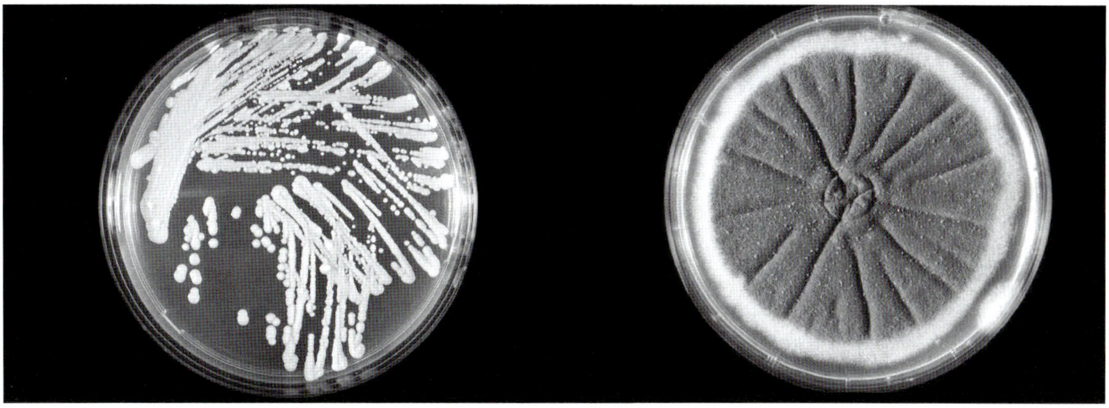

A. 酵母様真菌（*Candida albicans*）　B. 糸状菌（*Aspergillus fumigatus*）

図 1　真菌のサブロー培地上での形態

（Indiana Pathology Images）

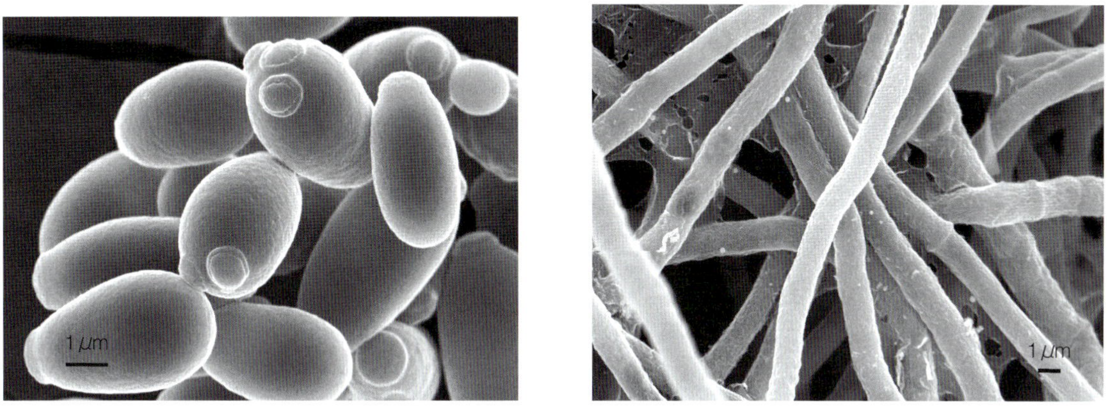

A. *Candida albicans*　B. *Trichophyton mentagrophytes*

図 2　真菌の形態

酵母様真菌（A）ならびに糸状菌（B）の走査型電子顕微鏡像

（写真提供：帝京大学　西山彌生博士）

隔壁を作らないものもあり，これは無隔真菌と呼ばれる．しかし，隔壁は中心部に小孔が存在し完全に菌糸を区切っていないため，菌糸細胞の細胞質は細胞間で連続している．また，菌糸の成長は必ずしも一定方向のみならず枝分かれ（分枝）をし，隣接する菌糸と絡み合って集塊を形成する．これを菌糸体（mycelium）と呼ぶ．

一部の真菌では，特定の環境条件下で菌糸形態と酵母形態の両方を示すものがある．これを二形性真菌（dimorphic fungus）と呼ぶ．例えば，病原性二形性真菌として重要な *Histoplasma capsulatum*（有性生殖名：*Ajellomyces capsulata*）は感染組織内で酵母形態を，培養では菌糸形態を示す．深在性真菌症の起因菌に二形性を示すものが多い．

2. 構造

真菌は細菌と異なり真核生物（eukaryote）である．分化したミトコンドリア，小胞体などの細胞器官および核膜に包まれた明瞭な核を有し，細菌

表1　真菌と細菌の細胞生物学的相違

	真菌	細菌
	真核細胞	原核細胞
大きさ	3〜5 μm 以上	0.2〜10 μm
細胞壁（主要細胞壁骨格物質）	キチン*，β-グルカン	ペプチドグリカン
細胞膜中のステロール	＋	−
核	核膜に包まれた核小体	核膜なし
	複数の染色体	1つの染色体
ミトコンドリア	＋	−
小胞体	＋	−
ゴルジ小体	＋	−
液胞	＋	−
リボソーム	80S（60S＋40S）	70S（50S＋30S）

＊：接合菌はキチンの代わりにキトサンを含む

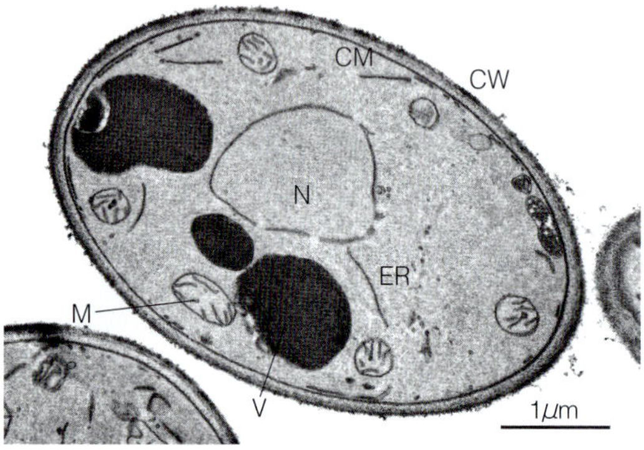

図3　真菌（酵母）細胞の微細構造（透過型電子顕微鏡像）
CW：細胞壁，CM：細胞膜，N：核，M：ミトコンドリア，V：液胞，ER：小胞体
（写真提供：帝京大学　西山彌生博士）

（原核生物：prokaryote）の細胞構造とは明確に異なる（**表1**，**図3**）．

A. 細胞壁

真菌の細胞壁は栄養細胞，胞子ともに強靭な多糖よりなる網状構造がその骨格をなしている．その化学組成は菌種によって異なるが，主成分は多糖で，乾燥重量の80％以上を占め，ほかに蛋白質，脂質，色素，ポリリン酸，無機イオンを含む．主成分である多糖は，菌種により11種以上が知られているが，特にグルコース，マンノース，アセチルグルコサミンの3つは主要な構成糖である．

細胞壁骨格である微細線維は酵母ではグルコースのホモ重合体であるβ-グルカン，糸状菌では*N*-アセチルグルコサミンのホモ重合体であるキチンが主体となる（**図4**）．接合菌（例えばムコール症の起因菌である*Mucor*）においては，キチンの代わりにキトサン（グルコサミンのホモ重合体）が主体となり，また，β-グルカンを含まないなどの特徴がみられる．網状構造の間を埋めるのが酵母ではマンノースのホモ重合体であるマンナン，糸状菌ではガラクトースとマンノースの重合体であるガラクトマンナンが占めている．

真菌細胞壁の機能的特徴としては，①物理的（浸透圧などに対して抵抗）にも化学的（消化酵素などに対して）にも強固な細胞壁を構成しており，細菌の細胞壁と比べても，きわめて剛性が高い，②大多数の真菌にみられるグルコース，マンノース，アセチルグルコサミンの3種の単糖が主

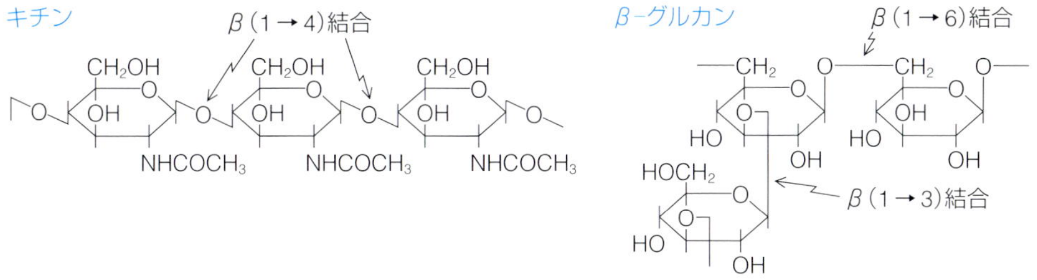

図4　主要細胞壁多糖の基本構造

要構成成分であるため血清学的特性をもち，菌の分類（酵母の場合）に有用，③壁成分の一部が組織へ感染する際の接着因子として働く，④体液中に遊離した可溶性の壁成分を感染症における血清診断の対象として利用される，が上げられる．

B. 莢膜

酵母の一種 *Cryptococcus neoformans* には細菌細胞においてみられる莢膜（capsule）が認められる．その構成成分は，*C. neoformans* の場合，酸性ヘテロ多糖のグルクロノキシロマンナンで，食菌抵抗性を示し，病原性に密接に関連していると考えられている．

C. 細胞膜

細胞壁に内接して細胞内外への物質輸送や浸透圧調整などの機能を司る真菌細胞膜の組成の特徴は，その脂質成分にある．細菌細胞膜と異なり，エルゴステロールからなるステロールは真菌細胞膜を特徴づけ，一部の抗真菌薬はこのステロール合成経路を標的にして開発されている．

D. ミトコンドリア

真菌細胞のミトコンドリア（mitochondria）は，クリステの構造，配列および機能は本質的には高等動植物細胞のそれと同じであるが，分化の程度は一般に低い．特殊な環境下を除き，ほぼすべての真菌に認められるが，細胞の生理学的状態によって形や発達の程度が異なる．

E. 核

高等動植物細胞と同様，核孔をもった単位膜の核膜に包まれた核（nucleus）を有する．多くの菌種で内部に複数の染色体が観察され，減数分裂像が認められる．

F. その他の構造

小胞体，ゴルジ小体，リボソーム等の細胞質内オルガネラは，他の真核細胞と比較すれば発達が劣るが，細胞質内に散在する．液胞（vacuole）は一重の膜で囲まれた球状の顆粒で真菌細胞の特徴的構造の1つである．物質の貯蔵が主な機能と考えられている．

3. 真菌の増殖

真菌細胞の成長・増殖は，酵母ならびに酵母様細胞では，大多数が出芽（2分裂による増殖を示す分裂酵母もある）で，また，菌糸は先端伸長および分枝で増殖する．その他に，増殖や生殖のために分化した細胞，すなわち胞子（spore）を形成する（図5）．

胞子は，大きさ，形状など菌種によって一定している．多くは単細胞であるが，菌種によっては複数の細胞からなり，また色素をもつ．適当な環境条件下で発芽して発芽管を形成し，糸状菌ではさらなる伸長により菌糸となり発育を続けるが，一定成長後再び胞子を形成する．この過程と胞子形態は真菌の分類・同定にとって重要である．

胞子の増殖には，性的交配による有性生殖（雌雄2つの細胞の接合と，それに続く両核の融合）と無性生殖（細胞の接合がない）の2つの増殖形式があり，その結果，それぞれ有性胞子（sexual spore）と無性胞子（asexual spore）が形成される．通常の環境下では胞子の多くは無性胞子で，

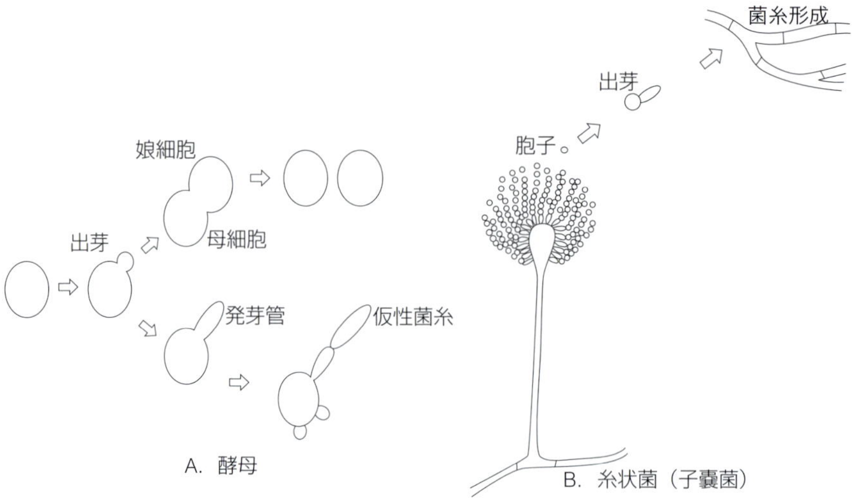

図5　酵母（A）ならびに糸状菌（B）の増殖過程

有性胞子の形成には特殊な環境ならびに培養条件が必要である．

菌糸増殖　栄養菌糸の増殖に伴い多種の特徴的な菌糸構造が観察される．増殖上の意義は判明していないが，分化という点で意味はある．

4. 真菌の分類

真菌の分類は，下等真菌と高等真菌による分類（菌糸における隔壁の有無による），および有性生殖の結果形成される有性胞子の種類に基づいてなされている．生殖の結果形成される有性胞子は栄養細胞等の構造に比べ，より特異的であり，より安定である．

基本的には，ツボカビ門（*Chytridiomycota*），接合菌門（*Zygomycota*），子嚢菌門（*Ascomycota*），担子菌門（*Basidiomycota*）と，有性増殖の課程が確認されていない不完全菌門（*Deuteromycota*）の5つに分類されるが，病原真菌の大部分はツボカビ門を除く4門に含まれる（**表2**）．大多数の病原真菌は有性胞子を形成する有性生殖が確認されておらず，これらは不完全菌門に分類されている．

A. 有性胞子

有性胞子には次の3つの種類がある（**図6**）．接合胞子（zygospore：雌雄それぞれの菌糸に形成された配偶子の接合によって形成される），子嚢胞子（ascospore：雄性核の雌性配偶子嚢への移動と子嚢果および子嚢の形成とそのなかでの有糸分裂の結果形成される），担子胞子（basidiospore：子嚢胞子形成と同様の過程を経て球状の母細胞である担子器からフラスコ型構造体として突出するように形成される）．有性胞子は菌のより好適な遺伝子型への組換えを可能にするが，特殊な環境下で形成され，またそれ自体，感染性には直接関連していない．

B. 無性胞子

臨床材料より分離される真菌の分類・同定にあっては，無性胞子の形状，色素，形成形式，胞子着生菌糸の構造，形成時の配列などは重要な基準となる．基本的には，生殖器官の内部に形成される内生胞子（endospore）と栄養形菌体の外部に作られる外生胞子（exospore）の2つに大別される．外生胞子はさらにその特徴的形態によりいくつかに分類される（**図7**）．

a. 胞子嚢胞子（sporangiospore）

菌糸から伸びた胞子嚢柄と呼ばれる側枝に袋状の胞子嚢ができ，このなかに多数の胞子が形成されたもの．

表 2　病原真菌の分類

分類（門）	有性胞子	無性胞子	菌糸形態	代表的真菌
接合菌	接合胞子	内生胞子	無隔菌糸	*Mucor, Rhizopus*
子嚢菌	子嚢胞子	外生胞子	有隔菌糸	*Aspergillus, Blastomyces*（*Ajellomyces*）, *Histoplasma*（*Ajellomyces*）
担子菌	担子胞子	外生胞子	有隔菌糸	*Cryptococcus*（*Filobasidiella*）
不完全菌		外生胞子	有隔菌糸	*Candida, Coccidioides, Malassezia, Epidermophyton*

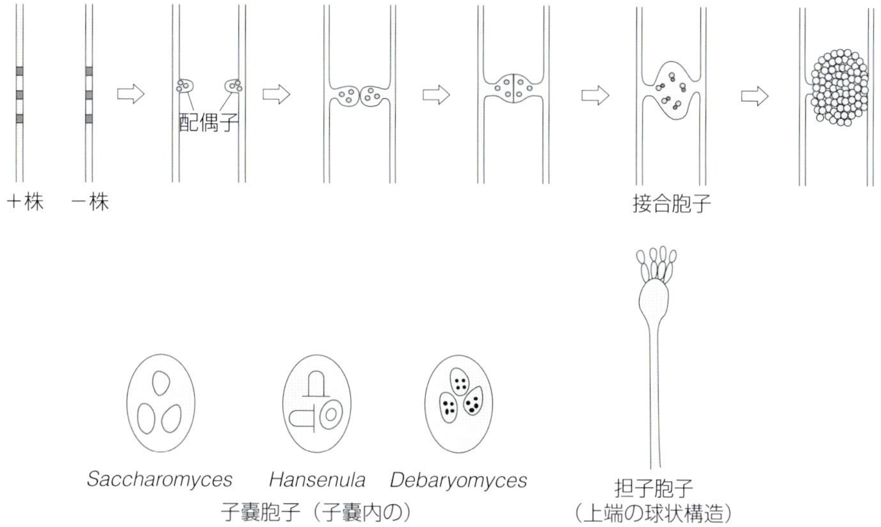

図 6　有性胞子の形態

b. 分生子（分生胞子）（conidium）

菌糸から伸びた分生子柄の先端に形成される胞子で，菌種により容易にこの胞子が飛散し，周囲の汚染ならびに感染に寄与する．形状により大分生子（macroconidium）と小分生子（microconidium）に分けられる．

c. 分芽胞子（blastospore）

分生子の先端が膨大して作られる．

d. 厚膜胞子（chlamydospore）

菌糸の末端あるいは側壁にできる厚い壁で包まれた胞子．*Candida albicans* の同定上重要な形態学的特徴の 1 つである．

e. 分節胞子（arthrospore）

菌糸が隔壁で細かく区切られ 1 列の細胞連鎖を作り，それが胞子となったもの．

5. 栄養と代謝

A. 栄養

真菌は従属栄養生物である．すなわち，有機物を栄養源として必要とする．炭水化物を炭素源ならびにエネルギー源として利用し，同化し得る炭水化物の種類（デンプンなどの多糖から単糖，さらには有機酸に至るまで）は菌種により異なるが，大多数はブドウ糖と果糖を最良の炭素源とする．窒素源としては無機窒素化合物（硝酸塩，アンモニウム塩など）や有機窒素化合物（アミノ酸など）を利用できる．この他に種々のミネラルを必要とするが，栄養要求性は一般に単純である．したがって，真菌の培養は広く用いられているサブロー寒天培地にみるごとく，ブドウ糖（グルコース）とペプトンのみの組成といった比較的単純な培地組成のみで可能である．ただ，一部の病原真菌，例えば癜風などの皮膚マラセチア症起因菌

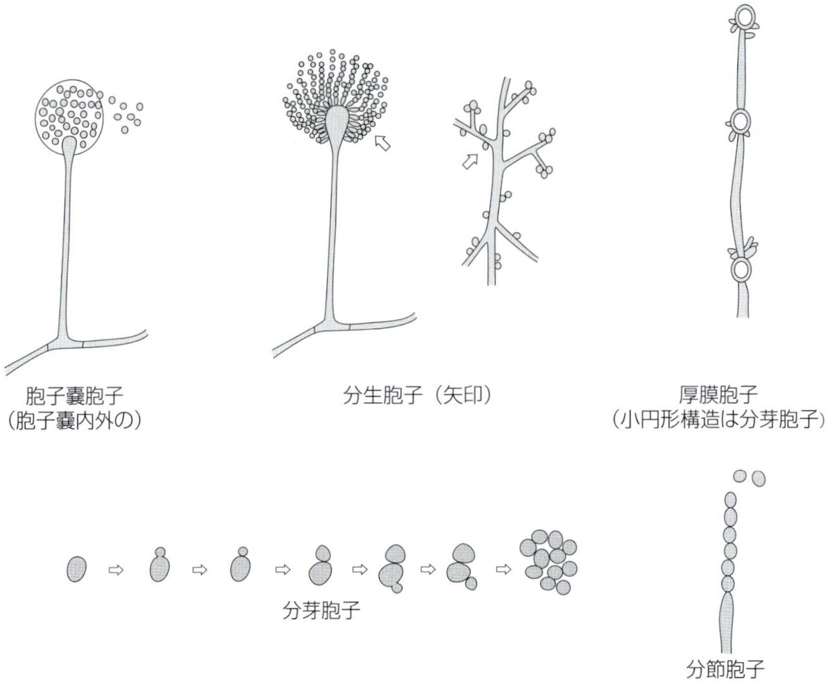

図 7　無性胞子の形態

である *Malassezia furfur* は高級脂肪酸などの脂質を発育に必要とし，培養にこれを含むオリーブ油などを添加した培地を要求する．

B. 代謝

真菌の代謝は多様であり，細菌にはみられない特徴的な経路をいくつかもっている．エネルギー代謝に関しては，好気的条件下での呼吸，嫌気的条件下での発酵のいずれも行う．基質の主要なものは糖類であり，大多数の真菌はもっぱら好気的呼吸によってエネルギー生産を行うため，その発育は好気性（発育に酸素を必要とする）である．

エネルギー代謝経路としては，細菌のグルコース代謝（異化）経路のエムデン・マイヤーホフ経路（Embden−Meyerhof pathway : E−M 経路），およびエントナー・ドウドロフ経路（Entner−Doudoroff pathway : E−D 経路）に加え，真菌ではヘキソースリン酸側路（hexose monophosphate shunt : HMP 側路）の存在が特徴的である．

C. 培養

真菌の培養に必要な環境因子（水素イオン濃度，温度，湿度，通気等）は菌種により多様である．一般的には偏性好気性であり，そのため培養には通気をよくすることが必要であり，かつ水分の多い弱酸性の培地と比較的高い湿度と 25～30℃範囲の温度環境が好適である．酵母その他の一部の真菌は通性嫌気性であるが，偏性嫌気性の真菌はない．*C. neoformans* のように 37℃においてよく発育するものもあり，病原性を示す 1 つの指標と考えられている．

D. 抵抗性

真菌の環境因子（熱，乾燥等）に対する抵抗性は細菌とほぼ同じである．胞子は細菌の芽胞にみられるような熱に対する抵抗性はなく，65℃ 1 時間ほどで死滅する．消毒剤に対しても細菌とほぼ同様である．細菌に対して有効な化学療法剤は，真核生物であるがゆえに，真菌に対してはほぼ無効である．

6. 病原性

真菌による疾患は，感染による真菌症（mycosis），真菌の有害代謝産物による中毒症（マイコトキシン中毒症：mycotoxicosis）と真菌抗原によって引き起こされる過敏症（アレルギー）に分けられる．

A. 真菌症

真菌症は感染する部位により表在性真菌症（superficial mycosis）と深在性真菌症（deep-seated mycosis）の大きく2つに類別される．また，感染部位による類別でないが，生体の感染抵抗性の減弱した患者に発症する日和見真菌感染症（opportunistic fungal infection）がある．

a. 表在性真菌症

皮膚およびその付属器（毛，爪）がおかされるもので，皮下組織より深部に及ぶことはない．真菌感染症の大半を占める．白癬はその代表である．症状は一般に緩和で，感染が播種性に拡大することはあっても全身感染を起こして致死的経過をとることはまれである．

b. 深在性真菌症

皮下組織ならびに様々な深部臓器がおかされるもので，症状は一般的に重く，しばしば致死的転帰をとる．特有の髄膜炎症状を起こすクリプトコッカス性髄膜炎や肺に好発する肺アスペルギルス症などがある．消化管，口腔，腟などの粘膜にみられる真菌感染症は本来は表在性であるが，慣習的に深在性感染症として捉えられている．

c. 日和見真菌感染症

大部分の病原性真菌は，その病原性が弱いため，生体の感染抵抗性の減弱した患者に発症し，ゆえに日和見感染として類別することができる．特に真菌に起因する日和見感染症では有効な化学療法が限定されているため，しばしば重症化し，致死的な転帰をとる．

B. 真菌中毒症

真菌の産生する低分子毒性代謝産物に汚染された食品を摂取することにより起きる．主として非病原性真菌の産生する低分子毒素〔通常マイコトキシン（mycotoxin）と称する．200種以上が知られている〕による中毒で，*Aspergillus* の産生するアフラトキシン（aflatoxin）はその代表的な毒素である．本毒素は微量できわめて強い発癌性を示し，また，熱に抵抗性を示すため，食品や穀物等の真菌による汚染ならびにその発育の防止が肝要である．真菌汚染食品の除去は食品衛生上重要である．

真菌の産生する高分子毒性物質も多く報告されているが，ここで述べている真菌中毒症との関連性は明確ではない．

C. 真菌性アレルギー

真菌が抗原となって諸種のアレルギー性疾患が起きる．空気中を含め，生活環境中に多くの真菌が存在するためアレルギー源となりやすい．*Aspergillus*，*Candida*，*Penicillium* やその他多数の真菌がアレルゲンとして知られている．最も多い病型は気管支喘息・鼻炎である．

（山本容正）

チェックリスト

□細胞生物学的な真菌と細菌の違いについて述べよ．
□真菌の増殖様式を述べよ．
□真菌はどのように分類されるか説明せよ．
□真菌細胞壁の特徴的構成成分について述べよ．
□真菌の有性生殖の結果形成される胞子の種類と，その特徴を述べよ．

I 微生物学の基礎

感染症と免疫

1　感染症とは何か

1. 感染症とは

A. 感染と感染症の違い

微生物学や感染症学を学ぶ上で，混同されやすい言葉に，感染（infection）と感染症（infectious disease）がある．感染とは，本来健常者に存在しない細菌やウイルスなどの病原微生物が生体内に侵入して，皮膚や粘膜，組織などに付着（adherence）し，そこに定着（colonization）した後に増殖している状態と定義づけられる．これに対して感染症とは，感染状態が持続して炎症性変化が生じ，発熱など何らかの臨床的症状が現れた状態，いい換えれば病気として発症した状態をいう．つまり「感染＝感染症」ではない．例えば，新聞などで「ある病院で20名の患者が結核菌に感染した」と報道されても，そのすべての患者が結核という病気を発症しているわけではない．

B. 感染の経過

a. 顕性感染と不顕性感染

感染が起きるとすぐに感染症を発症するわけではなく，病原体により一定の期間が必要となる．この期間を潜伏期という．潜伏期の長さは病原体により異なり，短いものでは黄色ブドウ球菌による食中毒のように数時間，長いものではAIDSのように数年から10年以上に及ぶものもある．

一般的に，病原微生物に感染し潜伏期を経て感染症を発症すると，発熱や感染局所での炎症反応が生じ，疾患によっては特有の症状を呈する場合もある．例えば，呼吸器感染症での咳嗽，喀痰，胸痛など，消化器の感染症では下痢や嘔吐など，麻疹や風疹などでは発疹がみられる．このように感染に伴って，自覚的にも他覚的にも明らかな臨床症状を呈し，感染症を発症するものを顕性感染という．

一方，感染して潜伏期を過ぎても何の症状も認められないか，またはごく軽い症状で経過する場合がある．これを不顕性感染といい，主にウイルス感染で多く認められる．

顕性感染となるか不顕性感染となるかは疾患によっても異なり，病原体の種類や，宿主の感受性の有無にも左右される．例えば，狂犬病ウイルスや麻疹ウイルスでは感染すればほとんどの場合，顕性感染となり，日本脳炎ウイルスやサイトメガロウイルスでは不顕性感染の場合が多い．

b. 保菌と潜伏感染

顕性感染の治癒後や，不顕性感染で症状がない場合でも，病原体が体から排除されずに体内に保有し続ける場合がある．これを保菌といい，宿主を保菌者（キャリア）という．保菌者は自覚症状がないので，気がつかないうちに感染源となる危険性がある．

また，保菌の状態が長期間に及ぶことを潜伏感染，もしくは持続感染という．宿主の免疫力が低下すると潜伏感染している病原体により発症することがある．これら一連の経過を**図1**に示す．

2. 感染症の成立にかかわる要因

A. 感染成立の3大要因

図2に示すように感染が成立するためには，感染源，病原体が運ばれる感染経路，その病原体に感受性のある宿主（感受性宿主）の3つの要因が必要である．このうちどれか1つが欠けても感

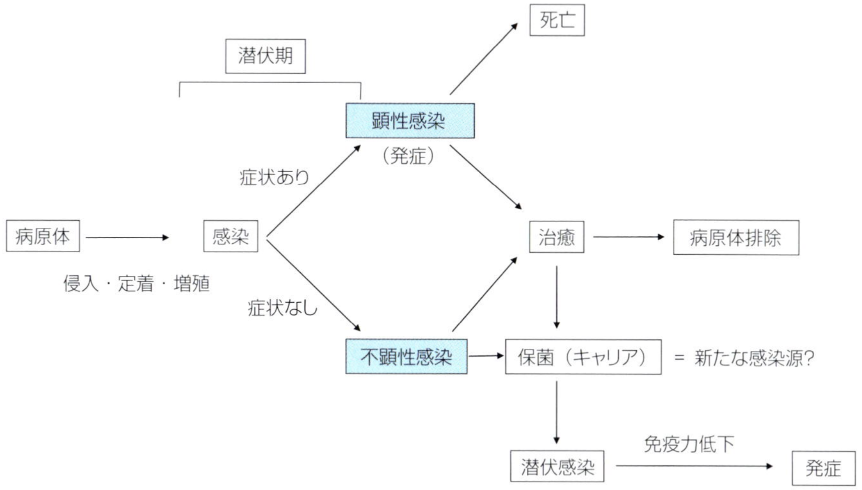

図1　感染の経過

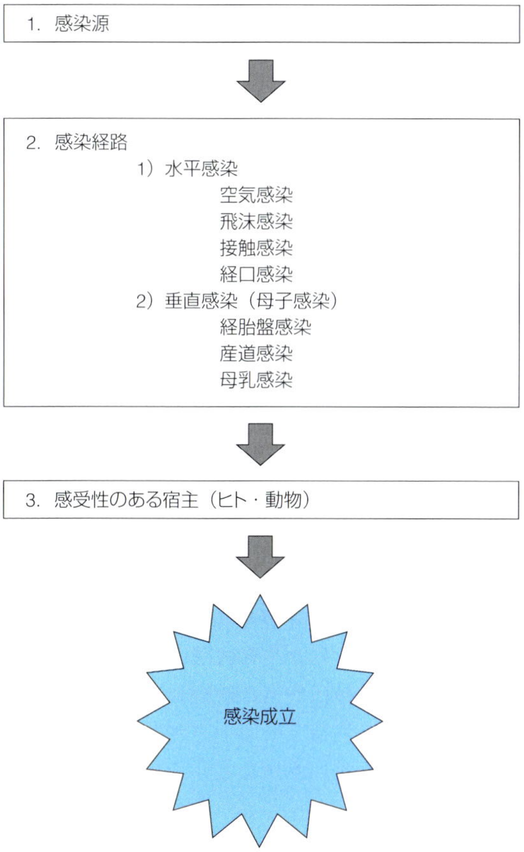

図2　感染成立の3大要因

染は成立せず，感染症を起こすことはない．感染対策の基本はこの3大要因のいずれかを取り除くことにある．

a. 感染源

病原体に感染したヒトや動物，その排泄物，病原体で汚染された水や食物，物などが感染源となる．

b. 感染経路

感染経路は大きく分けて水平感染と垂直感染がある．水平感染の主なものに，空気感染，飛沫感染，接触感染，経口感染の4つがあり，垂直感染には経胎盤感染，産道感染，母乳感染がある．詳細については水平感染と垂直感染の項で後述する．

c. 感受性のある宿主

過去にその病原体に感染したことがない，または感染したことがあっても免疫が十分に成立していない宿主や，栄養状態の不良，加齢，疾患などで生体防御力が低下した状態の宿主をいう．

特に入院患者の場合では，治療のために行われる様々な医療行為で免疫力が低下する場合があり，容易に感染が起こる状態になることがある．これを易感染性宿主（compromised host）という．

3. 病原微生物と宿主のバランス

A. 感染成立のバランス

感染が成立するか否かは，生体の感染に対して

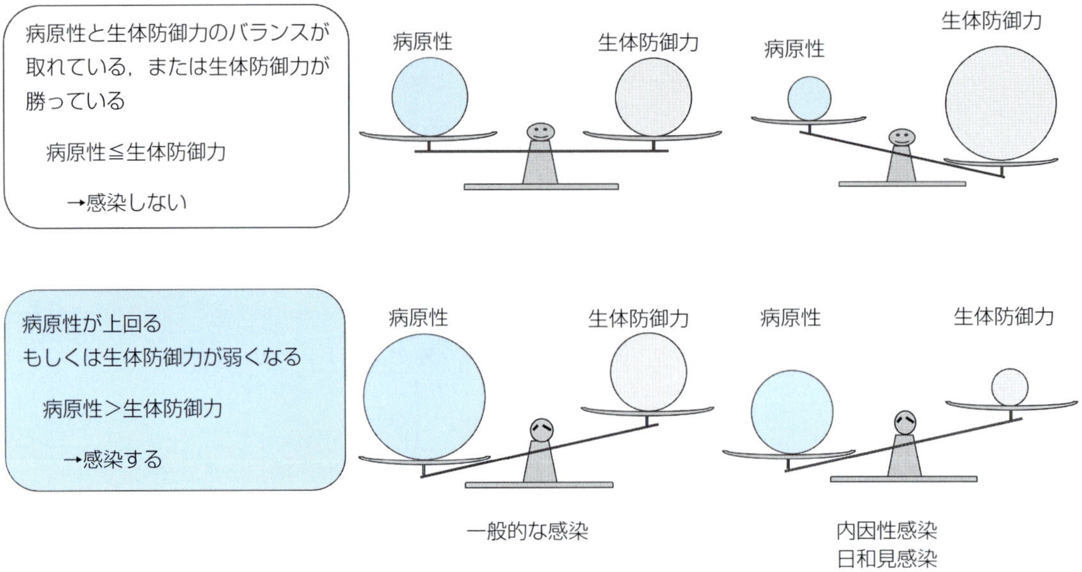

図 3　感染成立のバランス

抵抗する防御力と病原微生物の病原性（数や毒性）の強弱のバランスで決まる．**図 3** に示したように生体の防御力と病原微生物の病原性のバランスが保たれていれば感染しないが，病原性が生体防御力を上回った場合に感染は成立する．また，病原微生物の病原性はそれほど強くなくても，生体防御力が通常の状態より低下した場合には感染は成立する．

B. 外因性感染と内因性感染

感染は本来，健常者には存在しない生体外からの病原微生物による感染で起こる外因性感染を指す．しかし，抵抗力の低下した易感染性宿主では，もともと自分の体内にもっている常在菌叢により感染を起こすことがある．このような感染を内因性感染という．

4. 水平感染と垂直感染

A. 水平感染

ヒトからヒト，動物からヒトへなど，直接または間接的に横方向に拡がる一般的な感染を意味する．感染の拡大に関与する感染経路には，**図 4** に示すように大きく分けて飛沫感染，空気感染，経口感染，接触感染の 4 つの経路があり，疾患によっては複数の感染経路が重複する場合もある．

a. 飛沫感染

呼吸器感染症で多くみられ，感染源である宿主の咳やくしゃみなどの飛沫を吸引することで感染する．飛沫は 5 μm 以上の大きさですぐに落下するので，通常は患者から 1m 以上離れていれば感染しないとされる．インフルエンザや百日咳，風疹などがこの様式で感染する．

b. 空気感染

飛沫感染同様に，患者の咳やくしゃみにより排出された飛沫が蒸発・気化し，5 μm 以下の飛沫核となり，長時間空中を漂い生体に吸引され感染を起こす．また，感染源を含んだ粉塵が空気中に舞い上がって，これが生体に吸引されて起こる場合もある．飛沫核は空気の流れにより拡散し，離れた場所の感受性宿主に吸引され感染することもある．結核，麻疹，水痘などがこの感染様式をとる．

c. 接触感染

接触によって拡大する形式で，キス，性交，握手などで直接感染宿主の粘膜や皮膚に接触して感染する直接感染と，病原体に汚染された器具や環

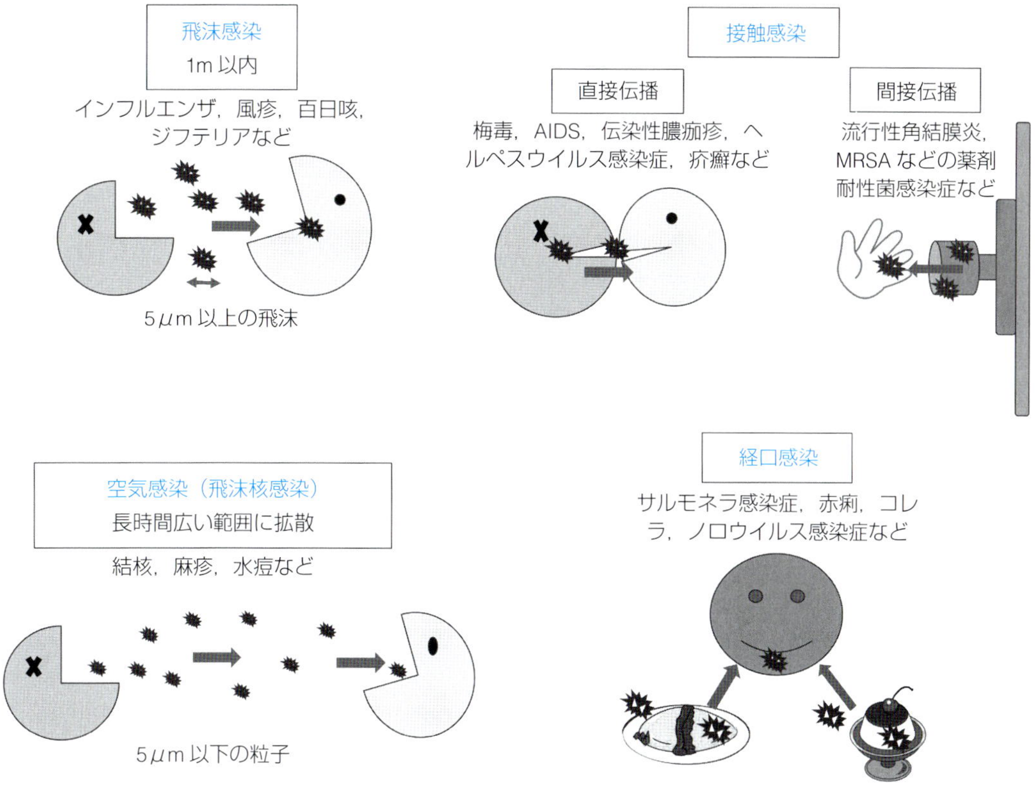
飛沫感染
1m 以内
インフルエンザ，風疹，百日咳，ジフテリアなど
5 μm 以上の飛沫
接触感染
直接伝播
梅毒，AIDS，伝染性膿痂疹，ヘルペスウイルス感染症，疥癬など
間接伝播
流行性角結膜炎，MRSA などの薬剤耐性菌感染症など
空気感染（飛沫核感染）
長時間広い範囲に拡散
結核，麻疹，水痘など
5 μm 以下の粒子
経口感染
サルモネラ感染症，赤痢，コレラ，ノロウイルス感染症など

図 4　水平感染の伝播形式

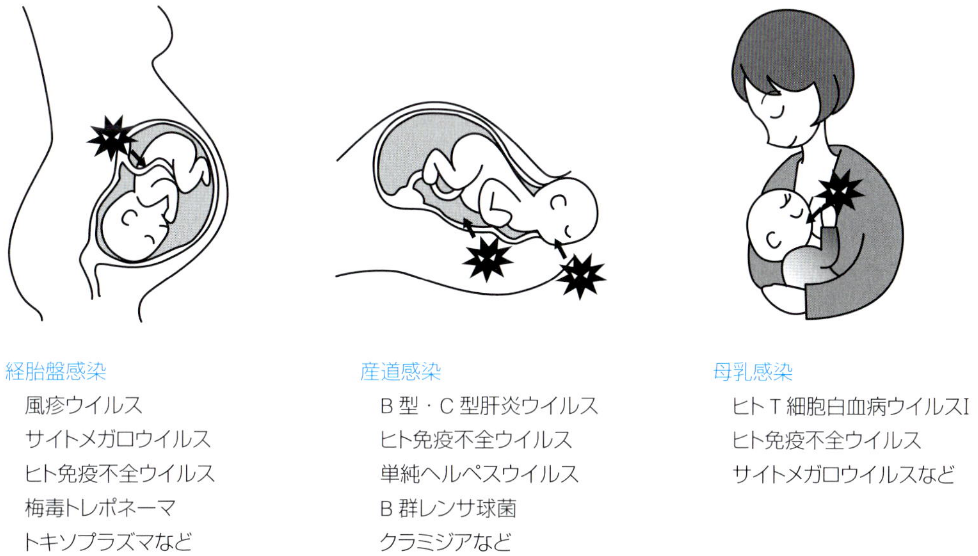
経胎盤感染
風疹ウイルス
サイトメガロウイルス
ヒト免疫不全ウイルス
梅毒トレポネーマ
トキソプラズマなど
産道感染
B 型・C 型肝炎ウイルス
ヒト免疫不全ウイルス
単純ヘルペスウイルス
B 群レンサ球菌
クラミジアなど
母乳感染
ヒト T 細胞白血病ウイルスI
ヒト免疫不全ウイルス
サイトメガロウイルスなど

図 5　垂直感染（母子感染）

境表面に接触し，その手から口や皮膚・粘膜を介して感染する間接感染がある．直接感染には性感染症や皮膚感染症，間接感染には流行性角結膜炎やMRSAなどの多剤耐性菌による感染症などがある．

d. 経口感染

病原体に汚染された食物や水を口から摂取して感染するもので，食中毒や腸管感染症を起こす細菌やウイルスの感染形式に多い．サルモネラ感染症や赤痢，コレラ，ノロウイルス感染症などがある．経口感染するものは接触感染することが多い．

この他に昆虫を媒介した感染，動物の咬傷による感染，輸血や針刺し事故などが原因で感染する経路もある．

B. 垂直感染

母親から児への感染（母子感染）で，垂直（縦）方向への感染を指す．垂直感染には，**図5**に示すように妊娠期間中に血行性に胎盤を介して感染する経胎盤感染，出産時に産道を通過する際に粘膜や血液に触れることで感染する産道感染，出産後の授乳時に感染する母乳感染の3つの経路がある．

（田中孝志）

チェックリスト

□感染成立３大要因を説明せよ．
□病原微生物と宿主のバランス（宿主寄生体相互作用）とは何か説明せよ．
□感染の伝播様式を説明せよ．

2　感染の防御

生体が恒常性を維持するためには，侵入してくる病原体や異物を識別して排除する一方で，自己の細胞や常在細菌などに対しては許容し，攻撃しないことが重要である．すなわち，病原体など外来性の異物と自己を構成する成分を適切に区別する特異的な排除・処理機能を作動させる必要がある．この機能をもつ防御系を「免疫（immunity）」と呼んでいる．

生体防御系には，大きく分けて非特異的防御系である自然免疫と，特異的防御系である獲得免疫（適応免疫ともいう）の2つがある．人体はこれらのシステムにより病原体から守られている．

1. 非特異的防御（自然免疫：innate immunity）

多細胞生物の進化の早い段階から発達させてきた防御系が自然免疫である．自然免疫は，侵入してくる病原体に対して最初に無差別に（非特異的に）対応する防御系であり，常時待機していて外来性の異物が入ってくると，直ちに発動できる状態になっている．様々な物理的・化学的バリアー，細胞性因子，液性の因子が関与しており，防御するための重要な役割を担っている．それぞれの機能を表1にまとめた．

A. 上皮細胞の物理的，化学的バリアー

皮膚，気道，消化管の上皮細胞は，病原体の侵入に対する主要なバリアーとなっている．上皮細胞間の細胞間密着接合は物理的なバリアーとなる．気道や消化管の上皮からの粘液の分泌は，病原体の接近に対する物理的な障害となる．消化管では胃酸や消化酵素が微生物を破壊，あるいは無力化する．粘性のある分泌されたムチンや糖蛋白質は，上皮細胞表面への病原体の付着を阻害する．また，繊毛運動は，上皮細胞表面の繊毛が一定方向になびく運動をすることで異物を粘液とともに送り出す作用がある．

B. 液性因子

体内の血液や体液中に溶解している蛋白質，ペプチド，アミノ酸，活性酸素などで，病原体を障害する物質を液性因子と呼ぶ．主な液性因子について以下に説明する．

a. 補体（complement）

補体は，肝臓により作られて血中に放出される約20種類の蛋白質で，そのうちの9種類の蛋白質にC1～C9の名前がついている．これらは物理的バリアーを突破し侵入してきた病原体を破壊するために協調して働く．病原体と結合した補体は，免疫細胞の貪食を促し，サイトカイン（主に免疫細胞が放出するポリペプチドのシグナル分子の総称で，様々な種類の細胞間で協調的に生体防御を制御する）の分泌を促す．また，補体自身が病原体表面に集合体を形成し，膜に穴をあけて破壊する．補体が病原体の表面に結合することをオプソニン化といい，食細胞の貪食作用を促進する働きをする．

b. 抗菌性物質

抗菌ペプチドは，アミノ酸が約十～数十個連なって形成されており，ヒトを含めた哺乳類や植物，昆虫などあらゆる多細胞生物に備わっている．ヒトでは，皮膚，口腔，消化器，泌尿器など，あらゆる部位で抗菌ペプチドが産生されている．抗菌

表1　自然免疫

	種類，因子	機能
物理的，化学的バリアー	皮膚の角層	物理的バリアー，侵入阻止
	上皮細胞間密着接合	物理的バリアー
	気道繊毛運動	異物の排除
	胃液	殺菌
	粘液	定着阻止
	常在細菌叢	定着阻止，栄養素競合
液性因子	補体	食細胞走化，オプソニン化による貪食促進，細胞膜障害
	リゾチーム	細菌細胞壁の分解
	ラクトフェリン	遊離鉄分子の欠乏
	インターフェロン	抗ウイルス活性
	抗菌ペプチド	細菌細胞膜の透過性増大
	活性酸素，一酸化窒素	細胞内殺菌，炎症反応
	炎症性サイトカイン	食細胞活性化，炎症反応
	ケモカイン	食細胞走化
細胞性因子	食細胞	貪食し分解，殺滅，抗原提示
	樹状細胞	抗原提示
	NK 細胞	感染細胞傷害

ペプチドは，細菌などの膜と結合し，細胞膜に小孔を形成して細菌細胞を破壊する．

c. 活性酸素（ROS），一酸化窒素（NO）

好中球やマクロファージでは貪食や刺激分子によりNADPH酸化酵素複合体が活性化され，ROS（・O_2^-，H_2O_2，O_2^{2-}，・OH）が産生される．これらの活性酸素種は強い毒性があり，細菌の様々な分子を化学的に修飾し，しばしば貪食細胞や周囲の細胞にもダメージを与える．

また，内皮細胞やマクロファージから産生されるNOは，血管を拡張させる作用と，食胞内の細菌を殺滅する作用がある．炎症反応のシグナルを受け取ると内皮細胞はNO合成を活性化し，放出されたNOは周辺の平滑筋細胞を弛緩させる．TNF-αやIFN-γなどのサイトカインに刺激されるとマクロファージではNO産生が誘導され，細菌を殺滅する．

d. インターフェロン（interferon : IFN）

インターフェロンは，体内で病原体（特にウイルス）などの異物の侵入に反応して細胞が分泌する蛋白質のことで，ウイルスの増殖抑制，免疫系および炎症の調節などの働きをするサイトカインの一種である．Type I インターフェロン（IFN-α，IFN-β）は，ウイルスが感染した細胞から分泌され，周辺の細胞でのウイルスの増殖を遅延あるいは抑制するシグナルとして働く．ウイルスに感染した細胞では，通常の細胞にはない長い2本鎖RNA（ウイルス複製の中間体である）がウイルス感染のシグナルとして認識され，Type I インターフェロンの合成と分泌が活性化される．Type I インターフェロンはNK細胞も活性化する．

C. 細胞性因子：食細胞，ナチュラルキラー細胞（NK 細胞）

NK細胞は，B細胞やT細胞と同じリンパ球前駆細胞から分化したもので，上皮細胞の物理的なバリアーを越えてきた病原体に対して，食細胞の機能をもち，食胞に取り込んで破壊処理する．これを貪食作用という．食細胞には，NK細胞の他にマクロファージ，好中球，樹状細胞などがある．これらの細胞は細胞表面にある特異的なレセプター（受容体）（Toll様レセプター，Toll-like receptor : TLR）により異物を認識し，素早く反応し病原体や異物を取り込み，破壊する．

一方，これらの食細胞は，同時にサイトカインを分泌する．NK細胞もマクロファージを活性化するサイトカインのインターフェロンγ（IFN－γ）を産生する．マクロファージは，白血球の5％を占める単球から分化し，アメーバ様の遊走性をもつ食細胞である．炎症反応やリンパ球応答を刺激するサイトカインを分泌し，抗原提示細胞として機能し，全身の皮膚や粘膜の下層に分布して侵入してくる病原体に備えている．樹状細胞（dendritic cell）は，皮膚組織をはじめとして，外界に触れる鼻腔や肺，胃，腸管に存在し，周囲に突起を伸ばしている免疫細胞である．T細胞に抗原提示する主要な細胞であり，自然免疫と獲得免疫をつなぐ役割を担っている．

2. 特異的防御（獲得免疫：acquired immunity）

獲得免疫は，感染した病原体により後天的に得られる免疫であるため，適応免疫，または後天性免疫とも呼ばれる．獲得免疫では，T細胞やB細胞といったリンパ球が主役となる．T細胞は表面の受容体で抗原提示細胞上の異物抗原を認識して活性化し，B細胞は直接異物抗原と結合して抗体を産生する．

獲得免疫は，自然免疫で対応しきれなかった異物に対し，より強力な作用で対抗するが，初めて出会った異物に対して有効性を発揮するまでには5～7日程度の準備期間が必要である．一方，すでに出会ったことのある異物に対しては，その異物に特異的なリンパ球が記憶細胞として存在しているため，速やかに対応することができる．この現象は免疫記憶（後述）と呼ばれ，獲得免疫の最大の特徴である．

A. 液性免疫（humoral immunity）

抗体や補体を中心とした免疫系である．抗体や補体は，血清中に溶解しているため液性免疫と呼ばれる．病原体が感染した数日を自然免疫により乗り切ると，B細胞から分化した形質細胞が特異的な抗体を産生するようになる．抗体は，①ウイルスの中和，②毒素の中和，③補体の標的および亢進作用による細菌の溶解，④細菌のオプソニン化，⑤抗体依存性細胞性細胞傷害の誘導など，様々な機能をもち，病原体から人体を防御する．

抗体は，2つのH鎖（重鎖）と2つのL鎖（軽鎖）がS－S結合したY字型の分子である（図1）．5種類のH鎖の違いによりクラスの異なる5種類の抗体IgM，IgG，IgD，IgA，IgEがある．抗体は，C領域（定常領域）とV領域（可変領域）からなる．V領域のアミノ酸配列の多様性により多様な抗原に対する抗体が作られる．B細胞は，それぞれ1種類の抗体のみ産生するが，骨髄で分化する段階で異なる抗体を産生する多様な細胞が生み出される（図2）．V領域は，抗原と結合する領域であり，この領域のアミノ酸配列の多様化により抗原特異性の異なる抗体の多様性が生み出される．抗体は，種類により異なる機能をもつ．

a. IgM

分子量約100万の蛋白質分子で健常人の全免疫グロブリンの10％を占める．五量体を形成する．補体を強力に活性化して病原体のオプソニン化に重要な役割を担う．感染応答により最初に出てくる抗体であり，後に徐々に減少していく．新規の感染と過去の感染を区別できる抗体である．

b. IgG

分子量約16万の蛋白質分子で，健常人の血清中濃度は約1,200mg/dLと全免疫グロブリンのなかで最も多く，約80％を占める．IgMに遅れて現れてくる．4つのサブクラスのうちIgG1とIgG3は補体を活性化する．唯一IgGだけが胎盤を透過し，新生児に2～3カ月間免疫を付与できる．血中のIgGの半減期は約21日で，IgMの倍もある．

c. IgA

分子量約17万の蛋白質分子で健常人の全免疫グロブリンの10～20％を占める．血中では単量体として存在するが，機能する場は上皮細胞の表層や外側であり，二量体として分泌される．上皮細胞では，ポリIgAレセプターに二量体が結合し，トランスサイトーシスにより管腔側に運ばれる．通常，レセプターが切断されて遊離されるが，レセプターの一部SC（secretory component）が二量体に結合したままのsIgAとなるものもあ

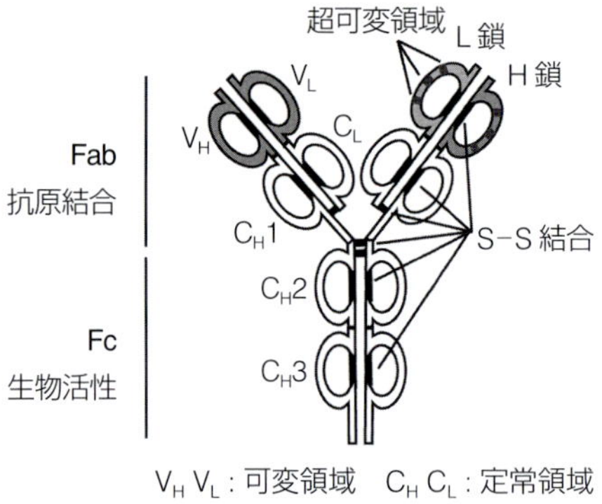

図 1　遺伝子再構成による抗体の多様性の作出と抗体の構造

B 細胞へ分化する段階で抗体の遺伝子断片が 1 組ずつランダムに選別され，抗原特異性の異なる抗体蛋白質が作られる．抗体の抗原認識部位（Fab）は，H 鎖と L 鎖の可変領域と定常領域から作られ，S−S 結合により構造が形作られている．活性化した B 細胞では，さらに超可変領域の体細胞突然変異により多様性が導入される

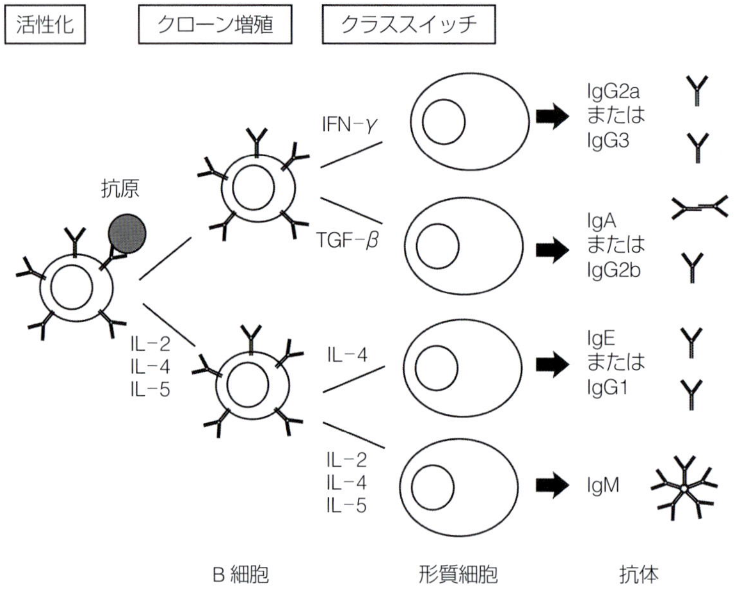

図 2　B 細胞の活性化と分化

抗原を認識したナイーブ B 細胞は，活性化しクローン増殖すると同時に IgM を分泌する．さらにクラススイッチを経て様々なクラスの抗体を産生する形質細胞へと分化する．クラススイッチには，ヘルパーT 細胞による認識と放出するサイトカインが必要であり，サイトカインの種類によりクラススイッチが制御され，クラスの異なる抗体を産生するようになる

る．sIgA は，唾液などの粘液中で高濃度に存在し，ウイルスや細菌，毒素が細胞表面のレセプターに付着するのを妨害する．

d. IgE

分子量約 19 万の蛋白質分子で全血清中の免疫グロブリンのわずか 0.004％しか占めていない．

表2　主な免疫担当細胞

	免疫担当細胞	役割
リンパ球	B 細胞	抗原刺激により形質細胞に分化し，抗原特異的な抗体を産生する
	T 細胞	主にヘルパーT 細胞と細胞傷害性 T 細胞に分化する．ヘルパーT 細胞は，免疫応答の協調的な制御に関与する．細胞傷害性 T 細胞は，直接，感染細胞や腫瘍細胞，移植細胞などを殺滅する
	NK 細胞	細胞傷害性細胞であり，特にウイルス感染細胞の殺滅に重要である．細胞傷害性 T 細胞と異なり，抗原刺激を必要としない
抗原提示細胞	樹状細胞	主要な抗原提示細胞で，感染部位で抗原を捕捉すると成熟しリンパ節に移動し，T 細胞へ抗原提示する
	マクロファージ	病原体や死細胞を貪食し，除去，殺滅する．同時に，抗原提示細胞としても機能する

寄生虫の感染防御に機能する．他のクラスと異なり，ほとんどが皮膚や腸管，気管支の下部の結合組織に存在する肥満細胞の Fc（epsilon）レセプターに結合して存在する．上皮細胞のバリアーを破って侵入してきた寄生虫に IgE が結合し，肥満細胞の脱顆粒反応を活性化する．放出されたヒスタミンなどにより遊走してきた好酸球から放出される細胞毒性蛋白質が寄生虫に作用し排除する．また，IgE はⅠ型アレルギーを引き起こす原因にもなる．

e. IgD

分子量約 19 万の蛋白質分子で全血清中の免疫グロブリンの 0.2％を占める．IgM とともに B 細胞の表面に存在する．可溶性 IgD は防御には関与していないと考えられているが，正確な機能はよくわかっていない．

B. 細胞性免疫（cell‑mediated immunity）

免疫の根幹となる T 細胞が中心となる免疫系である．免疫に関与する免疫細胞は，リンパ球系細胞（B 細胞，T 細胞，NK 細胞），抗原提示細胞（マクロファージ，樹状細胞），顆粒球（好中球，好酸球，好塩基球，肥満細胞）の 3 種類に分けられる．主な免疫担当細胞とその役割を表 2 に示す．

a. 機能性 T 細胞とメモリーT 細胞への分化

感染した病原体に対抗するために，抗原と出会う前の免疫細胞（ナイーブ細胞という）は，様々な機能性細胞に分化するという特徴的な機能をもつ．

細胞外の病原体に対しては，骨髄（bone marrow）で成熟したナイーブ B 細胞が形質 B 細胞に分化して抗体を産生する．一部はメモリーB 細胞に分化して次回の侵入の際に素早く抗体産生が開始できるようにする．細胞内の病原体に対しては，T 細胞を主体とする細胞性免疫が対応する．胸腺（thymus）を経て成熟したナイーブ T 細胞は，抗原刺激により機能性 T 細胞（Th1，Th2，キラーT 細胞の 3 種類の機能集団）と一部のメモリーT 細胞に分化する．この B 細胞と T 細胞の活性化と分化のプロセス概念図を示す（図 2，3）．

病原体が侵入すると，まず自然免疫が活性化され，局所的な炎症反応が誘発され感染を阻止しようとする．同時に，樹状細胞のような抗原提示細胞が病原体の抗原を認識し，貪食・処理し，抗原を細胞表面に提示する．成熟した抗原提示細胞は局所リンパ節に移動し，抗原に特異的なリンパ球を探す．

抗原と出会う前の細胞であるナイーブ B 細胞やナイーブ T 細胞は，リンパ組織（リンパ節や扁桃腺，脾臓）を常に巡回しており，抗原提示細胞にリンパ球が出会うとリンパ球が活性化され，細胞分裂して分化する．急速に細胞増殖が進むためリンパ節が腫脹する．

b. T 細胞レセプター（T cell receptor：TCR）

T 細胞の表面に発現する膜貫通型の蛋白質複合体である TCR は，直接抗原と結合せず MHC（主要組織適合遺伝子複合体）分子（後述）に結合した抗原ペプチドを認識する．T 細胞が胸腺で分化

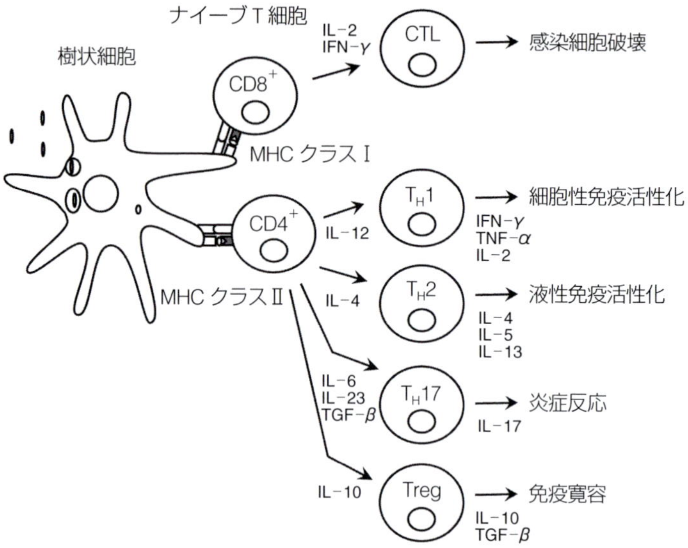

図3　T細胞の活性化と分化

樹状細胞の MHC に提示された抗原ペプチドを認識すると同時に T 細胞の CD28 に樹状細胞の B7 ファミリー分子が結合する共刺激により T 細胞は活性化される．$CD4^+$T 細胞は，さらにサイトカインにより様々なヘルパーT 細胞や制御性 T 細胞に分化する．それぞれ異なるサイトカインを産生し，異なる機能を発揮する．$CD8^+$T 細胞は，細胞傷害性 T 細胞（CTL）に分化する

するときに多数の遺伝子部位の組合せにより多種類の TCR が作られる．TCR 以外に，リンパ球に発現している表層マーカーである CD4 あるいは CD8 が T 細胞の活性化に必要であり，細胞の機能により異なる．細胞傷害性 T 細胞は，$CD8^+$T 細胞であり，ヘルパーT 細胞は $CD4^+$T 細胞である．

c. ヘルパーT 細胞と細胞傷害性 T 細胞

ヘルパーT 細胞には，主に Th1，Th2，Th17 と制御性 T 細胞（regulatory T cell : Treg）の 4 つのサブセットが存在する（**図3**）．ヘルパーT 細胞は，間接的に他の細胞を活性化することで機能する．Th1 は，細菌を貪食したマクロファージを活性化し，細菌感染を防御する．Th2 は，B 細胞の抗体産生を活性化すること，および寄生虫の排除に関与する．Th17 は，炎症応答に関与し，好中球の感染局所への遊走を促して病原体を排除すると考えられている．Treg は，免疫の働きを制御し，自己抗原に反応する T 細胞の活性を抑制し，自己免疫寛容を成立させる．細胞傷害性 T 細胞は，ウイルスや一部の細菌，寄生虫のような細胞内寄生性の病原体が感染した細胞を死滅誘導する．

d. MHC 分子（major histocompatibility complex : 主要組織適合遺伝子複合体）

クラスⅠとクラスⅡの 2 種類があり，それぞれ抗原ペプチドと複合体を形成し，細胞表面に抗原を提示する．MHC クラスⅠは，赤血球と胎盤の濾胞細胞以外の全身の細胞に発現し，細胞傷害性 T 細胞に抗原提示する．MHC クラスⅡは，樹状細胞やマクロファージと B 細胞などに限られ，ヘルパーT 細胞や制御性 T 細胞に抗原提示する．MHC 分子は，先端部分に抗原蛋白質が細胞内で分解されて作られるペプチド断片を保持している．MHC クラスⅠには通常は細胞質内にある抗原が提示され，MHC クラスⅡには細胞外からエンドサイトーシスによって取り込まれ，処理された抗原が提示される．TCR は，MHC 上の抗原ペプチドと周辺の MHC 部分を認識する．同時に T 細胞のもう 1 つのレセプターCD8 または CD4 がそれぞれ MHC 分子のクラスⅠまたはクラスⅡを認識することで活性化される T 細胞が区別される．

C. 免疫記憶（immunological memory）

ナイーブT細胞が活性化されると，旺盛に増殖してエフェクターT細胞という機能細胞になる．しかし，すべてのリンパ球が活性化されるのではなく，一部の細胞は成熟せずに凍結状態のメモリー細胞になる．メモリーB細胞は，すでに結合活性の高い抗体を産生する細胞となっており，素早く高い結合活性のある抗体を作ることができる．この機能を免疫記憶という．通常，活性化された形質細胞のようなリンパ球は数日から数カ月でアポトーシスにより寿命を終えるが，メモリー細胞は長寿命であると考えられている．

ワクチンによる免疫付与は，人為的にこの免疫記憶を誘導することで，病原体や毒素の侵入に対抗できるようにすることである（78頁参照）．

D. アレルギー反応

免疫反応により引き起こされる全身性あるいは局所性の障害であり，メカニズムの違いによりⅠ～Ⅳ型に分類される．

a. Ⅰ型アレルギー

即時型でIgEが関与した過剰な攻撃によるアレルギーである．繰り返し抗原にさらされると感作され，B細胞が活性化されIgEへのクラススイッチが起こる．抗原が結合したIgEがIgEレセプター〔Fc（epsilon）RI〕を介して肥満細胞（マスト細胞）に結合し，脱顆粒反応が誘発されてヒスタミンなどの化学伝達物質が放出される．これらの作用により，うっ血や浮腫などの即時型の反応が惹起された後，炎症局所へ好酸球，好塩基球，リンパ球が集積し，遅延型の反応が惹起される．マスト細胞は，呼吸器官や消化器官の粘膜上皮や皮膚の直下に存在し，呼吸や食物で取り込まれた物質を危険因子として反応してしまうことがある．経口投与されるペニシリンに対しても誘発されることがある．

b. Ⅱ型アレルギー

自分の細胞に対する抗体（IgM，IgG）が産生され，自分の細胞が攻撃される．抗体が細胞や組織の抗原に結合し，細胞傷害を起こす．補体がさらに結合し，細胞溶解する場合と，NK細胞やマクロファージが結合して傷害を起こす抗体依存性細胞性細胞傷害（antibody-dependent cell-mediated cytotoxicity：ADCC）がある．不適合輸血による溶血性貧血，自己免疫性溶血性貧血（薬剤による赤血球表面の分子の変性，あるいは非定型マイコプラズマ肺炎に対する抗体による交差反応）がある．

c. Ⅲ型アレルギー

可溶性抗原とIgGによる免疫複合体に引き起こされるアレルギーである．可溶性抗原に抗体が結合し免疫複合体が作られるが，貪食により処理しきれないほどの量になると組織に沈着し，局所で傷害を起こす．血清病，自己免疫疾患，各種糸球体腎炎，アレルギー性気管支肺アスペルギルス症等がある．

d. Ⅳ型アレルギー

遅延型アレルギーとも呼ばれ，活性化されたT細胞と抗原が反応することにより起こる．Th1細胞によるマクロファージの活性化や細胞傷害性T細胞反応や，好酸球の浸潤による慢性的な反応による．好酸球は本来，寄生虫感染に対する防御機能を担ってもいる．アレルギー性接触性皮膚炎，天然痘や麻疹などのウイルス感染による発疹にも関連している．

E. リンパ免疫系

中枢リンパ組織である骨髄ではリンパ球系前駆細胞が作られ，ナイーブB細胞へと分化し，胸腺では前駆細胞がナイーブT細胞へと分化する．また，骨髄では，抗原提示細胞の前駆細胞も作られ，全身の組織に送り出される．末梢リンパ組織では，これらの細胞が再び出会う場となり，常時周辺の抗原の存在状況を監視しており，抗原，抗原提示細胞，T細胞，B細胞が出会うことにより獲得免疫が活性化される．

リンパ系や血管系を通じて活性化されたリンパ球は，再び腸関連リンパ組織や他のリンパ組織に帰属していく．初期のクラススイッチにより形質細胞はIgA二量体を産生し，管腔内へ分泌される．脾臓は，赤血球の品質管理をしているが，同時に白脾髄ではT細胞やB細胞が集積し血流中の抗原をモニターしている．

F. 粘膜免疫系

消化管や呼吸器および泌尿器の薄い粘膜層は，常に多様な非自己抗原に曝されており，病原体の侵入の危険性も高い．特に消化管は，多くの無害な寛容できる抗原に接しているなかで，病原体を常に監視する必要がある．粘膜免疫は自然免疫と獲得免疫の両方から構成される．小腸陰窩（腸腺とも呼ばれ，小腸にある絨毛のヒダの間にある）の底部にあるパネート細胞（Paneth's cell）が病原体を TRL により認識し，抗菌物質であるディフェンシンやリゾチームを放出する．

粘膜面には粘膜関連リンパ組織があり，抗原認識および免疫誘導し，液性免疫および細胞性免疫を作動させる．腸関連リンパ組織には，小腸のパイエル板（Peyer's patch：免疫機能を司る総合司令器官で体全体の免疫細胞の 60～70％が集まっている）と呼ばれる組織や腸管全体に分布するリンパ濾胞などがある．パイエル板には，特殊な上皮細胞の M 細胞があり，管腔側の異物や微生物由来の抗原を取り込み，トランスサイトーシスと呼ばれるシステムにより上皮細胞のバリアーを通過させる．下部には樹状細胞や B 細胞，ヘルパーT 細胞が待ち構えており，抗原を認識し活性化する．粘膜固有層に見出される T 細胞の多くは Treg 細胞（TGF-β を産生する制御細胞）で，食物や常在菌由来の抗原に対する免疫寛容（immune tolerance：免疫反応が起こらない状態）を制御している．

（戸邉　亨）

チェックリスト

□非特異的防御にはどのような機構と因子があるか述べよ．
□常在細菌叢とは何か，その働きについても述べよ．
□補体の活性化経路について説明せよ．
□主な免疫担当細胞の種類とその機能を記せ．
□抗体の種類とその働きを説明せよ．
□細胞性免疫を司る T 細胞の活性化と分化について説明せよ．
□Ⅰ～Ⅳ型アレルギー反応について説明せよ．

コラム

バセドウ病は新型アレルギー？

バセドウ病（グレーブス病ともいう）は，Robert James Graves（1835 年）と Carl Adolph von Basedow（1840 年）により独立に発見された自己免疫疾患である．バセドウ病では，甲状腺で産生される甲状腺刺激ホルモン（TSH）の受容体（TSH レセプター）に対する自己抗体（TRAb）が生じる．この自己抗体が TSH の代わりに TSH レセプターを過剰に刺激するため，甲状腺ホルモンが必要以上に産生される．過剰な甲状腺ホルモンは代謝を異常に活発にさせ，その代謝異常は，甲状腺肥大，眼球突出，頻脈，体重減少，手指の震え，多量発汗、イライラ感などの症状を心身に表す．この自己抗体ができる反応はⅡ型アレルギーであるが，できた自己抗体に刺激性があるため、バセドウ病をⅤ型アレルギーと呼ぶ説もある．

I 微生物学の基礎

感染症と免疫

3　現代の感染症

人類の歴史は，病原微生物との闘いの歴史でもあった．優れた化学療法薬やワクチンの開発によって，多くの人命が救われた．一方で，抗菌薬を大量に使用している間に微生物は着々と生き延びる知恵を蓄えてきた．そして今，人類は「耐性菌との闘い」という大きな代償を払うことになった．

グローバル化や地球の温暖化など様々な要因によって，感染症は地球を駆け巡り，その征圧には世界の国々の協力が欠かせない．2016年，日本で開催された主要国首脳会議（サミット）においても感染症対策，とりわけ耐性菌問題が議論された．感染症は，それほどまでに深刻な問題となっているのである．

21世紀に入ってからも，新型インフルエンザの世界的大流行，西アフリカを中心に発生したエボラ出血熱，中南米で流行するジカ熱，デング熱の国内感染，そして超多剤耐性結核菌の出現などの困難な問題が次々と発生している．問題を解決するためのハードルは高いが，今まさに感染症対策は喫緊の課題なのである．

20世紀までの感染症の多くは，化学療法薬の発見で征圧されたかにみえたが，21世紀の感染症は薬剤耐性菌ばかりではなく，医療関連感染症や新興・再興感染症などさらなる難問を抱えている．以下に現代の感染症の特徴を概説する．

1. 市中感染症

市中感染症あるいは市井感染症（community-acquired infection）とは，一般の社会生活のなかで起きる感染症である．つまり，日常の家庭生活，通勤通学，会社や学校での生活のなかで起きる感染症という意味である．市中感染症は，医療関連感染症（あるいは院内感染症）と対をなす用語であり，医療関連感染症ではない感染症全体を指す用語であるといえる．すなわち，病院などの医療施設や医療環境と接触のない者が感染する感染症という意味である．

このような区別は相対的なものであるが，区別する必要があるのは，感染症を起こす微生物および感染症にかかる患者に違いがあるからである．市中感染症を引き起こす微生物の多くは比較的強い病原性をもつものが多く，薬剤耐性のあるものは少ない．また，宿主の多くは，通常の日常生活を営む程度の健康を有しているのに対し，医療関連感染の宿主の多くは，基礎疾患をもっていたり特殊な治療を受けていたりする場合が多い．

市中感染症としては，かぜ症候群，肺炎，尿路感染症，下痢症，性感染症など多様な感染症がある．そのなかでも肺炎は非常に多い．市中肺炎を起こす微生物は細菌，ウイルス，真菌，寄生虫など多様である．また，宿主の年齢，基礎疾患の有無と種類によって微生物の種類も変化する．主な市中肺炎の原因微生物を**表1**に示す．

2. 日和見感染症

通常なら，広い意味での宿主の抵抗力により疾病の原因にならない微生物が感染し疾病を引き起こす場合，日和見感染症（opportunistic infection）という．HIV感染症など免疫力が低下する疾病に感染している場合，臓器移植などで免疫抑制剤を使用している場合，および高齢になり抵抗力が低下している場合などでは，通常では感染症を起

表1　市中肺炎の主な原因微生物

細菌	*Streptococcus pneumoniae*, *Haemophilus influenzae*, *Moraxella catarrhalis*, *Chlamydophila pneumoniae*, *Mycoplasma pneumoniae*, *Legionella pneumophila*
ウイルス	RS ウイルス（RSV），アデノウイルス，インフルエンザウイルス，メタニューモウイルス，パラインフルエンザウイルス
真菌	*Histoplasma capsulatum*, *Coccidioides immitis*
寄生虫	*Toxocara canis*, *Toxocara cati*, *Dirofilaria immitis*, *Paragonimus westermanii*

こさない病原体（弱毒菌）でも重い感染症を引き起こす．このような宿主を易感染性宿主（compromised host）という．易感染性宿主となる主な要因を**表2**に示す．

また，日和見感染症を引き起こす微生物は，その性質上非常に多く，細菌はもとよりウイルス，真菌，原虫など多くの種類がある．代表的な日和見感染微生物を**表3**に示す．その多くは，後述する医療関連感染症および菌交代症の病原体と共通する．

3. 菌交代症

人体には，常在微生物叢が存在しており，多種多様な微生物と人体がある程度調和のとれた生態系を形成している．これを正常微生物叢あるいは正常菌叢という．何らかの理由で，正常菌叢に混乱が生じ，通常は少数にとどまる微生物が異常に増殖する現象を菌交代現象という．菌交代現象の結果として生じる感染症が菌交代症である．例えば，特定の抗生物質を長期間使用した結果，感受性のある微生物が減少し，耐性のある微生物が異常に増殖し，その結果，疾病が起きるような場合である．抗菌薬を長期間にわたり使用する機関としては医療施設があり，対象となる人間の多くは抵抗力が低下し，何らかの疾病に罹患している患者が多い．したがって，菌交代症は前述の日和見感染症，および後述の医療関連感染症と多くの部分で重複している．

表2　易感染性宿主となる要因

高齢
未熟児
栄養失調
先天性免疫不全
後天性免疫不全
免疫抑制剤の使用（臓器移植など）
抗癌剤投与
悪性腫瘍そのものの影響
白血病などの血液疾患
透析・脾摘
放射線被曝　ほか

表3　代表的な日和見感染微生物

細菌	*Escherichia coli* *Klebsiella pneumoniae* *Pseudomonas aeruginosa* *Enterobacter* *Acinetobacter* *Serratia* *Staphylococcus aureus* *Staphylococcus epidermidis* *Enterococcus* *Streptococcus pyogenes* *Clostridium difficile* *Bacteroides fragilis* 非結核性抗酸菌
ウイルス	サイトメガロウイルス ヘルペスウイルス JC ウイルス
真菌	*Candida* *Cryptococcus* *Aspergillus* *Pneumocystis jirovecii*
原虫	*Criptosporidium* *Toxoplasma*

具体的な菌交代症には，*Clostridium difficile* による偽膜性大腸炎，急性出血性腸炎，MRSA 腸炎，VRE 感染症，表在性および深在性カンジダ感染症などがある．治療には，できる限り抗菌薬の使用を中止または低減することが重要である．また，重症の場合には，菌交代症を引き起こしている微生物に対する抗菌薬を使用することが考えられる．

表 4　医療関連感染と主な原因微生物

医療行為	主な微生物	
手術部位感染	*Staphylococcus aureus*（MRSA，MSSA），コアグラーゼ陰性ブドウ球菌（coagulase-negative staphylococci：CNS），*Streptococcus pyogenes*，*S. agalactiae*，*Enterococcus faecalis*，*Escherichia coli*，*Pseudomonas aeruginosa*，*Enterobacter*，*Klebsiella pneumoniae*，*Acinetobacter*	通常手術後 30 日以内（人工関節などのインプラントを埋め込んだ場合は 1 年以内）
移植	*Mycobacterium tuberculosis*，非結核性抗酸菌，*P. aeruginosa*，サイトメガロウイルス，EB ウイルス，水痘・帯状疱疹ウイルス，*Candida*，*Aspergillus*，*Pneumocystis jirovecii*	造血幹細胞移植，臓器移植
透析関連感染	B 型肝炎ウイルス（HBV），C 型肝炎ウイルス（HCV），ヒト免疫不全ウイルス（HIV）	人工透析のシャントは血管内留置カテーテルの一種
血管内留置カテーテル感染	CNS，*E. faecalis*，*Candida*，*S. aureus*，*K. pneumoniae*，*E. coli*，*Enterobacter*，*P. aeruginosa*，*Acinetobacter*	末梢静脈，中心静脈，末梢静脈経由中心静脈，動脈
膀胱内留置カテーテル関連感染	常在菌（*E. coli*，*S. aureus*，*Enterobacter*，CNS，*E. faecalis*，*Candida*），外来微生物（*P. aeruginosa*，*Serratia*，*Acinetobacter*，*K. pneumoniae*，*Citrobacter*）	
人工呼吸器関連感染（人工呼吸器関連肺炎）	グラム陰性桿菌（*P. aeruginosa*，*K. pneumoniae*，*Enterobacter*，*E. coli*），グラム陽性菌（*S. aureus*，CNS，*E. faecalis*），*Candida*，*Aspergillus*，サイトメガロウイルス	早期 VAP，晩期 VAP
褥瘡関連感染	グラム陽性菌〔*S. aureus*（MSSA，MRSA），*S. pyogenes*〕，グラム陰性菌（*P. aeruginosa*，*E. coli*，*E. faecalis*，*K. pneumoniae*，*Enterobacter*），真菌（*Candida albicans*）	併発した骨髄炎関連感染
菌交代症	*Clostridium difficile*，MRSA，*Serratia marcescens*，*P. aeruginosa*，*Enterobacter*，*Candida*	
医療従事者	HBV，HCV，HIV，*M. tuberculosis*，風疹ウイルス，麻疹ウイルス，水痘・帯状疱疹ウイルス	

菌交代症を引き起こす微生物のなかで最も重要な微生物は *C. difficile* であり，院内で発生する菌交代性下痢症の 20～30％，偽膜性大腸炎の 90％近くが本菌による．症状は軟便程度から，血性の下痢，腹痛，発熱などで，重症化すると脱水，血圧低下，中毒性巨大結腸，腸穿孔などが起き，生命にかかわることもある．治療には誘因となっている抗菌薬の使用中止がある．使用中止後，2，3 日で症状の改善がみられる．改善しない場合や重症例に対しては，本菌に有効なメトロニダゾールまたはバンコマイシンの投与がある．また，医療施設や高齢者施設などに在所する免疫力の低下した宿主において，本菌強毒株によるアウトブレイクがしばしば報告されている（**表 4**）．

4. 医療関連感染症（病院感染症，院内感染症）

医療関連感染（healthcare-associated infection）とは，病院などの医療施設や医療環境と接触したことにより発生した感染を意味する．従来は，院内感染（nosocomial infection），または病院感染（hospital infection または hospital acquired infection）という用語も使用されていた．これは，病院内で曝露した微生物によって引き起こされた感染症という意味であり，主に入院中あるいは外来で医療機関を訪れた際に起きた感染症という意味合いである．しかし，今日では，入院および外来に対応した多様な医療機関があるとともに，在宅における医療サービスもある．このような背景のもとで，米国疾病予防センター（Centers for Disease

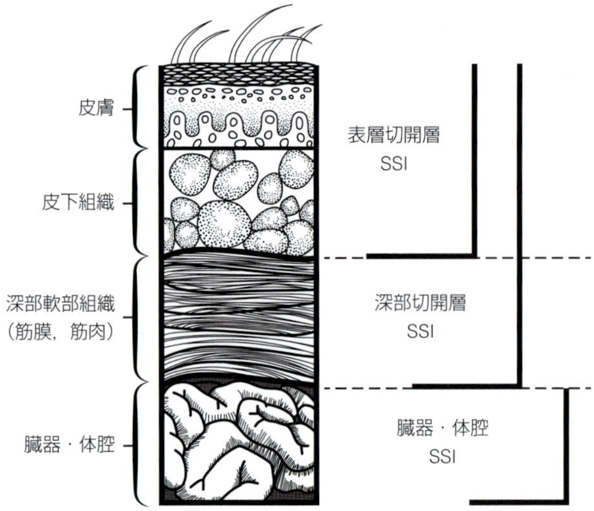

図1　手術部位感染の分類（CDCより）

Control and Prevention：CDC）のガイドラインでは nosocomial infection という用語の使用を避け healthcare−associated infection という用語を使用するようになった．日本でも医療関連感染という用語が使われるようになってきている．患者への感染とともに医療従事者が医療に関して感染した場合も，この概念の範疇に入る．

患者へ医療関連感染を引き起こす微生物は，日和見感染症を引き起こす微生物とほぼ重複する．医療関連感染症の発生原因を医療行為により分類すると，手術部位感染，移植による感染，透析関連感染，血管内留置カテーテル感染，膀胱内留置カテーテル関連感染，人工呼吸器関連感染，経鼻挿管関連感染，褥瘡および併発した骨髄炎，抗菌薬投与による *C. difficile* 下痢症などがある（**表4**）．

医療従事者は，保菌患者と接触する頻度が高く濃厚な曝露を受ける可能性が高い．また，針刺し事故など医療行為自体に派生する曝露もある．

A. 手術部位感染症

手術部位感染（surgical site infection：SSI）とは，手術表層切開部の傷における感染および手術操作が行われた深部臓器および体腔を含む手術後の感染症である．通常手術では術後30日以内，人工関節などのインプラントを埋め込んだ場合は術後1年以内に発生するものをいう．

感染の及ぶ範囲に関して，CDCは皮下組織までの感染を表層切開層SSI，筋肉・筋膜まで感染が及ぶ深部切開層SSIおよび感染が臓器・体腔に及ぶ臓器・体腔SSIに分類している（**図1**）．

SSIの発生を予防するには，手術前後の微生物数をできる限り少なくすることが重要である．そのためには，患者の術前のシャワー・入浴・消毒，術者の手指衛生・手袋，マスク，ガウン，キャップの着用などは当然に重要である．また，必要に応じ術前・術中・術後に抗菌薬を予防投与する．また，カミソリによる剃毛は手術部位感染の危険因子である．以前は手術前日に剃毛することが日常的に行われていたが，エビデンスに基づかない習慣といえる．剃毛する必要がある場合は手術室で直前に電気バリカンで最小限度に行うことが推奨されている．

患者の特性によっても危険性が増加する場合がある．糖尿病，喫煙，ステロイドの使用，栄養不良，黄色ブドウ球菌の術前鼻腔保菌状態などはSSI増加の重要な因子である．

SSIを引き起こす微生物は主として患者由来である．環境および術者由来のものは少ない．全体として最も主要なものは，*Staphylococcus aureus*, *Staphylococcus epidermidis* である．これらの細菌に加えて手術部位に応じてSSIの原因は変化する．大腸・直腸・胆道の手術では嫌気性菌，上部消化管や頭頸部ではレンサ球菌，口腔・咽頭の手術では嫌気性菌，泌尿器の手術ではグラム陰性桿菌，産婦人科手術ではB群レンサ球菌などがある．

B. 移植による感染

移植には，臓器移植と造血幹細胞移植がある．臓器移植では，拒絶反応予防のため免疫抑制を行うことから，宿主の免疫が低下し，日和見感染症に罹患しやすくなる．造血幹細胞移植では，移植前に全身の放射線照射や大量の抗癌剤投与などにより宿主の骨髄細胞を破壊するので，宿主の免疫力はほとんどない状態になる．この状態は，移植した造血幹細胞が分化増殖するまで長期間継続する．よって，新たに外から持ち込まれた微生物のみではなく，宿主の常在微生物による感染も起こる．感染微生物は多岐にわたる．感染防御のためには，クリーンルームの利用，滅菌した物品および食品使用のほか，手洗い，うがいなどを徹底することが必要である．

C. 血管内留置カテーテル感染

血管内カテーテルは，挿入部位により末梢静脈，中心静脈，末梢静脈を介して中心静脈，および動脈に分けられる．人工透析のシャントは血管内留置カテーテルの一種である．

微生物の侵入経路・感染源としては，輸注液が微生物汚染されている場合，カテーテル挿入時に皮膚常在菌がカテーテルの先端や外周に付着し，その後，定着する場合，カテーテル内向およびハブが汚染され定着する場合，褥瘡など患者の別の部位に存在していた微生物が血行性にカテーテルに付着・定着する場合などがある．感染を起こしやすい微生物としては皮膚常在菌をはじめ，*Enterococcus*，*Candida*，各種のグラム陰性桿菌がある．

D. 膀胱内留置カテーテル感染

尿中では微生物が増殖しやすく，尿道には外部から常に微生物が侵入している．しかし，排尿によりこれらは洗い流されるので，膀胱内に侵入できない．たとえ少量の微生物が侵入したとしても感染には至らない．カテーテルの留置は尿の自浄作用を障害する．さらに，カテーテルの挿入と留置が微生物の侵入と増殖を促進し，感染症のリスクを高める．微生物が膀胱内に侵入する経路としては，カテーテル挿入時に尿道口周辺の微生物が膀胱内に押し込まれる経路，および挿入後に尿道とカテーテルの隙間を通って侵入する経路がある．また，蓄尿バッグに溜められた尿中で微生物が増殖し，何らかの理由で膀胱内に逆流し感染を起こす場合もある．さらに，カテーテル内壁に微生物が付着しバイオフィルムを形成すると，ここから微生物が上行性に膀胱内に侵入することもある．

膀胱内留置カテーテル感染を引き起こす微生物は，常在菌の他，医療従事者および蓄尿バッグなどからの外来性の微生物もある．これらの微生物が単独で感染症を起こす場合の他，複数の微生物が同時に感染を起こすこともある．

E. 人工呼吸器関連肺炎

人工呼吸器関連肺炎（ventilator associated pneumonia：VAP）とは，人工呼吸管理開始前には肺炎がない患者が，気管挿管による人工呼吸開始後48時間以降に発症した肺炎のことをいう．発症までの期間が4日以内の早期VAPと5日以降の晩期VAPに分けられる．気道には外来の微生物を下気道に侵入させないための機能が備わっているが，気管挿管によりこの機能が失われるので，外来の微生物が容易に下気道に侵入することになる．また，気管挿管を受けている患者は，生体の防御機能が低下している場合が多いので肺炎を発症しやすくなっている．感染症を起こす微生物は，常在菌のほか医療従事者，病棟内環境など多様である．早期VAPでは *Streptococcus pneumoniae*，*Haemophilus influenzae*，MSSAなど薬剤感受性菌が多く，晩期VAPでは *Pseudomonas aeruginosa*，*Acinetobacter*，MRSAなど耐性菌が多い傾向にある．

F. 褥瘡関連感染

寝たきりなどで身体の特定の部位に長時間圧力が加わり，血流が低下するなどから，皮膚組織の病変（軟部組織の壊死，潰瘍など）が起きる．このような部位では，皮膚の防御機構が失われるので，感染が起きやすくなる．

褥瘡から検出される微生物は，*S. aureus*, *Streptococcus pyogenes* などのグラム陽性菌，*P. aeruginosa*, *Escherichia coli*, *Enterococcus faecalis*, *Klebsiella pneumoniae*, *Enterobacter* などのグラム陰性菌，*Candida albicans* などの真菌がみられる．壊死組織には偏性嫌気性菌がみられることも多い．褥瘡が慢性化すると，バイオフィルムが形成されたり，薬剤投与により耐性菌が増加したりする．

G. 医療従事者における感染

医療従事者に発生する感染としては，針刺し・切創・粘膜面曝露による B 型肝炎，C 型肝炎，HIV，結核および麻疹・風疹・水痘などの小児ウイルス性疾患などがある．

（熊田　薫）

5. 輸入感染症

A. 輸入感染症とは

医学・医療が発達し公衆衛生が向上した現在でも，途上国を中心に年間約 1200 万人（2012 年）が感染症で命を落としており，また，新しい感染症の出現もあり，世界における感染症の脅威は衰えることを知らない．一方，グローバリゼーションにより日本人の海外旅行者は年間約 1700 万（2014 年）に達している．また，高齢者や糖尿病などの基礎疾患をもつ易感染者の割合の増加は，海外で感染する旅行者の数を増加させる．そして，交通手段の発達は，海外で感染した旅行者が潜伏期間内に入国する機会や病原体に汚染された動物や食品，医薬品製剤などが日本に入り込む機会を増加させている．

このように海外から病原体が日本に入る可能性は近年著しく高まっているが，日本に常在せず海外旅行者，輸入動物，輸入食品や輸入医薬品製剤などを介して国内に持ち込まれる感染症を「輸入感染症」と呼ぶ．

B. 主な輸入感染症

主に熱帯・亜熱帯地域で流行している感染症である．**表 5** には，熱帯・亜熱帯 4 地域で注意すべき主な感染症を潜伏期間に分けて示した．東南アジアではデング熱の罹患リスクは高いが，サハラ以南アフリカでは低い．一方，サハラ以南アフリカでは熱帯熱マラリアの罹患リスクが圧倒的に高いが，東南アジアではほとんどないといった地域特性がみられる．この地域特性は輸入感染症の診断や予防に重要である．また，潜伏期間は各感染症の大きな特徴であることから，渡航日程と照らし合わせることにより，疾患を絞り込むことができる．

このように，輸入感染症の診断には，問診で渡航地域と渡航日程を詳細に聞き取ることが，曝露歴（食事や虫刺されなど）とともに重要である．

C. 日本の現状

輸入感染症として，頻度が高いのは旅行者下痢症（海外旅行による種々の微生物による感染性腸炎の総称）である．個別疾患としては蚊媒介性のマラリアとデング熱，食品媒介性の腸チフス・パラチフスが多い．輸入マラリアはここ 10 年間 70 例前後で推移し，最近は重症化しやすい熱帯熱マラリアの割合が増えており，警戒を要する．輸入デング熱は，2000 年に入り増加傾向にあり，2007 年以降は年間 100～200 例前後で推移している．デング熱を媒介する蚊の 1 種であるヒトスジシマカは，日本でも常在することから，海外で感染して日本で発症した患者から蚊を介して国内で感染する可能性は十分ある．実際に 2014 年 8 月に 70 年ぶりに輸入デング熱による国内感染デング熱が確認された．地球温暖化の影響もあり，今後日本でデング熱のアウトブレイクが起こる可能性は否定できない．

D. 輸入感染症の対策

a. 国民

旅行者自身が危機意識をもち，渡航先情報を収

表5　熱帯・亜熱帯4地域で注意すべき主な感染症とその潜伏期間

地域	潜伏期間＊1	感染症＊2
東南アジア	短	デング熱，つつが虫病，レプトスピラ症
	中	A型肝炎，日本脳炎，重症熱性血小板減少症候群（SFTS）
	長	狂犬病，B型肝炎
南・中央アジア	短	デング熱，チクングニア熱，カンピロバクター食中毒・腸炎
	中	腸チフス・パラチフス，ジアルジア症，A型肝炎，日本脳炎，マラリア（主に三日熱）
	長	狂犬病，結核
サハラ以南アフリカ	短	髄膜炎菌性髄膜炎，黄熱，マールブルグ病，チクングニア熱，ペスト
	中	マラリア（主に熱帯熱），A型肝炎，ラッサ熱，エボラ出血熱
	長	HIV感染症，B型肝炎，狂犬病，住血吸虫症
南米	短	デング熱，黄熱，レプトスピラ症
	中	南米出血熱，ハンタウイルス肺症候群，三日熱マラリア
	長	HIV感染症

＊1：短（10日未満），中（10〜30日），長（30日を超える）．またがる場合は頻度の高い方に分類した

＊2：青字は特にリスクの高い感染症を示す．他にもあるが，量的・質的リスクを考慮して選定した

集して，感染予防および感染した場合の準備を行うことが，まず重要である．海外の感染症に関する情報入手先としては，厚生労働省検疫所のFORTH（http://www.forth.go.jp/）が有用である．国，地域ごとの衛生状況や気をつけたい病気について予防接種や予防薬を含めた予防法などが掲載されている．これらの感染症情報は，輸入感染症の診断・治療に当たる医療従事者にとっても有用である．

b. 行政

1）水際対策

交通手段が発達した現在においても，日本が海に囲まれヒトや動物が自由に行き来できないことは，病原体の外国からの侵入を阻む最も大きな強みである．検疫法，感染症の予防及び感染症の患者に対する医療に関する法律（感染症法），家畜伝染病予防法，狂犬病予防法，食品衛生法などに基づく，ヒト，航空機，船舶，蚊，ネズミなどのベクター（媒介生物），輸入動物，食品の検疫の徹底は輸入感染症対策の核となる．

2）侵入後の対策

しかし，水際対策には限界があることから，2016年1月現在，特定感染症指定医療機関として4医療機関（10床），第一種感染症指定医療機関として47医療機関（88床）を指定するとともに，国内外の情報収集および国民や医療機関に対する情報提供システムの強化，並びに専門家の育成などを行っている．

6. 人獣共通感染症

A. 人獣共通感染症とは

ヒトの感染症の約70％は動物由来であると考えられている．近年，ヒトと他の動物の健康は一体であるという認識がなされてきた．世界保健機関（WHO）と国連食糧農業機関は共同で「ヒトとヒト以外の脊椎動物の間で自然に移行する病気または感染（動物等では病気にならない場合もある）」を意味する用語として「ズーノーシス（zoonosis）」を提唱した．日本では「人獣共通感染症」または「人畜共通感染症」と訳され，同義語として，厚生労働省は，ヒトの健康問題としての視点から「動物由来感染症」，環境省は動物の健康と安全の確保も視野に入れ「人と動物の共通感染症」を用いている．

表 6　主な人獣共通感染症とその病原体と主な感染経路

分類	疾患名	病原体	感染源となる主な動物：主な感染経路	ヒト→ヒト[*1]	感染症法[*2]
細菌	ペスト	*Yersinia pestis*	齧歯類（ネズミ，リス，プレリードッグなど）：ノミ刺咬（腺ペスト），飛沫（肺ペスト）	あり	一
	結核	*Mycobacterium tuberculosis*	霊長類（サルなど）：吸入（咳やくしゃみ由来の飛沫核）	あり	二
	腸管出血性大腸菌感染症	enterohemorrhagic *Escherichia coli*	ウシ，ブタ：経口（生牛肉などの食物や水）		三
	コリネバクテリウム・ウルセランス感染症	*Corynebacterium ulcerans*	イヌ，ネコ：接触，飛沫（鼻水など）		対象外
	カプノサイトファーガ・カニモルサス感染症	*Capnocytophaga canimorsus*	イヌ，ネコ：咬傷，掻傷		対象外
	Q 熱	*Coxiella burnetii*	ウシ，ネコ：経口（未殺菌の生乳や乳製品），吸入（塵埃中の病原体）		四
	野兎病	*Francisella tularensis*	野ウサギ，齧歯類（リス，プレリードッグ，ハムスターなど）：接触，ダニなど節足動物の刺咬		四
	サルモネラ症	*Salmonella enterica*	爬虫類（カメなど），家禽（ニワトリなど），野生動物など：経口（汚染手指・食品）		対象外
	レプトスピラ症	*Leptospira*	齧歯類（ネズミ，ハムスターなど），イヌ：経皮（尿およびその汚染水）		四
リケッチア	つつが虫病	*Orientia tsutsugamushi*	ダニ保有動物：感染つつが虫の刺咬		四
	日本紅斑熱	*Rickettsia japonica*	ダニ保有動物：感染マダニの刺咬		四
クラミジア	オウム病	*Chlamydophila psittaci*	小鳥：経口，吸入（糞便，分泌物）		四
ウイルス	ウエストナイル熱（ウエストナイル脳炎を含む）	ウエストナイルウイルス	野鳥：蚊刺咬（トリ↔蚊→ヒト）		四
	クリミア・コンゴ出血熱	クリミア・コンゴ出血熱ウイルス	家畜（ヒツジ，ヤギなど）：接触（血液，体液），感染マダニの刺咬	あり	一
	マールブルグ病	マールブルグウイルス	霊長類（サルなど）：接触（血液，体液，排泄物）	あり	一
	エボラ出血熱	エボラウイルス	チンパンジー：接触（血液，体液）	あり	一
	ラッサ熱	ラッサウイルス	野ネズミ（マストミス）：接触（尿，唾液）	あり	一
	重症熱性血小板減少症候群（SFTS）	SFTS ウイルス	ダニ保有動物：感染マダニの刺咬	あり	四
	狂犬病	狂犬病ウイルス	イヌ，ネコ，アライグマ，コウモリなど：咬傷		四
	デング熱	デングウイルス	サル：蚊刺咬		四
	日本脳炎	日本脳炎ウイルス	ブタ：蚊刺咬		四
	鳥インフルエンザ	鳥インフルエンザウイルス（H5N1，H7N9）	家禽（ニワトリ，七面鳥，ウズラなど）：吸入（糞）		二
真菌	クリプトコッカス症	*Cryptococcus neoformans*	鳥類，イヌ，ネコ：吸入（糞）		対象外
	皮膚糸状菌症	小胞子菌，白癬菌，表皮菌	ウサギ，ハムスターなど：接触		対象外
寄生虫	エキノコックス症（多包条虫症）	*Echinococcus multilocularis*	キタキツネ，イヌ：経口（糞中の虫卵）		四
原虫	ジアルジア症（ランブル鞭毛虫症）	*Giardia lamblia*	ネコ：経口（オーシスト汚染食物や水）		五
プリオン	新変異型クロイツフェルト・ヤコブ病	異常プリオン	ウシ：経口（食品）		五

＊1：2016 年 3 月現在
＊2：2016 年 3 月現在の感染症法の類型

表7　主な性行為感染症とその病原体

分類	疾患名	病原体
細菌	淋菌感染症 梅毒 軟性下疳	*Neisseria gonorrhoeae* *Treponema pallidum* *Haemophilus ducreyi*
クラミジア	性器クラミジア感染症	*Chlamydia trachomatis*
ウイルス	性器ヘルペス 尖圭コンジローマ HIV 感染症 B 型肝炎 伝染性軟属腫	単純ヘルペスウイルス ヒトパピローマウイルス ヒト免疫不全ウイルス 1 型（HIV−1） B 型肝炎ウイルス（HBV） 伝染性軟属腫ウイルス
真菌	性器カンジダ	*Candida*
原虫	腟トリコモナス アメーバ赤痢 ジアルジア症（ランブル鞭毛虫症）	*Trichomonas vaginalis* *Entamoeba histolytica* *Giardia lamblia*
昆虫	ケジラミ	*Pthirus pubis*

B. 人獣共通感染症の現状

世界では 200 種類以上の人獣共通感染症が確認されており，そのうち約 60 種類の発生が日本でも確認されている．世界では多くの地域で人獣共通感染症が頻発しているのに対し，日本での発生は比較的少ない．これは，①地理的な要因：国土の大部分が温帯であり，熱帯・亜熱帯に多い人獣共通感染症が発生しにくいことや島国であるので感染動物が侵入しにくいこと，②行政対策の徹底：感染症法，狂犬病予防法，検疫法などに基づく衛生対策などの徹底，③日本人の高い衛生観念：食事の前の手洗いなど，が挙げられている．

しかし，ペットブームが続くなかで飼い主とペットとの相互依存関係による接触の濃厚化，海外旅行者の目的地の多様化，世界各地から各種の野生動物がペットとして輸入されている状況などから，日本における人獣共通感染症の増加が危惧されている．

C. 主な人獣共通感染症

表6には，主な人獣共通感染症，その病原体と主な感染経路，ヒト－ヒト感染の有無，感染症法における類型を示している．病原体は，細菌，ウイルス，クラミジア，リケッチア，真菌，原虫と多種に及び，宿主となる動物もペット動物・学校飼育動物，野生動物，家畜など幅広い．感染症法で届出対象となっていない病気もあるが，その重要性に変わりはない．

D. 人獣共通感染症の対策

行政（法的整備とそれに基づく国内監視体制の強化や動物輸入規制等），医師や獣医師等（発生時の届け出等），動物等取扱い業者（動物に対する適切な衛生管理等），国民（ペットとの接し方や，海外ではむやみに野生動物に触れないなど正しい知識の取得等）が協力して対策を行う必要がある．

7. 性感染症

A. 性感染症とは

性感染症（sexually transmitted disease：STD，または sexually transmitted infection：STI）とは，不顕性感染の場合を含めて「性行為により生じる感染症」の総称である．性行為とは元々「性器－性器」の接触を意味していたが，近年の性交内容の多様化により「性器－口腔」「性器－肛門」「口腔－肛門」も含まれる．性感染症は無症状のものやゆっくりと発症するものが多く，本人が気づかな

表8　1973年以降に出現した主な新興感染症とその病原体

発見年	病原体	分類	疾患名
1973	ロタウイルス	ウイルス	乳幼児嘔吐下痢症
1976	クリプトスポリジウム	原虫	下痢症
1977	エボラウイルス	ウイルス	エボラウイルス疾患（エボラ出血熱）
	Legionella pneumophila	細菌	レジオネラ肺炎
	Campylobacter jejuni	細菌	下痢症
1980	ヒトTリンパ球向性ウイルス1型（HTLV−1）	ウイルス	成人T細胞白血病（ATL）
	D型肝炎ウイルス（HDV）	ウイルス	肝炎
1981	毒素産生性 *Staphylococcus aureus*	細菌	毒素性ショック症候群（TSS）
1982	enterohemorrhagic *Escherichia coli* O157:H7	細菌	腸管出血性大腸菌感染症
	Borrelia burgdorferi	細菌	ライム病
	Rickettsia japonica	リケッチア	日本紅斑熱
1983	ヒト免疫不全ウイルス1型（HIV−1）	ウイルス	後天性免疫不全症候群（AIDS）
	HTLV−2	ウイルス	ATL
	Helicobacter pylori	細菌	胃潰瘍，胃癌
1986	サイクロスポーラ	原虫	下痢症
1988	ヒトヘルペスウイルス6型（HHV−6）	ウイルス	突発性発疹
	E型肝炎ウイルス（HEV）	ウイルス	肝炎
1989	C型肝炎ウイルス（HCV）	ウイルス	肝炎
	Ehrlichia chaffeensis	リケッチア	エールリキア症
	Chlamydia pneumoniae	クラミジア	クラミジア肺炎
1991	ガナリトウイルス	ウイルス	ベネズエラ出血熱
1992	*Vibrio cholerae* O139	細菌	新型コレラ
	Bartonella henselae	リケッチア	猫ひっかき病
1993	シンノンブレウイルス	ウイルス	ハンタウイルス肺症候群
1994	サビアウイルス	ウイルス	ブラジル出血熱
1995	ヒトヘルペスウイルス8型（HHV−8）	ウイルス	カポジ肉腫
	G型肝炎ウイルス（HGV）	ウイルス	肝炎
1996	異常プリオン	プリオン	変異型クロイツフェルト・ヤコブ病
1997	鳥インフルエンザウイルス（H5N1）	ウイルス	インフルエンザ
1999	ニパウイルス	ウイルス	ニパウイルス感染症（脳炎）
2003	SARSコロナウイルス	ウイルス	重症急性呼吸器症候群（SARS）
2011	SFTSウイルス	ウイルス	重症熱性血小板減少症候群（SFTS）
2012	MERSコロナウイルス	ウイルス	中東呼吸器症候群（MERS）
2013	鳥インフルエンザウイルス（H7N9）	ウイルス	インフルエンザ

いまま他人を感染させるケースも多々あり，公衆衛生上も重要である．

B. 主な性感染症と現状

表7には代表的な性感染症と，その病原体を示している．2015年の日本における性感染症の定点医療機関の報告数では，1位が性器クラミジア感染症，2位が性器ヘルペスウイルス感染症，3位が淋菌感染症，4位が尖圭コンジローマである．最近，全数報告性感染症である梅毒が増加傾向を示している．世界では年間約4億5000万例の性感染症が発症していると推定されており，その約8割は途上国が占めている．途上国のコマーシャルセックスワーカーの感染率はきわめて高く，コンドームの使用率も低いことから，渡航者の行きずりの性行為は，性感染症の国内持ち込みの可能性を高める．日本国内における新規HIV感染者数はここ約10年間横ばい状態で，2014年

表9　主な再興感染症

分類	疾患名
細菌	ペスト ジフテリア 結核 サルモネラ症 コレラ 百日咳 劇症型（A群）溶血性レンサ球菌感染症* 炭疽
ウイルス	狂犬病 デング熱 黄熱 ウエストナイル熱
寄生虫	住血吸虫症 エキノコックス症
原虫	マラリア リーシュマニア症

＊：新興感染症に含めることもある

の新規HIV感染者は約1,000人である．また，そのうち約6割が日本国籍男性の同性間性的接触による．

C. 性感染症の対策

①教育：学校教育，市民啓発，ワクチン接種などにより，感染させないことが最も有効な対策である．②早期診断・治療：性感染症は無症状であることが多いことから，早期発見のための積極的な受検行動（診断・治療）を推奨する．③健康管理と拡大防止：感染してしまった場合は，感染者自身の健康管理とともに感染拡大予防のため，現在・過去のパートナーの受検を推奨する．

8. 新興・再興感染症

A. 新興・再興感染症とは

医学・医療の進歩による抗菌薬やワクチンの開発・利用，そして公衆衛生の向上により1960年代には感染症は激減し，感染症は制圧できると考えられていた．しかし，1970年後半から新たな感染症が次々に発見され，また一旦ほぼ制圧されたが再び猛威をふるう感染症が現れたことから，WHOは「かつて知られていなかった，この20年間に新しく認識された感染症で，局地的にあるいは国際的に公衆衛生上の問題となる感染症」を新興感染症，「既知の感染症で，既に公衆衛生上の問題とならない程度までに患者が減少していた感染症のうち，この20年間に再び流行し始め，患者数が増加したもの」を再興感染症と定義し，警告を発した．これらの定義は，1990年に提唱されたことから，具体的には1970年以降にこれらの条件にあてはまる感染症が対象となる．

新興・再興感染症の出現には，新しい病原体の出現や病原性の変化といった病原体側の要因だけでなく，地球温暖化やベクターの増加，森林開発といった環境要因，高齢化などによる易感染者の増加といった宿主側の要因など様々な背景要因が複雑に絡み合っていると考えられる．

B. 主な新興・再興感染症

表8には主な新興感染症を示している．1960年代に起きた史上最大の天然痘パンデミック（世界的な感染の流行）をきっかけにWHOは天然痘根絶計画を実施し，1980年5月に根絶宣言がなされ，人類が初めて感染症に対し完全勝利を収めた．しかし，皮肉にもその頃にHTLVやHIVといった新たタイプのウイルスの出現が確認されている．表9には主な再興感染症を示しているが，その代表であるマラリアは，1955年に開始されたWHOのマラリア撲滅運動で一時ほぼ制圧されたが，駆除剤抵抗性の蚊の出現や抗マラリア薬耐性マラリア原虫の出現などにより復活し，2013年現在も世界にマラリア患者は約2億人存在し，死者数も約60万人にのぼる．

C. 新興・再興感染症の対策

人類と感染症との戦いが，今後も続くことは今や共通の認識であろう．感染症情報の取集と分析による状況の把握と予測，臨床現場での迅速検査（POCT）を含む病原体同定・解析技術や予防・治療法の開発・普及，国内における感染症危機管理システムの構築・運用，国民の感染症に対する意識の啓発などが必要である．さらに，世界の国々が協力して感染症対策に取り組む体制も必要である.

（熊取厚志）

チェックリスト

□市中感染症と医療関連感染症の違いを述べよ.
□日和見感染症とは何か述べよ.
□菌交代症はなぜ起きるのか. また, それを引き起こす代表的な微生物を挙げよ.
□医療関連感染症はどのような医療行為に多く起きるか例を挙げて述べよ.
□個別疾患として発生頻度の高い輸入感染症を 3 つ記せ.
□輸入感染症の診断において問診で尋ねる重要な 3 項目を記せ.
□日本の人獣共通感染症の発生が他国より比較的少ない理由を簡潔に記せ.
□代表的な人獣共通感染症と, その感染経路を記せ.
□日本で定点医療機関による届出が義務づけられている性感染症を 4 つ挙げよ.
□性感染症対策を簡潔に記せ.
□新興・再興感染症の定義を記せ.
□新興・再興感染症出現の主な要因を記せ.

I 微生物学の基礎

感染症の制御

1 滅菌と消毒

1. 概念

滅菌とは，対象となる物質中のすべての微生物を殺滅させるか，あるいは除去することである．一方，消毒は対象となる微生物を感染症を惹起し得ない水準まで殺滅または減少させる処理方法である．

滅菌や消毒の効力は微生物の種類と処理温度，時間，濃度などによって影響を受けるため，目的とする微生物や対象物によって適切な方法を選択する必要がある．

滅菌の効力は滅菌方法の指標となる微生物（*Bacillus subtilis* や *Bacillus stearothermophilus* 等の芽胞）を用いて判定する．一般的に消毒剤の効力は石炭酸の殺菌力に対する相対比（石炭酸係数）によって示す．

2. 滅菌法

A. 加熱による方法

熱は微生物の主要な構成成分である蛋白質や核酸を不可逆的に変性させ，その生存力を失わせる．耐熱性の物質の滅菌には最も確実な方法である．加熱による殺菌力は温度と時間の積に比例する．加熱による殺菌力は，一定の条件下で一定の菌数の細菌が 10 分の 1 の菌数になるのに要する時間で表される．この指標を D 値（decimal reduction time）という．加熱による滅菌法には乾熱による方法と湿熱による方法があり，水が存在すると乾熱に比べ，より低温・短時間で殺菌できる．

a. 乾熱

乾熱による死滅の要因は，蛋白質などの構成成分の酸化反応による．

火炎滅菌・焼却　火炎により微生物を焼却する．無菌操作や培養操作の際，バーナーやアルコールランプで白金線や試験管の口などを滅菌するために利用する．火炎滅菌の際にはエアロゾルが発生しやすいので，病原体の付着した白金耳の先端を高温の酸化炎中に直接入れないよう気をつける．まず，還元炎で白金耳の中間部を加熱して先端部を炭化させた後，先端部を還元炎，次いで酸化炎中で焼く．菌体表層に脂質の多い結核菌や一部真菌は火炎滅菌時に菌が特に飛散しやすいため滅菌済みのディスポーザブル白金耳等を使用する場合がある．

乾熱滅菌　加熱乾燥気体で微生物を死滅させる．乾熱滅菌器を用いて 160℃ 120 分または 180℃ 30 分処理する．主にシャーレや試験管，ピペットなどのガラス器具や金属製品の滅菌に使用される．乾熱滅菌の代表的指標として *B. subtilis* の芽胞が用いられている．

b. 湿熱

湿熱による死滅の主たる要因は，細胞の生命活動に重要な機能蛋白質および膜蛋白質の不可逆的な変性であると考えられている．

高圧蒸気滅菌（図 1）　湿熱は乾熱に比べ，より低温短時間で微生物は死滅する．高圧蒸気滅菌は，滅菌チャンバー内で適当な温度および圧力まで飽和水蒸気を発生させ所定の時間加熱することにより，微生物を殺滅する方法である．通常 2 気圧（121℃）15 分以上の加熱蒸気滅菌すると，芽胞を含めすべての微生物が死滅する．飽和蒸気でなければ温度と圧力の関係は成り立たない．残留

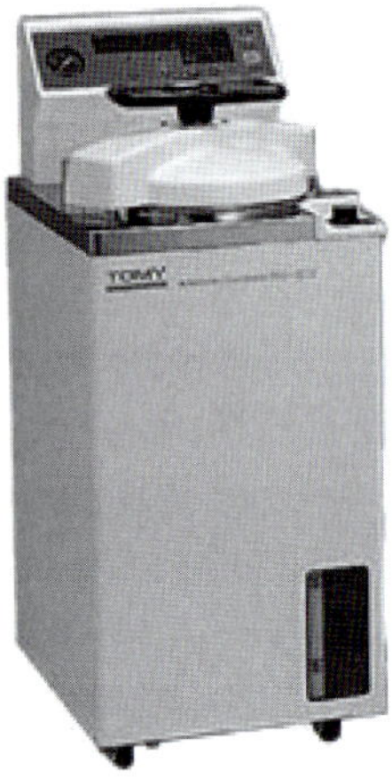

図1　高圧蒸気滅菌器（オートクレーブ）

空気や他のガスが混じった蒸気は一般に低い温度を示すため，速やかに滅菌器外へ排除する必要がある．また蒸気の浸透を妨げないような包装や滅菌物を詰め込みすぎないよう注意する．培地，衣類，ガーゼ，検体等多くの医療機器や実験器具の滅菌に使用される．クロイツフェルト・ヤコブ病の病原体であるプリオンは121℃ 15分では不活化できず，132℃ 1〜2時間の加熱が必要である．

常圧蒸気滅菌（間欠滅菌）　Koch釜（蒸し器）で100℃ 30分間加熱する．この条件では栄養型の細菌のみが死滅し，芽胞は死滅しない．芽胞はこの加熱により熱ショックを受け発芽し栄養型になる．一昼夜放置後100℃ 30分の加熱を数日間繰り返す．この方法は確実性に欠けるため，ほとんど行われないが，ゴム製品，培地，試薬など高温で変性するため高圧蒸気滅菌法または乾熱滅菌法が適用できない物質の滅菌に使用されることがある．

B. 加熱によらない方法

加熱により変質または変性する物質の滅菌に用いる．

a. ガス滅菌

酸化エチレンガス　酸化エチレンは強力なアルキル化剤でSH基，NH_2基，COOH基等にヒドロキシエチルを付加して微生物を死滅させる．酸化エチレンガスは，低温での滅菌が可能で，滅菌対象物を損傷することは少ないが，毒性，特に変異原性および発癌性を有すること，また起爆性があるため，その取り扱いには十分な注意を必要とする．酸化エチレンガスは殺菌力が強く，また浸透力が高いため，プラスチック製品，布製品など医療用の器材に広く利用される．

ホルマリンガス　ホルムアルデヒドは蛋白質のSH基やNH_2基をアルキル化することによって微生物を死滅させる．実験室や病室全体などを密閉し，ホルマリン6g/m^3，7時間燻蒸する．燻蒸後十分換気することによって，ガスは空気中の酸素で酸化され無毒化される．

過酸化水素ガスプラズマ　減圧状態で過酸化水素を噴霧して高周波のエネルギーを付与すると，電離したイオンとして過酸化水素プラズマができ，さらに高反応性のフリーラジカルができる．このラジカルによって芽胞を含むすべての微生物が殺菌される．残留毒性がなく，滅菌時間は酸化エチレンガスより短い．非滅菌物への浸透性は低いため，細長い管状構造物などの滅菌には向かない．

b. 照射滅菌

放射線　主にコバルト60を線源とするガンマ（γ）線の照射が用いられている．電離放射線の照射によって生じたラジカル，特にOHラジカルによってDNAの損傷が起こる．この結果，細胞分裂が不可能となり細胞死に至る．DNA以外の蛋白質等生体成分も化学ラジカルとの反応で損傷を受ける．酸素存在下では酸化ラジカル・過酸化ラジカルの生成によって微生物の死滅は促進する．ガンマ線は透過性がよく，複雑な構造の物質の内部まで滅菌できるため，ガラス，金属，ゴム，プラスチックや繊維製品まで幅広く，熱に不安定な物質の滅菌に使用され，ディスポーザブル医療用具の滅菌に用いられる．

紫外線　260〜280nmの紫外線は生物のDNA中のピリミジン間に二量体を形成し，DNAの複製や転写を阻害し死滅させる．紫外線は物質への透過性が低いため，主に物体表面および室内空気の殺菌に253.7nmの紫外線を放射する低圧水銀灯が殺菌灯として使用されている．

高周波　高周波照射は分子の振動による摩擦で発

生する熱によって微生物が死滅する．高圧湿熱による滅菌法と同じ原理である．主に密閉容器内の水，培地，試薬など液状の医薬品などで高周波の作用に耐えるものに使用され，金属などの容器は高周波が透過しないので適用できない．

c. 濾過滅菌法

熱に不安定で加熱滅菌のできない薬剤や血清などの除菌に使用される．現在濾過滅菌に使用されているフィルターは，ほとんどがセルロースアセテートやナイロンなどのメンブレンフィルターである．主に孔径 0.22～0.45 μm のフィルターが細菌の除去に利用されている．空気感染する病原菌（結核菌など）からの感染を防ぐために使用する N95 マスクには 0.3 μm 以上の微粒子を取り除くことができるフィルターが使用されている．

3. 消毒法

消毒法は化学薬剤（消毒剤）による化学的方法と湿熱や紫外線など物理的方法がある．通常では，消毒剤を用いる方法が一般的である．

消毒剤は微生物の構成成分を不可逆的に変性することによって，その感染力を失わせる薬剤である．消毒剤は体表面や医療器具および環境等に用いるものであり，目的とする対象物や用途によって，感受性および刺激性や毒性を理解した上で，適切な方法を選択する必要がある．したがって，消毒法は①人体に使用できる薬剤か否か，②対象微生物に有効か否か，③適切な濃度，時間，温度等作用条件，④有機物の混在など，によって決定されなければならない（**表 1**）．微生物の消毒剤に対する抵抗性の強さは一般的には，細菌芽胞，結核菌，その他の抗酸菌，エンベロープをもたないウイルス，真菌，一般細菌（無芽胞細菌），エンベロープを有するウイルスの順である．

A. 消毒剤の種類と特徴

a. フェノール類

フェノールは蛋白質の変性作用によって強い殺菌効果を示し，抗酸菌を含め芽胞を形成しない細菌全般に有効である．芽胞やウイルスには効果が弱い．有機物の存在下でも効力が低下しないので，排泄物の消毒に 3～5％液が使用される．しかし，刺激性，毒性を有するため生体にはほとんど使用していない．フェノールは化学的に安定であるため，消毒剤の効力の検定（石炭酸係数）の標準薬として使用されている．フェノール誘導体のクレゾールが排泄物の消毒に広く使用されているが，これは水に難溶であるため，石けんとの混合物であるクレゾール石けん液が，手指の消毒（1％水溶液），器具（2％），および排泄物（3～5％）の処理に用いられている．

b. アルコール類

アルコールは蛋白変性作用と膜の脂質を溶解することによって殺菌効果を示す．一般にはエタノールおよびイソプロパノールが使用されている．エタノールは刺激性がなく，結核菌を含め一般細菌と真菌のみならずエンベロープを有するウイルスまで広範に効力を有し，広く皮膚や粘膜の消毒に 70～80％水溶液（無水の状態では効力が弱い）が使用される．これに対し，イソプロパノールは刺激性があるため，皮膚や粘膜には不適である．器具類の消毒には 30～70％液が使用される．アルコール類はエンベロープをもたないウイルスには無効である．現在は，エタノールに下記のクロルヘキシジンや逆性石けん，および手指保護剤を配合した速乾性手指消毒薬が市販されており，接触感染の予防に利用されている．

c. ビグアニド系

作用機序は膜の障害と蛋白変性である．グルコン酸クロルヘキシジンが刺激性，毒性ともに低く皮膚や器具類に使用できる．創傷部位や粘膜には即時型過敏症を起こす危険性があり，注意を要する．使用濃度は 0.02～0.5％である．芽胞，結核菌，エンベロープのないウイルスには無効である．また *Pseudomonas* 属および *Burkholderia* 属の一部には抵抗性の強い菌があるため注意を要する．

d. 重金属化合物

殺菌作用は主に蛋白質の SH 基と反応し，変性させることによる．水銀および銀化合物（塩化第二水銀，マーキュロクロム，チメロサール等）が使用されていたが，毒性および公害問題で，現在

表 1　消毒薬の種類と特徴

種類	作用機序	消毒薬名	使用濃度と用途		殺菌効果 細菌一般	殺菌効果 結核菌	殺菌効果 芽胞	殺菌効果 真菌	抗ウイルス効果 エンベロープ 有	抗ウイルス効果 エンベロープ 無	抗ウイルス効果 HBV	抗ウイルス効果 HIV	注意点（無効・毒性等）
アルデヒド	強い蛋白凝固，酵素の不活化，核酸の変性	グルタルアルデヒド	2%（pH8）	手術器具，内視鏡	○	○	○	○	○	○	○	○	強い毒性，刺激性　生体には適用不可
		ホルマリン	7～35倍希釈	室内環境，器具	○	○	△	○	○	○	○	○	強い毒性，刺激性 生体には適用不可
ハロゲン	酸化作用による蛋白変性	塩素ガス	250～500ppm	飲料水	○	×	△	○	○	○	○	○	残留塩素濃度0.1 ppm以上 抗酸菌には無効
		次亜塩素酸ナトリウム	0.002～0.5%	環境，汚物，非金属器具，飲料水，プールの水	○	×	△	○	○	○	△	○	抗酸菌には無効 金属腐食性，刺激性，要換気 生体には適用不可
		ヨードチンキ	原液 2倍希釈液	手術野 皮膚・創傷面	○	○	△	○	○	○	○	○	*Bacillus*属の芽胞には無効 皮膚刺激性，開放性創傷面には不適，アルカリ性で殺菌力消失，着色性
		ポビドンヨード	1%	手術野，手指，粘膜	○	○	△	○	○	○	○	○	希釈すると有機物の存在により不活化されやすい，日光で効力減弱（遮光保存） ヨウ素過敏症
アルコール	膜脂質の溶解 蛋白質の変性	エタノール	70～80%	皮膚・粘膜	○	○	×	○	○	△	△	○	揮発性，手荒れ，可燃性
		イソプロパノール	30～70%	器具	○	○	×	○	○	△	△	○	揮発性，粘膜刺激性
フェノール	蛋白質の変性	フェノール	3～5%	排泄物	○	△	×	○	△	×	×	△	刺激性，毒性，生体には適用不可
		クレゾール石けん液	1% 2% 3～5%	手指・皮膚 器具 排泄物	○	△	×	○	△	×	×	△	刺激臭，現在はあまり使用されない
ビグアニド	膜の障害 蛋白の変性	クロルヘキシジン	0.02～0.5%	手指・器具	○	×	×	○	△	×	×	×	即時型過敏症，粘膜には不適
界面活性剤	酵素の不活化，蛋白変性，膜の機能障害	第四級アンモニウム塩	0.025～0.1% 0.1～0.5%	手指 器具，環境	○	×	×	○	△	×	×	×	抗酸菌には無効，*Pseudomonas*属や*Burkholderia*属の一部には効力弱 有機物の存在下で効力が減弱 エンベロープをもたないウイルスには無効 陰性石けんと併用不可
		両性界面活性剤	0.05～0.5%	手指，創傷面，器具，環境	○	×	×	○	×	×	×	×	有機物に吸着し効力減弱
酸化剤	酸化作用による細胞膜の損傷，蛋白の機能障害	過酸化水素	3%	創傷面	○	×	×	○	×	×	×	×	カタラーゼ産生菌には効力弱い
		過マンガン酸カリウム	0.02～0.5%	膀胱洗浄 口腔粘膜	○	×	×	○	×	×	×	×	皮膚・呼吸器に刺激性， 保管中に分解，金属には不適

○：効力がある，△：効力が認められない場合がある，×：効力がない

はほとんど使用されていない．1〜2％硝酸銀が淋菌性新生児結膜炎を予防する目的で点眼液として使用されることがあるが，現在では抗菌薬を使用することが多い．

e. ハロゲンとその化合物

塩素およびその化合物　塩素および塩素化合物は水と反応し，生成する活性酸素の酸化作用によって殺菌作用を示す．塩素ガスは上水道の殺菌に有効濃度250〜500ppmで使用され，水道水には残留塩素濃度0.1ppm以上を保つよう規定されている．次亜塩素酸ナトリウムは栄養型細菌とウイルスなどにも有効で，殺菌スペクトルは広い．しかし，肝炎ウイルスには効力が弱い．ウイルス汚染血液の消毒には5,000ppmを含んだガーゼなどを用いる．芽胞や結核菌に対する効果は不確実であり，適切ではない．刺激性が強く生体には適用しない．また，有機物の存在によって殺菌効果が低下することや金属腐食性を有することから汚物や金属製品には適用しない．木質材質への接触でも不活化するので，塗装されていない木製品の消毒には使用できない．

ヨウ素化合物　殺菌作用は遊離したヨウ素による強力な酸化作用によって蛋白質を変性，破壊し微生物を殺滅する．反応性は塩素より弱いが殺菌効果は強い．アルカリ性では殺菌力がなくなる．ヨウ素は水に溶けにくいため，ヨウ化カリウムとともにエタノールに溶解したヨードチンキや，ヨウ素を非イオン界面活性剤と結合させ水に可溶性の複合体にしたヨードホール（ポビドンヨード，ポロクサマーヨードなど）が用いられる．ヨード化合物の殺菌スペクトルは広範囲で，栄養型細菌，ウイルス，真菌，結核菌に有効であり，時間をかければ*Bacillus*属以外の有芽胞細菌にも有効である．ヨウ素は有機物や還元性物質の存在により効力が失われる．ヨードチンキは殺菌力が強く，手術部位の消毒に用いられるが，刺激性があり開放性創傷には適さないため，70％エタノールで2倍希釈した希ヨードチンキが皮膚・創傷面の消毒に用いられる．ヨードホールは組織刺激性や過敏性反応性が緩和されているので，皮膚や粘膜の消毒に最も高頻度に使用されている．環境や機器の消毒には不適である．

f. 酸化剤

殺菌メカニズムは酸化作用によって，細胞膜の損傷，蛋白質の機能障害などによって細胞が破壊されるためと考えられている．消毒用に使用される酸化剤には過酸化水素，過マンガン酸カリウム，過酢酸，オゾンなどがある．過酸化水素は3％水溶液が局方オキシドールとして創傷の消毒に使用されている．好気性菌はカタラーゼを産生するものが多く，殺菌効果は弱い．過マンガン酸カリウムは0.02〜0.5％水溶液が尿道の洗浄に用いられる．過酢酸は過酸化水素に比べ強い殺菌力を有し，栄養型細菌や真菌に対し0.001〜0.005％，有芽胞菌に0.3％の最小殺菌濃度を示す．しかし，皮膚や呼吸器に刺激性や毒性を示すこと，また保管中に分解すること，金属腐食性を示すなどの問題がある．

g. 界面活性剤

陽イオン界面活性剤（逆性石けん）　最も使用されているのは第四級アンモニウム塩であり，塩化ベンザルコニウム，塩化ベンゼトニウムなどがある．作用機序は分子の陽イオンと疎水性基が蛋白質や脂質などに結合し，蛋白変性と細胞膜の機能阻害をきたすことによる．無色無臭で毒性や刺激性，金属腐食性がないので，広く手指の消毒や食品の消毒に使用されている．手指の消毒には0.025〜0.1％，医療器具や床など環境には0.1〜0.5％水溶液が用いられる．結核菌や緑膿菌およびエンベロープをもたないウイルスにはほとんど効力がない．有機物が存在すると効力が減弱するので，喀痰や汚物などには不適である．また，陰性石けんと併用すると著しく効力が減弱する．

両性界面活性剤（両性石けん）　両性界面活性剤は陽イオンの殺菌力と陰イオンの洗浄力を有し，細菌の細胞膜の機能阻害により殺菌作用を示す．グリシン系の塩酸アルキルポリアミノエチルグリシンが消毒剤として使用されている．0.05〜0.5％水溶液が手指や創傷面および器具類や環境中の物品の消毒に使用される．一般細菌や真菌に有効であるが，芽胞やウイルスには効力はない．結核菌に対する効力をもつので，0.5％溶液が結核患者の病室等の環境消毒に用いられる．ほぼ無臭で，毒性や刺激性も少ない．陰性石けんが混入すると効果が大きく低下する．

h. アルデヒド

アルデヒド類は蛋白質や核酸の−NH基や−SH基と反応し強い蛋白凝固を起こし，芽胞を含むほぼすべての微生物を死滅させる．

ホルムアルデヒドは35〜38％水溶液のホルマリンを7〜35倍希釈して室内環境や，器具等の消毒に使用される．きわめて強い毒性と刺激性があるため，生体には適用できない．

グルタルアルデヒドは芽胞に対する殺菌力はホルムアルデヒドより強く，アルカリ性（pH8）2％水溶液に25℃120分浸漬することによって，*B. subtilis*の芽胞を死滅させることができる．有機物の存在下でも効力の低下は少ない．手術器具，麻酔器具，内視鏡などの消毒に使用される．生体および環境消毒には適用できない．

B. 滅菌・消毒薬の適用方法

医療用機材や病院内環境の滅菌・消毒については，感染のリスクを考慮して①〜③のように適切な処理方法を選択する．

①皮膚などの防御バリアを越えてヒトの組織や血管内に挿入される注射針やカテーテル，手術器具は無菌であるべきなので，それらの材質に適した方法で滅菌する．耐熱性であれば高圧蒸気滅菌を利用し，熱や消毒薬による損傷を受けやすいものは，ガンマ線滅菌された製品を利用する．

②粘膜や傷のある皮膚と接触する可能性のある内視鏡や人工呼吸器回路も厳密な消毒が必要であるが，加熱による滅菌が困難で，構造も複雑なため，丁寧な洗浄を行った後に，幅広い微生物に有効な消毒薬（高水準消毒薬）を用いて消毒する．アルデヒド系のグルタルアルデヒドなどが使用できるが，眼や呼吸器系の粘膜や皮膚に対する毒性，刺激性があるため，換気に十分注意して蓋つき容器内に浸漬して消毒を行い，消毒後は十分にすすぎをしなければならない．

③傷のない正常な皮膚と接触するもの（リネン，聴診器，ベッドの柵など），あるいは直接の接触がないもの（病室の床，壁）は洗浄または低水準消毒薬による消毒，あるいは清掃を行う．

しかしながら，生体防御機能が低下している患者，例えば重症の熱傷，白血病，臓器移植等の患者の場合には，滅菌した器材，無菌的環境を使用するなどの配慮が必要となる．

人体の手指・皮膚の消毒に使用できる消毒薬は，アルコール，ポビドンヨード，第四級アンモニウム塩，グルコン酸クロルヘキシジン，両性界面活性剤，過酸化水素水である．アルデヒド系や次亜塩素酸は消毒効果が高いが，毒性，刺激性のため適用できない．粘膜面の消毒に使用できるのは，ポビドンヨード，第四級アンモニウム塩，両性界面活性剤，過酸化水素水である．アルコールは刺激があるため，またクロルヘキシジンはショックを起こすことがあるため，一般に粘膜の消毒には使用されない．消毒の対象とする微生物の感受性と消毒部位を考え合わせて最も適したものを使用する．実際の消毒に際しては，十分な量の薬剤を一定時間作用させることが重要である．例えば，腕から採血を行う場合には，採血部位から外側に向かって消毒用アルコールで清拭し（皮膚表面の汚れが除去される），その後，ポビドンヨードを同様に塗布して1〜2分待つ（ヨウ素による消毒効果が十分に発揮される）．採血後はハイポアルコールでヨード製剤をふき取る（ヨウ素による刺激を除去）．速乾性手指消毒薬を使用する際にも手指全体にいき渡る十分量を使用して30秒〜1分以上消毒する．

（片岡佳子）

チェックリスト

□消毒と滅菌の違いを述べよ．
□滅菌法の種類とそれぞれの用途を述べよ．
□オートクレーブによる滅菌を実施する際の温度，圧力，時間を述べよ．
□乾熱滅菌にはなぜ高圧蒸気滅菌より高い温度と時間を要するのか説明せよ．
□プリオンに有効な滅菌法を述べよ．
□腕静脈からの採血時に患部を消毒する消毒剤をあげよ．

I 微生物学の基礎

感染症の制御

2　化学療法と薬剤耐性

抗微生物薬を使用した治療法は，抗癌剤を用いた治療と同様，化学療法（chemotherapy）と呼ばれる．化学療法に用いる薬剤を化学療法薬（chemotherapeutic agent）あるいは抗微生物薬（antimicrobial agent）と呼称する．これらは人工的に作成した合成化学療法薬と，微生物が産生する抗生物質（antibiotics）に大別される．抗微生物薬は抗細菌薬，抗結核薬，抗真菌薬，抗ウイルス薬，抗原虫薬に細分される．

1. 抗微生物薬発見と開発の歴史

現在の化学療法の考え方は，ドイツの細菌学者であるPaul Ehrlichの提唱から始まる．彼は，病原微生物に対する毒性は強いが，ヒトに対しては毒性が少ない薬剤によって感染症の治療が可能となることを提唱した．この概念を「選択毒性（selective toxicity）」と呼ぶ．Ehrlichは，1904年にトリパノソーマに対する赤色色素であるトリパンロートを発見，1910年に梅毒の治療薬であるサルバルサン（有機ヒ素化合物）を合成した．Ehrlichに師事した志賀潔や秦佐八郎もこの発見に大きな貢献をしている．

1929年，イギリスの細菌学者であるAlexander Flemingは，実験台に放置していたシャーレに空気中の青カビが混入して，シャーレのなかのブドウ球菌の増殖が抑制されているのを発見し，ペニシリンの存在を報告した．ペニシリンは世界で初めて発見された抗生物質である．後にオーストラリアのHoward Walter FloreyやドイツのErnst Boris Chainはペニシリンの精製方法を研究し，発見から20年を要して臨床応用を可能とした．ペニシリンの臨床応用は第二次世界大戦の兵士の救命に貢献した．Fleming，FloreyおよびChainはこの功績が称えられ1945年にノーベル生理学・医学賞を受賞した．

1935年，ドイツの医師であるGerhard Domagkは赤色色素であるプロントジルがレンサ球菌感染症に効果があることを発見，1939年ノーベル生理学・医学賞を受賞した．プロントジルの効果はスルホンアミド構造によるものであることを解明した．プロントジルは世界初の合成化学療法薬であるサルファ剤である．

1940年代以降，土壌中の放線菌からストレプトマイシン，クロラムフェニコール，テトラサイクリン，マクロライド，アミノグリコシドが発見された．これらの抗生物質は官能基の置換によって多数の誘導体が合成され臨床応用されている．また，ペニシリンと同じβ–ラクタム環をもつセファロスポリンが1948年に菌類（*Cephalosporium acremonium*）から発見された．セファロスポリンは，現在最も多数の誘導体が合成されている．

1960年代以降の抗菌薬の開発は製薬企業が大きく参入し，サルファ剤に続く合成化学療法薬としてナリジクス酸が開発された．本薬へのフッ素の導入によりきわめて広い抗菌スペクトルを獲得し，マイコプラズマ，リケッチア，クラミジア等の微生物にも抗菌力を有するニューキノロン系抗菌薬としてセファロスポリンに次ぐ多数の誘導体が臨床応用されている．

1980年代からメチシリン耐性黄色ブドウ球菌（methicillin−resistant *Staphylococcus aureus*：MRSA）の急増により抗MRSA薬の開発も進ん

できた．1956 年にはグリコペプチド系抗菌薬であるバンコマイシンが開発され，MRSA 感染症の治療に現在もなお貢献している．バンコマイシン耐性腸球菌（vancomycin−resistant enterococci : VRE）やバンコマイシン耐性黄色ブドウ球菌（vancomycin−intermediate *S. aureus* : VISA, vancomycin−resistant *S. aureus* : VRSA）の問題が出現したことから，グリコペプチド系とは作用機序の異なるストレプトグラミン系，オキサゾリジノン系，リポペプチド系抗菌薬が開発された．現在もなお MRSA 感染症克服のための抗菌薬開発は続いている．

2000 年代はカルバペネマーゼ産生菌，ニューキノロン耐性菌，多剤耐性緑膿菌等，グラム陰性桿菌を中心とした耐性菌が問題となっているが，有効な抗菌薬の開発が遅れている状況である．新薬の開発と耐性菌の出現は繰り返されている現状であるが，抗菌薬の開発数は 2010 年以降激減している．この問題を踏まえて，2011 年，WHO は「Antimicrobial Resistance : No Action Today, No Cure Tomorrow」というメッセージを発信，日本学術会議は，2013 年に北アイルランドで開催された G8 サミットにおいて，「病原微生物の薬剤耐性菌問題：人類への脅威」という共同声明を発表した．2014 年，日本化学療法学会をはじめとする抗菌化学療法に関係する専門学会から新規抗菌薬の開発に向けた提言を，日本政府に提出した．

以上，本項では主に抗細菌薬の開発の歴史について述べたが，抗結核薬，抗真菌薬，抗ウイルス薬，抗原虫薬については，抗細菌薬の開発薬剤数と比較して少ない．しかしながら，2000 年代に入ってからは多剤耐性結核菌，深在性真菌症に対する新薬の開発，ヒト免疫不全ウイルス，肝炎ウイルス，インフルエンザウイルス薬の開発が盛んになってきている．

2. 抗菌薬の作用機序と抗菌スペクトル

一般に抗菌薬は有効な微生物の範囲が限られており，これを抗菌域または抗菌スペクトルと呼ぶ．多くの微生物に作用するものを広域スペクトル（broad spectrum）抗菌薬，限られた微生物にしか作用しないものを狭域スペクトル（narrow spectrum）抗菌薬と呼ぶが，厳密な定義はなく，相対的な区別である．一般的に，広域スペクトルとされている薬剤は，カルバペネム系，第三世代・第四世代セファロスポリン，ニューキノロン系，テトラサイクリン系等が該当する．

抗菌薬の作用機序は，細菌を抗菌薬単独の力で殺滅させる殺菌的（bactericidal）なものと，増殖を抑制するが殺滅できない静菌的（bacteristatic）なものがある．殺菌的な抗菌薬は細胞壁合成阻害薬である β−ラクタム系，グリコペプチド系，蛋白質合成阻害薬のアミノグリコシド系，核酸合成阻害薬であるニューキノロン系およびリファマイシン系，細胞膜障害薬であるポリペプチド系等がある．静菌的な抗菌薬はテトラサイクリン系，マクロライド系，クロラムフェニコールなどである．

3. 抗微生物薬の種類と特徴

A. 抗菌薬（図 1）

抗菌薬は，基本構造の違いにより 10 種類以上の系統に分類され，作用機序の違いによって，細胞壁合成阻害薬，蛋白質合成阻害薬，核酸合成阻害薬，細胞質膜障害薬等に分類される．

a. 細胞壁合成阻害薬

細菌の細胞壁の構成成分であるペプチドグリカンの合成を阻害する抗菌薬である．ペプチドグリカンは，①前駆体の合成，②中間体の合成，③架橋形成（最終段階）のステップで最終的に細胞壁を強固な網の目様構造として形成する．β−ラクタム系，グリコペプチド系，ホスホマイシン系がある．

1）β−ラクタム系

ペニシリン結合蛋白質（penicillin−binding protein : PBP）に結合し，その酵素活性を阻害することで，ペプチドグリカンの架橋形成を阻害する．ペニシリン系，セフェム系，モノバクタム系，カルバペネム系，ペネム系，β−ラクタマーゼ阻害薬等に細分類される．これらはすべて構造内に β−ラクタム環（四員環）を共通構造として保有する（**図 1**）．

ペニシリン系は，Fleming が発見した天然ペニシリン（ペニシリン G）を含む抗菌薬であり，母

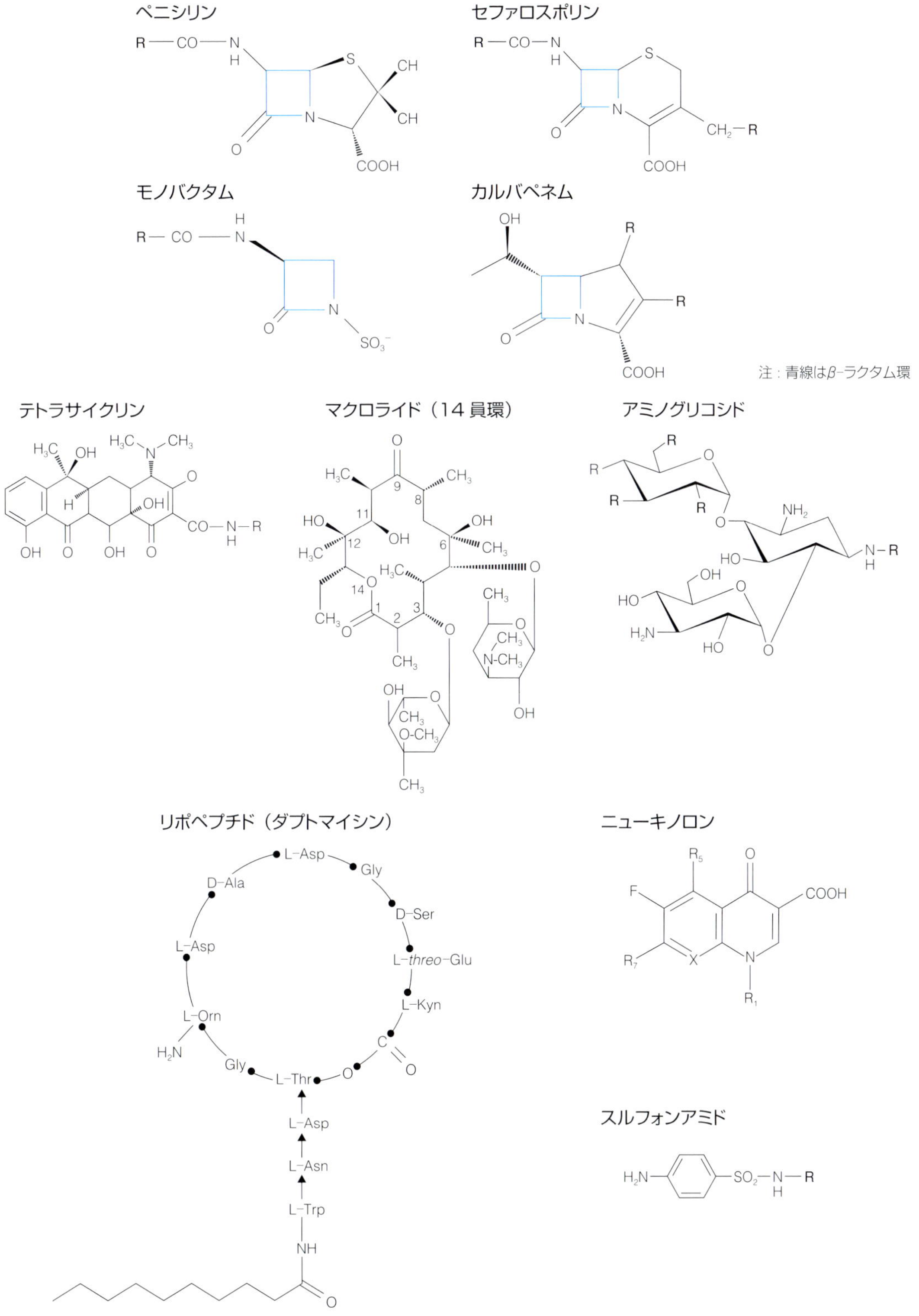

図１　主な抗菌薬の化学構造

核に6-アミノペニシラン酸をもつ．ペニシリンGはグラム陽性菌，グラム陰性球菌およびスピロヘータにしか抗菌力をもたないが，母核左側の側鎖Rに官能基を置換することで，ペニシリナーゼ産生ブドウ球菌に抗菌力をもつペニシリナーゼ抵抗性ペニシリン（メチシリン，オキサシリン，クロキサシリン等），腸内細菌科細菌等のグラム陰性桿菌や嫌気性菌に抗菌力をもつ広域ペニシリン等（アンピシリン，アモキシシリン，ピペラシリン等）に細分される．

セフェム系は，母核に7-アミノセファロスポラン酸をもち，セファロスポリンと呼ばれる．母核の3位と7位にある側鎖Rに官能基を置換することで，抗菌スペクトルが変化する．抗菌薬のなかで最も種類が多い．開発の年代の違いから第一世代から第四世代までに分類され，それぞれ抗菌スペクトルが異なる．第一世代（セファゾリン等）はグラム陽性菌と一部のグラム陰性桿菌（大腸菌等）に限定していたが，第三世代（セフォタキシム，セフトリアキソン，セフタジジム等）は*β*-ラクタマーゼに対する安定性やグラム陰性桿菌の外膜透過性が増大し，緑膿菌を含むグラム陰性桿菌に幅広いスペクトルをも保有する．第四世代（セフェピム等）は第三世代のグラム陽性菌へ抗菌力低下の弱点を改良した薬剤である．またセファロスポリン骨格の母核の7位にメトキシ基（$-OCH_3$）を導入したセファマイシン（セフメタゾール等），さらに1位の硫黄（S）を酸素（O）に置換したオキサセフェム（ラタモキセフ，フロモキセフ）があり，*β*-ラクタマーゼの安定性と嫌気性菌への抗菌力を保有する．

モノバクタム系（アズトレオナム等）は*β*-ラクタム環と側鎖のみの構造であり，グラム陰性菌のみに抗菌力をもち，嫌気性菌には無効である．

カルバペネム系（イミペネム，メロペネム，ドリペネム等）は*β*-ラクタム系のなかで最も広い抗菌スペクトルを示し，緑膿菌や嫌気性菌にも抗菌力を保有する．カルバペネマーゼ（メタロ-*β*-ラクタマーゼを含む）以外の*β*-ラクタマーゼに対し安定である．

β-ラクタム系のなかに，*β*-ラクタム環をもちながら抗菌力をもたないが，*β*-ラクタマーゼの酵素活性を阻害するものがある．代表薬剤に，クラブラン酸，スルバクタム，タゾバクタムがあり，アモキシシリン／クラブラン酸，セフォペラゾン／スルバクタム等，ペニシリン系やセフェム系との配合薬が開発されている．

2) グリコペプチド系

糖とアミノ酸で構成されている構造であり，代表薬にバンコマイシンやテイコプラニンがある．ペプチドグリカン合成の中間代謝物の構造内にあるペンタペプチド（UDP-Mur-L-Ala-D-Glu-L-Lys-D-Ala-D-Ala）の末端アミノ酸であるD-alanil-D-alanine（D-Ala-D-Ala）に結合して細胞壁の合成を阻害する．グラム陽性菌にのみ抗菌力を保有する．MRSA感染症の治療薬として主に使用されるが，近年，VREやVRSA（VISA）が問題となっている．副作用として腎毒性がある．

3) ホスホマイシン系

ホスホマイシンが代表薬剤である．ペプチドグリカン合成における前駆体合成に必要なホスホエノールピルビン酸（ホスホマイシンと構造が類似）が*N*-アセチルムラミン酸へ結合するのを阻害する．抗菌力はさほど強くないが，幅広い抗菌スペクトルをもち，副作用も少ない．

b. 蛋白質合成阻害薬

蛋白質の合成は生物全般に共通のプロセスをたどるが，mRNAの転写やアミノ酸の結合の場であるリボゾーム蛋白質は細菌とヒトでは構造が異なるため，ヒトのリボゾームには作用が低く，選択毒性がある．リボゾームサブユニットである30Sサブユニットと50Sサブユニットのいずれかに結合することで蛋白質の合成を阻害する．クロラムフェニコール系，テトラサイクリン系，マクロライド系，アミノグリコシド系等がある．

1) アミノグリコシド系

アミノ基をもつ糖類であり，多くのアミノグリコシド系抗菌薬は三糖類構造を示す（**図1**）．30Sサブユニットに作用するが，種類の違いによって作用は複雑であり，細胞膜障害作用やDNA合成阻害作用をもち，細菌には殺菌的に作用する．代表薬にゲンタマイシン，トブラマイシン，アミカシン等がある．グラム陽性菌からグラム陰性菌まで幅広い抗菌力をもち，ストレプトマイシンやカナマイシンのように結核菌にスペクトルをもつものもある．ただし，*Streptococcus*（レンサ球菌）や *Enterococcus*（腸球菌）は自然耐性である．抗菌活性を発揮するために酸素が必要なため，嫌気環境下に存在する細菌や嫌気性菌には無効である．抗 MRSA 薬としてアルベカシンがある．副作用として腎毒性や第 8 脳神経障害による聴毒性がある．

2）テトラサイクリン系

4 つの環状体が結合した構造（**図 1**）であり，30S サブユニットに作用する．放線菌から発見したテトラサイクリンを改良したミノサイクリン，ドキシサイクリンが代表薬である．グラム陽性菌，グラム陰性菌に加え，マイコプラズマ，クラミジア，リケッチアにも抗菌力をもつ．グラム陽性菌や陰性菌のテトラサイクリン耐性株は急増しているため，積極的には使用しない．これら耐性菌にも効果を示すチゲサイクリン（グリシルサイクリン系）が 2005 年に開発された．薬剤の骨沈着性による奇形が生じることが報告されていることから，妊婦や歯牙形成期にある 8 歳未満の小児への使用は慎重を要する．

3）マクロライド系

大型ラクトン環に糖が結合した構造（**図 1**）であり，50S サブユニットに作用する．構造の違いで 14 員環，15 員環，16 員環に細分される．後述するリンコマイシン系とストレプトグラミン系は構造が異なるが，同じ作用点に結合することから交差耐性を示す．これら 3 系統を MLS 系と総称することがある．代表薬に 14 員環はエリスロマイシン，クラリスロマイシン，15 員環はアジスロマイシン，16 員環はロキタマイシン，ジョサマイシン等がある．

グラム陽性菌に抗菌力をもち，ほとんどのグラム陰性桿菌には抗菌力をもたない．例外的に，インフルエンザ菌，レジオネラ，カンピロバクター，ヘリコバクターのようなグラム陰性菌に対して抗菌力をもつ．また，マイコプラズマ，クラミジア，リケッチアにも抗菌力をもつ．抗菌作用以外に，14 員環と 15 員環は免疫賦活作用，気道細胞の線毛運動の亢進，細菌のバイオフィルム形成の抑止等の作用があることが知られ，びまん性汎細気管支炎，肺気腫，慢性副鼻腔炎などの慢性気道疾患患者にエリスロマイシンが長期投与されることがある．

4）フェニコール系

50S サブユニットに結合する．代表薬はクロラムフェニコールである．グラム陽性菌，陰性菌に加え，マイコプラズマ，クラミジア，リケッチアにも抗菌力をもつ．かつては腸チフスやパラチフスの特効薬として使用されてきたが，造血器障害による再生不良性貧血や好中球減少等の重篤な副作用の問題がある．現在は，これら感染症にはニューキノロン系が第 1 選択薬となっており，使用が限定されている．

5）オキサゾリジノン系

50S サブユニットに結合する．代表薬にリネゾリドがある．グラム陽性菌にのみ抗菌力を保有する．MRSA 感染症の治療薬として主に使用されるが，VRE や VRSA にも効果がある．副作用として骨髄抑制，血小板減少などがある．

6）ストレプトグラミン系

50S サブユニットに結合する．MLS 系と総称されている抗菌薬の 1 つである．代表薬はキヌプリスチンとダルホプリスチンの 2 種類のストレプトグラミン系抗菌薬の配合薬である．グラム陽性菌にのみ抗菌力を保有する．MRSA 感染症の治療薬として主に使用されるが，VRE にも効果がある．副作用として静脈投与時の注射部位の炎症などがある．

7）リンコマイシン系

50S サブユニットに結合する．MLS 系と総称されている抗菌薬の 1 つである．代表薬はクリンダマイシンである．主に，グラム陽性菌に抗菌力を保有する．嫌気性菌感染症の治療薬としても使用されるが，近年，耐性菌が多く出現している．副作用として腸管内細菌叢の撹乱（菌交代現象）による下痢症，偽膜性腸炎などがある．

c. 核酸合成阻害薬

DNAの二重らせん構造の調節に関係する酵素であるDNAジャイレースに結合し，DNAの複製を阻害するキノロン系抗菌薬，DNA依存性RNAポリメラーゼに結合しDNAからmRNAへの転写を阻害するリファマイシン系抗菌薬，DNA合成の前駆体である葉酸合成経路の拮抗薬であるスルホンアミド系抗菌薬が含まれる．

1）キノロン系

DNAジャイレースに結合しDNAの複製を阻害する．化学構造内にピリドン骨格をもつことから，ピリドンカルボン酸系とも呼ばれる．ナリジクス酸が初めて開発されたが，大腸菌などの一部の腸内細菌科細菌にしか抗菌力をもたなかった．しかし，キノロン骨格にフッ素を導入することで，抗菌スペクトルが緑膿菌を含む様々なグラム陰性桿菌，グラム陽性菌，マイコプラズマ，クラミジア等に拡大した．これらを特にフルオロキノロン系やニューキノロン系と呼ぶ．

現在は，ニューキノロン骨格（**図1**）に様々な官能基が置換され，セフェム系に次いで多数の抗菌薬が開発されている．代表薬にレボフロキサシン，シプロフロキサシン等がある．当初開発されたニューキノロン系は肺炎球菌などのレンサ球菌への抗菌力が低かったが，改良によって肺炎球菌にも強い抗菌力を保有するトスフロキサシン，モキシフロキサシン等が登場した．これらは特に呼吸器感染症治療薬として使用可能なことからレスピラトリーキノロンとも呼ばれる．本薬への耐性はDNAジャイレースの構造変化によるものであるが，この変化にも影響を受けにくいシタフロキサシン，ガレノキサシン等の新しい抗菌薬も開発されている．

2）リファマイシン系

RNAポリメラーゼに結合し，DNAからmRNAへの転写を阻害する．代表薬にリファンピシンがある．抗菌スペクトルはグラム陽性菌，一部のグラム陰性菌，*Mycobacterium*などであるが，我が国では結核の治療薬として適応がある．海外では，ブドウ球菌感染症，レジオネラ感染症などにも使用されている．

3）スルホンアミド系

サルファ剤であるスルファメトキサゾールと，ピリミジン骨格をもつトリメトプリムの5：1配合剤であるST合剤が用いられる．両薬剤ともにDNA構造の一部であるデオキシウリジンやチミジンの前駆体である葉酸の代謝経路を拮抗し，DNA合成を阻害する．ST合剤はグラム陽性菌，陰性菌とも幅広い抗菌力をもつ．また，ノカルジア感染症やニューモシスチス肺炎の治療薬としても使用される．

d. 細胞膜障害薬

細胞膜は細胞壁の内側に存在する構造物である．抗菌薬は細胞膜に結合して，細胞内容物を漏出させる．ヒトの細胞にも少なからず作用することから，副作用が発生しやすい．ポリペプチド系とリポペプチド系がある．

1）ポリペプチド系

*Bacillus*から発見された抗菌薬．代表薬にコリスチン（ポリミキシンE），ポリミキシンBがある．一般的にグラム陰性菌に作用する．腎毒性が強く，第1選択薬としては使用されない．しかし，近年，多剤耐性緑膿菌や多剤耐性アシネトバクターが出現し，国内では一旦販売中止となったコリスチン注射薬はこれらの治療薬として再承認された．

2）リポペプチド系

化学構造からサイクリックリポペプチドとも呼ばれる．代表薬にダプトマイシンがある（**図1**）．グラム陽性菌にのみ作用する．MRSA感染症のなかでも敗血症や皮膚・軟部組織感染症に適応がある．

B. 抗真菌薬（表1）

真菌は真核生物であるため，原核生物である細菌に対する抗菌薬は効果を示さない．動物細胞との類似点が多いため，真菌に対する選択毒性を示す抗真菌薬の数は限定されている．

1950年代にポリエンマクロライド系薬のアムホテリシンBが開発され，深在性真菌症の治療薬として脚光を浴びた．以降，作用機序の異なるフルオロピリミジン系，アゾール系，エキノキャンディン系が開発された．

表 1　抗真菌薬

クラス		薬剤名	作用機序
ポリエンマクロライド系		アムホテリシン B ナイスタチン	細胞膜傷害
フルオロピリミジン系		フルシトシン	RNA 合成阻害
アゾール系	イミダゾール系	ミコナゾール クロトリマゾール ケトコナゾール	膜エルゴステロール合成阻害
	トリアゾール系	フルコナゾール イトラコナゾール	膜エルゴステロール合成阻害
エキノキャンディン系		カスポファンギン ミカファンギン	細胞壁（β-グルカン）合成阻害

1）ポリエンマクロライド系

真菌細胞膜の構成成分であるエルゴステロールの合成を阻害する．アスペルギルス，カンジダ，クリプトコッカス，ムーコル等に幅広く作用する．アムホテリシン B とナイスタチンが知られている．アムホテリシン B は古くから存在する抗真菌薬であり，深在性真菌症治療の最後の砦的薬剤として位置づけられている．しかし，腎障害等の副作用出現が多いことから改良され，リポソーム製剤が開発された．ナイスタチンは腎障害が強く外用薬として使用される．

2）フルオロピリミジン系

真菌の核酸合成を阻害する．代表薬は 5-フルオロシトシンである．静菌作用であることと，耐性菌が出現しやすいことからアムホテリシン B との併用で使用する場合が多い．

3）アゾール系

エルゴステロールの合成を阻害する．化学構造の違いからイミダゾール系，トリアゾール系に細分される．前者はミコナゾール，後者はフルコナゾール，イトラコナゾール，ボリコナゾールがある．副作用の出現，体内動態，抗菌力等総合的に上回る後者が汎用されている．ボリコナゾールは新しいトリアゾール系であり，フルコナゾール耐性カンジダに対しても効果を示す場合がある．

4）エキノキャンディン系

細胞壁に存在する β-D-グルカンの合成を阻害する．代表薬はミカファンギンとカスポファンギンである．アスペルギルスやアゾール耐性カンジダに優れた抗菌力を示す．ムーコル等の接合菌類，クリプトコッカス，トリコスポロン，フサリウムは自然耐性である．

C. 抗結核薬（図 2）

1944 年に Selman Waksman が発見したストレプトマイシンが最初の抗結核薬である．現在の結核の治療は標準化され，イソニコチン酸ヒドラジド（イソニアジド）とリファンピシンを主軸とし，これにピラジナミド，エタンブトールあるいはストレプトマイシンのいずれかを使用する 4 剤併用療法となっている．これら以外に，サイクロセリン，パラアミノサリチル酸，エチオナミド，エンビオマイシンがあるが，標準治療薬より抗菌力は低く，副作用の発現率は高いため，標準治療薬に耐性を示す場合の代替え薬として使用する．アミノグリコシド系のカナマイシンやアミカシン，ニューキノロン系も抗結核作用をもつ．

D. 抗ウイルス薬

抗ウイルス薬は，先に示した抗微生物薬と比較

リファンピシン　イソニコチン酸ヒドラジド　ピラジナミド　エタンブトール

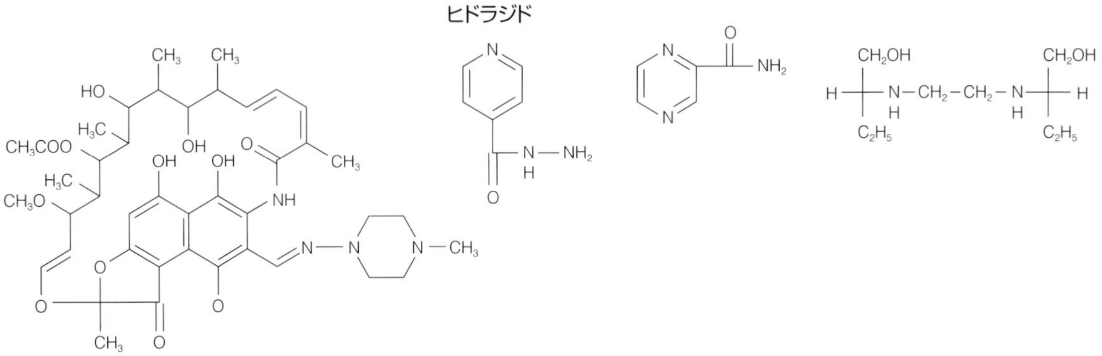

図2　抗結核薬の化学構造式

表2　主な抗ウイルス薬

標的ウイルス	薬剤名	作用機序（阻害の標的）
単純ヘルペスウイルス 水痘・帯状疱疹ウイルス	アシクロビル，バラシクロビル	DNA ポリメラーゼ
サイトメガロウイルス	ガンシクロビル，シドフォビル，ホスカルネット	DNA ポリメラーゼ
インフルエンザウイルス	ザナミビル，オセルタミビル，ペラミビル ファビピラビル	ノイラミニダーゼ RNA ポリメラーゼ
RS ウイルス	パリビズマブ	フュージョン蛋白質
B 型肝炎ウイルス	ペグインターフェロン α-2a，α-2b ラミブジン，アデホビル，テノホビル エンテカビル	* 逆転写酵素 DNA ポリメラーゼ
C 型肝炎ウイルス	ペグインターフェロン α-2a，α-2b リバビリン テラプレビル，シメプレビル，バニプレビル，アスナプレビル ダクラタスビル ソホスブビル	* RNA ポリメラーゼ プロテアーゼ HCV 複製複合体 NS5B ポリメラーゼ
ヒト免疫不全ウイルス（HIV）	ジドブジン，ラミブジン，アバカビル インジナビル，ネルフィナビル エファビレンツ，エトラビリン ラルテグラビル マラビロク	核酸系逆転写酵素 プロテアーゼ 非核酸系逆転写酵素 インテグラーゼ ケモカインレセプター

*：ウイルス感染細胞に結合し，生体内排除機能を活性化する

して開発が難しく，実用化されている薬剤は少ない．ウイルスはヒトの細胞内の代謝系を利用して増殖するため，選択毒性のある薬剤の開発が困難となっている．現在は，ヘルペスウイルス，ヒト免疫不全ウイルス，肝炎ウイルス，インフルエンザウイルス，RS ウイルス等の特定のウイルスに対して，ウイルス固有の機能を阻害する薬剤が開発されている（**表2**）．

4. 薬剤耐性機構と耐性菌

抗菌薬の薬剤耐性機構には，そもそも抗菌力が微生物に効果のない自然耐性と，微生物の突然変異や耐性遺伝子を保有した R プラスミドやバクテリオファージ等が微生物に移行して耐性化する獲得耐性に分けられる．臨床的に問題化しやすい薬剤耐性は後者である．

薬剤耐性のメカニズムは，①薬剤を不活化する酵素の産生（β-ラクタマーゼによるβ-ラクタム環の加水分解，修飾酵素によるアミノグリコシド不活化等），②薬剤作用点の変化（ペニシリン結合蛋白質の変異によるβ-ラクタム耐性，リボゾーム蛋白質のメチル化によるマクロライド耐性等），③薬剤の細胞内への透過性低下（薬剤透過蛋白質 D2 ポーリンの減少によるイミペネム耐性），④薬剤の細胞外への排泄亢進（薬剤排泄蛋白質であるエフラックスポンプの高発現によるカルバペネム，第四世代セファロスポリン，キノロンの耐性），等がある．

A. メチシリン耐性黄色ブドウ球菌（MRSA）

外来性に SCC*mec*（staphylococcal cassette chromosome *mec*）と呼ばれるカセット状巨大遺伝子を獲得し，すべてのβ-ラクタム系抗菌薬に耐性を示す機序を獲得した黄色ブドウ球菌をいう．SCC*mec* 上には *mecA* と呼ばれる遺伝子が存在し，これは PBP2'（penicillin binding protein 2 prime）を産生し，ペプチドグリカン合成酵素として働く．β-ラクタム系抗菌薬は PBP に結合して細胞壁合成阻害を行うが，PBP2' には結合親和性が低く，結果として細胞壁の合成を阻害できなくなる．また，アミノグリコシド系やマクロライド系等多くの抗菌薬に同時耐性を示す場合が多い．古くから MRSA は院内感染の原因細菌（hospital-acquired MRSA：HA-MRSA）として重要視されてきたが，市中感染型 MRSA（community-acquired MRSA：CA-MRSA）も出現した．HA-MRSA と CA-MRSA は SCC*mec* の型が異なる．また，CA-MRSA の一部にパントンバレンタインロイコシジン（PVL）と呼ばれる毒素産生株があり，欧米では問題視されている．我が国では PVL 非産生株が多い．

MRSA の耐性機序に加えて，後述する VRE の耐性メカニズムを獲得し，特効薬であるグリコペプチド系にも耐性を示す glycopeptide-resistant *S. aureus*（GRSA）（VRSA と表記する場合もあり）が，米国でわずかに検出されている．また，*S. aureus* の細胞壁肥厚によるバンコマイシン中等度耐性（MIC が 4～8 μg/mL 程度）を示す VISA は，我が国でもバンコマイシン長期投与患者から分離されている．

B. ペニシリン耐性肺炎球菌（penicillin-resistant *Streptococcus pneumoniae*：PRSP）

肺炎球菌治療の特効薬的存在であったペニシリンに対して耐性化した株である．自身の PBP に変異をきたした株であり，同時に複数種類の PBP に変異する場合もあり，変異する PBP の種類の違いによってペニシリン，セフェム，カルバペネム等のβ-ラクタム系抗菌薬に様々な耐性パターンを示す．同時にマクロライド系，テトラサイクリン系等の多くの系統薬にも高頻度に耐性を示すことから，海外では薬剤耐性肺炎球菌（drug resistant *S. pneumoniae*：DRSP）と呼ぶのが一般的である．近年，国内においては肺炎球菌感染症予防として，乳幼児や高齢者への肺炎球菌ワクチン（ニューモバックス，プレベナー等）接種が推奨されている．

C. バンコマイシン耐性腸球菌（VRE）

グリコペプチド系の作用点であるペプチドグリカン構成成分のペンタペプチドの末端配列である D-alanil-D-alanine（Ala-Ala）が，プラスミド伝達性耐性遺伝子である *vanA* や *vanB* の獲得により，D-alanil-D-lactate（Ala-Lac）に修飾され，グリコペプチド系が結合できなくなるという耐性メカニズムを保有した腸球菌である．欧米を中心に蔓延しているが，我が国でもわずかに検出されており，院内感染例も報告されている．もともと腸球菌は多くの抗菌薬に自然耐性を示し，治療に使用可能な抗菌薬はペニシリン系やグリコペプチド系抗菌薬等に限定される．特に，*Enterococcus faecium* はペニシリン系にも自然耐性を示すため，グリコペプチド系への耐性化は臨床的にも問題である．腸球菌はヒトの腸管内の常在菌であるため，VRE も常在化しやすく，院内感染の原因菌としても重要である．

D. 広域β-ラクタマーゼ産生グラム陰性桿菌

第三世代・第四世代セファロスポリン，セファマイシン，オキサセフェム，モノバクタム，カルバペネムのような広域β-ラクタムを加水分解できるβ-ラクタマーゼ遺伝子をプラスミド性に獲得したグラム陰性桿菌が世界的に蔓延している．特に家畜を介した食肉によるヒトへの媒介が注目されている．

β-ラクタマーゼはAmblerの分類でクラスA，B，CおよびDの4つのクラスに分類されている．このうち，クラスA，C，Dは酵素活性中心にセリン，クラスBは亜鉛を保有している．

クラスAは元々ペニシリナーゼの性質を有するが，アミノ酸配列の変異により第三世代・第四世代セファロスポリンやモノバクタムをも加水分解できる能力を獲得したβ-ラクタマーゼを基質特異性拡張型β-ラクタマーゼ（extended-spectrum β-lactamase：ESBL）と呼ぶ．腸内細菌科細菌から多く検出され，市中感染事例も増加している．ESBLの遺伝子型は国内ではCTX-M型（主に第三世代セファロスポリンであるセフォタキシムを高度加水分解する）が95％以上であり，まれに海外由来のSHV型やTEM型ESBLが検出される．ESBL産生菌のうち，*Escherichia coli* ST131と呼ばれるクローンは高病原性大腸菌であり，CTX-M型ESBLを産生するパンデミッククローンとして注目されている．クラスAはクラブラン酸などのβ-ラクタマーゼ阻害薬によって阻害される性質があり，この性質はESBLの同定に利用される．

クラスCはセファロスポリナーゼ（AmpCと表記する場合あり）であり，*Enterobacter*，*Serratia*，*Pseudomonas aeruginosa* 等の染色体上に先天的に遺伝子がコード化されている．近年プラスミドに脱落したタイプ（pAmpC）が *E. coli* や *Klebsiella* で散見されている．これはESBLが加水分解できる薬剤に加えセファマイシンやオキサセフェムをも加水分解できる．DHA型，MOX型，CIT型等の遺伝子型が国内で検出されている．クラスCはボロン酸やクロキサシリンによって酵素活性が阻害される．

クラスDはオキサシリナーゼであり，ペニシリナーゼ耐性ペニシリンであるオキサシリンやメチシリンを加水分解するタイプであったが，現在OXA-48と呼ばれるカルバペネマーゼを含むすべてのβ-ラクタム系抗菌薬を加水分解する性能を獲得した腸内細菌科細菌が欧州諸国に広く蔓延しており，国内においても海外渡航歴のある患者から分離されている．アシネトバクターのOXA型カルバペネマーゼ産生菌も報告されている．クラスDはいかなるβ-ラクタマーゼ阻害薬でも阻害されない特徴がある．

クラスBはメタロ-β-ラクタマーゼと呼ばれ，カルバペネマーゼの性質を保有する．腸内細菌科細菌や緑膿菌から検出され，院内感染の原因として最も問題視されている．クラスBの遺伝子型は国内ではIMP-1型が95％以上であり，まれにVIM型，IMP-2型等が検出される．国内の *E. coli* や *Klebsiella* が産生するIMP-1型は，この1アミノ酸変異であるIMP-6の検出がほとんどであり，多くの株はCTX-M型のESBLも同時に産生する．クラスBはEDTA，メルカプト化合物，ジピコリン酸等で酵素活性が阻害される．

最近，新型のカルバペネマーゼが海外渡航歴のある患者から分離され，クラスAであるKPC型や，クラスBであるNDM型が国内でもわずかであるが散見されるようになった．

E. 多剤耐性緑膿菌（multi drug-resistant *P. aeruginosa*：MDRP），多剤耐性アシネトバクター（multi drug-resistant *Acinetobacter baumannii*：MDRA）

上述した広域β-ラクタマーゼ産生の獲得，薬剤排泄ポンプ異常，染色体変異等の複数の耐性メカニズムを同時に獲得し，カルバペネム系，ニューキノロン系，アミノグリコシド系に同時に耐性化した緑膿菌やアシネトバクターが注目されている．我が国においても五類感染症として届け出対象となった．これらに有効な抗菌薬はほとんどなく，ポリペプチド系であるコリスチンが副作用の問題から一度販売中止となったが，特効薬的な位置づけとして近年，再承認された．院内伝播しやすく，また一度感染症を発症すると治療薬がほとんどないことから感染対策上重要な細菌である．

F. 薬剤耐性サルモネラ属菌

世界的に各種抗菌薬に耐性を示すサルモネラが蔓延している．第1選択薬として使用することが多いニューキノロン系をはじめ，ST合剤，アミノグリコシド系，アンピシリン，クロラムフェニコール等にも同時耐性を示す．特に *Salmonella* Typhimurium のファージ型が DT104 やキノロン低感受性腸チフス菌，パラチフスA菌が問題視されている．これはフルオロキノロンが家畜に対して使用されたのが原因とされている．

G. 多剤耐性結核菌（multi drug−resistant *Mycobacterium tuberculosis*：MDR−TB）

結核の標準的治療薬の主軸として位置づけられているリファンピシンとイソニアジドに同時耐性を示すものを MDR−TB と定義する．加えて，ニューキノロン系と注射用抗結核薬であるカナマイシン，アミカシン等に同時耐性を示す場合を，超多剤耐性結核菌（extensively drug−resistant *M. tuberculosis*：XDR−TB）と呼ぶ．XDR−TB は事実上の化学療法が不可能となるタイプである．これらは，不適切な治療や，治療の中断により発生する．空気感染による院内感染，学校での集団発生等に注視すべき耐性菌である．

（小松　方）

チェックリスト

□抗菌薬の種類とその作用機序を述べよ．
□抗真菌薬はなぜ細菌に効かないか理由を述べよ．
□薬剤耐性の４つの主要メカニズムを述べよ．
□抗ウイルス薬はなぜ細菌や真菌に効かないのか述べよ．
□ MRSA の耐性機構を述べよ．
□ VRE とは何か述べよ．
□超多剤耐性結核菌とは何か述べよ．

3 ワクチン

1. ワクチンの原理

弱毒化した病原微生物，もしくはそれを構成する一部の蛋白質などを生体に接種することにより免疫応答を誘導し，その結果，その病原体による感染症発症の軽減や抑制を図ることを予防接種（vaccination）と呼ぶ．その際，接種する弱毒化した病原微生物もしくはそれを構成する蛋白質などの抗原をワクチン（vaccine）という．

ワクチンを生体に接種することにより，生体内でワクチン抗原に特異的な獲得免疫応答が誘導される．獲得免疫応答により抗原特異的なヘルパーT 細胞が活性化し，そのままメモリーT 細胞として生体内に待機する．

ワクチン接種後にワクチン抗原を有する病原体が生体内に侵入すると，抗原提示を介してメモリーT 細胞が再び活性化し，細胞性免疫応答（抗原特異的な細胞傷害性 T 細胞による病原体感染細胞の細胞死誘導やマクロファージなどによる貪食・殺菌作用の増強など）や，体液性免疫応答〔抗原特異的な抗体の産生により，病原体の中和による感染の抑制，オプソニン効果による貪食細胞の貪食能の増強，抗体補体反応による病原体の溶菌化，抗体依存性細胞媒介性細胞傷害（antigen dependent cell−mediated cytotoxicity : ADCC）による NK 細胞の病原体感染細胞に対する細胞死の誘導〕を起こし，感染症の発症を抑制もしくは軽減させる．

ワクチン接種のように病原体の抗原を人工的に接種し，宿主における抗原特異的免疫応答を誘導することを能動免疫と呼ぶ．

2. ワクチンの種類と接種方法

A. ワクチン抗原の性状による分類

ワクチン抗原の性状によって，生ワクチン，不活化ワクチン，トキソイドに分類される（**表 1**）.

a. 生ワクチン

生ワクチンは，病原性を無毒化・弱毒化させた病原微生物（生ワクチン株）をそのまま接種するものである．病原体の全成分がそのまま摂取され，感染を成立させるため，感染時と同様の免疫応答を誘導することができる．一方，病原性を弱めたものを使用するため，感染症の発症はないか，きわめて弱く，ワクチンとしての効果が強調される．生ワクチンは生産コストが安く，ワクチン効果の持続が著しく長い長所がある一方，副反応が出やすい上に，生ワクチン株の毒性復帰による接種後の発症の可能性も考えられることや，生ワクチン株の開発方法に科学的根拠が乏しく，偶然性に左右されるといった短所も存在する．

b. 不活化ワクチン

生きた病原微生物を用いる生ワクチンと異なり，ワクチンとして用いる病原微生物（ワクチン株）を物理的（熱など）ないし化学的（ホルマリン，エーテルなど）に処理することによって，死滅させたものをワクチンとして用いたものである．不活化ワクチンにはその形状などの違いから，不活化全粒子（菌体）ワクチン（不活化した病原微生物をそのまま使用する），およびコンポーネントワクチン（ワクチン効果を誘導する病原微生物の特定の構成成分を分離・精製したものを使用する）に分かれる．

生ワクチンと比べて副反応が起こりにくく安全

表1　日本で予防接種に使用されているワクチン

	ワクチン名	対象疾病	種類	接種法
定期接種	DPT−IPV（混合ワクチン）	ジフテリア	トキソイド	皮下接種
		百日咳	不活化ワクチン	皮下接種
		破傷風	トキソイド	皮下接種
		ポリオ	不活化ワクチン	皮下接種
	DT（混合ワクチン）	ジフテリア	トキソイド	皮下接種
		破傷風	トキソイド	皮下接種
	MR（混合ワクチン）	麻疹（はしか）	生ワクチン	皮下接種
		風疹（3日ばしか）	生ワクチン	皮下接種
	BCG	結核	生ワクチン	経皮接種
	日本脳炎	日本脳炎	不活化ワクチン	皮下接種
	インフルエンザ菌b型（Hib）	髄膜炎（インフルエンザ菌）	不活化ワクチン	皮下接種
	肺炎球菌（13価結合型*）	細菌性肺炎（肺炎球菌）	不活化ワクチン	皮下接種
	肺炎球菌（23価多糖体*）	細菌性肺炎（肺炎球菌）	不活化ワクチン	皮下接種
	ヒトパピローマウイルス（HPV）	子宮頸癌	不活化ワクチン	筋肉内接種
	インフルエンザ*	インフルエンザ	不活化ワクチン	皮下接種
	水痘	水痘（水ぼうそう）	生ワクチン	皮下接種
	B型肝炎	B型肝炎	不活化ワクチン	皮下接種
任意接種	髄膜炎菌（4価結合型*）	細菌性髄膜炎（髄膜炎菌）	不活化ワクチン	皮下接種
	おたふくかぜ	流行性耳下腺炎（おたふくかぜ）	生ワクチン	皮下接種
	A型肝炎	A型肝炎	不活化ワクチン	皮下接種
	ロタウイルス（1価，5価*）	ロタウイルス感染症	生ワクチン	経口接種
	生ポリオ*	ポリオ	生ワクチン	経口接種
	狂犬病	狂犬病	不活化ワクチン	皮下接種
	成人用ジフテリア	ジフテリア	トキソイド	皮下接種
	ワイル病秋やみ	ワイル病	不活化ワクチン	皮下接種
	黄熱	黄熱病	生ワクチン	皮下接種

*：多価ワクチン

性が高いこと，コンポーネントワクチンのように科学的根拠に基づいたワクチン開発ができるなどの長所がある一方，ワクチン効果および，その持続力が弱い傾向にあるため，複数回接種を行う，免疫効果を増強するためのアジュバント（後述）を添加するなどといった免疫増強のための工夫が必要とされる．

c. トキソイド

細菌毒素をホルマリン処理により抗原性を維持したまま無毒化したもので，宿主に接種することで，その毒素に対する抗体を産生し，毒素を中和させる働きを有する．

B. その他の分類

多くのワクチンは，1種類の病原微生物（生ワクチンや不活化全粒子ワクチン），もしくは単独のワクチン抗原（コンポーネントワクチン）からなるが，以下に記載するように複数の異なるワクチン抗原や病原微生物のワクチン株を含むタイプのワクチンも存在する（**表1**）．

a. 多価ワクチン

1種類の病原微生物に多種の抗原型が存在する場合，それらの抗原型を網羅したワクチンを作製する必要がある．そのようなワクチンを多価ワクチンという．インフルエンザワクチンやポリオ生ワクチン（2016年現在，インフルエンザワクチンは4種類，ポリオ生ワクチンは3種類の抗原型が含まれている）などが該当する．

b. 混合ワクチン

異なる種類の病原体に対するワクチンを混合させたものである．混合させることにより，接種回数を減少させることが可能となる．

C. ワクチンの接種方法

ワクチンの接種方法の多くは注射による皮下接種，筋肉内接種である．しかし，接種経路や接種方法を変えることにより，同じワクチンであってもその効果の増強などが認められることが明らかになってきた．それに伴い，消化管粘膜や呼吸器粘膜などに感染する病原体に対して，粘膜に分泌する分泌型IgA抗体の産生を誘導するために経口接種（ロタウイルスワクチン，ポリオ生ワクチンなど）や経鼻接種〔インフルエンザ生ワクチン（FluMist®，欧米に限定）〕を行っている．また，BCGワクチンについては副反応の軽減を目的として経皮接種（管針法）を行っている（**表1**）．

3. ワクチンの有効性

A. ワクチン効果の有効性

ワクチンによって得られる有効性については，免疫の陽転率によって判断することが多い．陽転率はワクチンの種類によって様々だが，一般的には90％前後とされている．ワクチン接種によっても陽転反応が認められない場合，その疾患に罹患する可能性がある．

生ワクチンにおいては，多くの場合，生涯に1，2回接種することで十分な有効性を長期間発現することができるが，不活化ワクチンについては，生ワクチンほど強力な免疫惹起を誘導することが期待できない．そのため，これらのワクチンの有効性を担保するために通常数回接種することがある．これは，初回免疫によって生じるワクチン特異的なメモリーT細胞を，その後の継続的なワクチン接種によって再活性化させ，より大きな免疫応答を誘導させるためである．これをブースター効果と呼ぶ．ワクチン接種後の抗体産生をみると，初回免疫では，IgM抗体が最初に産生され，その後，クラススイッチによりIgG抗体が産生される．ただし，これらの抗体の産生時期は遅く，産生量も少ない．しかし，その後，再度ワクチンを接種することにより，メモリーT細胞の活性化によって最初からIgG抗体が大量に産生され，より迅速で強固な免疫応答が誘導できる（**図1**）．

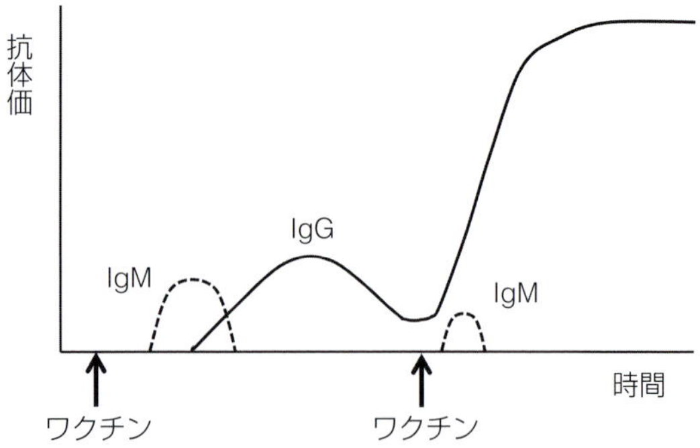

図1　ブースター効果

また，コンポーネントワクチンなどは，このような複数回接種を行っても有効な免疫応答を誘導することができない場合がある．そのため，コンポーネントワクチンの抗原と結合し抗原提示細胞への取込みを増強させたり，直接免疫応答の活性化を誘導させたり，あるいはワクチン抗原の放散時間を遅らせて抗原刺激を長時間持続させる働きを行う物質と混合して接種する場合がある．このような物質をアジュバントと呼ぶ．

B. ワクチンの安全性

ワクチンは異種抗原であり，ワクチン接種を受けた生体は，何らかの副反応を示すことが多い．副反応として多くみられるのは局所反応（接種部位の発赤，腫脹，疼痛）や全身反応（発熱，疼痛，全身倦怠感など）であるが，重症の場合，アナフィラキシーショックや脳症など，インフルエンザワクチンの場合にはギラン・バレー症候群などを発症する場合もまれに存在する．また，生ワクチンの場合，ワクチン株の毒性復帰の危険性も存在する．そのため，ワクチンの有効性管理と同様に安全性の管理も厳しく行われている．

4. 受動免疫

ワクチンによって誘導される免疫を能動免疫と呼ぶのに対し，すでに作製された抗体や抗血清や免疫グロブリンを生体に接種することで目的とする病原体の感染や感染症の発症を予防する方法を受動免疫と呼ぶ.

受動免疫は既製の抗体を投与するため，感染症発症の素早い予防効果を誘導する．しかし，その状態が持続できるのは，十分量の抗体が維持されている状態のときに限られる.

受動免疫として用いる製剤としては，以下のものが挙げられる.

①抗毒素

抗毒素とは毒素（細菌毒素のほかへビ毒なども含む）に対する抗体を動物に産生させ，その中和抗体を採取したものである．毒素への曝露が判明した場合，抗毒素を接種し迅速に毒素を中和させることで毒素による障害を予防することができる．現在，日本国内で入手可能な抗毒素として，ガス壊疽ウマ抗毒素，ジフテリアウマ抗毒素，ボツリヌスウマ抗毒素，ハブ毒ないしマムシ毒に対するウマ抗毒素などがある.

②免疫グロブリン製剤

ヒトの血液中の血漿成分から免疫グロブリンを精製した医薬品を指す．使用目的によって用いる免疫グロブリン製剤は異なる．一般的なヒト免疫グロブリン製剤は，敗血症などの重症感染症をはじめ，低・無ガンマグロブリン血症，川崎病などで用いられる.

一方，破傷風菌やB型肝炎ウイルスに曝露した場合に，その発症を予防するために抗破傷風ヒト免疫グロブリン製剤や抗HBsヒト免疫グロブリン製剤が用いられる.

（岡本成史）

チェックリスト

□ワクチンの種類と特徴を述べよ.
□定期予防接種ワクチンの種類と対象疾病を挙げよ.
□受動免疫とは何か述べよ.

I 微生物学の基礎

感染症の制御

4 バイオハザードと感染症法

バイオハザード（biohazard）とは，有害な生物（細菌，リケッチア，原虫，ウイルス等）による危険性を指し，人間と自然環境に重大な危険をもたらすような生態異変を起こす可能性がある．従来は病院や研究所の感染性廃棄物など，病原体を含有する危険物を指してきたが，近年ではヒトや動物が感染すると危険な病原体だけでなく，遺伝子組換え実験などで作られた微生物も対象になる．

微生物検査室では病原微生物を取り扱う危険性や感染の過程を認識し，知識と技術を備えること，安全性確保のための実験手段，施設等に基準・指針を定めることが重要となる．

1. バイオハザード

A. バイオハザード対策

病原体（細菌，真菌，クラミジア，原虫，ウイルス，プリオン等）は，人獣に感染し，その伝播によりヒトの生命や健康，畜産業に影響を与えるおそれがある．

バイオハザード対策の基本として，世界保健機関（WHO）は，ヒトが感染・発症する確率を一定レベル以下に低減させるために病原体の危険度分類（リスク群）（**表1**）を定めている．リスク1には危険度の低いウイルスなど，リスク2にはインフルエンザウイルスやサルモネラなど，リスク3には高病原性鳥インフルエンザなど，リスク4にはエボラウイルスなどが含まれる．

日本国内の実験施設では国立感染症研究所の「病原体等安全管理規程」によってバイオセーフティレベル（BSL）（**表2**）が1～4の4段階に分類されている．病院の臨床検査室ではレベル2以上の設備が必要である．実験室や輸送容器等から病原体の漏洩を防ぐためには，室内の差圧の確保，安全キャビネットの設置，オートクレーブの設置や予防衣，手袋，マスク等の着用が必要であり，より危険な病原体を扱う部屋ほど多くの対策が必要となる．

B. 作業原則

実験室の標準微生物学的実験手技の基本となる最も重要な作業と手順を示し，利用する．災害を特定し，排除あるいは最小限に抑えるための実験室の安全確保の基本であり，作業原則について主要なものを以下に示す．

a. 立入り

①リスク群2またはそれより高いリスク群の微生物を取り扱う部屋のドアには国際バイオハザード標識（**図1**）を表示する．

②リスク群2以上を取り扱うBSL2以上では，一般外来者の立入りは禁止され，認証者に限られる．

③実験室のドアは常時閉めておく．

b. 個人防御

①実験室で作業をする際は常に実験室用防護衣（白衣），ガウン，または制服を着用する．

②血液や体液など感染性の可能性のある材料を取り扱う際は必ず適切な手袋を着用する．使用後，手袋は汚染菌に注意して外し，作業後や退室時には手を洗う．

③飛沫する可能性のある場合は安全眼鏡，顔面保護具，その他の防護具を着用する．

④実験室では足が露出した履物を着用してはなら

表1　感染性微生物の危険度（リスク群）分類

リスク群	WHO 定義	病原体
4	個体および地域社会に対する高い危険度 通常，ヒトや動物に重篤な疾患を起こし，感染した個体から他の個体に，直接または間接的に容易に伝播され得る病原体．通常，有効な治療法や予防法が利用できない	エボラウイルス，マールブルグウイルス，天然痘ウイルス，黄熱ウイルスなど
3	個体に対する高い危険度，地域社会に対する低危険度 通常，ヒトや動物に重篤な疾患を起こすが，通常の条件下では感染は個体から他の個体への拡散が低い病原体．有効な治療法や予防法が利用できる	A 型インフルエンザウイルス強毒株（H5N1，H7N7 亜型），ヒト免疫不全ウイルス，炭疽菌，ペスト菌など
2	個体に対する中等度危険度，地域社会に対する軽微な危険度 ヒトや動物に疾患を起こす可能性はあるが実験室職員，地域社会，家畜，環境にとって重大な災害とならない病原体．実験室での曝露は，重篤な感染を起こす可能性はあるが，有効な治療法や予防法が利用でき，感染が拡散するリスクは限られる	ワクシニアウイルス，インフルエンザウイルス，ブドウ球菌，サルモネラなど
1	個体および地域社会に対する低危険度 ヒトや動物に疾患を起こす可能性のない微生物	生ワクチンウイルス（ワクシニアと牛疫ワクチン株を除く），レベル 2 およびレベル 3 に属さない細菌類

表2　バイオセーフティレベル

病原体等のリスク群	実験室の BSL	実験室の使用目的	実験手技および運用	実験室の安全機器
1	基本実験室−BSL1	教育，研究	GMT	特になし（開放型実験台）
2	基本実験室−BSL2	一般診断検査，研究	GMT，PPE，バイオハザード標識表示	病原体の取扱いは BSC で行う
3	封じ込め実験室−BSL3	特殊診断検査，研究	上記 BSL2 の各項目，専用 PPE，立入り厳重制限，一方向性の気流	病原体の取扱いの全操作を BSC あるいはその他の一次封じ込め装置を用いて行う
4	高度封じ込め実験室−BSL4	高度特殊診断検査	上記 BSL3 の各項目，エアロックを通っての入室，退出時シャワー，専用廃棄物処理	クラスⅢ BSC または陽圧スーツとクラスⅡ BSC に加え，両面オートクレーブ，給排気はフィルター濾過

BSL : バイオセーフティレベル，BSC : 生物学用安全キャビネット，GMT : 標準微生物学実験手技，PPE : 個人用曝露防止器具

国立感染症研究所 : 病原体等安全管理規程，2010.

ない．

⑤実験室での飲食，喫煙は禁じられる．

⑥実験室用防護衣は日常用衣服と同じロッカーや戸棚に保管してはならない．

c. 手順

①口を使ってのピペット操作は行ってはならない．

②すべての技術的手順はエアロゾルや飛沫の発生を最小限にする方法で実施しなくてはならない．

③病原体の漏出や曝露等が起きた場合，実験室管

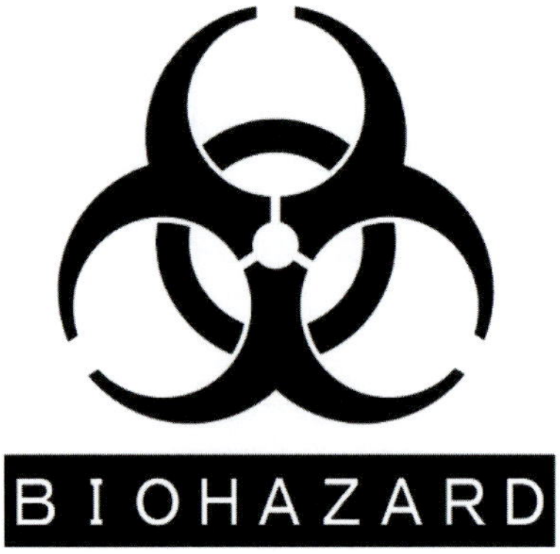

入室承認者以外立入禁止

実験室名	
病原体等の BSL	
病原体等取扱責任者	
緊急時の連絡先 電話番号（内線・自宅）	

図 1　国際バイオハザード標識

国立感染症研究所　病原体等安全管理規程，2010.

理者に報告する．事故や事例については文書による記録を作成し保存する．

④汚染除去のための手順を文書で作成し，遵守しなくてはならない．

⑤汚染廃液は放流前に（化学的もしくは物理的に）汚染除去しなくてはならない．

⑥書類等は，実験室においてある間，汚染されないように保護されなければならない．

d. 実験室

①実験室は整理，整頓，清潔に維持し，作業に必要のないものはおかないようにする．

②作業表面は試料が漏出した場合は直ちに，また作業終了時には汚染除去する．

③病原体の梱包および輸送は適用される国内ないし国際規制に準拠しなくてはならない．

④窓には節足動物侵入防止用網戸を取りつけなくてはならない．

2. 感染症法（感染症の予防及び感染症の患者に対する医療に関する法律）

従来の「伝染病予防法」「性病予防法」「エイズ予防法」の 3 つを統合し 1998 年に制定，1999 年 4 月 1 日に施行された．

病原体の感染力や重篤性等に基づいて，感染症を一～五類に分類指定し（**表 3**），さらに指定感染症と新感染症を設けている．2007 年 4 月 1 日，「結核予防法」を統合し，結核は二類感染症に指定されて対策が実施されることになった．

2008 年に，鳥インフルエンザ（H5N1）が指定感染症から二類感染症に変更になり，新しい類型として「新型インフルエンザ等感染症」が制定された．

2011 年 2 月には，四類感染症にチクングニア熱，五類感染症に薬剤耐性アシネトバクター感染症（定点）が追加された．

2013 年 3 月には，重症熱性血小板減少症候群（SFTS）が四類感染症に追加され，同年 4 月には，侵襲性インフルエンザ菌感染症と侵襲性肺炎球菌感染症が五類感染症に追加され，五類感染症の髄膜炎菌性髄膜炎が侵襲性髄膜炎菌感染症に変更された．

2014 年 9 月には，カルバペネム耐性腸内細菌科細菌感染症，水痘（入院例に限る），播種性クリプトコックス症が五類感染症に追加された．

2016 年 2 月にはジカウイルス感染症が四類感染症に追加された．

また，一～五類感染症の患者を診断した医師等は都道府県知事へ届けるよう規定されている（**表 4**）．

また，国民の生命および健康に影響を与えるおそれがある病原体等の管理について，1～4 種病原体等を特定し（**表 5**），所持や輸入の禁止，許可，届出，基準の遵守等の規制が設けられている．

2015 年 4 月には 3 種病原体等に分類される多剤耐性結核菌の定義が見直され，イソニコチン酸ヒドラジド，リファンピシン，その他政令（令第 1 条の 4）で定めるもの（オフロキサシン，ガチフロキサシン，シプロフロキサシン，スパルフロキサシン，モキシフロキサシン，またはレボフロ

表3　感染症法に基づく届出疾病

一類感染症	エボラ出血熱，クリミア・コンゴ出血熱，痘瘡（天然痘），南米出血熱，ペスト，ラッサ熱，マールブルグ熱
二類感染症	急性灰白髄炎，結核，ジフテリア，重症急性呼吸器症候群（SARS コロナウイルス），中東呼吸器症候群（MERS コロナウイルス），鳥インフルエンザ（H5N1, H7N9）
三類感染症	コレラ，細菌性赤痢，腸管出血性大腸菌感染症（O157 など），腸チフス，パラチフス
四類感染症	E 型肝炎，ウエストナイル熱，A 型肝炎，エキノコックス症，黄熱，オウム病，オムスク出血熱，回帰熱，キャサヌル森林病，Q 熱，狂犬病，コクシジオイデス症，サル痘，ジカウイルス感染症，重症熱性血小板減少症候群（SFTS ウイルス），腎症候性出血熱，西部ウマ脳炎，ダニ媒介脳炎，炭疽，チクングニア熱，つつが虫病，デング熱，東部ウマ脳炎，鳥インフルエンザ〔鳥インフルエンザ（H5N1, H7N9）を除く〕，ニパウイルス感染症，日本紅斑熱，日本脳炎，ハンタウイルス肺症候群，B ウイルス病，鼻疽，ブルセラ症，ベネズエラウマ脳炎，ヘンドラウイルス感染症，発しんチフス，ボツリヌス症，マラリア，野兎病，ライム病，リッサウイルス感染症，リフトバレー熱，類鼻疽，レジオネラ症，レプトスピラ症，ロッキー山紅斑熱
五類感染症	アメーバ赤痢，ウイルス性肝炎（E 型肝炎および A 型肝炎を除く），カルバペネム耐性腸内細菌科細菌感染症，急性脳炎（ウエストナイル脳炎，西部ウマ脳炎，ダニ媒介脳炎，東部ウマ脳炎，日本脳炎，ベネズエラウマ脳炎およびリフトバレー熱を除く），クリプトスポリジウム症，クロイツフェルト・ヤコブ病，劇症型溶血性レンサ球菌感染症，後天性免疫不全症候群，ジアルジア症，侵襲性インフルエンザ菌感染症，侵襲性髄膜炎菌感染症，侵襲性肺炎球菌感染症，水痘（入院例に限る），先天性風しん症候群，梅毒，播種性クリプトコックス症，破傷風，バンコマイシン耐性黄色ブドウ球菌感染症，バンコマイシン耐性腸球菌感染症，風しん，麻しん，薬剤耐性アシネトバクター感染症

表4　医師の届出

感染症類型	届出義務	届出期限
一～四類感染症	すべての医師	直ちに
五類感染症（全数把握）	すべての医師	7 日以内*1
五類感染症（定点把握）	指定届出機関の管理者	翌週の月曜日あるいは翌月の初日*2

＊1：麻しんについては 24 時間を目処に報告

＊2：性器クラミジア感染症，性器ヘルペスウイルス感染症，尖圭コンジローマ，淋菌感染症，ペニシリン耐性肺炎球菌感染症，メチシリン耐性黄色ブドウ球菌感染症，薬剤耐性緑膿菌感染症については翌月の初日

キサシンのいずれかに耐性，かつアミカシン，カナマイシン，カプレオマイシンの 3 種類の薬剤のうち 1 種以上に耐性を有するもの）に改正された．

（板羽秀之）

表 5　感染症法における病原体の種別と病原体等所持者の義務

	1 種病原体	2 種病原体	3 種病原体	4 種病原体
病原体等	ラッサウイルス 南米出血熱ウイルス エボラウイルス 痘瘡ウイルス クリミア・コンゴ出血熱ウイルス マールブルグウイルス	SARS コロナウイルス 炭疽菌 ペスト菌 野兎病菌 ボツリヌス菌 ボツリヌス毒素	Q 熱コクシエラ 狂犬病ウイルス 多剤耐性結核菌 ＊政令で定める病原体 東部ウマ脳炎ウイルス 西部ウマ脳炎ウイルス ベネズエラウマ脳炎ウイルス サル痘ウイルス コクシディオイデス属イミチス シンプレックスウイルス属 B ウイルス 鼻疽菌 類鼻疽菌 ハンタウイルス属 ・ハンタウイルス肺症候群 ・腎症候性出血熱 出血熱ウイルス キャサヌル森林病ウイルス ダニ媒介脳炎ウイルス ブルセラ属菌 SFTS ウイルス リフトバレー熱ウイルス MERS コロナウイルス ニパウイルス ヘンドラウイルス 日本紅斑熱リケッチア 発しんチフスリケッチア ロッキー山紅斑熱リケッチア	インフルエンザ A ウイルス (H2N2, H5N1, H7N7) 腸管出血性大腸菌 ポリオウイルス クリプトスポリジウム コレラ菌（O1, O139） チフス菌 パラチフス A 菌 志賀毒素 赤痢菌 黄熱ウイルス 結核菌 (多剤耐性結核菌を除く) ＊政令で定める病原体 オウム病クラミジア ウエストナイルウイルス 日本脳炎ウイルス デングウイルス
取り扱い	所持等の禁止 国または独立行政法人および政令で定める法人で厚生労働大臣が指定した者に限って所持できる	許可制度 一定の安全性等を満たすことを要件にする必要があり，厚生労働大臣の許可を受けた者に限り所持等を認める	所持した場合は届出 所持者を把握する必要もあることから，施設基準等に従った施設における所持等を認める	施設基準の遵守 施設基準等に従った所持等を認める

チェックリスト

□バイオハザードの概念を述べよ.
□バイオセーフティレベル（BSL）分類と各レベルで取り扱う感染性微生物について述べよ.
□感染症法で定める 1～4 種病原体の代表的微生物とその取り扱いについて述べよ.

I 微生物学の基礎

感染症の制御

5　感染制御チーム活動

医療関連感染（院内感染）は，一般社会で暮らしている健常人が罹患する市中感染と対比して，患者が医療機関において原疾患とは別に新たに罹患した感染症，および施設に勤務する医療従事者らが医療機関内において感染した職業感染症を指す（51頁参照）．

感染制御は，この院内感染に対する対策を効率的かつ確実に行うための方策を模索するなかで生まれてきた言葉である．このため，感染症に罹患する前の患者や医療スタッフに対する感染症の予防を主たる目的としている点で，すでに感染症に罹患した患者の診断・治療を行う感染症診療と異なっている．

2007年4月1日より施行された改正医療法「良質な医療を提供する体制の確立を図るための医療法等の一部を改正する法律の一部の施行について」（平成19年3月30日　医政発第0330020号，厚生労働省医政局長通知）によって，患者を入院させるための施設を有する医療機関において院内感染対策の体制確保が義務づけられた．このことにより全国の病院・医療機関では，院内感染対策を遂行するための最高決定機関として感染対策委員会（infection control committee : ICC）が設置され，ICCで決定された事項の遂行と院内感染の監視や発生時の対応，抗菌薬使用に関するコンサルテーション等の実質的な感染制御活動を行う感染制御チーム（infection control team : ICT）が設置された．

1. 制御すべき感染症

院内感染は，免疫の低下した患者や未熟児，高齢者らに対して，ヒトからヒトへ直接または医療従事者，医療器具，環境等を介して感染が生じる．また，通常の病原微生物だけでなく感染力の弱い微生物によっても生じることから，対象となる微生物が多岐にわたる（**表1**）．

一方，医療従事者等を対象とした職業感染には，針刺し事故などの医療用器具による血液・体液の曝露によって生じるB型肝炎ウイルス（HBV），C型肝炎ウイルス（HCV），ヒト免疫不全ウイルス（HIV）の感染や，空気感染や飛沫感染による結核菌，麻疹ウイルス，風疹ウイルス，インフルエンザウイルスの感染，経口感染によるノロウイルスを代表とする感染性胃腸炎の原因ウイルスによる感染がある．

2. 感染制御チーム

院内感染対策は，入院患者に対する対策に加えて，医療従事者を対象とした職業感染対策も対象とするため，組織的な対応が必要となる．この中心となる組織がICCであり，病院長，事務部門および各診療部の代表者，看護部，薬剤部，検査部などの中央診療部の長で構成されている．ICCは病院感染対策委員会を月1回程度定期的に開催し，院内感染対策を遂行するために必要なすべての事項を決定し，実行させる権限を有している．その主たる実働組織がICTである．

ICTは，感染制御の組織化を目的とした2011年の「医療機関等における院内感染対策について」（医政指発0617第一号，厚生労働省医政局指導課長通知）において設置に関する事項が追加された．その内容は，①病床規模が300床以上の医

表1　感染制御において重要な微生物

微生物	病原体	注意点
細菌	*Staphylococcus aureus*	メチシリン耐性黄色ブドウ球菌（MRSA）は院内感染の最も主要な原因菌
	Enterococcus 属	バンコマイシン耐性腸球菌（VRE）は，アンピシリン感受性株を除くと，有効な抗菌薬が抗 VRE 薬に限定
	Pseudomonas aeruginosa	人工呼吸器関連肺炎（VAP）や好中球減少患者の血流感染の起炎菌として重要．多剤耐性緑膿菌（MDRP）はβ-ラクタム系，キノロン系，アミノグリコシド系抗菌薬に耐性を有し，単剤での治療が困難
	Acinetobacter 属	多剤耐性アシネトバクター（MDRA）は，MDRP と類似の耐性を示し，通常の陰性桿菌よりも乾燥に強く環境に長期生存する点で問題
	Escherichia coli, *Klebsiella pneumoniae*, *Proteus mirabilis*, その他の腸内細菌科	基質拡張型β-ラクタマーゼ（ESBL），プラスミド性 AmpC β-ラクタマーゼ，メタロ-β-ラクタマーゼ（MBL）産生性のプラスミドを介しての伝播が問題
	Clostridium difficile	菌交代現象による抗菌薬関連下痢症．有芽胞菌のため消毒用アルコールに耐性
	Mycobacterium tuberculosis	多剤耐性結核（MDR-TB）．結核菌を含む飛沫核による空気感染
真菌	*Candida* 属	カテーテル感染，深在性真菌症．non-albicans *Candida* のアゾール系，キャンディン系，ポリエン系抗真菌薬に対する低感受性株の出現
	Cryptococcus neoformans	ハトなどの鳥類の糞に生息し，ヒトに髄膜炎を生じる．
	Aspergillus 属	胞子の吸入によって感染するため，環境からの感染防止が重要．侵襲性肺アスペルギルス症
ウイルス	B 型肝炎ウイルス（HBV），C 型肝炎ウイルス（HCV），ヒト免疫不全ウイルス（HIV）	針刺し事故などの職業感染として重要で，標準予防策によって対応．HBV 曝露：曝露後の対策として 48 時間以内の HB グロブリン投与と HB ワクチンの接種，HCV 曝露：経過観察による感染成立早期のインターフェロン治療，HIV 曝露：感染成立が危惧される場合は，抗 HIV 薬の多剤併用による予防投与
	麻疹ウイルス，風疹ウイルス	抗体価の確認とワクチン接種．麻疹ウイルス：空気感染予防，風疹ウイルス：飛沫感染予防
	インフルエンザウイルス	医療従事者のワクチン接種の徹底と飛沫感染予防策の実施
	ノロウイルス，ロタウイルス	消毒用アルコールに耐性．接触感染予防の実施
節足動物	ヒゼンダニ	ヒトが固有宿主．角化型疥癬（ノルウェー疥癬）が院内感染において重要

療機関での ICT 構成メンバーと設置義務および定期的な病棟ラウンドの実施，②病棟ラウンドにおける活動内容，③抗菌薬使用状況の把握と指導，④病床規模が 300 床以下の医療機関での体制整備である．

ICT は，医師，看護師，薬剤師，臨床検査技師，事務職員で構成されることが多く，多職種の連携によって感染対策に関する種々の事項について立案，実行，評価を行う．

3. ICTの活動内容

ICTの主な活動として，①院内ラウンド，②サーベイランス，③コンサルテーション，④医療従事者への教育・啓蒙，⑤感染制御における地域連携がある．

①院内ラウンド

院内ラウンドには，全部署を対象とした定期ラウンドと問題発生時のラウンドがある．定期ラウンドでは，ICTの複数のメンバーによって1週間に1度以上の頻度で施設内を巡回し，感染対策上のリスクについて，それぞれの専門職スタッフによって多角的に評価を行い，現場職員との意見交換のなかから対策に関する提案を行う．また，現場の部署だけでは対応が不可能な事項に関しては，ICTのなかで検討し，ICCに報告し改善策の提案を行う．

ラウンドの主な対象部門は，一般病棟，集中治療室，新生児集中治療室，手術室，内視鏡室，リハビリテーション室，透析室，外来，検査部門，中央材料室などで，このほか病院感染のリスクが存在すると考えられる領域についてもラウンドを行う．

院内ラウンドでは主に，①病棟の環境衛生，②ヒトと汚染物の動線，③手指衛生や個人防護用具（personal protective equipment：PPE）の使用状況，④各種医療器材の衛生管理や滅菌方法，⑤抗菌薬の適正使用，⑥薬剤耐性菌による感染の把握と管理などに関する項目についてチェックを行う．

院内ラウンドを行う際には，ラウンド担当者の間で微生物検査室からの報告書などを活用して，前もってラウンド時のチェック項目を対象部署について検討を行う．このことによって，院内感染リスクに対する効率的で確実なチェックと迅速な対応が可能となる．また，院内ラウンドで行った感染対策指導の後，適切な時期に確認のためのラウンドを行うことが効果的であるとされている．

問題発生時のICTラウンドは，①感染力の強い感染症（結核，麻疹，水痘，インフルエンザ，感染性胃腸炎など）を把握した時点，②次項（サーベイランス）で示す医療処置に関連して生じる感染のサーベイランス結果に異常がみられた時点，③微生物検査データの異常な集積がみられた時点，④抗菌薬使用状況に異常な偏りがみられた時点，⑤現場からのコンサルテーション依頼時，に実施される．

②サーベイランス

院内感染サーベイランスは，医療関連感染の発生に関する情報の収集と解析を行い，院内における感染症の発生状況を迅速に把握するための方法である．また，この結果を基にICTやICCにおいて感染防止対策の立案や評価が行われる．院内感染サーベイランスには，infection based surveillanceとlaboratory based surveillanceがある．

Infection based surveillanceは，対象とする感染症の感染率を算出し感染率のベースラインを設定することによって院内感染の発生を監視する．このサーベイランスの対象として，医療処置に関連して生じる感染があり，ICTが主に担当する．一方，laboratory based surveillanceは微生物検査室が担当し，分離菌の検出状況や薬剤感受性結果を基にして特定材料（血液をはじめとする無菌材料）からの検出菌，アウトブレイクを疑う検出菌の集積，薬剤耐性菌（MRSA，VRE，MDRP，ESBL産生菌など）の検出率を集計することによって院内感染の早期発見や抗菌薬適正使用の推進に用いられる．これらの集計結果は，それぞれの特性によって日報，週報，月報，年報として報告される．

そのほかの院内感染サーベイランスとして，厚生労働省院内感染対策サーベイランス事業（Japan Nosocomial Infections Surveillance：JANIS）がある．JANISは，全入院患者部門，手術部位感染部門，集中治療室部門，新生児集中治療室部門，検査部門の5つのサーベイランス部門からなっており，全国の医療施設からのデータを集計し，その結果をインターネット経由で各施設が閲覧できるという方法で還元している．

③コンサルテーション

コンサルテーションとは「異なる専門性をもつ複数の者が，援助対象である問題状況について検討し，よりよい援助のあり方について話し合うプロセスを示す」と考えられている．このことから，ICT が行うコンサルテーションには，病院内の感染防止に関するコンサルテーションと，地域の関連施設との連携・協力・情報共有の推進を目的としたコンサルテーションがある．

病院内の感染防止に関するコンサルテーションは，各種院内サーベイランスによって得られた情報を基にして，ICT の多様な専門性を生かして対象部署のスタッフと，よりよい感染対策について話し合うプロセスといえる．また，抗菌薬適正使用の推進に関してコンセンサスを得るための重要な機会となる．

そして，地域の関連施設へのコンサルテーションは，サーベイランスデータや感染対策活動の効果を相互比較することによって，それぞれの施設の感染対策活動を客観的に評価するために重要である．

④医療従事者への教育・啓蒙

感染制御対策を効果的に推進していくためには，すべての職種や職員がそれぞれの担当部署における感染制御について理解することが重要である．このため，2007 年の改正医療法においても「従業者に対する院内感染対策のための研修」という項目を設けている．

その内容の主な事項として，①感染対策に関する研修の実施による意識の向上，②職種横断的な参加のもとで行う，③年 2 回の定期的な開催と必要に応じた開催およびその実施・参加の記録，が挙げられている．ICT は，この研修についての開催計画および実務を行い，メンバー自らが講師として職員教育・啓蒙に重要な役割を担っている．

⑤感染制御における地域連携

医療機関における感染対策を効率的かつ確実に行えることを目的とした診療報酬の改定が行われた．地域において関連する医療機関同士がお互いの特色を生かし，感染防止対策について連携することに対しての診療報酬（感染防止地域連携加算：平成 24 年度改定）が新設された．この診療報酬には，感染制御における役割と施設基準によって感染防止対策加算 1 と加算 2 に分けられている（図 1a，b）．その取得要件には ICT の構成（構成メンバーの経験年数の規定，ICN を取得した看護師：加算 1 のみ，医師または看護師の専従：加算 1 のみ），ICT による全職員対象の研修会の実施，連携医療施設との ICT カンファレンスの実施が求められている．

4. ICT 活動における臨床検査技師の役割

感染制御における臨床検査技師は，日常業務としての臨床検体からの病原菌の検出・同定や薬剤感受性試験の結果を報告するだけでなく，それらのデータを解析し laboratory based surveillance を行うことによって，院内感染の監視や耐性菌の動向を把握し，ICT の一員として院内感染対策に貢献することが求められている．また，日常検査データのもう 1 つの利用法として，ローカルアンチバイオグラム（施設における細菌ごとの抗菌薬感受性率表）の作成がある．ローカルアンチバイオグラムを公表・周知することによって，施設において検出される主な細菌の抗菌薬に対する感受性パターンが推定され，抗菌薬適正使用の推進に寄与できる．

また，院内感染発生時には，患者および環境由来の細菌に関する疫学的微生物検査（pulsed−field gel electrophoresis：PFGE 法，phage open reading flame typing：POT 法など）を行い，感染源や感染経路の特定を行うことも求められる．医療従事者への院内感染対策に関する教育・啓蒙では，現場での臨床微生物学に基づいた経験と知識を他職種の職員に広く伝えることは，感染制御の推進だけでなくチーム医療のなかでの臨床検査技師の位置づけに関しても非常に有意義なことである．

このような専門的業務を務めるためには，次項に示す感染制御認定臨床微生物検査技師（infection control microbiological technologist：ICMT）の取得が望まれる．

5. 感染制御認定臨床微生物検査技師の制度化

ICT を構成する各職種には，それぞれ感染制御

a. 病床規模の大きい医療機関

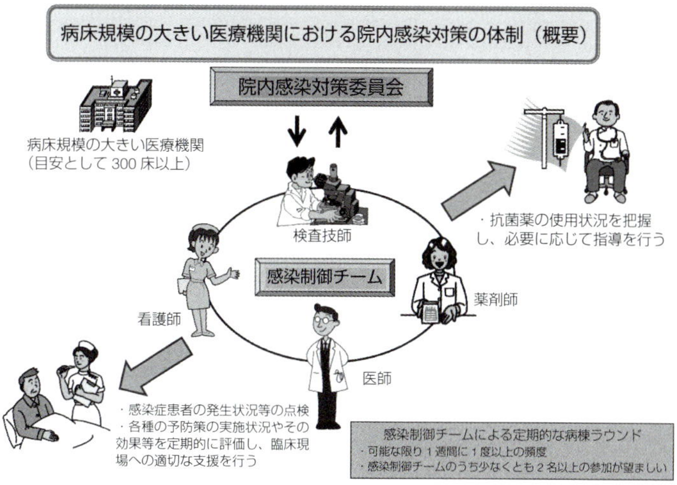

b. 中小規模の医療機関

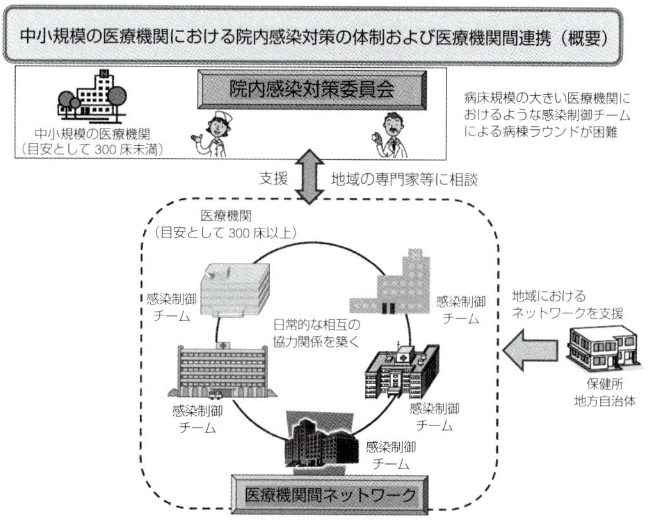

図 1　院内感染対策の体制

厚生労働省ホームページ　医療機関における院内感染対策について（改正の要点）

https://www.nih-janis.jp/material/material/mhlw_notice_20110617.pdf より抜粋

に関する認定資格が制度化されており，医師では感染制御ドクター（infection control docter : ICD），看護師では感染管理認定看護師（infection control nurse : ICN），薬剤師では感染制御専門薬剤師（board certified infection control pharmacy specialist : BCICPS），および感染制御認定薬剤師（board certified pharmacist in infection control : BCPIC）がある．臨床検査技師では，認定臨床微生物検査技師と ICMT の 2 つの認定臨床検査技師が制度化されている．

認定臨床微生物検査技師は，臨床微生物学分野における所定の実務経験および研究実績（学会発表および専門雑誌への論文報告）を有し，認定臨床微生物検査技師制度協議会の実施する学科試験および実技試験に合格した臨床検査技師である.

ICMTは，認定臨床微生物検査技師のうち，必要条件として「①医療関連の感染制御に関する活動実績がある，②所属施設長の推薦がある，③感染制御に関する研修プログラムに参加し，30研修単位以上を取得している」を満たし，ICMT協議会において認定された臨床検査技師である. ICMTは，臨床微生物学や感染症検査全般にわたる高い専門的知識と経験を有し，医療施設内の感染制御において重要な役割を担っており，これまでに573名（2016年1月1日現在）が協議会より認定を受けている.

（中山章文）

チェックリスト

□感染制御の目的を述べよ.

□感染制御において重要な微生物を挙げよ.

□ICTの主要活動を5つ挙げよ.

II 微生物の特徴

細　菌

1　グラム陽性球菌

グラム陽性球菌は *Micrococcus* と *Deinococcus* の2つのFamily（科）があり，それぞれ複数のGenus（属）から構成されている．本項では，臨床微生物として重要な5種の菌属，*Staphylococcus*, *Streptococcus*, *Enterococcus*, *Peptostreptococcus*, *Peptococcus* について，その形態と生理学的特徴を述べる．**表1**は，これらのGenusの違いを示している．どの菌属も球状の形をしているが，細胞の並び方および酸素要求性がこれらの菌属の簡便な見分け方になる．

1. Genus *Staphylococcus*

本菌属は直径が0.5～1.5 μm の細胞でブドウの房状の配列をしている（**図1**）．この形態は，菌細胞の1回目の分裂面に対して2回目の分裂面が90°の角度で不規則に起こることに起因している．染色性は，グラム陽性で厚い細胞壁をもち，鞭毛，芽胞を形成しない．通常，ヒトの鼻腔や体表に常在している．

Species（種）は45種類あり，コアグラーゼ産生能で2つのグループに分けている（**表2**）．どれもゲノムのGC含量は低く，約35％である．ヒトには主としてコアグラーゼ産生ブドウ球菌（CPS），*S. aureus*（黄色ブドウ球菌）が強い病原性を発揮する．コアグラーゼ非産生菌（CNS）には *S. epidermidis*（表皮ブドウ球菌），*S. saprophyticus* などがある．

以下に *Staphylococcus* 属の主要な菌種をあげる．

A. *S. aureus*（黄色ブドウ球菌）

Staphylococcus 属のなかでコアグラーゼを産生する菌種で，多種多様な病原因子を産生する．主として鼻腔や表皮に常在する．淡黄色の色素を産生することから，黄色ブドウ球菌と呼ばれている．

a. 培養と同定

通性嫌気性菌で，好気的条件で増殖が早く，普通寒天培地上でよく生育する．*S. aureus* は10～15％食塩存在下でも発育し，発育温度は18～40℃である．栄養要求性は菌種により異なるが，多くの糖を利用でき，特にマンニット分解能は選択培地であるマンニット食塩培地（240頁参照）に利用されており，*S. aureus* が発育すると培地は黄変する（**図2**）．また，オキシダーゼはないが，カタラーゼ陽性，硝酸塩還元，ブドウ糖を発酵す

表1　菌属の形態と性状の比較

	Staphylococcus	*Streptococcus*	*Enterococcus*	*Peptostreptococcus*	*Peptococcus*
細胞の形態	ブドウの房状	連鎖状	連鎖状	二連，四連状	二連，四連状
酸素要求性	通性嫌気性	通性嫌気性	通性嫌気性	偏性嫌気性	偏性嫌気性
カタラーゼ	+	−	−	−	−
タイコ酸	+	+／−	+／−	ND	ND
GC含量（%）	30～39	34～46	38～47	27～45	50～51

ND：測定不能（未検出）

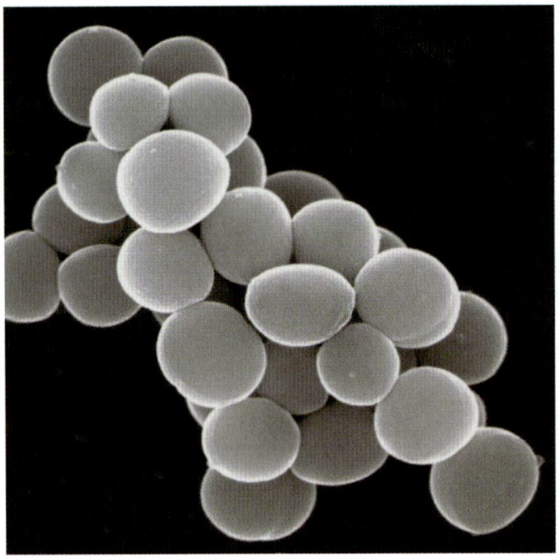

S. aureus

図 1　ブドウ球菌の電子顕微鏡像

（写真提供：山田作夫博士）

直径が 0.5～1.5 μm の細胞でブドウの房状の配列をしている．Staphyle はギリシャ語で「ブドウの房」を意味する．この形態は，菌細胞の 1 回目の分裂面に対して 2 回目からの分裂面が 90° の角度で不規則に起こることに起因している．

表 2　*Staphylococcus* 属の分類

属　種	ヒトへの病原性
coagulase−positive staphylococci（CPS）	
S. aureus	化膿性疾患，食中毒，TSS，SSSS
S. hyicus	とびひ，ブタ滲出性皮膚炎
S. intermedius	動物外耳，生殖器，創傷感染
その他	
coagulase−negative staphylococci（CNS）	
S. epidermidis	心内膜炎，尿路感染，カテーテル感染
S. haemolyticus	菌血症
S. saprophyticus	尿路感染
その他	

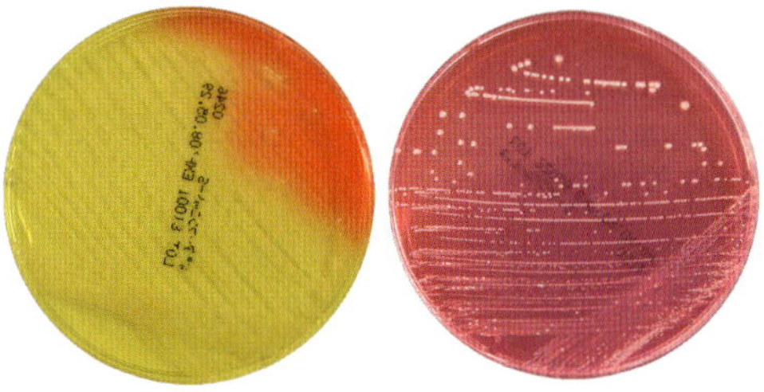

S. aureus　　*S. epidermidis*

図 2　マンニット食塩培地上の培養

S.aureus，*S.epidermidis* ともに培地に含まれる 7.5%食塩に耐性で生育するが，*S.aureus* はマンニットを分解して酸を産生するため，pH 指示薬フェノールレッドを含む培地の赤色を黄色に変色する．

表 3　*Staphylococcus* 属代表 3 菌種の性状

性状		*S. aureus*	*S. epidermidis*	*S. saprophyticus*
コアグラーゼ		＋	−	−
ノボビオシン感受性		S	S	R
リゾスタフィン感受性*1		S	S	S
レシトビテリン反応（レシチナーゼ）		＋	−	−
リパーゼ		＋	−	−
ヌクレアーゼ		＋	−	−
糖分解性	マンニット	＋	−	＋
	シュクロース	＋	＋	＋
色素産生		＋	−	−
溶血素（$\alpha,\beta,\gamma,\delta$）		$\alpha,\beta,\gamma,\delta$	−*2	−

＊1：200 μg/mL，＊2：δ にヒットする遺伝子は存在する，R：耐性，S：感性

表 4　*S. aureus* の病原因子

病原因子	蛋白質名	遺伝子名	機　能
毒素類	α ヘモリジン	*hla*	溶血，組織侵入，膜孔形成
	β ヘモリジン	*hlb*	溶血，組織侵入，スフィンゴミエリナーゼ
	γ ヘモリジン	*hlg*	溶血，ホスホリパーゼ
	δ ヘモリジン	*hld*	溶血，ホスホリパーゼ
	ロイコシジン S	*lukS*	白血球に作用する毒素，膜孔形成
	ロイコシジン F	*lukF*	白血球に作用する毒素，膜孔形成
	エンテロトキシン	*set*	腸管毒，血清学的に A～G の 7 種，スーパー抗原
	エキソホリアチン	*eta*	表皮剥離毒素，幼児に SSSS，小児に Ritter 病
	TSST–1	*tst*	TSSの毒素，スーパー抗原
酵素類	ホスホリパーゼ C	*plc*	レシチナーゼともいう．宿主細胞の膜脂質を分解
	スタフィロキナーゼ	*sak*	プラスミノーゲンに結合，フィブリンを溶解
	コアグラーゼ	*coa*	プロトロンビンに結合，フィブリンの被膜形成
	ヒアルロニダーゼ	*hys*	組織のヒアルロン酸を分解，組織侵入
	ヌクレアーゼ	*dna*	DNA 分解酵素，病巣宿主細胞の DNA を分解
	エラスターゼ	*sepA*	エラスチン分解プロテアーゼ，組織侵入
	複数プロテアーゼ	*slp, ssp*	蛋白分解酵素，組織侵入
表層蛋白質	ペニシリン結合蛋白質（PBP2'）	*mecA*	低いペニシリン結合活性，メチシリン耐性遺伝子
	プロテイン A	*spa*	IgG の Fc 部分に結合して白血球による食菌を阻害
	フィブロネクチン結合蛋白質	*fnb*	細胞表層のフィブロネクチンに結合，細胞接着（アドヘシン）
	クランピング因子	*clf*	フィブリノーゲンに結合、フィブリンに変えて凝集
	ラミニン結合蛋白質	*lbp*	ラミニン結合，細胞接着（アドヘシン）
	エラスチン結合蛋白質	*ebp*	エラスチン結合，細胞接着（アドヘシン）
	プラスミノーゲン結合蛋白質	*pbp*	プラスミノーゲン結合，細胞接着（アドヘシン）
多糖体	ペプチドグリカン		*N*–アセチルムラミン酸，*N*–アセチルグリコシルムラミン酸，D–アミノ酸からなる細胞壁の成分．糖や網目構造の架橋が修飾されるとリゾチームやβ–ラクタム剤に耐性となる．
	タイコ酸		細胞壁に存在し，グリセロールとリビトールの重合体であり，ペプチドグリカンに共有結合している．抗体，ファージ，宿主細胞付着に関与する．
	莢膜	*cps*	多糖体からなり，莢膜抗原（K抗原）により11種類の血清型に分類されている（Kは莢膜を意味するドイツ語Kapselの頭文字）．

る．**表 3** に 3 種類の代表的ブドウ球菌の性状の相違点を示す．

b. 感染と病原性

特に *S. aureus* による感染症は，化膿性皮膚炎，食中毒，ブドウ球菌性熱傷様皮膚症候群（staphylococcal scalded skin syndrome : SSSS），毒素性ショック症候群（toxic shock syndrome : TSS）など広い範囲にわたる．これらの感染症を惹起する因子には，菌が産生する多種多様な蛋白性の毒素や酵素，さらには細胞表層にあるペプチドグリカン，タイコ酸，プロテイン A，表層蛋白質類，莢膜など抗原となる構造も関与する．**表 4** に病原因子類とその働きをまとめる．これら病原因子類はゲノム上で群をなしており（病原遺伝子アイラ

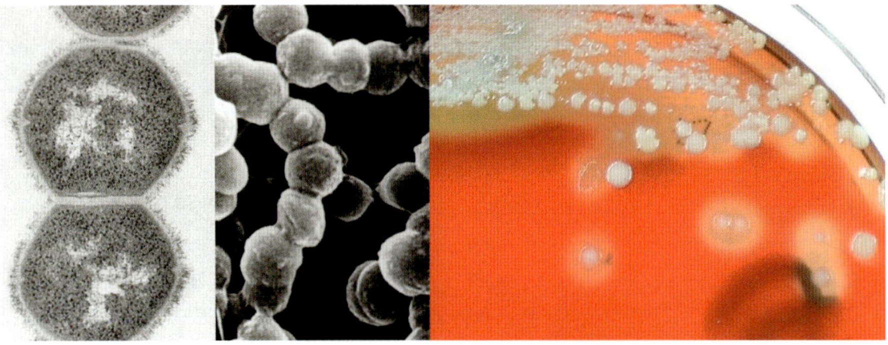

S. pyogenes　　　血液寒天培地上のコロニー

図 3　レンサ球菌の電子顕微鏡像（写真提供 左：中川一路氏，中：日本細菌学会映像集）**と血液寒天培地上のコロニー（右）**

ンド），その発現は *agr*（A〜D）と呼ばれる 4 つの遺伝子群（sensor−regulator によるリン酸基転移二成分制御系の一種）により調節されている．

c. 薬剤感性と耐性菌

1961 年に発見されたメチシリン耐性黄色ブドウ球菌（methicillin−resistant *S. aureus*：MRSA）は，β−ラクタム系抗菌薬に親和性が低下したペニシリン結合蛋白（penicillin binding protein：PBP）の一種 PBP2' をコードする外来の耐性遺伝子 *mecA* を獲得した菌株（コラム参照）で，院内感染起因菌として今なお問題視されている．MRSA は，グリコペプチド系抗菌薬（バンコマイシン，テイコプラニン）やオキサゾリジノン系抗菌薬（リネゾリド）に感性である．近年，バンコマイシン耐性黄色ブドウ球菌（vancomycin−resistant *S. aureus*：VRSA）が分離され，拡散が懸念されている．

B. *S. epidermidis*（表皮ブドウ球菌）

コアグラーゼを産生しない CNS の 1 つである．ヒトの皮膚表面に最も多く分布・生息しているので表皮ブドウ球菌と呼ぶ．糖の一種マンニットを分解できないので，マンニット食塩培地では菌は発育するが培地は黄変しない（**図 2**，**表 3**）．

通常，病原性はなく，他の病原菌から表皮を守るバリアーや，表皮を健康に保つ役目を果たしている菌種であるが，体内に侵入すると病原性を発揮することがある．カテーテルや心臓弁などの医療用器具に付着して体内に侵入し増殖することによって深在性の化膿症の原因となる（**表 2**）．

C. *S. saprophyticus*（腐性ブドウ球菌）

自然界では腐敗物から見出されたので腐性ブドウ球菌の呼び名がある．主として泌尿器周辺の皮膚に常在している．そこから尿路に侵入すると尿路感染症の原因になることがある（**表 2**）．

D. その他の臨床的に重要な菌種

とびひの原因菌の *S. hyicus*，菌血症を起こす *S. haemolyticus*，創傷に感染する *S. intermedius* などは病原性がある（**表 2**）．

2. Genus *Streptococcus*

本菌属は直径が 0.5〜1.0 μm で連鎖状の配列をしている．分裂面が一方向に起こるため，配列は直線状になり，細胞同士の付着性が高いものは連なった連鎖状になり，付着性が弱いものはそれぞれが分離して 2 個の細胞が対をなしている（**図 3**）．前者をレンサ球菌，後者を双球菌と呼ぶことがある．その一部がヒトや動物に疾患を起こす．他の多くはヒトの咽頭，喉頭，鼻腔に常在する．

レンサ球菌表層の抗原構造は，1933 年 Rebecca Lancefield らにより系統的に研究され，現在も Lancefield の分類として血清型分類されている（**表 5**）．その構造には細胞壁にある多糖体〔抗原性により Lancefield A〜V 群（I，J は除く）に分

表 5　*Streptococcus* 属の分類

属　種	血清型	ヒトへの病原性
pyogenic streptococci		
S. pyogenes	A	咽頭炎，化膿性皮膚炎，猩紅熱，NF，STSS，急性糸球体腎炎，リウマチ熱，食中毒
S. agalactiae	B	新生児髄膜炎，敗血症，肺炎
S. dysgalactiae subsp. *equisimilis*	A, C, G, L	上気道感染，皮膚・軟部組織感染，STSS，菌血症
その他		
oral streptococci（viridans group）		
S. mutans	―	虫歯，心内膜炎
S. pneumoniae	―	肺炎，髄膜炎，敗血症
S. salivarius	K	心内膜炎，敗血症
S. sanguinis	H	心内膜炎，敗血症
その他		

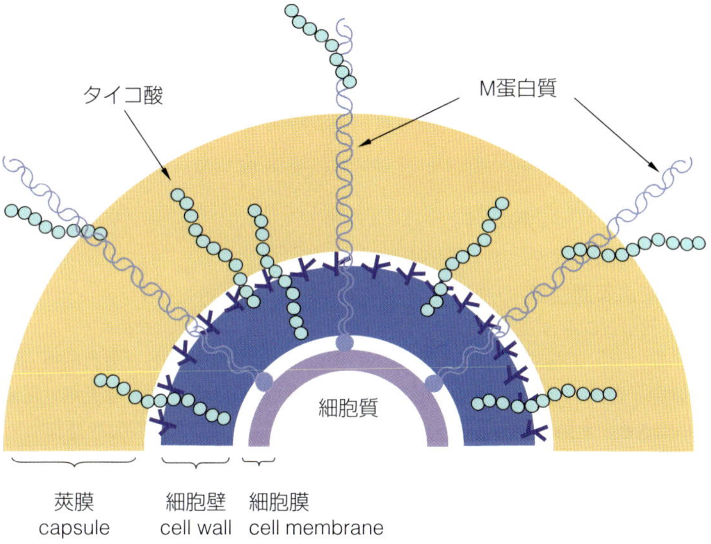

図 4　レンサ球菌の細胞表層と抗原構造の概略図

類されている〕，ヒアルロン酸とムコ多糖体を含む莢膜，表層蛋白質（M 蛋白，R 蛋白，T 蛋白）の 3 種があり（図 4，表 6），それぞれ 80 種類以上に型別される．

通常，通性嫌気性であるが，一部は偏性嫌気性である．栄養要求性が強く，普通寒天培地上では発育が困難であり，一般的な培養には血液寒天培地が用いられる．37℃ 24～48 時間培養で円形，透明，平滑な集落を生じる．莢膜を有する菌の集落は光沢がある．血液寒天培地上で溶血毒（hemolysin）により 3 種の溶血性（α，β，γ 型）を示し，α 溶血（不完全溶血），α' 溶血（α と β の中間），β 溶血（完全溶血），γ 溶血（非溶血）に分けられる．この溶血性はレンサ球菌を分類する 1 つの指標になっている（図 6）．

一般的に多くのレンサ球菌は，ペニシリン系抗菌薬に感性である．β-ラクタム系抗菌薬に多剤耐性を示すペニシリン耐性肺炎球菌（penicillin-

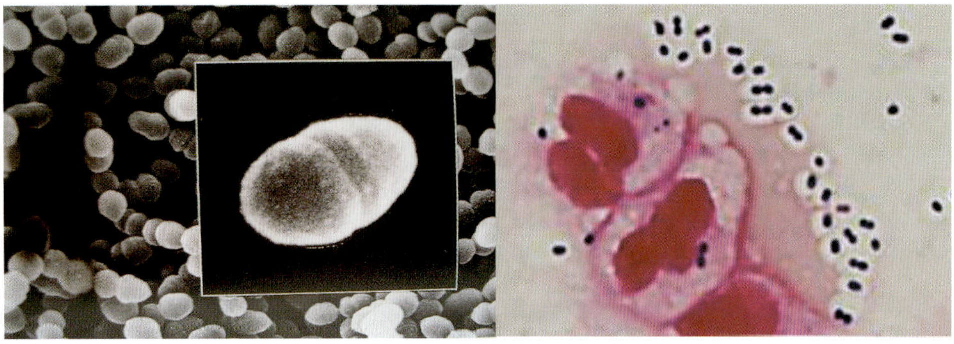

S. pneumoniae　　髄液中の *S. pneumoniae*

図5　*S. pneumoniae* の電子顕微鏡像と髄液の Gram 染色

双球菌（左），髄液のGram染色（右）では菌周辺が白く抜けて莢膜で覆われているのがみえる（写真提供：郡美夫氏）.

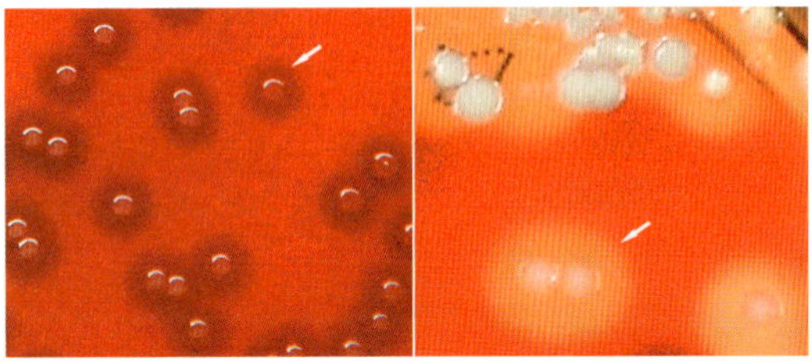

α溶血　　β溶血

Streptococcus 属の溶血像

図6　溶血毒素ヘモリジンによる溶血像

Streptococcus 属はヘモリジンを産生し，溶血の程度により3つ（α，β，γ）の像を示す．α溶血はコロニー周囲が緑色半透明の不完全溶血，β溶血は透明な溶血環ができる．γ溶血は溶血なし．

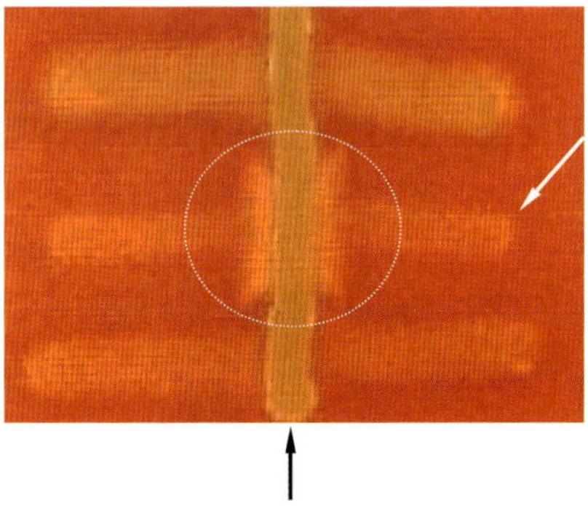

S. agalactiae

S. aureus

図7　CAMP テスト（写真提供：東出正人氏）

S. aureus を血液寒天培地に画線塗抹し，それに直角になるよう被験菌を塗抹して37℃で一晩培養する．陽性なら溶血環（点線の○で囲む）が明瞭に増強される．これは *S. agalactiae* の 23.5kDa 蛋白質と *S. aureus* が産生する溶血素β-リシン（sphingomyelinase C）が相互作用して赤血球膜を破壊することによる．

resistant *S. pneumoniae*：PRSP）による感染症が問題となっている．近年，一部の莢膜を用いたワクチンが開発され，小児や高齢者への接種が行われている．

以下に *Streptococcus* 属の主要な菌種をあげる．

A. *S. pyogenes*（A 群レンサ球菌）

Lancefield の血清型分類で A 群に分類されるので，A 群レンサ球菌（または化膿性レンサ球菌）と呼ばれる．

a. 培養と同定

分離培養には，ヒツジまたはウマの脱繊維血液を5％の割合に添加した血液寒天平板培地を用いる．発育集落の周囲が完全に透明な溶血環が認められるβ溶血，またはβ溶血に比べると溶血環は小さく，透明度や輪郭の鮮明さが劣るα' 溶血を示す（**図6**，**表7**）．A 群レンサ球菌の多くは，1日培養でα' 溶血，2日目にβ溶血となるのが特

表6　*S. pyogenes* の病原因子

病原因子	蛋白質名	遺伝子名	機　能
毒素類	ストレプトリジンO（SLO）		β 溶血毒素，酸素不安定性．強い抗原性．この抗体は化膿レンサ球菌による感染診断に利用〔→ASLO（ASOともいう）テスト〕
	ストレプトリジンS		β 溶血毒素，酸素安定性，抗原性なし
	発赤毒	*spe*	Dick 毒素ともいう．*S. pyogenes* が 14 種類を産生，猩紅熱，STSSなどを起こし，発熱，発赤を生じる．スーパー抗原，*S.aureus* の *set* と高い相同性
酵素類	ストレプトキナーゼ		プラスミノーゲンに結合し，フィブリンを溶解
	ヒアルロニダーゼ		組織中のヒアルロン酸を分解し，菌の組織侵入
	ヌクレアーゼ		DNA 分解酵素，病巣宿主細胞の核酸を分解
	プロテアーゼ		蛋白分解酵素，NFに関与
表層蛋白質	M 蛋白質	*emm*	2 分子の α ヘリックス線状蛋白がらせん構造（α-helical-coiled-coil）を形成する．70 種以上の血清型多様性があり，抗食菌作用として機能
	R 蛋白質		M 蛋白に類似構造であるが，機能不明
	T 蛋白質		M 蛋白に類似構造であるが，機能不明
	フィブロネクチン結合蛋白質	*fba*	フィブロネクチン（Fn）に結合，Fn の細胞接着モチーフ（RGD）にインテグリンが会合すると，細胞内のアクチン再構成が起こり組織侵入を促進
多糖体	ペプチドグリカン		*N*-アセチルムラミン酸，*N*-アセチルグリコシルムラミン酸，D-アミノ酸からなる細胞壁の成分．糖や網目構造の架橋が修飾されるとリゾチームや β-ラクタム剤に耐性となる．
	タイコ酸		細胞壁に存在し，A，C 群は *N*-アセチルグルコサミンとラムノースからなり，*S. pneumoniae* はコリン含有リビトールタイコ酸（C substance）である．これと反応する蛋白質（CRP）は感染症の急性期に出現するため臨床検査に利用
	莢膜		多糖体からなり，多種の血清型に分けられる．好中球の貪食に抵抗する．特に *S. pneumoniae* の莢膜は強い病原性をもち，90種類以上の血清型がある．また，*S. pyogenes* の莢膜は多糖体のほかにヒアルロン酸が含まれている

表7　*Streptococcus* 属の主要性状

性状	*S. pyogenes*（A群）	*S. agalactiae*（B群）	*S. pneumoniae*	*S. bovis*（D群）
溶血性（ヒツジ血液）	β, α' 溶血	β, α' 溶血	α 溶血	γ 溶血
バシトラシン	S	R	R	R
オプトヒン	R	R	S	R
CAMP 試験	−	＋	−	−
胆汁エスクリン	−	−	−	＋
馬尿酸加水分解	−	＋	−	−
PYR 試験	＋	−	−	＋
胆汁溶解	−	−	＋	−

R：耐性，S：感性

徴である．鑑別には，主要な性状である溶血性，バシトラシン感性，オプトヒン感性，馬尿酸やエスクリンの加水分解能を調べる（**表7**）．

b. 感染と病原性

小児の咽頭炎や猩紅熱，化膿性皮膚炎，レンサ球菌性毒素性ショック症候群（streptococcal toxic shock syndrome：STSS）の原因菌である．また，致死率の高い劇症型溶血性レンサ球菌感染症の原因菌としても知られている（**表5**）．

一方，A 群レンサ球菌は集団食中毒を起こす．食中毒といえば，腸管内に生息する細菌が様々なルートによって食品や飲みものを汚染して起こることが多いが，呼吸器系疾患の原因菌と考えられてきた本菌は，発育実験などから特に「卵製品」ではよく増殖することが確認され，製造後加熱しないで食べることが多い仕出し弁当や卵サンドイッチ等が感染源となる．本菌に感染している調理人が食品を汚染する．

B. *S. agalactiae*（B 群レンサ球菌）

血清型分類で B 群に分類される．

a. 培養と同定

単独ではβまたはα' 型の不完全な溶血性を示す（**表 7**）．CAMP テスト（**図 7**）は，培養した本菌と *S. aureus* との間に矢じり状の溶血環ができる特異的な反応（23.5kDa 蛋白質が *S. aureus* のβ−リシンと相互作用して赤血球膜を破壊する現象）で *S. agalactiae* が鑑別できる（**表 7**）．

b. 感染と病原性

出産時に *S. agalactiae* が膣内に存在すると，新生児敗血症，髄膜炎，肺炎などの重症のレンサ球菌感染症を起こす．新生児だけでなく，妊婦，高齢者，糖尿病・肝臓疾患の患者等でも感染症を起こすことがある（**表 5**）．

C. *S. pneumoniae*（肺炎球菌）

S. pneumoniae は病原菌であるとともに，1928 年，Frederick Griffith のネズミ感染実験により遺伝子の本体が DNA であることを導き，遺伝学において重要な役割を担ったことでも知られる．

a. 培養と同定

通常の血液寒天培地に発育し，α 溶血性を示す．コロニーは自己融解のために中央がくぼんだ特徴的な形状を示し，厚い莢膜をもつ．Gram 染色で典型的な厚い莢膜が確認され，容易に同定できる（**図 5**）．*S. pneumoniae* の莢膜は強い病原性を示し，血清型の分類の基になる．その血清型は 90 種類を超える．

b. 感染と病原性

重篤感染症である大葉性肺炎や，少数だが気管支肺炎を引き起こす．また，中耳炎，副鼻腔炎，髄膜炎，心内膜炎，敗血症性関節炎，まれに腹膜炎も起こす（**表 5**）．症状は発熱，頭痛，嘔吐，意識障害，痙攣など．症状の進行がきわめて急速で，発症から 24 時間以内に死亡する場合もある（劇症型）．

予防には小児用，成人用の肺炎球菌ワクチンがある．高齢者を対象とした肺炎球菌ワクチンは定期接種となっている．

D. その他の臨床的に重要な菌種

口腔 streptococci（viridans group，緑色レンサ球菌とも呼ぶ）は緑色 α 溶血斑を形成し，虫歯や心内膜炎を起こす（**表 5**）．*S. bovis*（近年，*S. gallolyticus* と種名変更された）による感染性心内膜炎は，消化管，特に大腸癌を合併する頻度が高い．

3. Genus *Enterococcus*

a. 形態と特徴

本菌属には *E. faecalis*，*E. faecium*，*E. durans*，*E. avium*，*E. casseliflavus*，*E. gallinarum* など 49 種があり，臨床材料から最も分離されるのは *E. faecalis* である．これらは腸管，上気道，外陰部，皮膚に常在する球菌である．特に *E. faecalis* は尿路感染症，心内膜炎，胆道感染症，敗血症などの起因菌となる．D 群レンサ球菌選択培地に発育するため，かつては D 群レンサ球菌の仲間であったが，独立属となった．*E. faecalis* は分子量 700～1,000 の複数のフェロモンを産生し，大きなプラスミドの高頻度伝達に関与する．プラスミド上には溶血毒素や薬剤耐性遺伝子が存在し，多剤耐性菌が多く分離される．

b. 培養と同定

40％胆汁（bile）存在下で増殖し，エスクリン（esculin）を加水分解する．D 群レンサ球菌選択培地（bile esculin azide agar : BEAA）で選択できる．*E. faecalis*，*E. faecium*，*E. durans* の 3 種は 6.5％食塩中，pH9.6 で発育する．

c. 感染と病原性

E. faecalis と *E. faecium* は，腸管の常在菌であるが，免疫力が低下した人に日和見感染（49 頁参照）を起こす．

d. 薬剤感受性と耐性菌

E. faecalis はペニシリン系抗菌薬（アンピシリンなど）に感性であるが，セフェム系，マクロライド系やアミノグリコシド系抗菌薬に耐性である．*E. faecium* はもともと多くの抗菌薬に自然耐性であるが，いずれの菌もバンコマイシン耐性腸球菌（vancomycin−resistant enterococci : VRE）が出現している．VRE が健常者の腸管内に定着しても無症状であるが，保菌者となって長期間にわ

たって VRE を排出し続ける．病院の入院患者へ伝播すると，術創感染症，膿瘍，腹膜炎，敗血症などを起こし，発赤や発熱などの全身症状を呈する．

VRE の薬剤耐性には，*vanA*，*vanB*，*vanC*，*vanD*，*vanE*，*vanG* の 6 タイプの遺伝子をプラスミドにより獲得していることが知られている．このうち，*vanA* と *vanB* が抗生物質の一種であるバンコマイシンに高い耐性を示す．VRE は多くの抗菌薬に耐性であり，VRSA とともに現代感染症の脅威となっている（75 頁参照）．病原体の検出は，バンコマイシンの MIC（最小発育阻止濃度）≧ 16 μg/mL の菌，または *vanA*，*vanB* 遺伝子を検出する．

バンコマイシンやその構造が似ているアボパルシンが，餌の品質維持や家畜の成長促進の目的で長年，家畜飼料に大量に添加されていたため，家畜腸内の菌が薬剤に対して耐性になり，VRE が発生したと考えられている．国内ではアボパルシンの飼料添加が禁止されている．

4. Genus *Peptostreptococcus*, Genus *Peptococcus*

a. 形態と特徴

Peptostreptococcus 属に 3 種，*Peptococcus* 属に 1 種があり，0.5〜1.2 μm の細胞で 2〜4 対の連鎖状である．運動性はなく，芽胞も作らない．GC 含量は *Peptostreptococcus* 属が 27〜45％，*Peptococcus* が 50〜51％で異なっている．どれも口腔内，上気道，腸管，泌尿生殖器などに広く常在しており嫌気性である．臨床材料より *P. magnus*（新名 *Finegoldia magna*），*P. anaerobius*，*P. asaccharolyticus*（新名 *Peptoniphilus asaccharolytics*）の 3 菌種が多く分離される．

b. 培養と性状

血液寒天培地，ブルセラ培地によく生育する．選択培地としてナリジクス酸，ネオマイシン，ゲンタマイシンのいずれかを含む血液寒天培地が用いられる．

c. 感染と病原性

他の通性嫌気性菌とともに歯周炎，慢性中耳炎，脳膿傷，肺炎，肺膿傷から分離される．特に粘膜面を傷つける産褥熱，婦人科手術，口腔内手術，開放性骨折などの後に他菌との混合感染を起こす．

（太田敏子）

チェックリスト

- □ *Staphylococcus* 属の特徴を説明せよ．
- □ *Staphylococcus* 属の種の違いと，その鑑別法を説明せよ．
- □ *Streptococcus* 属の特徴を説明せよ．
- □ *Streptococcus* 属の種の違いと，その鑑別法を説明せよ．
- □ *Enterococcus* 属の特徴を説明せよ．
- □ MRSA, VRE, VRSA とは何か説明せよ．

コラム

劇症型 A 群レンサ球菌 “人食いバクテリア”

1980 年代中ごろ米国で，突然手足の壊死を伴う A 群レンサ球菌（*S. pyogenes*）による劇症型感染症の発生が報告され，我が国では 1992 年に初めて報告された．その症状は，四肢の疼痛等から始まり，数十時間以内には “人食いバクテリア” といわれるゆえんである手足の壊死（壊死性筋膜炎），それに伴うショック状態，多臓器不全などを併発して死に至る恐ろしい疾患であり，STSS として知られる．壊死は 1 時間に 2cm の速さで進み，死亡率は約 30%と細菌感染症のなかでも高い．

この A 群レンサ球菌がなぜ劇症型化したのかという原因究明のために米国でゲノムの解読が進められたが，ファージ領域を除けばゲノム配列にはほとんど違いはなかった．日本で分離された劇症株のゲノムでもその配列はほとんど変わらなかったのだが，面白いことに塩基配列がゲノムの複製軸を境にして対象方向に移動していた．しかしながら，原因はこれまでのところ，わかっていない．この発症の仕組みが明らかになるのはこれからである．

II 微生物の特徴

細　菌

2　グラム陰性球菌および球桿菌

このグループに属する細菌は，グラム陰性の双球菌，球桿菌，短桿菌で，芽胞および鞭毛はない．また，一部には莢膜を有する菌もある．これらのうち臨床検査で重要な菌種は**表1**に示すとおりである．

1. Genus *Neisseria*

Neisseria 属のうち，ヒトに明らかに病原性がある菌種は *N. gonorrhoeae*（淋菌）と *N. meningitidis*（髄膜炎菌）である（**表1**）．ヒトや動物の口腔，鼻咽喉，腸管，泌尿生殖器などの粘膜に生息する．栄養要求性が厳しく，血液成分を加えた培地で発育する．また，5％前後の炭酸ガスで良好な発育を示す．温度抵抗性が弱く，低温（4℃）でも高温でも速やかに死滅するため，検体の保存や培地への接種の際に注意を要する．

A. *N. gonorrhoeae*（淋菌）

1885年にAlbert Ludwig Sigesmund Neisserが発見した．性感染症（sexually transmitted disease : STD）のなかでも患者数が多い淋菌感染症（328頁）の原因菌である．ヒトのみに寄生しているためヒト以外に感染せず，性交や性交類似行為以外での感染はまれである．本感染症は五類感染症（定点把握）に分類されている．

a. 形態と特徴

直径0.6～1.0 μmのグラム陰性双球菌で，2個の細胞が腎臓形あるいは半球状となる．芽胞，鞭毛はもたない．細胞内寄生性の細菌で，淋菌性尿道炎患者の尿道分泌物をGram染色すると，多核白血球の細胞質に貪食されたグラム陰性の双球菌が多数認められることがある．また，腟分泌物の染色では *N. gonorrhoeae* 以外のグラム陰性球菌も混在するので鑑別が必要である（**図1**）．

b. 培養と同定

検査材料として，尿道分泌物，腟分泌物，子宮頸管分泌物等が用いられる．本菌は温度抵抗性が弱いため，あらかじめ温めた培地に材料を塗布し，35℃で培養する．また，3～10％の炭酸ガスで良好な発育を示すので炭酸ガス培養を行う．非選択培地としてチョコレート寒天培地やGC寒天培地，選択培地としてサイアー・マーチン（Thayer−Martin）寒天培地やニューヨークシティ寒天培地を用いる．普通寒天培地には発育しない．チョコレート寒天培地による48時間の培養では直径1mm前後の灰白色のS型集落を形成する．継代培養により比較的大きな灰白色集落となる．

カタラーゼおよびオキシダーゼ陽性，グルコースを酸化的に分解するが，マルトースやラクトースなどは分解しない（**表2**）．

表1　主なグラム陰性球菌および球桿菌の分類

科	属	種
Neisseriaceae	*Neisseria*	*N. gonorrhoeae* *N. meningitidis* その他27菌種
Moraxellaceae	*Moraxella* （*Branhamella*）	*M. lacunata* *M*（*B*）. *catarrhalis* その他20菌種
	Acinetobacter	*A. baumannii* *A. calcoaceticus* その他37菌種

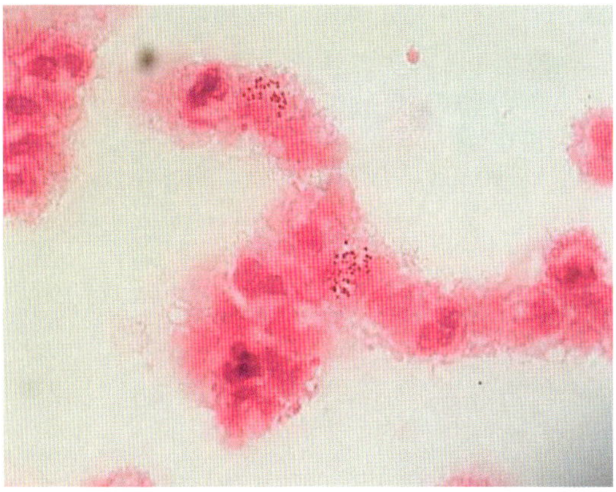

図1　腟分泌物中の *N. gonorrhoeae*
腟分泌物をGram染色したもの．中央にグラム陰性球菌が多数確認できる．
（写真提供：秦野赤十字病院　土田孝信氏）

c. 感染と病原性

本菌はSTDの起因菌の1種であり，性行為による接触感染によって生殖器から感染する．ところが，近年では性行為の多様性により口腔感染が増加している．

男性では，尿道炎の他，前立腺炎，精巣上体炎など，女性では，腟炎，子宮内膜炎，卵管炎などを起こす．特に女性の場合は不妊の原因となることもある．また，まれに本菌感染妊婦で経産道感染した新生児に淋菌結膜炎を起こす．

本菌は線毛により尿道などに付着し，IgAなどを分解するプロテアーゼの産生が知られている．

d. 薬剤耐性菌

さらに近年，β-ラクタマーゼ産生淋菌（penicillinase-producing *N. gonorrhoeae*：PPNG）や，染色体の耐性遺伝子によるペニシリン耐性淋菌（chromosome mediated penicillin resistant *N. gonorrhoeae*：CMRNG）の出現が問題となっている．

B. *N. meningitidis*（髄膜炎菌）

本菌は五類感染症（全数把握）に定められている髄膜炎菌性髄膜炎（364頁）の原因菌である．

a. 形態と特徴

直径0.6～0.8 μmのグラム陰性双球菌で，莢膜と線毛を有する．芽胞や鞭毛はもたない．莢膜は染色では確認しにくく，莢膜膨化試験で確認される．流行性脳脊髄膜炎の患者髄液をGram染色すると，多核白血球の細胞質内外にグラム陰性の双球菌が認められる（図2）．

b. 培養と同定

髄液や血液を材料に培養を行う．本菌は低温に弱いため，冷やさないように取り扱う．あらかじめ温めた培地に塗布して35℃で炭酸ガス培養を行う．淋菌同様，非選択培地としてチョコレート寒天培地やGC寒天培地，選択培地としてサイアー・マーチン寒天培地やニューヨークシティ寒天培地を用いる．普通寒天培地には発育しない．チョコレート寒天培地による48時間の培養では直径1mm前後の透明なS型集落を形成する．

カタラーゼおよびオキシダーゼ陽性，グルコースとマルトースを分解するが，ラクトースやシュクロースなどは分解しない（表2）．

莢膜多糖体の違いにより血清学的にA～Zの13型に分けられるが，髄膜炎から分離された株の血清型は，A，B，C，Y，W135であることが多い．

c. 感染と病原性

主にヒトに寄生する．飛沫感染によって鼻咽喉粘膜から感染し，血中に入って菌血症となり，発症する．心内膜炎や結膜炎，関節炎を起こすこともある．近年，まれに男性の尿道分泌物から分離されることがあるため，淋菌との鑑別が必要である．

2. Genus *Moraxella*

A. *M. lacunata*

a. 形態と特徴

本菌はVictor MoraxとTheodor Axenfeldによって亜急性結膜炎から分離された．1.5～2.0 × 1.0～1.5 μmのグラム陰性短桿菌で，芽胞，莢膜，鞭毛はない．低温や高温で容易に死滅しない．

b. 培養と同定

眼の分泌物等をヒツジ血液寒天培地やチョコレート寒天培地により35℃ 48時間培養すると，本菌は小さな集落を形成する．普通寒天培地には発育しない．カタラーゼおよびオキシダーゼは陽性

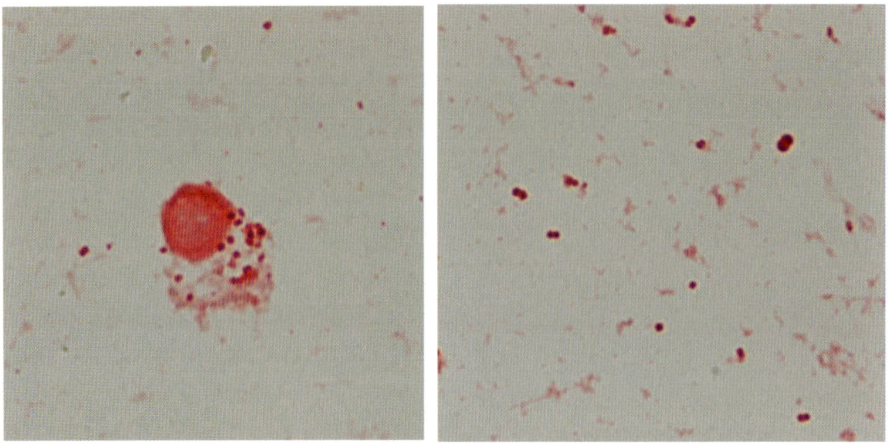

図2　*N. meningitidis*

髄液をGram染色したもの．グラム陰性球菌が多数確認できる．

（写真提供：横須賀共済病院）

表2　*Neisseria*属，*Moraxella*属，*Acinetobacter*属の主な菌種の性状

菌種	チョコレート寒天培地での集落性状	発育			鞭毛	莢膜	カタラーゼ	オキシダーゼ	糖分解性			
		サイアー・マーチン培地	血液寒天（22℃）	普通寒天					グルコース	マルトース	ラクトース	シュクロース
N. gonorrhoeae	灰白色	+	−	−	−	−	+	+	+	−	−	−
N. meningitidis	無色〜白色	+	−	−	−	+	+	+	+	+	−	−
M. catarrhalis	灰白色〜クリーム色	d	+	+	−	−	+	+	−	−	−	−
A. baumannii	灰白色	+	+	+	−	−	+	−	+	d	+	−

d：菌株により異なる

であるが，糖分解能はない（**表2**）．

c. 感染と病原性

眼科領域の病原細菌で，亜急性伝染性結膜炎や角膜眼瞼炎を起こす．多くはペニシリン感性であり，難治性感染症になることは少ない．

B. *M.*（*Branhamella*）*catarrhalis*

a. 形態と特徴

直径約1.0 μmのグラム陰性双球菌で，芽胞，莢膜，鞭毛はない．健常者の鼻咽喉粘膜から分離され，常在菌叢を構成する．

b. 培養と同定

喀痰，咽頭ぬぐい液，鼻汁などの検査材料をヒツジ血液寒天培地により35℃ 48時間培養すると，本菌は直径2.0mm前後の灰白色からクリーム色の集落を形成する．この集落を白金線で触れると培地上を動くのが特徴である．カタラーゼ，オキシダーゼはともに陽性であるが，糖分解能はない（**表2**）．

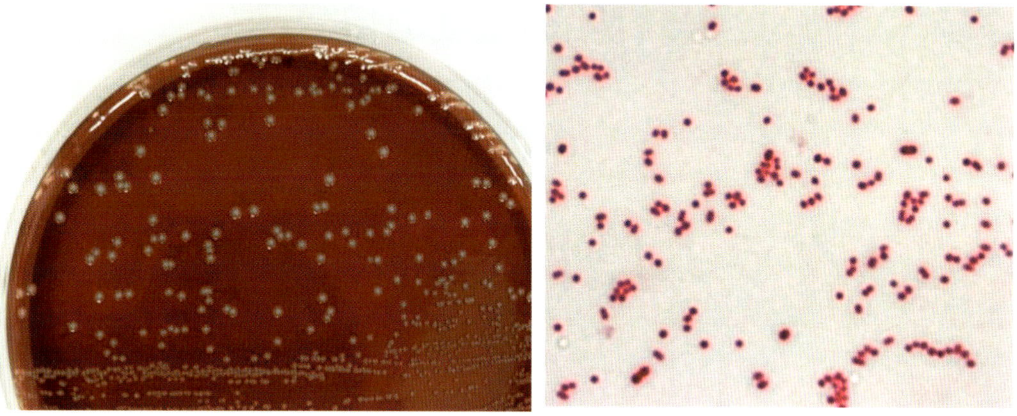

図 3 *Acinetobacter* sp. の血液寒天培地上の集落と Gram 染色所見（陰性球桿菌）

c. 感染と病原性

本菌はヒトの常在菌であるが，日和見感染症（49 頁）として急性気管支炎，肺炎，中耳炎，結膜炎などを起こす．

d. 薬剤感受性

ほとんどの菌がβ-ラクタマーゼを産生するため，ペニシリン系抗菌薬は無効である．

3. Genus *Acinetobacter*

Acinetobacter 属菌はブドウ糖非発酵グラム陰性桿菌（NFGNR）で，現在のところ 39 菌種に分類されているが，このうち臨床検査で重要な菌種は *A. baumannii* と *A. calcoaceticus*，*A. lwoffii* である．

a. 形態と特徴

大きさは 1.5～2.5 × 1.0～1.5 μm の短桿菌で，臨床材料の Gram 染色像では球菌のことが多く（図 3），芽胞，莢膜，鞭毛はない．本属菌は運動性がなく，オキシダーゼ陰性であり，こうした性状は NFGNR ではまれである．

b. 培養と同定

本菌は血液寒天培地で 35℃ 24 時間培養すると，灰白色の S 型集落を形成する（図 3）．また，マッコンキー寒天培地上では粘性のある薄いピンク色の集落を形成する．グルコースとラクトースを好気的に分解するが（OF テスト：O），嫌気（発酵）的分解はしない．偏性好気性菌である．

c. 感染と病原性

土壌や水などの環境中に生息しており，病院環境からもしばしば分離される．カテーテルやネブライザーなどの医療器具・器材を介した集団感染が報告されている．

健常人には病原性は弱いが，基礎疾患を有し，人工呼吸器を使用している患者では肺炎，血管カテーテルを挿入している患者では菌血症の原因となる．また，日和見的に外傷感染，手術部位感染，尿路感染，敗血症，髄膜炎，心内膜炎，腹膜炎を起こすこともある．

d. 薬剤耐性菌

多剤耐性アシネトバクター（multidrug resistant *Acinetobacter*：MDRA）の増加が世界的に問題視されており，MDRA 感染症は五類感染症（定点把握）である．

（古畑勝則）

チェックリスト

□淋菌，髄膜炎菌，*Moraxella* の Gram 染色像の特徴を説明せよ．

□淋菌および髄膜炎菌の培養条件および分離培地を説明せよ．

□淋菌，髄膜炎菌，*Moraxella* による疾患を説明せよ．

□淋菌，髄膜炎菌，*Moraxella* の鑑別のための生化学的性状を説明せよ．

□ *Acinetobacter* の形態，特徴および薬剤耐性について説明せよ．

II 微生物の特徴

細　菌

3　グラム陰性通性嫌気性桿菌

代表的なグラム陰性通性嫌気性桿菌には腸内細菌科がある．腸内細菌科（*Enterobacteriaceae*）とは分類学上の名称であり，本科に属する多くの菌種はヒトや動物の腸内に生息する常在菌（大腸菌，肺炎桿菌など）や，腸管感染症を引き起こす病原菌（赤痢菌，サルモネラなど）が含まれる．ただし，ヒトの腸内に常在する通性嫌気性菌（腸内細菌科を含む）は少なく，大部分は偏性嫌気性菌により細菌叢が形成されている．

腸内細菌科の共通性状（腸内細菌の定義）としては，①通性嫌気性菌の無芽胞グラム陰性桿菌である，②普通寒天培地によく発育する，③ブドウ糖を24時間以内に発酵的に分解し，酸とガス，または酸のみを産生する，④運動性を示す菌株は周毛性鞭毛を保有する，⑤硝酸塩を還元して亜硝酸塩にする，⑥オキシダーゼ試験は陰性（*Plesiomonas shigelloides* は陽性）である，⑦DNAのGC含有量は39～59mol％の範囲内に含まれるなどが挙げられる．

図1に主要な腸内細菌科の生物学的性状を利用したフローチャート方式による簡易同定法を示した．

1. Genus *Escherichia*

この属には *E. coli*，*E. blattae*，*E. fergusonii*，*E. hermannii*，*E. vulneris* の5菌種を含むが，病原性および衛生学的に最も重要な細菌は *E. coli* である．

A. *E. coli*（大腸菌）

a. 形態と特徴

腸内細菌科に属する通性嫌気性菌のグラム陰性桿菌（0.4～0.7 × 1.0～3.0 μm）で，周毛性鞭毛をもち運動する．ただし，一部の菌種では非運動性（鞭毛を欠く）で，ガス非産生の大腸菌（alkalescens–dispar group）も存在する．莢膜や芽胞はない．形態，抗原性が多様で，種々の線毛を形成する．大腸菌は，ヒトや動物の腸管内常在菌として最も多く存在していると思われているが，実際には便の常在菌の約0.1％を占める程度である．

b. 培養と同定

至適温度は37℃前後で，10～45℃で発育可能であり，好気的環境下で24時間以内に普通寒天培地に発育する．1世代の分裂時間は約20分である．分離培養には乳糖が含まれている寒天培地が用いられる．大部分の大腸菌は乳糖を分解するため，寒天培地のpHが酸性に傾き，BTB寒天培地では黄色，マッコンキー寒天培地，SS寒天培地，DHL寒天培地では赤色のコロニーを形成する．大腸菌O157を目的に分離する場合にはSIB寒天培地（マッコンキー寒天培地に含まれる乳糖をソルビトールに変えた培地）などを利用すると，ソルビトール非分解のため透明のコロニーを形成し，通常の大腸菌：赤色（ソルビトール分解）との鑑別が可能となる．

図1にフローチャート方式による簡易同定法を示した．**表1**の生物学的性状が認められた場合には *E. coli* を推定する．**図2**に確認培地性状と分離培地での発育を示した．

大腸菌の血清学的分類と病原性には関連性が認められるため，血清学的分類には菌体由来の抗原（O抗原），莢膜の抗原（K抗原），鞭毛抗原（H

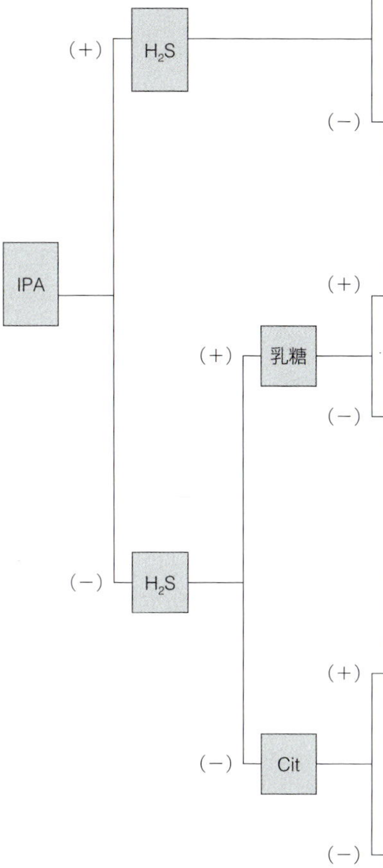

H_2S (+) → (+)

菌種	Ind	Orn	マルトース	キシロース
Proteus vulgaris	+	−	+	+
Proteus mirabilis	−	+	−	+

乳糖非分解，スウォーミングあり

H_2S (+) → (−)

菌種	Ind	Orn	Urea	Cit	イノシット	キシロース
Morganella morganii	+	+	+	−	−	−
Providencia rettgeri	+	−	+	+	+	−
Providencia stuartii	+	−	−	+	不定	不定

血液寒天培地ではコロニー周囲が茶褐色を呈する

H_2S (−) → 乳糖 (+) → (+)

菌種	Ind	Lys	Orn	アドニトール	Cit
Citrobacter freundii	−	−	−	−	+

H_2S (−) → 乳糖 (+) → (−)

菌種	Cit	Gas	Lys	Orn
Salmonella Typhi	−	−	+	−
Salmonella spp.	+	+	+	+

Salmonella spp. は一般的な *Salmonella* 属の性状を示す
Salmonella spp. は大量の硫化水素を産生，*Salmonella* Typhi は穿刺部分のみ硫化水素を産生

H_2S (−) → Cit (−) → (+)

菌種	Mo	Lys	Orn	DNA	Arg	Ind	VP
Klebsiella pneumoniae	−	+	−	−	−	−	+
Klebsiella oxytoca	−	+	−	−	−	+	+
Enterobacter cloacae	+	−	+	−	+	−	+
Enterobacter aerogenes	+	+	+	−	−	−	+
Serratia spp.	+	+	+	+	−	−	+
Citrobacter koseri	+	−	+	−	−	+	−

H_2S (−) → Cit (−) → (−)

菌種	Mo	Ind	Lys	Orn	Gas
Escherichia coli	+	+	+	+	+
Shigella spp.	−	不定	−	−	−
Shigella sonnei	−	不定	−	+	−
Salmonella Paratyphi A	+	−	−	+	+

Shigella sonnei は乳糖遅分解

Arg：アルギニン，Cit：シモンズのクエン酸塩，DNA：DNAase，Gas：ガス，H_2S：硫化水素，Ind：インドール，IPA：インドールピルビン酸，Lys：リジン，Mo：運動性，Orn：オルニチン，Urea：尿素，VP：アセトイン

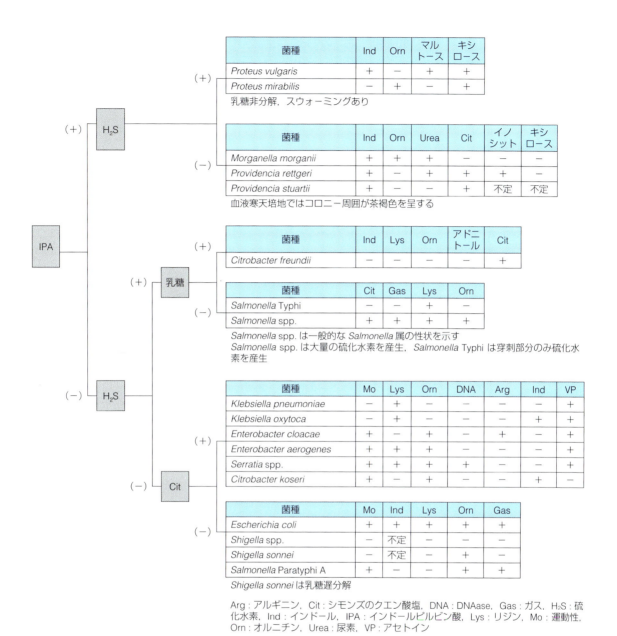

図 1　腸内細菌簡易フローチャート式同定法

抗原）が利用される．なお，菌種同定において 16S rRNA 遺伝子を利用した遺伝子検出法が盛んに用いられているが，大腸菌は遺伝子の相同性では赤痢菌と鑑別することが困難である（塩基配列がきわめて類似）．

c. 感染と病原性

土壌や水のなかでは数カ月生存可能で，自然界には比較的抵抗性がある．下痢や胃腸炎などの腸管感染症を起こす病原性の強い大腸菌は，ヒトへの感染は食品や飲料水を介した経口感染と患者や保菌者から伝播する接触感染がある．臨床的症状

表 1　鑑別培地における一般的な生物学的性状の比較

腸内細菌名	TSI 寒天培地				SIM 寒天培地			VP	Cit	Lys	Orn	DNA	Arg
	斜面部	高層部	Gas	H_2S	IPA	Ind	Mo						
Escherichia coli	+	+	+	−	−	+	+	−	−	+	+	−	−
Shigella spp.	−	+	−	−	−	−	−	−	−	−	−	−	−
Salmonella Typhi	−	+	−	W^{+}	−	−	+	−	−	+	−	−	−
Salmonella Paratyphi A	−	+	+	−	−	−	+	−	−	−	+	−	−
Salmonella spp.	−	+	+	+	−	−	+	−	+	+	+	−	−
Citrobacter freundii	+	+	+	+	−	−	+	−	+	−	−	−	−
Citrobacter koseri	+	+	−	−	−	+	+	−	+	−	+	−	−
Klebsiella pneumoniae	+	+	+	−	−	−	−	+	+	+	−	−	−
Klebsiella oxytoca	+	+	+	−	−	+	−	+	+	+	−	−	−
Serratia marcescens	−	+	−	−	−	−	+	+	+	+	+	+	−
Enterobacter cloacae	+	+	+	−	−	−	+	+	+	−	+	−	+
Enterobacter aerogenes	+	+	+	−	−	−	+	+	+	+	+	−	−
Proteus vulgaris	+	+	+	+	+	+	+	−	+	−	−	−	−
Proteus mirabilis	−	+	+	+	+	−	+	−	+	−	+	−	−
Morganella morganii	−	+	+	−	+	+	+	−	−	−	+	−	−
Providencia spp.	−	+	+	−	+	+	+	−	−	−	−	−	−
Vibrio cholerae	+	+	−	−	−	+	+	−	+	+	+	−	−
Vibrio parahaemolyticus	−	+	−	−	−	+	+	−	−	+	+	−	−
Aeromonas hydrophila	+	+	+	−	−	+	+	+	+	−	−	+	+

菌株によっては生物学的反応が異なる場合があるため，総合的に判断して菌種を推定する
Arg：アルギニン，Cit：シモンズのクエン酸塩，DNA：DNAase，Gas：ガス，H_2S：硫化水素，Ind：インドール，IPA：インドールピルビン酸，Lys：リジン，Mo：運動性，Orn：オルニチン，VP：アセトイン，W^{+}：弱い陽性

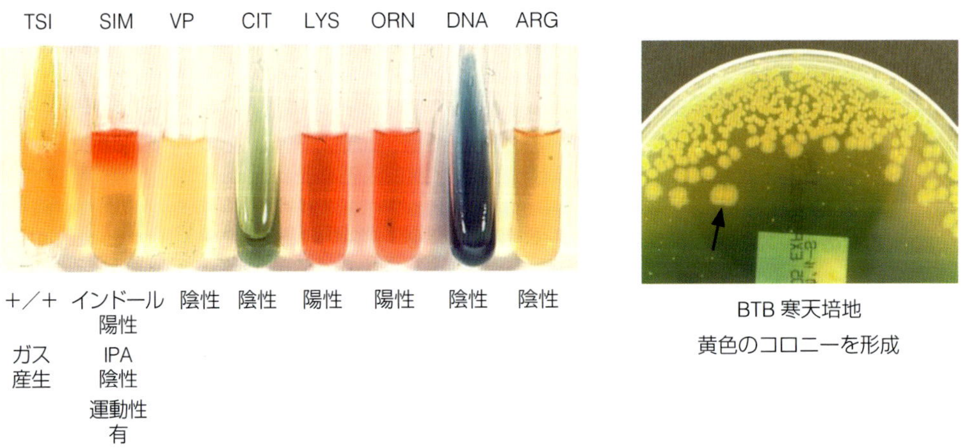

図 2　*E. coli* の確認培地性状と分離培地での発育
TSI : TSI 培地，SIM : SIM 培地，VP : VP 培地，
CIT : シモンズ・クエン酸塩培地，LYS : リジン培地，ORN : オルニチン培地，
DNA : DNA 培地，ARG : アルギニン培地

は発熱，下腹部の疝痛と水様便・泥状便・粘液便・粘血便などの下痢を発症する．

下記に腸管感染を起こす大腸菌の分類を示した．

1）腸管病原性大腸菌（enteropathogenic *E. coli*：EPEC）
・特定の毒素は産生せず，attaching and effacing lesion（付着・傷害）と呼ばれる様式で腸管上皮に接着し，上皮を傷害する．
・O 抗原には 55，86，111，119，125ac，126，127，128，142 が存在する．

2）毒素原性大腸菌（enterotoxigenic *E. coli*：ETEC）
・海外旅行者下痢症の原因菌として多く検出される．この菌は易熱性エンテロトキシン（LT）と耐熱性エンテロトキシン（ST）の 2 種類の毒素を産生する．本毒素はプラスミド支配で接合伝達により伝播する．
・毒素または毒素遺伝子の検出にて確定する．
・O 抗原には 6，8，11，15，20，25，27，78，128，148，149，159，173 が存在する．

3）組織侵入性大腸菌（enteroinvasive *E. coli*：EIEC）
・赤痢菌と同様に大腸粘膜の上皮細胞に侵入増殖し，隣接細胞へ広がり，組織の炎症・壊死，潰瘍形成により赤痢菌様の大腸炎を起こす．病原性にはプラスミドおよび染色体の遺伝子が関与する．
・生物学的性状は赤痢菌に類似：非運動性，リジン脱炭酸（－），乳糖非分解，ガス非産生．
・O 抗原には 28ac，29，112ac，124，136，143，144，152，159，164，167 が存在する．

4）腸管出血性大腸菌（enterohemorrhagic *E. coli*：EHEC）
・三類感染症（全数把握）．
・大腸粘膜に付着して増殖する際に，ベロ毒素（2 種類）を産生する．この毒素は志賀赤痢菌が産生する毒素（Shiga toxin：Stx）と同一である．したがって，腸管出血性大腸菌はベロ毒素産生大腸菌（VTEC）や志賀毒素産生大腸菌（STEC）とも呼ばれる．
・合併症では溶血性尿毒症症候群（HUS）や脳症などを発症し，死亡することがある．
・O 抗原には 26，111，128，145，157 があり，特に血清型分類では O157：H7 が有名である．
・下痢は鮮血便を伴い，血液像では破砕赤血球が観察される．
・食品では主に牛肉や便であるが，それらによって汚染された野菜なども原因となる．

5）腸管凝集付着大腸菌（enteroaggregative *E. coli*：EAggEC）
・ETEC とは異なる耐熱性エンテロトキシンを産生する．
・O 抗原には 3，15，44，77，86，111，127 が存在する．

その他の大腸菌は尿路感染症，新生児髄膜炎など多くの腸管外感染症に関与している．さらに，水や食品などの衛生検査では糞便汚染指標菌の対象となる．

d. 主たる検査材料

大腸菌は多くの感染症の起炎菌となるため，尿，喀痰，膿瘍，糞便，髄液，血液など多種類の臨床材料が検査対象となる．また，糞便汚染指標菌のため，食品関連では水や食品などが対象となる．

e. 薬剤感受性と耐性菌

大腸菌は β-ラクタマーゼ（ペニシリナーゼやセファロスポリナーゼなど）産生が主要な薬剤耐性機構である．近年ではプラスミド性の基質特異性拡張型 β-ラクタマーゼ（extended-spectrum β-lactamase：ESBL），さらにはカルバペネマーゼ産生株などの出現が危惧されている（76 頁参照）．特に ESBL 産生株は急増している耐性菌で，第 3・4 世代セフェム系抗菌薬に耐性を示すため，医療関連感染菌として問題となっている．日常検査での問題点は ESBL およびセファロスポリナーゼの混合産生株が存在するため，薬剤耐性機構の推定が困難となっている．また，カルバペネマーゼ産生株でもカルバペネム系抗菌薬の感性領域に近い MIC を示す菌株が存在するため，見逃される危険性がある．

2. Genus *Shigella*

この属には O 抗原の違いにより *S. dysenteriae*（A 群），*S. flexneri*（B 群），*S. boydii*（C 群），*S.*

sonnei（D 群）の 4 菌種が含まれ，いずれも細菌性赤痢の原因菌（赤痢菌）となる．細菌性赤痢は三類感染症（全数把握）である．

a. 形態と特徴

腸内細菌科に属する通性嫌気性菌のグラム陰性桿菌（0.4～0.6 × 1.0～3.0 μm）で鞭毛を欠くため非運動性で，莢膜や芽胞はない．

b. 培養と同定

至適温度は 37℃ 前後で，10～40℃ で発育可能であり，好気的環境下で 24 時間以内に普通寒天培地に発育する．分離培養には選択性のある SS 寒天培地あるいは DHL 寒天培地が用いられる．*Shigella* 属は乳糖非分解のため，透明なコロニーを形成する．

図 1 にフローチャート方式による簡易同定法を示した．**表 1** の生物学的性状が認められた場合には *Shigella* 属を推定する．

その他，乳糖および白糖（ショ糖）は非分解，マンニットは *S. dysenteriae*（A 群）以外は非分解である．また，*S. sonnei*（D 群）は 24 時間以降に乳糖を遅分解する特徴がある．なお，16S rRNA 遺伝子を利用した遺伝子の相同性では大腸菌と鑑別できない（塩基配列がきわめて類似）．

c. 感染と病原性

主に糞便で汚染された飲料水や食物を介して経口感染する．赤痢菌は胃酸に抵抗性を示すため，サルモネラやコレラ菌に比べて少ない菌数（10～200 個程度）で感染が成立する．潜伏期は 1～4 日で，臨床症状は発熱，腹痛，下痢がみられる．特に典型的な下痢は“しぶり腹”を伴う膿粘血便で，1 日 10 数回に及ぶことがある．また，*S. dysenteriae* は Stx を産生し，意識混濁，痙攣などの神経症状と溶血性尿毒症症候群（HUS）を併発することがある．近年では重症性の *S. dysenteriae* はほとんどみられず，*S. flexneri* や *S. sonnei* が主流となっている．

d. 主たる検査材料

検査材料は糞便のみが対象となる．また，食品関連では食品と飲料水が対象となる．

e. 薬剤感受性と耐性菌

治療にはニューキノロン系抗菌薬やホスホマイシンが用いられる．多剤耐性赤痢菌は R プラスミド由来の耐性菌でアンピシリン，テトラサイクリン，クロラムフェニコールなど 3 つ以上の抗菌薬に耐性を示す．

3. Genus *Salmonella*

Salmonella 属（サルモネラ）には *S. enterica* と *S. bongori* の 2 菌種が属し，*S. enterica* は 6 つの亜種に細分類される．ヒトに病原性を示す *Salmonella* 属の多くは *S. enterica* subsp. *enterica* に含まれている．現在，*Salmonella* 属には O 抗原と H 抗原の違いにより 2,500 種が存在する．なお，腸チフスの正式な学名は *Salmonella enterica* subsp. *enterica* serovar Typhi と表記されるが，通常は *S. enterica* serovar Typhi と簡略化して記すことが多く，*S.* Typhi と略記することもある．

Salmonella 属の宿主域は広く，ヒトをはじめ各種の哺乳動物，鳥類，爬虫類，両生類が感染または保有している．ヒトの腸管を生息域とするのは，serovar Typhi や serovar Paratyphi A, serovar Sendai であり，ヒト固有の感染症を呈する．その他の血清型はヒト以外の宿主の腸管に生息し，ときに排泄した糞便が食品などを汚染し，その汚染された食品の経口摂取によりヒトに食中毒を発症させる．

a. 形態と特徴

腸内細菌科に属する通性嫌気性菌のグラム陰性桿菌（0.7～1.5 × 2.0～5.0 μm）で鞭毛を有するため運動性はあるが，莢膜や芽胞はない（*S. enterica* serovar Gallinarum のみ運動性なし）．

b. 培養と同定

至適温度は 37℃ 前後で，5～46℃ で発育可能であり，好気的環境下で 24 時間以内に普通寒天培地に発育する．分離培養には選択性のある SS 寒天培地（**図 3**）あるいは DHL 寒天培地が用いられる．*Salmonella* 属の大部分は乳糖非分解性のため透明なコロニーを形成し，コロニーの中央部には H_2S の産生を示す黒色の着色がみられる．なお，*S. enterica* serovar Typhi と *S. enterica* serovar Paratyphi A では H_2S の産生がみられないため，透明なコロニーのみを形成する．増菌培地には胆

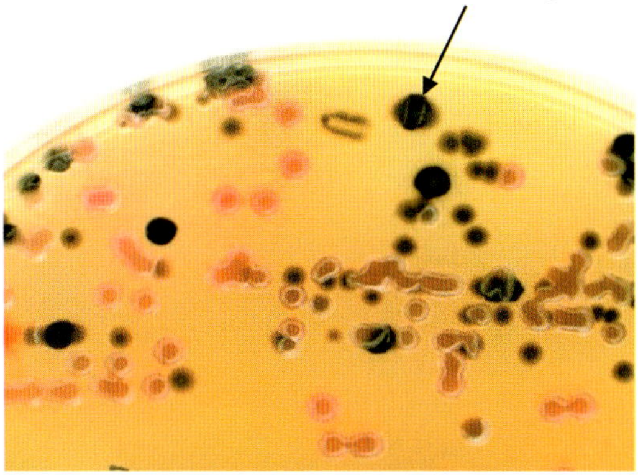

図3　サルモネラのSS寒天培地での発育

汁酸塩，亜セレン酸，マラカイト緑などの存在下でも *Salmonella* 属は発育できる特徴を利用し，これらの成分が添加されている．

図1 にフローチャート方式による簡易同定法を示した．**表1** の生物学的性状が認められた場合には *Salmonella* 属を推定する．ただし，*S.* Typhi の H_2S は TSI 寒天培地に穿刺した部分のみ産生する．**図3** に SS 寒天培地での発育を示した．

S. enterica serovar Typhi と *S. enterica* serovar Paratyphi C は K 抗原の代わりに Vi 抗原（莢膜様抗原）を保有している．Vi 抗原は補体活性化阻害，貪食作用の阻害，活性酸素に対する抵抗性を増強する作用がある．なお，Vi 抗原は 100℃ 30 分の加熱で消失する．血清学的試験では Vi 抗原と O 抗原（多価）を最初に実施する．**表2** に主なサルモネラ抗原構造の例を示した．

c. 感染と病原性

腸チフスは *S. enterica* serovar Typhi，パラチフスは *S. enterica* serovar Paratyphi A によって起こる全身感染で，感染源は患者の便，汚染された食品や水の経口摂取により感染を起こす．腸チフスは 1～2 週の潜伏期後，高熱，頭痛，下痢などを起こし，症状が進むと肝臓や脾臓の腫大とバラ診（胸腹部の 2～3mm の淡紅色小丘疹）がみられる．感染症では白血球数は増加するのが一般的であるが，腸チフスでは白血球数の低下が特徴である．侵入性のサルモネラには大型のプラスミドがあり，肝臓・脾臓内での増殖に必要な spv（*Salmonella* plasmid virulence）と呼ばれる遺伝子群が存在する．腸チフス，パラチフスの血清診断法にはウィダール反応が用いられる．*S. enterica* serovar Enteritidis や *S. enterica* serovar Typhimurium などの動物の腸管に生息するサルモネラは，糞便汚染した肉類や卵などの食品のなかで大量に菌が増殖した場合に食中毒の原因となる．サルモネラは腸炎ビブリオやカンピロバクターと同じ感染型の食中毒菌で，発症時間は毒素型食中毒菌より遅いが，感染型は発熱を呈する点で鑑別できる．

d. 主たる検査材料

検査材料は発症時期により検出率が異なり，血液では発症初期が最も高い，糞便は発症中期～後期に高く，尿は発症初期～後期を通じて検出されるが，低い傾向にある．また，腸チフス，パラチフスでは，ときに胆嚢内に保菌状態で菌が存在するため，感染源として注意を要する．食品関連では食肉や卵などが検査対象となる．

e. 薬剤感受性と耐性菌

腸チフス，パラチフスの治療には，セフトリアキソン，ニューキノロン系抗菌薬のトスフロキサシン，クロラムフェニコールなどが使用される．日本では多剤耐性菌の報告はないが，東南アジア各地で多剤耐性チフス菌の分離例が増加している．

4. Genus *Citrobacter*

ヒトや動物の腸管から検出される常在菌で，土壌や水などの環境からも検出される．この属には *C. freundii*，*C. koseri* を含む 11 菌種が存在する．

a. 形態と特徴

腸内細菌科に属する通性嫌気性菌のグラム陰性桿菌（0.6～1.0 × 2.0～6.0 μm）で鞭毛を有するため運動性はあるが，莢膜や芽胞はない．

b. 培養と同定

至適温度は 37℃ 前後で，好気的環境下で 24 時間以内に普通寒天培地にも良好に発育する．分離培養には乳糖が含まれている寒天培地が用いられる．大部分の *Citrobacter* 属は乳糖を分解するため，寒天培地の pH が酸性に傾き，BTB 寒天培地では黄色，マッコンキー寒天培地では赤色のコロ

表2　主なサルモネラ抗原構造の例

O抗原群	血清型	Vi抗原	O抗原*	H抗原		病原性	
				1相	2相	ヒト	動物
2群（A）	Paratyphi A	−	1, 2, 12	a	−	パラチフス	
4群（B）	Paratyphi B	−	1, 4, [5], 12	b	1, 2	胃腸炎	
	Typhimurium	−	1, 4, [5], 12	i	1, 2	胃腸炎	ネズミ（チフス）
7群（C1, C4）	Paratyphi C	+	6, 7	c	1, 5	胃腸炎	
	Choleraesuis	−	6, 7	[c]	1, 5	胃腸炎	ブタ（チフス）
	Thompson	−	6, 7	k	1, 5	胃腸炎	
8群（C2, C3）	Narashino	−	6, 8	a	e, n, x	胃腸炎	
	Newport	−	6, 8	e, h	1, 2	胃腸炎	
9群（D1）	Sendai	−	1, 9, 12	a	1, 5	胃腸炎	
	Typhi	+	9, 12	d	−	腸チフス	
	Enteritidis	−	1, 9, 12	g, m	[1, 7]	胃腸炎	ネズミ，モルモット（チフス）
	Gallinarum	−	1, 9, 12	−	−		ニワトリ（白痢，チフス）
3, 10群（E1）	Give	−	3, 10, [15]	[d], l, v	1, 7	胃腸炎	
	Anatum	−	3, 10, [15]	e, h	1, 6	胃腸炎	
3, 10, 19群（E4）	Senftenberg	−	1, 3, 19	g, [s], t	−	胃腸炎	

*：すべて *S. enterica* の血清型である
[　] は抗原が欠けている場合がある
Kauffman-White 抗原表を一部改変

ニーを形成する．なお，コロニーの形態と色調のみで大腸菌と鑑別することは困難である．

図1にフローチャート方式による簡易同定法でを示した．**表1**の生物学的性状が認められた場合には *C. freundii*, *C. koseri* を推定する．

c. 感染と病原性

日和見感染の代表的な菌種であり，免疫の低下したヒトに尿路感染，呼吸器感染，術後感染，敗血症などを起こす．*C. koseri* は新生児髄膜炎の院内感染事例がみられる．

d. 主たる検査材料

多くの感染症の起炎菌となるため，尿，喀痰，膿瘍，糞便，髄液，血液など多種類の臨床材料が検査対象となる．

e. 薬剤感受性と耐性菌

ほとんどの菌株はセファロスポリナーゼを産生するため，第1・2世代セフェム系抗菌薬に耐性を示す．近年ではESBL産生株もみられる．

5. Genus *Klebsiella*

この属には *K. oxytoca* と *K. pneumoniae* の3亜種（*K. pneumoniae* subsp. *pneumoniae*, *K. pneumoniae* subsp. *ozaenae*, *K. pneumoniae* subsp. *rhinoscleromatis*）が存在する．

a. 形態と特徴

大腸菌に比べてやや大型の腸内細菌科に属する通性嫌気性菌のグラム陰性桿菌（0.3〜1.5 × 0.6〜6.0 μm）で，厚い莢膜を有するが，芽胞や鞭毛はない（非運動性）．

b. 培養と同定

至適温度は37℃前後，至適pHは6.0〜8.0で，12〜43℃で発育可能であり，好気的環境下で24時間以内に普通寒天培地に発育する．大部分の *Klebsiella* 属は乳糖を分解するため，寒天培地のpHが酸性に傾き，BTB寒天培地では黄色，マッコンキー寒天培地では赤色のコロニーを形成する．なお，コロニーはムコイド状を呈するが，コロニーの粘性が5mm以上の場合は侵襲性の強い菌株が疑われ，肝膿瘍などを発症するリスクが高い．

図1にフローチャート方式による簡易同定法を示した．**表1**の生物学的性状が認められた場

合には *K. pneumoniae*，*K. oxytoca* を推定する．

c. 感染と病原性

ヒトや動物の腸管から検出される常在菌であるが，肺炎などの呼吸器感染症，尿路感染，肝・胆道系の感染，敗血症，髄膜炎などの起炎菌である．ヒトに重篤な感染を起こすのは，慢性感染症などの基礎疾患があり，抗菌薬の長期使用の結果，菌交代症として現れることが多い．

d. 主たる検査材料

多くの感染症の起炎菌となるため，尿，喀痰，膿瘍，糞便，髄液，血液など多種類の臨床材料が検査対象となる．

e. 薬剤感受性と耐性菌

染色体上に PC 耐性遺伝子（ペニシリナーゼ産生）を保有するため，ペニシリン系抗菌薬は無効である．近年，プラスミド性の ESBL，カルバペネマーゼ産生株などの出現が危惧されている（「*E. coli*」の項参照）．

6. Genus *Serratia*

水や土壌に広く分布し，病院内では流しや排水口などの湿潤環境に多く生息している．この属には *S. marcescens*（霊菌）や *S. liquefaciens* を含む 10 菌種が存在する．

a. 形態と特徴

腸内細菌科に属する通性嫌気性菌の小さなグラム陰性桿菌（0.5〜0.8 × 0.9〜2.0 μm）で鞭毛をもち運動性がある．莢膜や芽胞はない．

b. 培養と同定

至適温度は 37℃前後であり，好気的環境下で 24 時間以内に普通寒天培地に発育する．大部分の *Serratia* 属は乳糖非分解のため，寒天培地の pH はアルカリ性に傾き，BTB 寒天培地では深緑色，マッコンキー寒天培地では透明のコロニーを形成する．なお，*Serratia* 属のなかには赤い色素（プロジギオジン）を産生する菌株があり，色素産生菌として有名である．

図 1 にフローチャート方式による簡易同定法を示した．**表 1** の生物学的性状が認められた場合には *S. marcescens* を推定する．**図 4** に分離培地での発育を示した．

c. 感染と病原性

日和見感染の代表的な菌種であり，免疫の低下したヒトに尿路感染，呼吸器感染，術後感染，敗血症などを起こす．特に *S. marcescens* の病原因子にはキチナーゼ，リパーゼ，クロロペルオキシダーゼ，ヌクレアーゼなどの酵素と定着因子の MR 線毛などがあり，眼内炎や尿路感染など種々の感染症を引き起こす．また，基礎疾患を有する患者に菌交代症を発現したり，医療関連感染菌としても問題となっている．

d. 主たる検査材料

多くの感染症の起炎菌となるため，尿，喀痰，膿瘍，糞便，髄液，血液など多種類の臨床材料が検査対象となる．

e. 薬剤感受性と耐性菌

ペニシリナーゼ産生により，ペニシリン系および第 1 世代セフェム系抗菌薬には耐性を示しやすい．近年では ESBL やメタロ-β-ラクタマーゼ（MBL）産生株もみられる．

7. Genus *Enterobacter*

ヒトや動物の腸管から検出される常在菌で，土壌や水などの環境や食品からも検出される．この属には *E. cloacae* を含む 9 菌種がある．以前から知られていた *E. aerogenes* は *Klebsiella* 属に移され *K. mobilis* に，*E. agglomerans* は *Pantoea* 属に移され *P. agglomerans* に，*E. sakazakii* は *Cronobacter* 属に移され，*C. sakazakii* に変更された．

a. 形態と特徴

腸内細菌科に属する通性嫌気性菌のグラム陰性桿菌（0.6〜1.0 × 1.2〜3.0 μm）で鞭毛をもち運動するが，莢膜や芽胞はない．

b. 培養と同定

至適温度は 37℃前後であり，好気的環境下で 24 時間以内に普通寒天培地に発育する．大部分の *Enterobacter* 属は乳糖非分解のため，寒天培地の pH はアルカリ性に傾き，BTB 寒天培地では深緑色，マッコンキー寒天培地では透明のコロニーを形成する．

生物学的性状ではブドウ糖から酸およびガス産生が認められる．**図 1** にフローチャート方式に

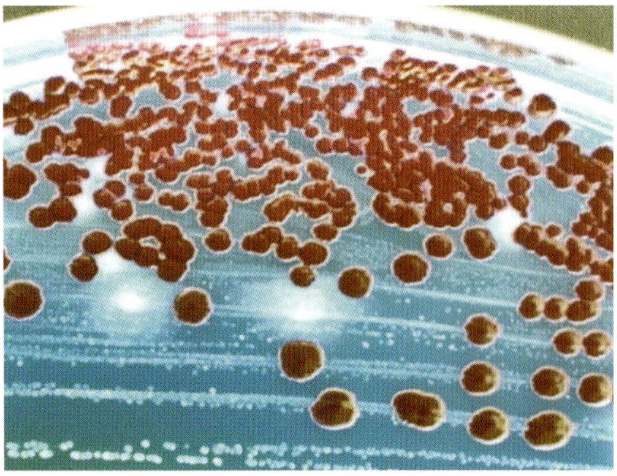

図 4　*S. marcescens* の BTB 寒天培地での発育
赤色コロニーはプロジギオジン産生の菌株

よる簡易同定法を示した．**表 1** の生物学的性状が認められた場合には *E. cloacae*, *E. aerogenes* を推定する．

c. 感染と病原性

日和見感染の代表的な菌種であり，免疫の低下したヒトに尿路感染（カテーテル留置），呼吸器感染（人工呼吸器），術後感染，敗血症などを起こす．また，基礎疾患を有する患者に菌交代症を発現したり，院内感染菌としても問題となっている．

d. 主たる検査材料

多くの感染症の起炎菌となるため，尿，喀痰，膿瘍，糞便，髄液，血液など多種類の臨床材料が検査対象となる．

e. 薬剤感受性と耐性菌

セファロスポリナーゼを産生するため，ペニシリン系，セフェム系抗菌薬に耐性を示しやすい．なお，セファロスポリナーゼを過剰に産生した場合には第 4 世代セフェム系あるいはカルバペネム系抗菌薬にも耐性を示すことがあるので，注意を要する．

8. Genus *Yersinia*

Yersinia 属は動物や環境中に生息し，この属には 11 菌種が含まれている．このなかでヒトに強い病原性を示すのは *Y. pestis*（ペスト菌），*Y. enterocolitica*（腸炎エルシニア），*Y. pseudotuberculosis*（偽結核菌，仮性結核菌）の 3 菌種がある．これらの菌種はいずれも動物寄生性であり，動物が感染源となる．特に *Y. pestis* は一類感染症（全数把握）であるペストの病原体，*Y. enterocolitica* は食中毒の病原体として注意を要する．

A. *Y. pestis*（ペスト菌）

a. 形態と特徴

本菌は，卵円形の小さな腸内細菌科に属する通性嫌気性菌のグラム陰性桿菌（0.5～0.7 × 1.5～1.7 μm）で，両極染色性を有する．鞭毛や莢膜，芽胞は保有していないが，生体内や 37℃で培養すると菌体周囲に膜様のエンベロープが認められる．

b. 培養と同定

4～42℃と広範な温度で発育でき，至適温度は 28～29℃と比較的低温である．発育はやや遅く，好気的環境下で普通寒天培地に 24 時間培養すると，露滴状の非常に小さなコロニー（0.1mm）を形成する．48 時間後には径 1～2mm となり，灰白色で中心部は隆起した平滑で光沢のあるコロニーを形成する．ただし，臨床材料から分離する場合には SS 寒天培地や CIN 寒天培地，エルシニア寒天培地など選択性の高い分離培地を使用する．なお，培養には酸素に感性を示す菌株が存在するため，10％炭酸ガス培養が用いられる．

生物学的性状ではブドウ糖から酸の産生は認めるが，ガスは非産生で，乳糖（－），イノシトール（－），VP（－），尿素（－）である．

c. 感染と病原性

ペストはネズミなどの齧歯類からノミを介して *Y. pestis* がヒトに経皮感染する疾患で，皮膚ペスト，腺ペスト，肺ペストがある．本菌はきわめて危険度の高い細菌であるため，感染症法では 2 種病原体，バイオセーフティレベル 3 に指定されている．

d. 主たる検査材料

Y. pestis では組織液，膿汁（腺ペスト），喀痰，血液（肺ペスト），膿汁，眼分泌物（皮膚・眼ペスト）などが検査対象となる（*Y. pseudotuberculosis*

と *Y. enterocolitica* では糞便，血液，体液，組織などが検査対象）．

e. 薬剤感受性と耐性菌

ストレプトマイシン，ゲンタマイシン，クロラムフェニコールが有効で，ペニシリンは無効である．*Yersinia* 属の抵抗性は比較的弱く，直射日光で1〜4時間，55℃または0.5％石炭酸水10〜15分で容易に死滅するが，寒冷に対しては抵抗性が強い．

B. *Y. enterocolitica*，*Y. pseudotuberculosis*

Y. enterocolitica と *Y. pseudotuberculosis* の形態は *Y. pestis* に類似しているが，鞭毛（＋），尿素（＋）の点で異なっている．また，*Y. enterocolitica* と *Y. pseudotuberculosis* は両菌ともに25℃で運動性（＋），37℃で運動性（－）を示す特徴がある．なお，両菌は *Y. enterocolitica* が25℃での VP（＋），白糖（＋），オルニチン脱炭酸（＋）の点で鑑別できる．

Y. enterocolitica はヒトへの感染は汚染された食品を介し，毒素原性大腸菌の耐熱性エンテロトキシンに似た下痢毒素を産生して胃腸炎・食中毒を起こすほか，虫垂炎，敗血症などの原因となる．また，*Y. pseudotuberculosis* もヒトへの感染は汚染された食品を介して発症する．病像は腸間膜リンパ節炎型で，ときに下痢を発症したり，結節性紅斑，関節炎，眼疾患を伴うことがある．

9. Genus *Proteus*

Proteus 属はアミノ酸を酸化的に脱アミノ化してケト酸〔フェニルアラニンの場合はフェニルピルビン酸（PPA），トリプトファンの場合にはインドールピルビン酸（IPA）〕とアンモニアに分解する．本属はヒトや動物の腸管から検出される常在菌で，土壌や水など自然界にも広く分布している．この属には *P. vulgaris*，*P. mirabilis*，*P. penneri*，*P. myxofaciens* の4菌種が含まれる．

a. 形態と特徴

腸内細菌科に属する通性嫌気性菌の多形性を呈するグラム陰性桿菌（0.4〜0.8 × 1.0〜1.3 μm）で鞭毛を有するため運動性はあるが，莢膜や芽胞はない．

b. 培養と同定

至適温度は37℃前後であり，好気的環境下で24時間以内に普通寒天培地に発育する．*Proteus* 属は乳糖非分解のため，寒天培地の pH はアルカリ性に傾き，BTB 寒天培地では深緑色，マッコンキー寒天培地では透明のコロニーを形成する．また，血液寒天培地ではコロニーの周囲が茶褐色を呈する特徴がある．なお，*Proteus* 属は寒天培地上を遊走する（スウォーミング）性質があるため，限局したコロニーを形成せず，培地表面全体に薄く広がる．そのため，複数菌が存在する場合には，*Proteus* 属以外の細菌を分離できないことがある．

図1 にフローチャート方式による簡易同定法を示した．**表1** の生物学的性状が認められた場合には *P. vulgaris*，*P. mirabilis* を推定する．**図5** に血液寒天培地での発育を示した．

c. 感染と病原性

日和見感染の代表的な菌種であり，免疫の低下したヒトに尿路感染（ときに腎盂腎炎を起こす），呼吸器感染，術後感染，敗血症などを起こす．また，基礎疾患を有する患者に菌交代症を発現したり，院内感染菌としても問題となっている．

d. 主たる検査材料

多くの感染症の起炎菌となるため，尿，喀痰，膿瘍，糞便，血液など多種類の臨床材料が検査対象となる．

e. 薬剤感受性と耐性菌

P. mirabilis のインドール陰性株は多くの薬剤に感性を示すが，*P. mirabilis* 以外のインドール陽性株は薬剤に耐性傾向を呈する．特に *P. mirabilis* において ESBL 産生株が急増し問題となっている．

10. Genus *Morganella*，Genus *Providencia*

Proteus 属と同様にアミノ酸を酸化的に脱アミノ化してケト酸（フェニルアラニンの場合は PPA，トリプトファンの場合には IPA）とアンモニアに分解する．本属はヒトや動物の腸管から検出される常在菌で，土壌や水などの環境にも分布している．*Morganella* 属は *M. morganii* の1菌種

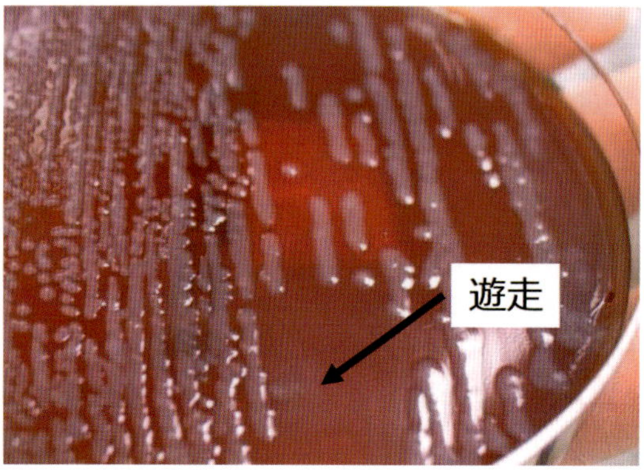

図 5 *Proteus* 属の血液寒天培地での発育
コロニー間にも遊走した細菌の発育が認められる

のみ，*Providencia* 属には *P. alcalifaciens*，*P. rettgeri*，*P. stuartii* など 5 菌種が含まれる．

a. 形態と特徴

腸内細菌科に属する通性嫌気性菌のグラム陰性桿菌（0.6～0.8 × 1.0～2.5 μm）で鞭毛を有するため運動性はあるが，莢膜や芽胞はない．

b. 培養と同定

至適温度は 37℃前後であり，好気的環境下で 24 時間以内に普通寒天培地に発育する．*Morganella* 属と *Providencia* 属は乳糖非分解のため，寒天培地の pH はアルカリ性に傾き，BTB 寒天培地では深緑色，マッコンキー寒天培地では透明のコロニーを形成する．また，血液寒天培地ではコロニーの周囲が茶褐色を呈するが，*Proteus* 属とは異なり，寒天培地上をスウォーミングしない．

図 1 にフローチャート方式による簡易同定法を示した．**表 1** の生物学的性状が認められた場合には *Morganella* 属，*Providencia* 属を推定する．

c. 感染と病原性

日和見感染の代表的な菌種であり，免疫の低下したヒトに尿路感染，呼吸器感染，術後感染，敗血症などを起こす．また，基礎疾患を有する患者に菌交代症を発現したり，*P. stuartii* は特に尿路感染を主とした院内感染の原因菌で，多剤耐性菌が問題となっている．

d. 主たる検査材料

多くの感染症の起炎菌となるため，尿，喀痰，膿瘍，糞便，血液など多種類の臨床材料が検査対象となる．

e. 薬剤感受性と耐性菌

Morganella 属と *Providencia* 属のインドール陽性株はセファロスポリナーゼ産生により薬剤に耐性傾向を示す．

11. Genus *Plesiomonas*

淡水に生息し，魚介類や爬虫類，両生類から分離される．家畜やペットの腸管からも検出されることがある．この属は *P. shigelloides* の 1 菌種のみで，オキシダーゼ陽性，叢毛性の鞭毛をもつ点で腸内細菌の定義から逸脱しているが，遺伝子解析にて腸内細菌科に含まれた．

a. 形態と特徴

腸内細菌科に属する通性嫌気性菌のグラム陰性桿菌（0.6～0.8 × 1.0～3.0 μm）で極毛と周毛の 2 種類の鞭毛で運動性するが，莢膜や芽胞はない．

b. 培養

至適温度は 37℃前後であり，好気的環境下で 24 時間以内に普通寒天培地にも発育する．乳糖非分解のため，寒天培地の pH はアルカリ性に傾き，SS 寒天培地や DHL 寒天培地では赤痢菌様の透明なコロニーを形成する．

生物学的性状でブドウ糖から酸は産生するが，ガスは非産生で，乳糖および白糖は非分解，インドール（+），リジン脱炭酸（+）である．

c. 感染と病原性

ヒトへは魚介類などの経口摂取により，コレラ毒素様毒素，耐熱性の腸管毒の産生にて下痢や腸炎を起こす．なお，1982 年に食中毒菌として指定された．

d. 主たる検査材料

主に糞便が検査対象となる．

e. 薬剤感受性と耐性菌

β-ラクタマーゼを産生し，ペニシリンに耐性を示すが，その他の薬剤はおおむね有効である．

12. Genus *Vibrio*

Vibrio 属は通性嫌気性菌のグラム陰性桿菌で，水環境を生息域とし，ブドウ糖を分解して酸を産

表3　主なな病原性 *Vibrio* 属菌の鑑別性状

生物学的性状	*V. cholerae*	*V. parahaemolyticus*	*V. mimicus*	*V. fluvialis*	*V. alginolyticus*	*V. vulnificus*
オキシダーゼ	＋	＋	＋	＋	＋	＋
TCBS 寒天培地での発育コロニー	黄色	青緑色	青緑色	黄色	黄色	青緑色
TSI 培地：斜面	A	－	－	A	A	－
TSI 培地：高層	A	A	A	A	A	A
TSI 培地：ガス	－	－	－	－	－	－
TSI 培地：硫化水素	－	－	－	－	－	－
SIM 培地：インドール	＋	＋	＋	d	＋	＋
SIM 培地：運動性	＋	＋	＋	＋	＋	＋
VP	d	－	－	－	＋	－
リジン脱炭酸反応	＋	＋	＋	－	＋	＋
オルニチン脱炭酸反応	＋	＋	＋	－	－	d
アルギニン脱アミノ反応	－	－	－	＋	－	－
ONPG	＋	－	＋	d	－	d
O / 129*（10 μg）	S	R	S	R	R	S
O / 129*（100 μg）	S	S	S	S	S	S
食塩加ペプトン水：0%	＋	－	＋	－	－	－
食塩加ペプトン水：3%	＋	＋	＋	＋	＋	＋
食塩加ペプトン水：8%	－	＋	－	d	＋	－
食塩加ペプトン水：10%	－	－	－	－	d	－

＊：vibriostatic agent（2,4－diamino－6,7－diisopropylpteridine phosphate）に対する感受性
A：酸産生，d：菌株により異なる，S：感性，R：耐性

生するが，腸内細菌科とは異なりオキシダーゼ陽性（一部陰性菌も存在）の好塩菌（多くの菌種は2～3％の NaCl 存在下で発育）である．主に糞便が検査対象となる．キノロン系抗菌薬やテトラサイクリン，カナマイシンなどの抗菌薬が有効であり，耐性菌はほとんど知られていない．

この属には *V. cholerae*，*V. parahaemolyticus*，*V. mimicus*，*V. alginolyticus*，*V. fluvialis*，*V. vulnificus* など 50 菌種近くが含まれるが，ヒトに病原性を示すのは 12 菌種である．**表3** に主要な病原性 *Vibrio* 属の性状をまとめた．

A. *V. cholerae*（コレラ菌）

a. 形態と特徴

コンマ状に湾曲したグラム陰性桿菌（0.3～0.5 × 1.0～5.0 μm）で，莢膜や芽胞はなく，1 本の極鞭毛にて活発に運動する．

b. 培養と同定

コレラ菌は *Vibrio* 属のなかでも淡水中に生息可能である．至適温度は 37℃前後であるが，発育温度域は 25～40℃である．高温では死滅するが，10℃では発育できる．至適 pH は 7.6～8.4 で，6.0～10 の pH 範囲で増殖できる特徴がある．一般的に分離培養には白糖を含有する TCBS 寒天培地が用いられる．コレラ菌は白糖分解菌のため，好気的環境下で 24 時間以内に黄色のコロニーを形成する．また，アルカリ側で発育できる特性を利用して増菌培地には pH8.5 前後に調製されたアルカリ性ペプトン水が用いられる．

表1 の生物学的性状が認められた場合には *V. cholerae* を推定する．**図6** に Gram 染色像および TCBS 寒天培地での発育を示した．

c. 感染と病原性

コレラ（三類感染症；全数把握）とは生物学的にコレラ菌と同定され，かつ O 抗原の O1 あるいは O139 の血清型に凝集し，さらにコレラ毒素産生により激しい水様便（米のとぎ汁様下痢便が特徴）などの症状を呈した場合の疾患である．した

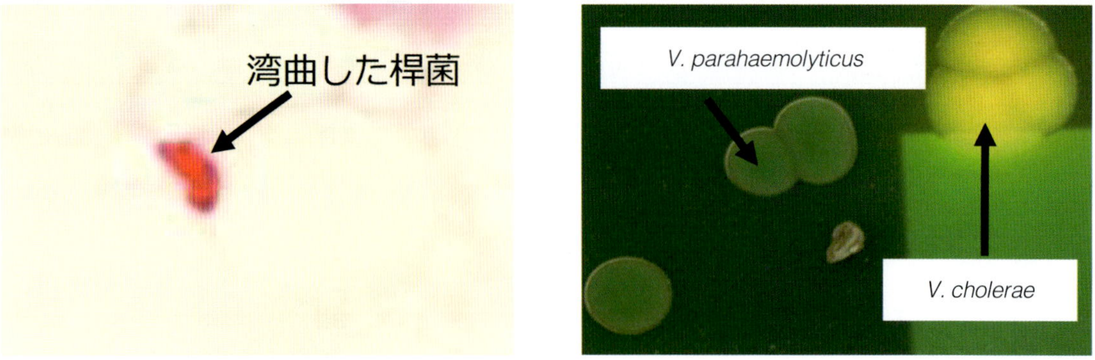

Gram 染色像　　TCBS 寒天培地

図 6　*V. cholerae* の Gram 染色（左）と *V. cholerae* および *V. parahaemolyticus* の TCBS 寒天培地での発育（右）

がって，O1 あるいは O139 の血清型に凝集しても，コレラ毒素非産生の場合には，法的な届け出は免除されている．従来，非 O1 コレラ菌は NAG ビブリオ（non agglutinable *Vibrio*）と呼ばれていたが，最近はあまり使用されなくなった．コレラ菌は淡水域～汽水域の水中に生息し，ヒトへは飲料水や魚介類などの経口摂取により，コレラ毒素，耐熱性の腸管毒の産生にて水様性の下痢や腸炎を起こす．なお，1999 年に食中毒菌として指定された．

B. *V. parahaemolyticus*（腸炎ビブリオ）

a. 形態と特徴

0.3～0.5 × 1～5 μm の桿菌で湾曲はみられない．液体培地中では極単毛で活発に運動する．

b. 培養と同定

腸炎ビブリオの生物学的性状は，コレラ菌に類似しているが，白糖非分解および 1～8％の NaCl 存在下で発育でき（好塩性），NaCl 非存在下では溶菌し発育できない点で異なる（**表 3**）．**表 1** の生物学的性状が認められた場合には *V. parahaemolyticus* を推定する．本菌の世代時間は短く，8～10 分である．TCBS 培地上で青緑色のコロニーを形成する（**図 6**）．

c. 感染と病原性

腸炎ビブリオは沿岸海水域に生息する海産物，特に生の魚介類の経口摂取により感染型の食中毒を発症する（10^6 個以上の生菌の摂取が必要）．本菌による食中毒の発症時期は海水の温度が 20℃以上ある 6～9 月，なかでも 8 月にピークがみられる．ただし，1992 年までは食中毒の原因菌としては第 1 位であったが，現在では生魚の衛生基準の設置などにより食中毒の発生は減少している．症状は 6～12 時間の潜伏期後に発熱と激しい腹痛，下痢，嘔吐を呈する．

〈神奈川現象〉

本菌のなかには，ヒトやウサギの赤血球を加えた寒天培地上で溶血を起こす菌と溶血を起こさない菌がある．患者の下痢便から分離される病原性のある菌株のほとんどは溶血を起こすが，海水由来菌のほとんどは溶血を起こさない．この現象は，神奈川県衛生研究所によって発見されたので，神奈川現象と呼ばれる．本菌は，耐熱性溶血毒（thermostable direct toxin : TDH）およびその類似溶血毒（TDH－related hemolysin : TRH）という 2 つの蛋白質性溶血毒を産生する．神奈川現象は TDH によって引き起こされ，ヒトに下痢を起こす病原因子と考えられている．

C. その他の臨床学的に重要な菌種

多くの *Vibrio* 属は食中毒など腸管感染症の原因菌となるが，*V. vulnificus*，*V. alginolyticus*，*V. carchariae*，*V. damsel*，*V. cincinatiensis* は創傷感染や敗血症の原因菌となる．特に *V. vulnificus* は腸炎ビブリオ類似の好塩性ビブリオである．肝疾患や糖尿病などの基礎疾患を有するヒトが本菌を保

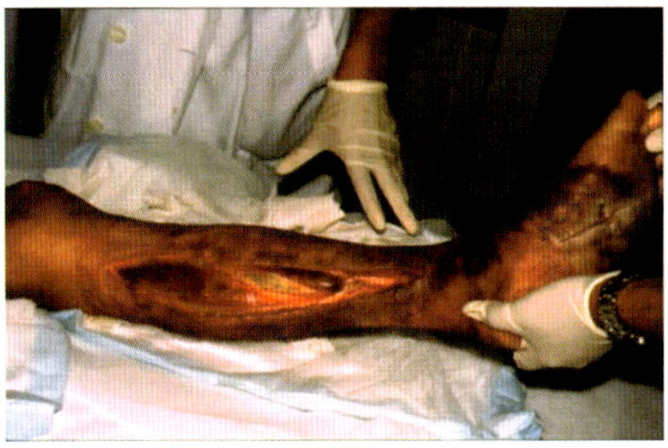

図7　*V. vulnificus* による壊死性筋膜炎

有した魚介類を生で経口的に摂取して感染した場合には，四肢の水泡，紅斑，壊死性筋膜炎（図7）などを伴う敗血症を起こすことがあり，致死率もきわめて高い．したがって，本症状を有する患者の血液および組織から TCBS 寒天培地で青緑色のコロニーが観察された場合には本菌を疑い迅速な治療を行う．

13. Genus *Aeromonas*

Aeromonas 属は通性嫌気性菌のグラム陰性桿菌で，淡水中に幅広く生息しているが，衛生状態の悪い汽水域や湾内からも検出される．この属には 19 菌種含まれているが，主に *A. hydrophila*，*A. veronii*，*A. sobria*，*A. caviae* などがヒトに病原性を示す．

a. 形態と特徴

遺伝学的には腸内細菌科や *Vibrio* 属に近い通性嫌気性菌のグラム陰性桿菌（0.3〜1.0 × 1.0〜3.5 μm）で，周毛性の鞭毛を有するため運動性はあるが，莢膜や芽胞はない．

b. 培養と同定

至適温度は 22〜28℃であるが，37℃でも増殖できる．普通寒天培地では淡黄色，正円の盛り上がったコロニーを形成し，SS 寒天培地や DHL 寒天培地にも発育する．

生物学的性状はブドウ糖から酸を産生するオキシダーゼ陽性菌で，NaCl 非存在下でも発育できる．**表1** の生物学的性状が認められた場合には *A. hydrophila* を推定する．

c. 感染と病原性

Aeromonas 属は魚類，爬虫類，両生類などの腸管に生息し，特に魚類の食品を介してヒトに食中毒を起こすことがある．また，淡水中にも生息するため創傷感染や菌血症も散見される．病原因子としては，細胞障害性毒素，プロテアーゼ，溶血毒，リパーゼ，接着因子，下痢毒素がある．

d. 主たる検査材料

主に糞便・血液・組織などが検査対象となる．

e. 薬剤感受性と耐性菌

β-ラクタマーゼを産生するため，セフェム系抗菌薬に耐性を示すが，β-ラクタマーゼ抵抗性のセフェム系やニューキノロン系抗菌薬は有効である．

14. Genus *Pasteurella*

Pasteurella 属は通性嫌気性菌のグラム陰性桿菌で，哺乳類や鳥類の口腔や上気道に生息し，ヒトにも感染症を起こす人獣共通感染菌である．代表的な菌種には *P. multocida* があり，本菌は動物の気道に存在する常在菌で，健康なイヌの 20〜55%，ネコの 70〜90%が保菌している．

a. 形態と特徴

通性嫌気性菌の非常に小さな卵円形のグラム陰性桿菌（0.3〜0.7 × 1.0〜2.0 μm）で極染色性を示すが，鞭毛や芽胞はない．

b. 培養と同定

血液寒天培地やチョコレート寒天培地にはよく発育し，37℃で 2 日間培養するとムコイド状の光沢のあるコロニーを形成する．なお，普通寒天培地での発育は不良である．

生物学的性状は，ブドウ糖を発酵して酸を産生するがガスは非産生で，白糖は発酵するが乳糖はほとんど発酵しない．硝酸塩を還元し，カタラーゼおよびオキシダーゼを産生する．ヒトや動物から分離される臨床分離菌株ではカタラーゼ，オキシダーゼ，インドールを産生し，莢膜を保有する菌株もみられる．

c. 感染と病原性

ヒトは動物との接触により感染する．特にイヌ，ネコの咬傷，擦過傷による局所の皮膚化膿症が多くみられるが，ときに呼吸器感染症や敗血症，髄膜炎，関節炎なども発症する．

d. 主たる検査材料

主に膿・皮膚擦過物・喀痰・血液などが検査対象となる．

e. 薬剤感受性と耐性菌

大部分の菌株はペニシリン系抗菌薬に感性である．ペニシリン耐性株の場合には第3世代セフェム系抗菌薬あるいはクロラムフェニコールが有効である．

15. Genus *Haemophilus*

Haemophilus 属は通性嫌気性菌のグラム陰性桿菌で14菌種が知られており，ヒトをはじめ多種の動物の粘膜（上気道，口腔内，腸管，膣など）に定着している．Haemophilus とは“血液を好む”の意であり，共通点としては増殖する際に血液中に含まれるX因子（ヘミン），V因子（nicotinamide adenine dinucleotide : NAD）の両方またはどちらか一方を要求する．

A. *H. influenzae*（インフルエンザ菌）

a. 形態と特徴

小～中型のグラム陰性桿菌（0.3～0.5 × 0.5～1.0 μm），または球桿菌で多形態を示すのが特徴である．鞭毛や芽胞はない．莢膜は *H. influenzae*, *H. paragallinarum*, *H. parasuis* で保有する菌株もみられる．カタラーゼおよびオキシダーゼの産生性は種や株により異なる．

b. 培養と同定

至適温度は37℃，至適pHは7.6であり，5～10％炭酸ガスを添加すると発育が促進され，なかには必須の菌種も存在する．培養は主にチョコレート寒天培地が用いられ，24時間培養にて0.5～1.5mmの灰色のコロニーが形成される．また，莢膜をもつ菌株は少し大きめの白濁したムコイド様のコロニーを形成する．なお，*H. influenzae* はブドウ球菌が存在するとヒツジ血液寒天培地上でブドウ球菌のコロニー周囲に微小なコロニーを形成する．これを“衛星現象”と呼ぶ．

図8に衛星現象を示した．

Haemophilus 属の主要な鑑別性状を表4に示す．

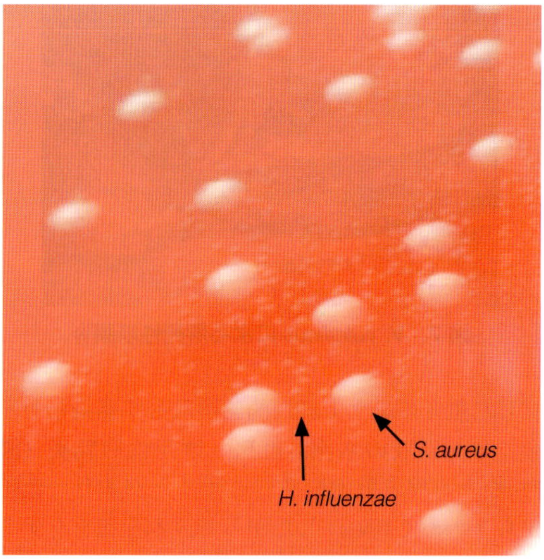

ヒツジ血液寒天培地
S. aureus のコロニー周囲に微小な発育を示した *H. influenzae*

図8　衛星現象

c. 感染と病原性

H. influenzae はヒトのみが自然宿主であり，小児では60～90％が上気道に保菌している．我が国では2008年に乳幼児を対象にワクチンの任意接種が開始され，ワクチンの導入により感染は激減した．粘膜感染症（急性中耳炎，副鼻腔炎，気管支炎，結膜炎）のほとんどは無莢膜株で，鼻咽腔から局所への直接伝播にて発症する．

d. 主たる検査材料

H. influenzae は主に鼻汁分泌物，咽頭粘液，喀痰，髄液，血液などが検査対象となる．*H. ducreyi* は主に尿道分泌物，膿などが検査対象となる．

e. 薬剤感受性と耐性菌

H. influenzae はペニシリナーゼを産生するアンピシリン耐性菌として知られていたが，近年では β-ラクタマーゼを産生せず，ペニシリン結合蛋白の変異による耐性菌（β-lactamase negative ampicillin resistant *H. influenzae* : BLNAR）が急速に拡大している．また，ペニシリンのほか，テトラサイクリン，エリスロマイシン，ST合剤，アミノグリコシド，クロラムフェニコールに対する耐性菌も報告されている．治療薬にはセフォタキシム，セフトリアキソン，メロペネムが推奨され

表4 *Haemophilus* 属の主要な鑑別性状

菌 種	発育性			要求性			溶血性	ポルフィリン試験	糖分解		
	ヒツジ血液寒天	ウサギ血液寒天	チョコレート寒天	炭酸ガス	X因子	V因子			ブドウ糖	白糖	乳糖
H. influenzae	−	+	+	−	+	+	−	−	+	−	−
H. parainfluenzae	−	+	+	−	−	+	−	+	+	+	−
H. haemolyticus	−	+	+	−	+	+	+	−	+	−	−
H. parahaemolyticus	−	+	+	−	−	+	+	+	+	+	−
H. aegyptius	−	+	+	−	+	+	−	−	+	−	−
H. ducreyi	−	+	−	V	+	−	−	−	−	−	−
Aggregatibacter aphrophilus	−	+	+	+	+*	−	−	+	+	+	+
Aggregatibacter segnis	−	+	+	−	−	+	−	+	+	+	−

V：菌株により異なる
＊：初回分離時のみX因子を要求

ている．

B. *H. ducreyi*（軟性下疳菌）

H. ducreyi は性病の1つである軟性下疳を起こす．X因子を要求する．大部分はβ-ラクタマーゼを産生する．なお，テトラサイクリンやST合剤にも耐性菌が増加中である．治療薬にはマクロライド系，キノロン系抗菌薬およびセフトリアキソンが有効である．

H. ducreyi は性行為感染症である軟性下疳の原因菌であるが，発生頻度はきわめて低い．

16. Genus *Capnocytophaga*

Capnocytophaga はギリシャ語で“二酸化炭素を同化・吸収する者”を意味する．*Capnocytophaga* 属はヒトやイヌ，ネコの口腔内に常在する通性嫌気性のグラム陰性桿菌で，1979年に新しい属として確立し，現在7種が知られている．

a. 形態と特徴

紡錘型のグラム陰性桿菌（1.5〜2.0 × 0.5 μm）で，鞭毛や莢膜，芽胞はない．特徴は，鞭毛をもたないが寒天培地上で滑走能を示すこと，栄養要求が厳しく，増殖が遅い点である．

b. 培養と同定

本属は好気培養ではほとんど発育せず，炭酸ガスおよび嫌気培養で発育する．培養は血液成分を含む寒天培地（5%ウサギ血液加ハートインフュージョン寒天培地での発育が良好）にて35〜37℃，5%炭酸ガス培養あるいは嫌気培養を2日間以上行う．なお，*C. canimorsus* と *C. cynodegmi* のコロニーは淡黄白色，淡灰白色あるいは淡桃白色で，コロニーが成長すると辺縁の不規則な拡がりを認めるが，遺伝学的にきわめて近いため，性状も似ており，コロニー形状や生化学的性状によって鑑別することは難しい．

生物学的性状はヒトの保有する *C. ochracea*，*C. gingivalis*，*C. sputigena*，*C. haemolytica*，*C. granulosa* の5菌種はオキシダーゼ，カタラーゼともに陰性であるが，イヌ，ネコの保有する *C. canimorsus*，*C. cynodegmi* の2菌種はオキシダーゼ，カタラーゼともに陽性を呈する．

c. 感染と病原性

ヒトの口腔内に常在する5菌種は歯周病の病巣から検出されることが多い．そのため，歯科学領域で歯周病関連菌として位置づけられているが，歯周病の病因に関連した役割は不明である．また，まれに日和見的に全身感染を起こし，電撃性紫斑病，心内膜炎など重篤な症状をもたらす．一方，イヌ，ネコの咬傷・掻傷感染症の代表的な菌種に *C. canimorsus* がある．本菌はイヌ，ネコの口腔内に常在しており，国内のイヌ，ネコも高率に保菌している．本感染症の原因は咬傷・掻傷，あるいは動物との密接・濃厚な接触歴が大半を占めるが，発症はきわめてまれである．ただし，発症した場合は急激に敗血症に至ることが多く，致死率は約30%にもなる．

d. 主たる検査材料

主に膿，皮膚擦過物，血液，脳脊髄液などが検査対象となる．

e. 薬剤感受性と耐性菌

C. canimorsus はペニシリン系など多くの抗菌薬に感性であるが，ゲンタマイシンなどアミノグリコシド系抗菌薬には耐性である．また，β-ラクタマーゼを産生する菌株も存在する．一般的にはテトラサイクリン系やカルバペネム系抗菌薬には感性である．

17. Genus *Bartonella*

従来，リケッチア目に分類されていたが，16S rRNA遺伝子の塩基配列の特徴から遺伝子学的には *Brucella* 属に近い位置にある．ヒトの病原体には *B. bacilliformis* によるカリオン病のみが知られていたが，その後，*B. quintana* およびネコひっかき病の病原体である *B. henselae* が含まれた．

a. 形態と特徴

B. bacilliformis は多形性を示すグラム陰性桿菌（0.25～0.5 × 1.0～3.0 μm）で，培養菌では一端に1～10本の鞭毛を有し運動性を示すが，莢膜や芽胞はない．

B. henselae はわずかな湾曲のあるグラム陰性桿菌（0.3 × 0.5～1 × 2 μm）で，鞭毛や莢膜，芽胞はない．

b. 培養と同定

B. bacilliformis は偏性好気性菌で，新鮮ウサギ血液加半流動寒天培地にて発育する．

B. henselae は37℃の5%炭酸ガス環境下で5～7日間，5%ウサギ血液加ハートインフュージョン寒天培地で培養すると微小なコロニーの形成がみられる．ただし，臨床材料からの初代分離の場合には9～40日を要することもある．菌種の同定は，病巣部材料を用いてPCR法による遺伝子検査を行う．また，診断には間接蛍光抗体法による抗体価の測定がある．

c. 感染と病原性

B. bacilliformis は地理的分布は狭く，南米のアンデス山地西側斜面に限定し，ヒトへの感染は吸血性のスナバエにより媒介される．

B. henselae のヒトへの感染はネコのひっかき傷によるもの以外に，ネコノミによる媒介もある．免疫正常者ではネコひっかき病を発症し，2週間程度で発熱，所属リンパ節の有痛性腫大，ときに膿汁を排出する．また，免疫不全患者では皮膚に細菌性血管腫や心内膜炎，菌血行性発熱の原因となる．

d. 主たる検査材料

B. henselae は主に創傷部位の擦過物，リンパ節，膿，血液などが検査対象となる．

e. 薬剤感受性と耐性菌

ペニシリン系，セフェム系，マクロライド系抗菌薬が有効である．耐性菌に関しては症例数が少ないため不明である．

（永沢善三）

チェックリスト

□腸内細菌の定義を説明せよ．
□大腸菌，赤痢菌，*Salmonella*，*Yersinia* の菌種同定における生化学的性状のポイントを説明せよ．
□ *Vibrio* 属の菌種同定における生化学的性状のポイントを説明せよ．
□感染型食中毒および毒素型食中毒の違いとそれぞれの原因菌を説明せよ．
□腸内細菌に属する日和見病原菌の菌種同定における生化学的性状のポイントを説明せよ．
□便培養の採取および保存方法を説明せよ．
□便培養検査に使用される選択分離培地について説明せよ．
□ *Haemophilus* 属の菌種同定における生化学的性状のポイントを説明せよ．

II 微生物の特徴

細　菌

4　グラム陰性好気性桿菌

このグループに属する細菌は自然環境に広く分布している菌種が多く，一部の菌種を除いて一般的には病原性は弱い．しかし近年，これらの細菌が日和見感染（49 頁）の起因菌となり，深刻な医療関連感染（51 頁）を起こしている．

このグループの細菌はブドウ糖を嫌気的に分解できず，代謝は呼吸による，いわゆるブドウ糖非発酵グラム陰性桿菌（nonfermenting Gram negative rod : NFGNR）である．NFGNR には多くの菌種が含まれるが，臨床材料から高頻度に分離される菌種は**表 1** に示すとおりである．

1. Genus *Pseudomonas*

Pseudomonas 属には多種類の菌種が含まれる．これらの多くは水や土壌中に広く分布しているが，動物や植物に病原性を示すこともあり，ヒトの感染症で最も重要な菌種は *P. aeruginosa* である（**表 1**）．

A. *P. aeruginosa*（緑膿菌）

a. 形態と特徴

0.5〜0.8 × 1.3〜3 μm のグラム陰性桿菌で（**図 1**），極単毛の鞭毛をもち（**図 2**），活発に運動する．莢膜や芽胞はない．

b. 培養と同定

35℃で 20 時間前後，好気培養すると，血液寒天培地（**図 1**）や選択培地である NAC 寒天培地（**図 2**）に発育し，独特な線香臭がある．42℃でも発育するが，4℃では発育しない．NAC 寒天培地はナリジクス酸とセトリマイドによる選択性が強く，この培地上に**図 2** のような緑色系の水溶性色素を拡散させた集落があれば緑膿菌の存在を強く疑える．

色素産生性（264 頁）の確認には，KingA 培地と KingB 培地を用い，青緑色のピオシアニン（水溶性，クロロホルム溶解性）や蛍光性黄緑色のピオベルジン（水溶性，クロロホルム不溶性）の産生を確認する．環境由来株では色素非産生株も多い．オキシダーゼ試験（265 頁）陽性，アシルアミダーゼ試験（273 頁）陽性，ゼラチン液化能（271 頁）陽性である（**表 2**）．

c. 感染と病原性

医療関連感染で特に注目される．水周りや患者の臨床材料，血管カテーテルなど医療器具が主な感染源となり，医療従事者の手指などを介して感染拡大がみられる重要な菌種である．易感染者に対して呼吸器感染症，尿路感染症，創傷感染症，敗血症，髄膜炎などを引き起こす頻度が高い日和見病原体である．

また，本菌はグリコカリックスを産生し，バイオフィルム感染症（399 頁）を惹起する．

エラスターゼ，プロテアーゼ，エキソトキシン A などの菌体外酵素や毒素を産生し，病原因子として重要である．

d. 薬剤感受性と耐性菌

本菌は各種の抗菌薬に耐性を示す．薬剤耐性緑膿菌感染症（五類感染症；定点把握）では，イミペネム（IPM ≧ 16 μg/mL），アミカシン（AMK ≧ 32mg/mL），およびシプロフロキサシン（CPFX ≧ 4 μg/mL）に耐性を示す菌株を多剤耐性緑膿菌（multidrug−resistant *P. aeruginosa* : MDRP）と呼ぶ．メタロ−β−ラクタマーゼ（MBL）産生株

表１　主なグラム陰性好気性菌の分類

科	属	種	亜　種
Pseudomonadaceae	*Pseudomonas*	*P. aeruginosa*	
		P. fluorescens	
		P. putida	
		その他 215 菌種	
Burkholderiaceae	*Burkholderia*	*B. cepacia*	
		B. mallei	
		B. pseudomallei	
		その他 86 菌種	
Xanthomonadaceae	*Stenotrophomonas*	*S. maltophilia*	
		その他 12 菌種	
Alcaligenaceae	*Bordetella*	*B. pertussis*	
		B. parapertussis	
		B. bronchiseptica	
		その他 5 菌種	
Brucellaceae	*Brucella*	*B. melitensis*	
		B. abortus	
		B. suis	
		B. canis	
		B. neotomae	
		B. ovis	
		その他 5 菌種	
Legionellaceae	*Legionella*	*L. pneumophila*	*L. pneumophila* subsp. *pneumophila*
		その他 61 菌種	その他 2 亜種
Coxiellaceae	*Coxiella*	*C. burnetii*	
Francisellaceae	*Francisella*	*F. tularensis*	

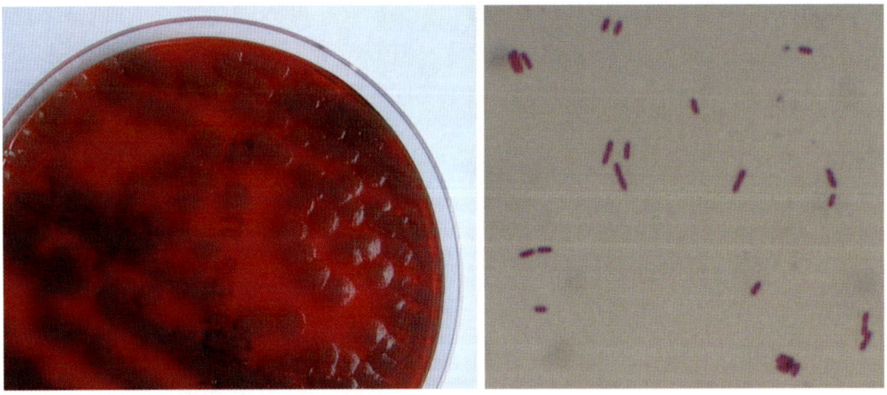

図１　緑膿菌の血液寒天培地上の集落と Gram 染色所見（陰性桿菌）

が存在する．

B. *P. fluorescens*

本菌は自然環境から高頻度に分離されるが，一方で，喀痰，尿，膿などの臨床材料からも分離され，日和見感染症の起因菌となる．

本菌は極多毛の鞭毛を有し，30℃前後での発育が最もよい．4℃でも発育するが，42℃では発育

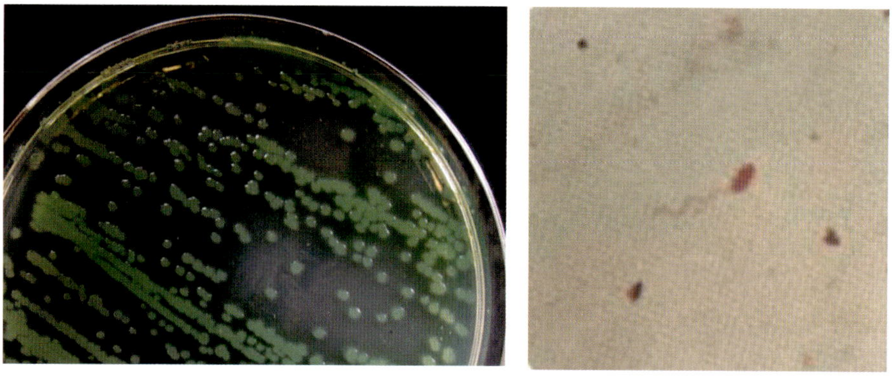

図2　緑膿菌のNAC寒天培地上の集落と鞭毛染色所見（極単毛）

表2　主なブドウ糖非発酵菌の鑑別性状

菌　種	鞭毛（極毛）	ピオシアニン産生	ピオベルジン産生	オキシダーゼ	アシルアミダーゼ	ゼラチン液化
P. aeruginosa	1	+	+	+	+	+
P. fluorescens	＞1	−	+	+	−	+
P. putida	＞1	−	+	+	−	−
B. cepacia	＞1	−	−	+	+	d
B. mallei	−	−	−	−	−	−
B. pseudomallei	＞1	−	−	+	−	+
S. maltophilia	＞1	−	−	−	−	+

d : 菌株により異なる

しない．黄緑色の蛍光色素（ピオベルジン）を産生するが，ピオシアニンは産生しない．オキシダーゼ陽性，アシルアミダーゼ陰性，ゼラチン液化能陽性である（**表2**）．

C. *P. putida*

P. fluorescens 同様，自然環境の常在菌であるが，まれに各種臨床材料からも分離され，日和見病原体である．

表2に示すとおり，上記2菌種と同様に蛍光色素を産生するが，極多毛性鞭毛，アシルアミダーゼ陰性，ゼラチン液化能陰性などの点で鑑別できる．

2. Genus *Burkholderia*

Burkholderia 属には89菌種が含まれる．これらのうち，ヒトの感染症で重要な菌種は *B. cepacia* である．その他に，亜熱帯地方に生息する *B. mallei* や *B. pseudomallei* もまれにヒトの感染症から分離される（**表1**）．

A. *B. cepacia*

臨床材料や水周りを中心とした病院環境からしばしば分離され，日和見感染症を起こし，医療関連感染の原因菌として注目されている．各種抗菌薬に耐性を示し，さらに消毒剤であるグルコン酸クロルヘキシジンに耐性を示すことが知られている．

表2に示すとおり，特徴的な色素の産生はなく，30℃前後での発育が良好であるが，4℃では発育しない．鞭毛は極多毛，オキシダーゼ陽性，アシルアミダーゼ陽性，ゼラチン液化能は菌株により異なる．

B. *B. mallei*

鼻疽症（glanders，四類感染症；全数把握）の

原因菌である．アジア，アフリカ，中東に分布し，日本には存在しない．ウマやロバなどに感染し，鼻疽を起こす．まれにヒトも経皮または経気道感染を起こし，重篤な経過をとることもある．本菌は41℃で発育しない．鞭毛をもたず，非運動性である（**表2**）．感染の診断法としてマレイン反応（皮内反応）がある．

C. *B. pseudomallei*

類鼻疽症（melioidosis，四類感染症；全数把握）の原因菌である．東南アジアなどの土壌や水中に分布している．吸入や皮膚の傷などからヒトに感染し，肺炎や敗血症を起こす．本菌は41℃で発育するが，4℃では発育しない．鞭毛は極多毛，オキシダーゼ陽性，ゼラチン液化陽性である（**表2**）．

3. Genus *Stenotrophomonas*

A. *S. maltophilia*

自然環境に広く生息するが，日和見病原体として臨床材料から分離される頻度は高い．本菌は35℃で発育するが，4℃と41℃では発育しない．鞭毛は極多毛で運動性を有し，黄色集落を形成することがある．オキシダーゼ陰性，アシルアミダーゼ陰性，ゼラチン液化能陽性（**表2**）．DNase（DNA分解試験，270頁）陽性とマルトースを速やかに分解することが本菌種同定に有用な性状である．

カルバペネム系抗菌薬に自然耐性であり，ST合剤，ミノサイクリン，キノロン系抗菌薬に感性である．

4. Genus *Legionella*

1976年，米国フィラデルフィアのホテルで開催された在郷軍人大会で集団肺炎が発生し，在郷軍人病（legionnaires' disease）と呼ばれた．その後，この疾病の原因菌は*L. pneumophila*と命名された．現在のところ，この属には62菌種，3亜種が含まれているが，臨床的に最も重要な菌種は*L. pneumophila*である（**表1**）．

A. *L. pneumophila*（レジオネラ菌）

a. 形態と特徴

0.3〜0.7 × 2〜5 μmのグラム陰性桿菌である（**図3**）．培養時間が長くなった菌体は長桿菌状になることがある．ほとんどの菌種が極単毛性鞭毛をもち，運動性を示す．莢膜および芽胞はない．臨床材料中の本菌はGram染色ではほとんど染色されないため，Giménez染色を行う．本菌は通性細胞内増殖性細菌であり，アメーバやヒトのマクロファージ内でも増殖可能である（**図4**）．

b. 培養と同定

本菌は血液寒天をはじめとした微生物検査用培地には全く発育しない．本菌の発育にはL-システインなどのアミノ酸と鉄イオンを要求するため，これらと活性炭末を含むB-CYEα培地が必要である（**図3**）．また，選択培地としてWYOα培地やGVPCα培地などがある．本菌の発育至適pHは，pH6.9±0.05と範囲が非常に狭い．好気条件下で35℃，3〜7日間培養すると，青みがかった灰白色の湿潤集落を形成する（**図3**）．コロニーの大きさは大小不同で，紫外線照射により蛍光発色する菌種もある．本菌は糖を酸化も発酵もしない．ゼラチン液化能および馬尿酸加水分解（馬尿酸試験，273頁）陽性である．

c. 感染と病原性

本菌を含むエアロゾルを吸入することにより感染し，呼吸器系疾患を発症する．感染源は空調用冷却水や浴槽水，温泉水などである．ヒトからヒトへの感染はない．

*Legionella*属菌による感染症はレジオネラ症と総称され（四類感染症；全数把握），肺炎型と熱型（ポンティアック熱型）に分類される．重篤化しやすい肺炎型は，高齢者や糖尿病患者などのハイリスクグループで発症しやすく，医療関連感染として問題となる．

d. 薬剤感受性

β-ラクタマーゼの産生によりペニシリン系やセフェム系抗菌薬は効果がなく，マクロライド系，カルバペネム系，キノロン系抗菌薬に感性である．

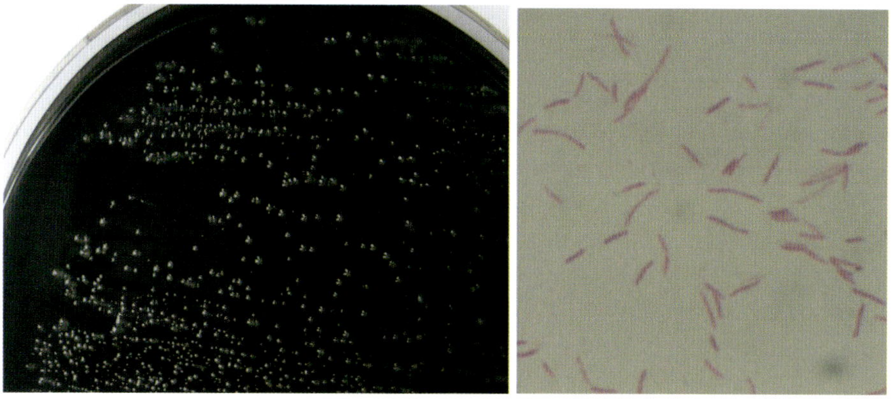

図 3　レジオネラの B−CYE α 寒天培地上の集落と Gram 染色所見（陰性桿菌）

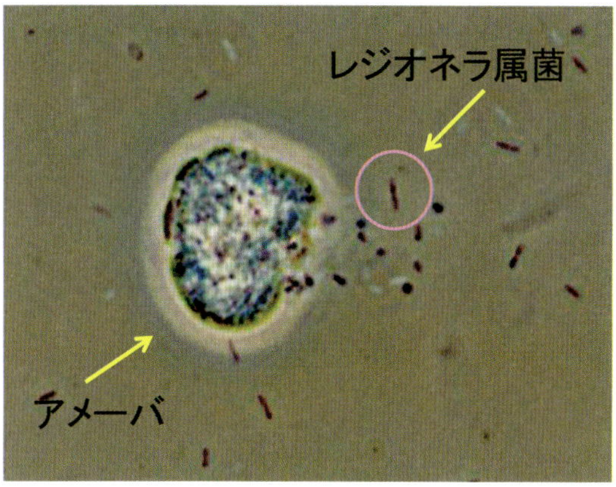

図 4　アメーバから飛び出す *Legionella* 属菌

b. 培養

ボルデー・ジャング（Bordet−Gengou）培地を用い，35℃で 3 日以上培養すると，正円形で隆起した光沢のある小さい集落が観察される．普通寒天培地には発育しない（表 3）．

c. 感染と病原性

百日咳（whooping cough，五類感染症；定点把握）の原因菌である．接着因子として繊維状赤血球凝集素（FHA），繊毛，パータクチンがある．飛沫感染すると，気道粘膜で増殖して炎症を起こし，鼻水，微熱，咳などが始まる．潜伏期は 10 日以内で，生後 1〜2 歳の小児が罹患しやすい．

5. Genus *Bordetella*

Bordetella 属はアルカリゲネス科に分類され，*B. pertussis*（百日咳菌），*B. parapertussis*（パラ百日咳菌），*B. bronchiseptica*（気管支敗血症菌）の他，5 菌種が属している．このなかで臨床的に最も重要な菌種は *B. pertussis* である（表 1）．

A. *B. pertussis*（百日咳菌）

a. 形態と特徴

0.2〜0.5 × 0.5〜1 μm のグラム陰性球桿菌である．分泌液中では両端が接して重桿状となり，液体培地では短い連鎖を示す．また，培養日数が長くなると多形性を示す．Gram 染色では染まりにくいが，極染性が観察される．鞭毛，芽胞はない．S−R 変異がみられる．

6. Genus *Brucella*

Brucella 属には *B. melitensis*（マルタ熱菌，ヤギ流産菌），*B. abortus*（ウシ流産菌），*B. suis*（ブタ流産菌），*B. canis*（イヌ流産菌）の他，ネズミに病原性がある *B. neotomae*，ヒツジに病原性がある *B. ovis* の 6 菌種の他，5 菌種が知られている（表 1）．

a. 形態と培養

これらはグラム陰性球桿菌で，芽胞や鞭毛をもたない．普通寒天培地には発育せず，血液寒天や 5% ウシ血清加トリプトソイ寒天培地で発育する．5〜10% CO_2，37℃で培養すると，数日後に正円形で隆起した S 型集落を形成する．

b. 病原性

本属菌が原因で起こるブルセラ症（brucellosis,

表3　*Bordetella* 属の主な鑑別性状

菌　種	ボルデー・ジャング培地	血液寒天培地	運動性	オキシダーゼ	ウレアーゼ
B. pertussis	＋（3〜4日）	−	−	＋	−
B. parapertussis	＋（1〜2日）	＋	−	−	＋
B. bronchiseptica	＋（1〜2日）	＋	＋	＋	＋

四類感染症；全数把握）は人獣共通感染症（55頁）である．感染動物からヒトに感染し，熱性疾患として波状熱（発熱，平熱を週単位で繰り返すマルタ熱）を起こす．また，菌血症を起こすこともある．

7. Genus *Francisella*

A. *F. tularensis*

野兎病（四類感染症；全数把握）の原因菌である．ウサギ，リスなどのほか，ヒトにも感染する人獣共通感染症である．多形性のグラム陰性球桿菌で，芽胞や鞭毛はない．通性細胞内寄生性である．8％血液加ユーゴン寒天培地で37℃，2〜5日間培養すると露滴状，透明，粘稠性のあるS型集落を形成する．普通寒天には発育しない．オキシダーゼ陰性，ブドウ糖やマルトースを分解し，酸を産生する．感染動物との接触により，創傷から，あるいは経口および経皮的に感染する．悪寒，発熱，関節痛などの症状がみられる．

8. Genus *Coxiella*

A. *C. burnetii*

Q熱（コクシエラ症，四類感染症；全数把握）の原因菌である．かつてはリケッチアであると考えられていたが，現在ではレジオネラ目に分類されている偏性細胞内寄生性の細菌である．一般的には蛍光抗体法による抗体価の測定で血清診断を行う．近年では，PCR法による病原体遺伝子の検出も有用である．本菌の感染源としては，ウシ，ヤギ，ヒツジと，これらに由来する乳製品が重要である．ヒトは菌体を含むエアロゾルを吸入することによる感染が最も多い．ヒトからヒトへの感染はほとんどない．ヒトの病型はきわめて多彩であるが，発熱，頭痛，悪寒，倦怠感，筋肉痛などの症状を示す急性Q熱と，心内膜炎や肝炎などに至る慢性Q熱に大別される．

（古畑勝則）

チェックリスト

- □ *Pseudomonas* 属の菌種同定における生化学的性状のポイントを説明せよ．
- □ *P. aeruginosa* の多剤耐性について説明せよ．
- □ *Legionella* 属の染色法，分離培地および疾患について説明せよ．
- □百日咳菌の分離培地，病原性および疾患について説明せよ．
- □ *Brucella* 属の病原性と疾患について説明せよ．

II 微生物の特徴

細　菌

5　らせん菌群

らせん菌（spirillum）とは細菌学的分類の名称ではなく，形態学的な総称として使用されている．主ならせん菌群とヒトへの病原性を**表 1** に示す．

1. Genus *Campylobacter*

臨床材料から分離される主な菌種は，*C. jejuni*，*C. coli*，*C. fetus* である．*Campylobacter* の Campylo は「曲がった，カーブした」，bacter は「桿棒」という意味である．また，jejuni は「空腸の」，coli は「大腸（colon 由来）」，fetus は「胎児の」をそれぞれ指す．

a. 形態と特徴

0.2〜0.9 × 0.5〜5 μm の細長く湾曲したグラム陰性らせん桿菌である（**図 1**）．Gram 染色の後染色には，パイフェル液の使用が望ましい．長時間培養では球菌様（ココイドフォーム：coccoid form）に変化することがある．菌体の両端または片端に単毛性の鞭毛をもち，活発な旋回運動（コルクスクリュー様運動）する．無芽胞菌である．

b. 培養と同定

多くの菌種は，微好気性（酸素濃度 3〜15％）で，好気的および嫌気的条件下では発育しない．すべての炭水化物を利用しない．普通寒天培地や血液寒天培地に発育する．大気への曝露や 25℃以上の環境下では死滅が早いため，糞便検体は早急に検査を行うか，10℃以下に保存する．選択培地は，CCDA 培地（charcoal−cefazolin−deoxycholate agar），スキロー（Skirrow）培地，バツラー（Butzler）培地，プレストン（Preston）培地を用い，35℃または 42℃で 2 日間の微好気培養（5％ O_2，10％ CO_2，85％ N_2）を行う．培養集落の性状は，非溶血性で半透明の S 型（スムース型）を形成する（**図 2**）．浸潤な寒天培地上では扁平で拡散した集落を示す．

選択培地上に発育した集落がグラム陰性らせん菌であることを確認後，**表 2** に準拠して *Campylobacter* 属と *Arcobacter* 属を鑑別する．菌種の鑑別のポイントは，温度発育能，馬尿酸加水分解試験，酢酸インドキシル加水分解試験を行う（**図 3**，**表 2**）．近年，馬尿酸加水分解試験が弱陽性，ナリジクス酸耐性を示す菌株が検出されており，遺伝子検査を用いることがある．

c. 感染と病原性

下痢症患者から高頻度に検出される *Campylobacter* 属は *C. jejuni* であり，約 90％を占める．人獣共通感染症の原因菌であり，ヒツジの流産やウシの腸炎の原因となる．ヒトでは，鶏肉の摂食による経口感染が多く，感染型食中毒を起こす．潜伏期間は 2〜7 日で下痢，腹痛，発熱，嘔吐などの症状を示す．多くの患者は 1 週間以内に軽快する．血便を伴うことがあり，小児や高齢者では菌血症に発展することがある．感染性胃腸炎は，感染症法の五類感染症（定点把握）である．*C. jejuni* は，ギラン・バレー症候群（Guillain−Barré syndrome：GBS）を発症した約 30％の患者において先行感染が確認されている．

C. fetus は，血液培養からの分離頻度が高く，高齢者や免疫能低下状態にある患者において腸管外感染症の原因菌となる．経口感染から菌血症を起こし，まれに心内膜炎や化膿性髄膜炎を発病する．

Campylobacter 属の病原因子の 1 つに細胞致死

表1　主ならせん菌群の分類とヒトへの病原性

科	属	菌種	主たる検査材料	保菌動物	感染経路	ヒトへの病原性
Campylobacteraceae	*Campylobacter*	*C.* subsp. *jejuni*	糞便，血液	家禽（ニワトリ），ウシ，ヒツジ	経口	胃腸炎，菌血症，ギラン・バレー症候群
		C. coli	糞便	ブタ，ウシ，ヒツジ	経口	胃腸炎
		C. lari	糞便	野鳥，イヌ，ネコ	経口	胃腸炎
		C. upsaliensis	糞便，血液	家禽（ニワトリ），イヌ，ネコ	経口	胃腸炎，菌血症
		C. subsp. *fetus*	血液，糞便	ヒツジ，ウシ，爬虫類	経口	菌血症，髄膜炎，心内膜炎
	Arcobacter	*A. butzleri*	血液，糞便	ウシ，ブタ，家禽（ニワトリ）	経口，糞口，接触	胃腸炎，菌血症
Helicobacteraceae	*Helicobacter*	*H. pylori*	胃生検材料	ヒトなどの霊長類	経口（唾液），糞口	胃炎，胃十二指腸潰瘍，胃癌，胃粘膜関連リンパ腫
		H. cinaedi	血液，糞便	齧歯類，イヌ，霊長類	接触	胃腸炎，菌血症
		H. fenneliae	血液，糞便	イヌ	接触	胃腸炎，菌血症
Spirillaceae	*Spirillum*	*S. minus*	咬傷部，リンパ節，血液	ネズミ	咬傷	鼠咬症（鼠咬熱）
Spirochaetaceae	*Treponema*	*T. pallidum* subsp. *pallidum*	血液	ヒト，動物	性交	梅毒
		T. pallidum subsp. *edemicum*	血液	ヒト，動物	接触	ベジェル
		T. pallidum subsp. *pertenue*	血液	ヒト，動物	接触	フランベジア（苺腫）
		T. carateum	血液	ヒト，動物	接触	ピンタ（熱帯白斑性皮膚炎）
		T. vincentii	口腔内擦過物	ヒト	他菌との共生	ワンサンアンギーナ
	Borrelia	*B. recurrentis*	血液，髄液	ヒト，小型齧歯類	シラミ	回帰熱ボレリア
		B. duttonii	血液，髄液	ヒト，小型齧歯類	ダニ	ダットン回帰熱ボレリア
		B. burgdorferi	血液，皮膚	小型齧歯類，野鳥	マダニ	ライム病ボレリア
		B. garinii	血液，皮膚	小型齧歯類，野鳥	マダニ	ライム病ボレリア
		B. afzelii	血液，皮膚	小型齧歯類，野鳥	マダニ	ライム病ボレリア
Leptospiraceae	*Leptospira*	*L. interrogans* serovar *icterohaemorrhagiae*	血液，髄液，尿	ドブネズミ，クマネズミ	経皮，経口	ワイル病
		L. interrogans serovar *autumnalis*	血液，髄液，尿	野ネズミ	経皮，経口	秋疫
		L. interrogans serovar *hebdomadis*	血液，髄液，尿	野ネズミ	経皮，経口	秋疫
		L. interrogans serovar *australis*	血液，髄液，尿	野ネズミ	経皮，経口	秋疫

BSL : Biosafety Level（日本細菌学会バイオセフティーレベル防止指針より）

性膨化毒素（cytolethal distending toxin : CDT）がある．

d. 薬剤感受性と耐性菌

マクロライド系，キノロン系抗菌薬，ホスホマイシンには感性，ペニシリン系，セフェム系抗菌薬には耐性である．近年，マクロライド系，キノロン系抗菌薬に耐性を示す菌株が増加しており，耐性率は *C. jejuni* よりも *C. coli* で高い．

■カンピロバクター腸炎の発病機序

①腸管内の粘液層への侵入，②腸管細胞への接着（因子 : CadF など），③腸管上皮細胞への侵入，④接着因子が宿主細胞の炎症性反応を惹起（サイトカイン誘導），⑤炎症細胞が誘導される，が一連の炎症性の下痢の原因と考えられている．

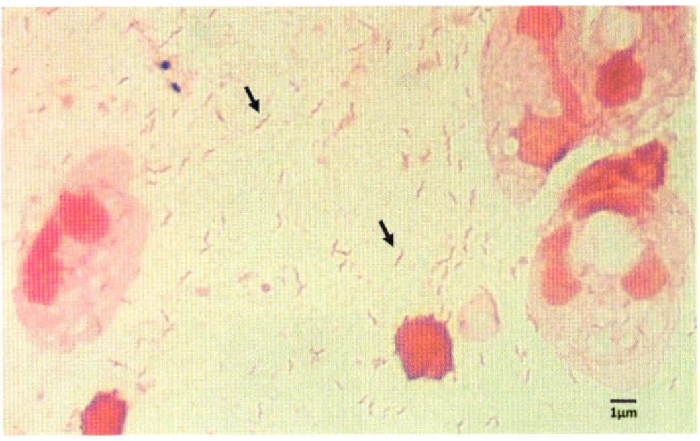

図 1　カンピロバクター腸炎を発症した患者糞便の Gram 染色像　B&M 法（× 1,000）

多数のグラム陰性らせん菌（矢印）と炎症細胞が認められる（写真提供：日本大学板橋病院　西山宏幸博士）

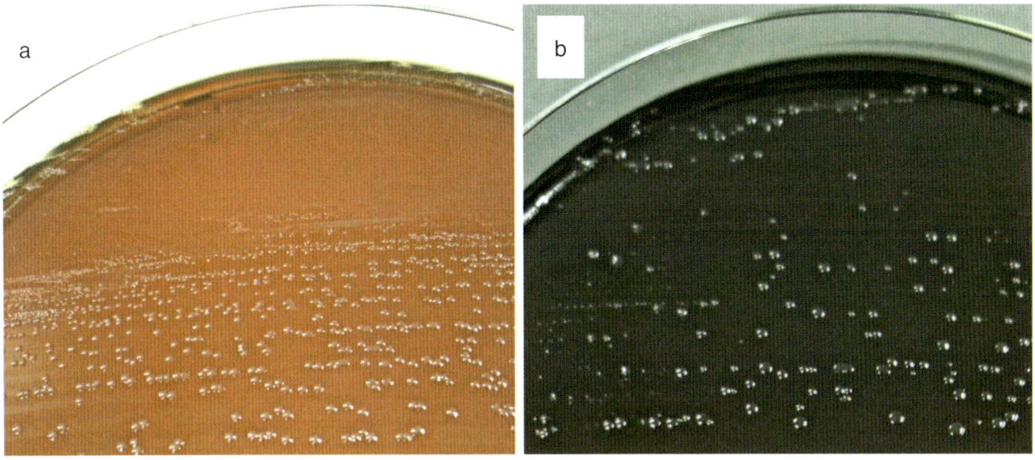

図 2　*C. jejuni* の 2 日間微好気培養の集落

a : スキロー培地，b : CCDA 培地

スキロー培地では非溶血性の直径 1～2mm の隆起した半透明の S 型集落を形成する

（写真提供：日本大学板橋病院　西山宏幸博士）

表 2　主な *Campylobacter* 属菌と *Arcobacter* 属菌の性状

	カタラーゼ	ウレアーゼ	発育			加水分解		抗菌薬感受性	
			好気培養	25℃	42℃	馬尿酸	酢酸インドキシル	ナリジクス酸	セファロチン
C. jejuni	＋	－	－	－	＋	＋	＋	S/R	R
C. coli	＋	－	－	－	＋	－	＋	S/R	R
C. lari	＋	－	－	－	＋	－	－	R	R
C. upsaliensis	－	－	－	－	＋	－	＋	S	S
C. fetus	＋	－	－	＋	－	－	－	R	S
A. butzleri	＋弱 / －	－	＋	＋	－	－	＋	*	*

* : 鑑別に用いない

S : sensitive, R : resistant

馬尿酸加水分解試験

馬尿酸ナトリウムは馬尿酸分解酵素により加水分解されると安息香酸とグリシンが生じる．ニンヒドリン試薬によりグリシンを検出（青紫色）する．

判定： 陽性　　　　　陰性

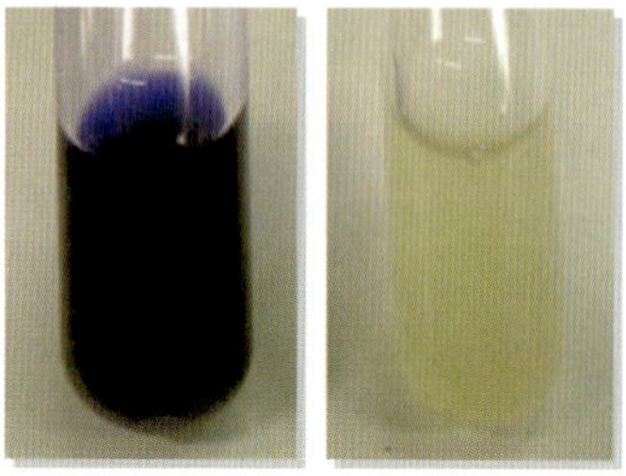

酢酸インドキシル加水分解試験

酢酸インドキシルをアセトンで 10％溶液とし，濾紙に染み込ませ，乾燥させる．使用時に精製水で濡らし，菌を塗抹する．陽性は深青色を呈する．

判定：陽性　　　　　陰性

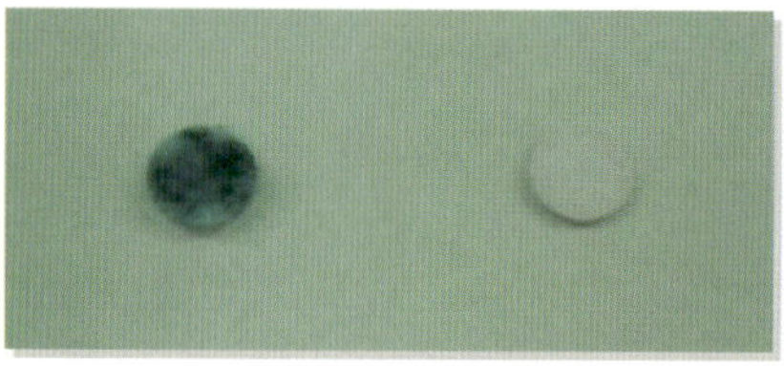

図 3　*Campylobacter* の馬尿酸加水分解試験と酢酸インドキシル加水分解試験

■ギラン・バレー症候群

菌体の外膜に存在するリポオリゴ糖（lipooligosaccharide : LOS）の糖鎖と，ヒトのガングリオシド（GM1 など）糖鎖により誘導される自己免疫疾患で，末梢神経疾患の呼吸筋麻痺，顔面神経麻痺，球麻痺などを引き起こす．

■なぜ，*C. jejuni* よりも *C. fetus* による菌血症が多いのか？

C. fetus は，ヒト血清に抵抗性を示す菌株が多いこと，菌体の外膜の外側に surface layer（S-layer）の蛋白層があるために貪食細胞に抵抗を示し，抗原性を変化させ，宿主の免疫から逃れている可能性がある．

2. Genus *Arcobacter*

グラム陰性らせん菌で *Campylobacter* の性状に類似するが，好気培養で発育する（表 2）．人獣共通感染症である．ウシ，ブタ，トリなどに分布し，ヒトの臨床検体からは *A. butzleri* や *A. cryaerophilus* などが分離され，腸炎や菌血症の原因菌である．

3. Genus *Helicobacter*

Helicobacter の helico は「らせん」の意である．*Helicobacter* は，gastric *Helicobacter* と，腸管や肝胆系などの enterohepatic *Helicobacter* に大別され，臨床において *H. pylori* が最も重要である．

A. *H. pylori*

Pylori は，ラテン語の pylŏrus で，「幽門」を意味する．すなわち，胃の幽門部にいるらせん状の細菌のことである．

a. 形態と特徴

0.4～1.0 × 2.5～5 μm で *Campylobacter* よりも太く，S 字状のグラム陰性らせん菌である（図 4，5）．Gram 染色の後染色には，パイフェル液の使用が望ましい．長時間培養ではココイドフォームに変化するものがある．菌体の両端または片端に 4～6 本の鞭毛をもち，運動性がある．無芽胞菌である．

b. 培養と同定

微好気性（酸素濃度 3～15％）で好気的条件下では発育しない．すべての炭水化物を利用しない．普通寒天培地には発育しない．非選択培地は，ブレインハートインフュージョン（brain heart infusion : BHI），あるいはブルセラ（*Brucella*）寒天培地などを用い，血液や血清を添加する．選択培地は，スキロー培地を用いることが可能であるが，ヘリコバクター専用培地など培地中に発色試薬の tetrazolium violet を含有し，濃紺の集落を形成させる培地が市販されている．培

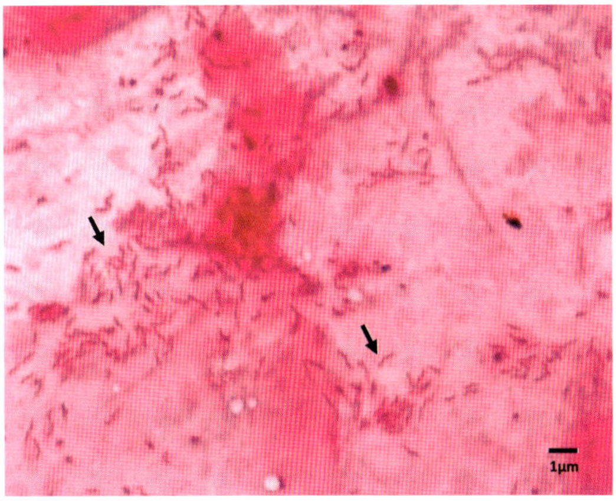

図4　胃生検における *H. pylori* の Gram 染色像（×1,000）
B&M 法（後染色液：パイフェル液使用）
多数の S 字型のグラム陰性らせん菌（矢印）がみられる
（写真提供：日本大学板橋病院　西山宏幸博士）

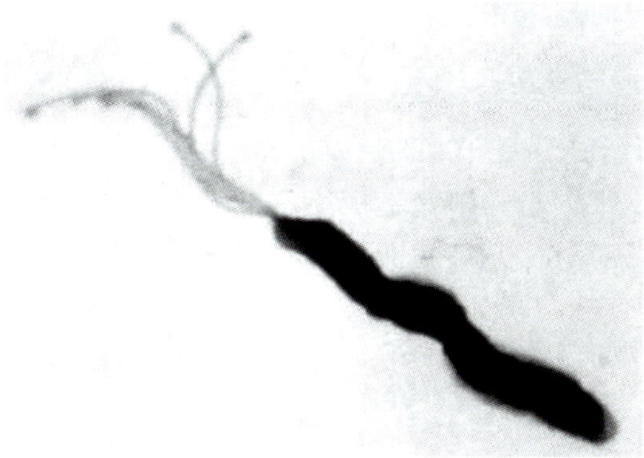

図5　*H. pylori* の電子顕微鏡像
（日本細菌学会 細菌学教育用映像素材集より）

表3　主な *Helicobacter* 属の生化学的性状

	オキシダーゼ	カタラーゼ	ウレアーゼ	発育（42℃）	硝酸塩還元
gastric					
H. pylori	＋	＋	＋	v	－
enterohepatic					
H. cinaedi	＋	v	－	－	＋
H. fenneliae	＋	＋	－	－	－

v：約40〜60%が陽性

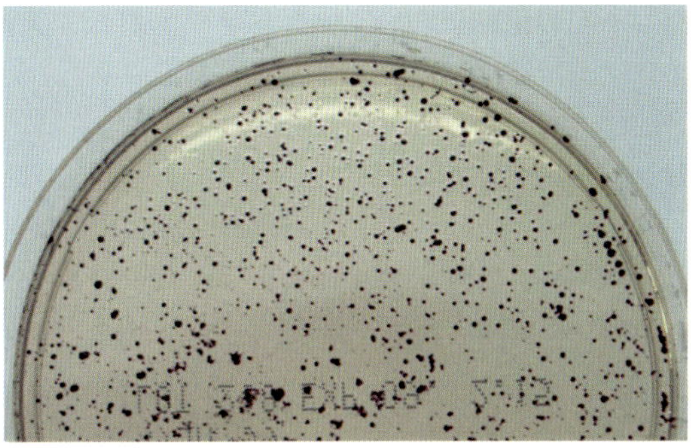

図6　胃生検を培地に塗抹後，*H. pylori* の 6 日間微好気培養の集落
ニッスイプレート・ヘリコバクター寒天培地（日水製薬）では，培地中の発色試薬と反応し，直径 1〜2mm の濃紺の集落を形成する
（写真提供：日本大学板橋病院　西山宏幸博士）

養条件は，胃生検材料を潰し培地に塗抹後，35℃で 3〜10 日の微好気培養（5％ O_2，10％ CO_2，85％ N_2）を行う（**図6**）．酸素に曝露されると死滅しやすい．

ウレアーゼ陽性．オキシダーゼとカタラーゼ陽性．硝酸塩を還元しない（**表3**）．

c. 感染と病原性

多くの感染者は小児期に感染し，長期にわたり慢性活動性胃炎状態となり，慢性委縮性胃炎，胃潰瘍，十二指腸潰瘍，過形性ポリープ，胃 MALT（mucosa-associated lymphoid tissue）リンパ腫などを発病する．長期感染者は，胃癌の発症のリスクが高い．胃外性疾患として慢性蕁麻疹，血小板減少性紫斑病（ITP），鉄欠乏性貧血などの進展に関与している．病原因子は，ウレアーゼ活性によりアンモニアを産生し，胃酸から守る．細胞空胞化毒素（vacuolating cytotoxin A：VacA）は，胃粘膜や上皮細胞の障害を誘発する．細胞変性作用を有する CagA（cytotoxin-associated gene A の遺伝子産物）は，Type Ⅳ分泌システムを介して粘膜の上皮細胞に注入されると，発癌リスクが高まると考えられている．

d. 診断・治療

侵襲的検査法である内視鏡を用いた胃粘膜生検の採取と，非侵襲的な検査方法がある．

1) 内視鏡を用いる検査

生検材料検査〔塗抹鏡検法：組織切片をヘマトキシリン–エオジン（HE）染色，あるいはGiemsa染色，培養法：生検材料の培養により薬剤感受性検査の実施が可能〕，迅速ウレアーゼ試験（アンモニア量を測定）．

2) 非侵襲的検査

尿素呼気試験（^{13}C標識尿素を内服し，ウレアーゼにより分解した呼気中のCO_2を測定），抗体測定試験（血液，尿：抗*H. pylori*–IgG抗体をELISAで測定），便中抗原検査（便中の*H. pylori*抗原をイムノクロマト法により測定）．

e. 薬剤感受性

ペニシリン系，マクロライド系，キノロン系抗菌薬，メトロニダゾールなどに感性である．一次除菌には，プロトンポンプ阻害薬（胃酸分泌阻害薬），アモキシシリンとクラリスロマイシンの3剤を組み合わせた投与があるが，近年，マクロライド系抗菌薬に耐性率が高い傾向があり，除菌率の低下が報告されている．このため，クラリスロマイシンをメトロニダゾールに変更して用いられる．

■クラリスロマイシン耐性化の理由

クラリスロマイシンは呼吸器感染症の治療に用いられることから，小児における耐性菌の保有が問題となっている．

B. *H. cinaedi*

a. 形態と特徴

0.3～0.5 × 1.5～5 μmのグラム陰性らせん菌である．Gram染色の後染色には，パイフェル液の使用が望ましい．菌体の両端に鞭毛をもち，運動性がある．無芽胞菌である．

b. 培養と同定

微好気性（酸素濃度3～15%）．非選択培地は，血液寒天培地やチョコレート寒天培地を，選択培地は，スキロー培地を用いることが可能であるが，血液無添加のCCDA培地には発育しない．培養条件は，35℃で3～10日の微好気培養（5% O_2，10% CO_2，85% N_2）を行う．水素濃度5～10%の添加で発育が促進する．非選択培地に発育した集落は，半透明のフィルム状に遊走する光沢のある形態を示す．

ウレアーゼ陰性，オキシダーゼ陽性，硝酸塩を還元する（表3）．そのほかにヒトから分離される*H. fennelliae*との鑑別を考慮する．

c. 感染と病原性

主に免疫能低下患者において菌血症，蜂窩織炎，胃腸炎，関節炎などの原因となる．感染経路は不明であるが，ヒト－ヒト感染が示唆されている．CDTを産生する．

d. 薬剤感受性と耐性菌

ペニシリン系，アミノグリコシド系，マクロライド系，キノロン系などの各種抗菌薬に感性である．一部の菌株においてマクロライド系およびキノロン系抗菌薬に耐性化が報告されている．

4. *Spirillum minus*

0.5 × 1.7～5 μmのグラム陰性らせん菌．好気性．両端に2～6本の鞭毛をもち，運動する．人工培地には発育しない．

人獣共通感染症．分類学上，属は未定である．診断検査は，検査材料（血液，皮膚，リンパ節などを潰したもの）をマウスあるいはモルモットに腹腔内接種し，暗視野顕微鏡下で菌を証明する．ヒトへの病原性は，リンパ節腫脹と皮膚の暗黒色発疹を伴う熱性発作の鼠咬症スピリルム感染症（rat–bite fever）を起こす（表1）．

5. Genus *Treponema*

A. *T. pallidum*（梅毒トレポネーマ）

a. 形態

0.1～1.8 × 6～20 μmの細長いグラム陰性らせん菌で，8～14の規則的な屈曲を示す（図7）．Gram染色性は悪く，Giemsa染色や鍍銀染色を用いる．新鮮塗抹標本は，暗視野顕微鏡で観察する．無芽胞菌である．

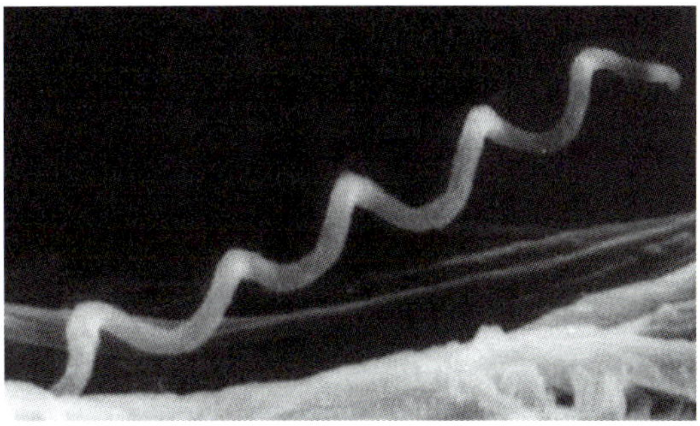

図7　*T. pallidum*（梅毒トレポネーマ）の走査型電子顕微鏡像
（日本細菌学会 細菌学教育用映像素材集より）

b. 培養

微好気性．人工培地に発育しない．コルチゾン処理ウサギの精巣（睾丸）内接種により増殖可能である．

c. 感染と病原性

梅毒（syphilis）は，五類感染症（全数把握）である（**表1**）．臨床症状の経過から1～4期に分かれる．

第1期（3カ月まで）：感染後3～6週間の潜伏期を経て，感染局所に初期硬結ができ，さらに潰瘍化（硬性下疳）を形成し，自然消滅する．また，無痛性の局所リンパ節腫大が認められる．

第2期（3年まで）：トレポネーマが局所リンパ節を越え，血流を介して全身の臓器に感染し，皮膚，粘膜にバラ疹，丘診，膿疱等の発疹が現れる．毛髪の脱毛，粘膜に扁平コンジローマ，間接，眼，骨等に病変が生じる．これらの病変は，消退と再発を繰り返す．

第3期（3～10年）：3年以上経過すると皮膚の潰瘍，臓器にゴム腫を生じ，さらに進行すると菌が中枢神経系に侵入し，進行麻痺などの神経梅毒を生じる．

第4期：第3期に生じた中枢の神経梅毒をいうが，まれである．

先天性梅毒は，経胎盤感染（垂直感染）を起こした胎児を先天梅毒と呼ばれ，流産や死産を生じることがあり，妊娠後半期感染では，先天性梅毒児として出生する．

表4　血清診断の総合的な解釈

STS	TPHA	解釈
−	−	正常，感染後1カ月以内（抗体陰性期）
＋	−	感染初期，生物学的偽陽性（BFP）
−	＋	治療後，晩期梅毒，TPHA法での偽陽性（伝染性単核球症，ハンセン病など）
＋	＋	梅毒，治療後の抗体保有者

d. 診断

1）細菌学的診断

第1期では潰瘍部の分泌物から，第2期では扁平コンジローマの検体から，暗視野顕微鏡，蛍光抗体法，パーカーインク法などにより菌を証明することが可能である．後期梅毒では，菌の観察は困難である．

2）血清学的診断

非特異的反応としてカルジオリピン（ミトコンドリアのdiphosphatidyl glycerolで自己抗原），レシチンとコレステロールを抗原に用いるserologic tests for syphilis（STS）があり，①補体結合反応（ワッセルマン反応，緒方法），②沈降反応（ガラス板法，venereal disease research laboratory：VDRL），③凝集法〔rapid plasma reagin（RPR）カードテスト〕などがある．STSは，*T. pallidum*感染による組織破壊に伴い自己抗原が認識されて産生された自己抗体を検査する．梅毒感染後2～4週で陽性化するため，第1期梅毒を診断できる．しかし，梅毒以外の感染症，自己免疫疾患，妊娠において生物学的偽陽性（biological false positive：BFP）を示すことがあり，特異性が低い．

特異的反応として梅毒トレポネーマ自体を抗原とする方法で，①treponema pallidum hemagglutination（TPHA）試験は，トレポネーマ抗原を感作した間接血球凝集反応，②fluorescent treponemal antibody（FTA−ABS）試験は，血清中の非病原性トレポネーマ（ニコルス株）に対する抗体を間接蛍光抗体で観察する．STS法より遅く，治療後も陽性が持続するため治療効果の判定は困難であるが，感度および特異度が高い．これらの血清診断の総合的解釈を**表4**に示す．

e. 薬剤感受性

アモキシシリン（ペニシリン系），ミノサイクリン（テトラサイクリン系）およびエリスロマイシン（マクロライド系）に感性である．

f. 予防

ワクチンはない．

6. Genus *Borrelia*

A. *B. recurrentis*, *B. duttonii*（回帰熱ボレリア）

a. 形態と特徴

0.2～0.5 × 3～20 μm のグラム陰性らせん状．運動性あり．Gram 染色性は良好である．

b. 培養

ウサギ血清等を添加した Barbour−Stoenner−Kelly（BSK）−Ⅱ培地などを用いる．微好気条件下で 30～34℃，数日間～数週間培養する．人工培地に発育しない菌種がある．

c. 感染と病原性

回帰熱（relapsing fever）の原因菌である（四類感染症：全数把握）．南米，アフリカ，中東，ヨーロッパなどの一部地方で散発的発生があるが，日本には存在しない．症状は，感染後 2～14 日で，菌血症による頭痛，筋肉痛，関節痛，黄疸，肝臓肥大，脾腫などを伴う発熱，悪寒が認められ，この発熱期が 3～7 日間続いた後，一時的に解熱する（無期熱）．5～7 日後に再び発熱期の症状を生じ，発熱期と無熱期を周期的に 3～10 回程度繰り返す．人獣共通感染症．

d. 診断

診断には，発熱期の全血をスライドガラスに塗抹し，Giemsa 染色および暗視野顕微鏡で観察される．回帰熱ボレリアとライム病ボレリアでの形態による鑑別は困難である．近年，遺伝子診断検査を用いるが，一般的な検査室では行われていない．

e. 薬剤感受性

ペニシリン系，テトラサイクリン系，クロラムフェニコールに感性である．

f. 予防

ワクチンはない．

B. *B. burgdorferi*, *B. garinii*, *B. afzelii*（ライム病ボレリア）

a. 形態と特徴

0.2～0.5 × 3～20 μm のグラム陰性らせん状．運動性あり．Giemsa 染色でよく染まる．

b. 培養

ウサギ血清等を添加した BSK−Ⅱ培地などを用いる．微好気条件下で 32～37℃，数日間～数週間培養する．人工培地に発育しない菌種がある．

c. 感染と病原性

ライム病（四類感染症：全数把握）の原因菌である．北米，ロシア，中国，日本（北海道や長野県）などで発生報告がある．日本では，シュルツェマダニをベクターとして感染が起こる．症状は，初期症状（局在期）としてマダニによる刺咬部を中心に遊走性紅斑の出現とともに，疲労感，不快感，発熱などインフルエンザ様，髄膜炎様の症状が生じる．次いで菌が全身に広がり（播種期），循環器症状，再発性髄膜炎などを起こす．慢性期（数カ月～数年後）では，慢性委縮性肢端皮膚炎，慢性脳脊髄炎，心筋炎など典型的なライム症状が認められる．人獣共通感染症．

d. 診断

血液や感染部位の皮膚を暗視野顕微鏡や Giemsa 染色によって菌体を観察するが，回帰熱ボレリアとライム病ボレリアでの形態による鑑別は困難である．一般的には，酵素抗体法や蛍光抗体法などの血中抗体価を測定する血清診断を用いる．

e. 薬剤感受性

ペニシリン系，テトラサイクリン系抗菌薬に感性である．

f. 予防

ワクチンは存在するが，本邦には導入されていない．

7. Genus *Leptospira*

レプトスピラ症（四類感染症：全数把握）の原因菌である．人獣共通感染症．

A. *L. interrogans* serovar *icterohaemorrhagiae*（黄疸出血性レプトスピラ）

a. 形態

0.1 × 6〜20 μm の細長いグラム陰性らせん状で，両端がフック状に折れ曲がっている．運動性あり．Giemsa 染色でよく染まる．

b. 培養

微好気条件下で発育する．人工培地で好気性に発育し，ウサギ血清を添加したコルトフ（Korthof）培地やフレッチャー（Fletcher）培地を用いて 28〜30℃で 1〜2 週間培養する．発育しても培地の混濁はみられない．

c. 感染と病原性

ワイル病（Weil disease : 黄疸出血性レストスピラ症）の病原体で，黄疸，出血，蛋白尿を主徴とし，最も重篤である．潜伏期間は 3〜14 日で，その間に菌がリンパ行性血中に入り，腎尿細管組織で増殖する．その後，突然の悪寒，戦慄，高熱，筋肉痛，眼球結膜の充血が生じ，4〜5 病日後，黄疸や出血傾向が増強する場合もある．世界中に分布．ヒト－ヒト感染はない．

d. 診断

発病第 1 週は血中に現れ，第 2 週以降は尿から排泄される．血液や感染部位の皮膚を暗視野顕微鏡法，Giemsa 染色法，鍍銀法により菌体を観察する．血清学的診断として，感染第 2 週以降の血中抗体を顕微鏡下凝集試験法（MAT），蛍光抗体法などで観察する．遺伝子診断検査（PCR 法）による病原体の遺伝子の検出を行う．

e. 薬剤感受性

ペニシリン系，テトラサイクリン系抗菌薬，ストレプトマイシンに感性である．

f. 予防

不活化ワクチンがある．

B. *L. interrogans* serovar *autumnalis*, *L. interrogans* serovar *hebdomadis*, *L. interrogans* serovar *australis*（秋疫 A，B，C レプトスピラ）

夏から秋にかけて発生し，地方病として秋疫，用水病，七日熱とも呼ばれる．発熱，リンパ節腫脹，蛋白尿などが出現するが，黄疸はない．症状は軽く，予後は良好である．

（岡崎充宏）

チェックリスト

- □ *Campylobacter* 属の Gram 染色像，分離培地および菌種同定における生化学的性状のポイントを説明せよ．
- □ *H. pylori* の性状の特徴および疾患を説明せよ．
- □梅毒の臨床的ステージおよび血清診断の臨床的な解釈を説明せよ．
- □ *Borrelia* 属の性状，病原性および診断方法について説明せよ．

II 微生物の特徴

細　菌

6　グラム陽性有芽胞菌

本菌属は，増殖に適さない環境に曝されると菌体内に芽胞（胞子ともいう）を形成する．この芽胞形成により有芽胞菌は，厳しい生存環境となっても細菌として生き残ることができる．芽胞は，物理的，化学的要因に抵抗性を示すため，細胞が破壊されても芽胞自体が破壊されない限り，発芽して増殖することができるからである．

グラム陽性有芽胞菌には *Bacillus* 属，*Clostridium* 属，*Desulfotomaculum* 属，*Sporolactobacillus* 属，*Sporosarcina* 属などがあるが，ヒトに病原性を示す菌種は *Bacillus* 属と *Clostridium* 属が重要である．

1. Genus *Bacillus*

鞭毛や莢膜形成能は，菌種により異なる．カタラーゼを産生し，偏性好気性または，通性嫌気性菌である．自然界に広く分布し，多くは土壌に生息するが，室内環境からも検出される．*B. anthracis* と *B. cereus* は，ヒトに強い病原性を示す．*Bacillus* 属の性状と病原性を表 1 に示す．

A. *B. anthracis*（炭疽菌）

致命率・耐久性が高いため，生物兵器として第二次世界大戦以降，各国の軍事機関で研究され，近年，活発になっている国際テロ活動でも問題視される強力菌種である．

a. 形態と特徴

0.8〜1.5 × 2〜10 μm の大型のグラム陽性桿菌であり，芽胞や莢膜を形成する．培養菌は竹の節状に連鎖して，ライオンのたてがみ状に増殖する．また，鞭毛をもたないため，運動性はない（図 1，2）．

b. 培養と同定

通性嫌気性菌で普通寒天培地によく発育する．境界が明瞭な莢膜を作り，芽胞を形成する．芽胞は熱や化学物質に耐性であるため，*B. anthracis* が生息している環境から菌を除去することはきわめて難しい．本菌は，2 種病原体等（厚生労働省は，感染症法で 1 種病原体等から四種病原体等までを特定病原体と定めた）に指定され，病原体の取扱いや運搬の届出などが義務化されている．バイオセーフティレベル 3 実験室内に設置されたクラスⅡ B のバイオセーフティキャビネット内で操作する．

集落は R（rough）型で灰白色，不透明，集落の周辺は縮毛状を示す．各種の糖を分解して酸を産生するが，ガスは産生しない．レシチナーゼを

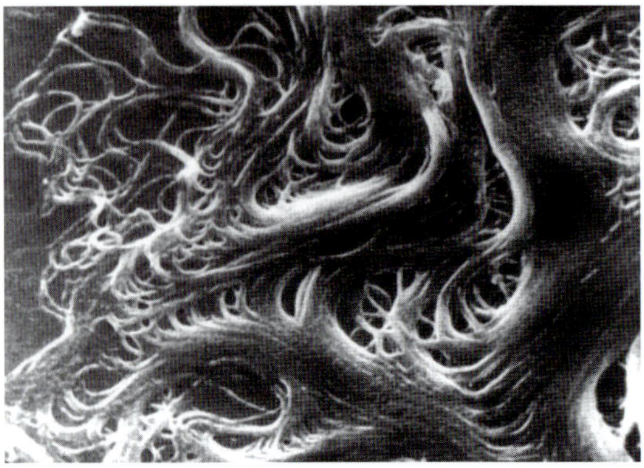

図 1　*B. anthracis*（炭疽菌）の顕微鏡像

B. anthracis はライオンのたてがみのように発育するためドイツ語で Lowen mahne と呼ばれている

（日本細菌学会 細菌学教育用映像素材集より）

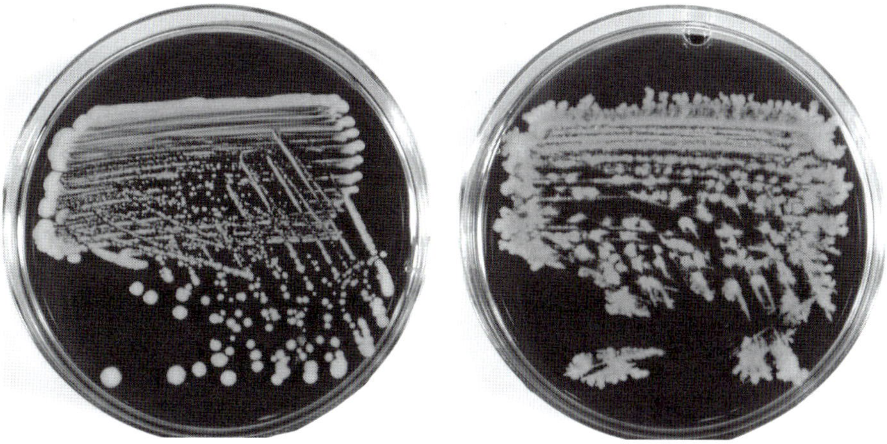

図２　血液寒天平板上の集落

左：炭疽菌は丸い形の通常のコロニーを形成する
右：セレウス菌は鞭毛をもち，強く運動する細菌なので，コロニーに広がりが観察される
（日本細菌学会 細菌学教育用映像素材集より）

産生するため，卵黄加寒天培地では集落周辺に白濁環を形成する．ヒツジ血液寒天培地で溶血性は示さない．

臨床材料や感染動物から直接塗抹標本あるいは血液寒天培地を用いた分離培養により菌を検出する．分離した菌は**表１**に示す鑑別試験を行い，*B. cereus* と鑑別する．

パールテストは，ペニシリン感性を利用した鑑別法である．0.05～0.5U/mL ペニシリン含有寒天培地に菌を接種し 3～6 時間培養すると，本菌はペニシリン感性のため，球状に変化して，あたかもパールのネックレスのような連鎖を形成するが，*B. cereus* はペニシリン耐性のため，形態変化は示さない．

アスコリテストは，炭疽感染動物の脾臓濾過液と診断血清を用いて重層法による沈降反応を行う鑑別法である．陽性であれば，濾過液と血清の境界部に白濁リングが形成される．

c. 感染と病原性

本菌は，人獣共通感染症の１つである炭疽（anthrax）の病原体である．ヒツジ，ウシ，ウマなどの動物が感染し，直接あるいは二次的にその罹患動物を介してヒトに感染する．経皮，経気道，経口が感染経路で，潜伏期間は数日間である．皮膚炭疽，肺炭疽，腸炭疽を起こす．

皮膚炭疽は，皮膚の創傷から侵入し，その部位で増殖する．周辺部は紅斑，壊死を伴い，菌が血中に入ると敗血症を起こし，脾腫が好発する．肺炭疽は，菌あるいは芽胞の吸入による感染で，咽頭痛，高熱，呼吸困難を伴い急激な敗血症となり，致命率が高い．腸炭疽は，感染動物の肉，乳汁などを食べて発症する．吐血，下血，激しい下痢を伴い致命率が高い．炭疽は，四類感染症（全数把握）に指定されている．

炭疽の主症状を起こす病原因子は，菌が産生する３種類の毒素と莢膜である．毒素はそれぞれ，防御抗原（protective antigen：PA），浮腫因子（edema factor：EF），致死因子（lethal factor：LF）と呼ばれている．これらをコードする遺伝子はすべて毒素プラスミド上に存在している．これらの遺伝子は PCR 法にて検出する．莢膜は，ポリ D-グルタミン酸からなり，白血球などの食細胞の貪食作用に抵抗する．

d. 主たる検査材料

血液，脳脊髄液，喀痰，病巣の滲出液，膿瘍部などの臨床材料や感染動物から，直接塗抹標本あ

表1　臨床的に重要な *Bacillus* 属の主な性状と病原性

性状	*B. anthracis*	*B. cereus*	*B. subtilis*
運動性	−	+	+
芽胞（位置）	C	S，C	S，C
莢膜（染色）	+	−	−
嫌気条件の発育	+	+	−
炭水化物分解			
ブドウ糖	+	+	+
マンニット	−	−	+
イヌリン	−	−	+
サリシン	−	+	+
卵黄反応（レシチナーゼ）	+	+	−
ヒツジ血液溶血性（β溶血）	−	+	−
γファージ感受性（溶菌）	+	−	−
病原因子	莢膜，3種の毒素	嘔吐毒，腸管毒	−
臨床疾患	皮膚炭疽，腸炭疽，肺炭疽	食中毒	日和見感染（r）

S : side，C : center，r : rare
日本臨床微生物学会，日本臨床検査技師会，日本臨床検査医学会：炭疽菌マニュアル第2版，2012年より抜粋

るいは血液寒天培地を用いた分離培養により検出する．

e. 薬剤感受性と耐性菌

ペニシリン系，テトラサイクリン系，キノロン系抗菌薬が有効であり，セフォタキシム，セフトリアキソン，セフタジジム，アズトレオナムなどに耐性を示す．

B. *B. cereus*（セレウス菌）

a. 形態と特徴

1.0〜1.2 × 2〜5 μm の芽胞を形成する大桿菌で，好気的および嫌気的条件下で増殖できるグラム陽性桿菌である．周毛性鞭毛により運動性があるが，莢膜がない点は *B. anthracis* と異なる．芽胞は，耐熱性があり，100℃ 30分の加熱に耐えるものもあり，炊飯後の米飯や加熱調理食品からしばしば検出される．1983年に食中毒菌に認定されたが，食物の腐敗細菌として古くから知られていた．本菌は，芽胞の形で土壌などを中心に自然環境に広く分布する．

b. 培養と同定

通性嫌気性菌で，10〜48℃の範囲で普通寒天培地によく発育する．ヒツジ血液寒天培地や卵黄加寒天培地を用いて分離培養を行う．血液寒天培地では，溶血性を示す．集落は灰白色，不透明，R型集落である．卵黄加寒天培地では，レシチナーゼ産生により集落周辺に白濁環を形成する．白濁環を伴う菌は生化学的性状検査を行う．

c. 感染と病原性

嘔吐型と下痢型の2タイプの食中毒を起こす．日本での発生例の大部分は嘔吐型食中毒である．本菌は，種々の毒素を産生するが，嘔吐毒とエンテロトキシンが食中毒の病原因子となる．

嘔吐型食中毒は，食品内で菌が産生する嘔吐毒（セレウリド）を食品とともに摂取して発症する．主症状は悪心，激しい嘔吐を伴う（潜伏期1〜6時間）．原因食は米飯に関するものが多く，通常24時間以内に自然治癒する．

下痢型食中毒は，原因食品中に含まれる多量の菌を食品とともに摂取し，腸管で増殖する際，産生されるエンテロトキシンによって発症する（潜伏期8〜16時間）．主症状は腹痛を伴う下痢である．

d. 主たる検査材料

糞便，嘔吐物および食品などが対象となる．

e. 薬剤感受性

ペニシリナーゼ産生菌であるため，ペニシリン系は無効で，アミノグリコシド系，マクロライド系抗菌薬が有用である．特に重症でない限り抗菌薬は投与しない．

C. *B. subtilis*（枯草菌）

グラム陽性菌のモデル菌種として，グラム陰性菌のモデルである非病原性 *E. coli* と対比させて，分子レベルの解析が進んでいる．

a. 形態と特徴

0.7～0.8 × 2～3 μm の偏性好気性のグラム陽性有芽胞桿菌で，周毛性鞭毛をもつ．莢膜はなく，菌体は連鎖を作らない．5～55℃の温度範囲で発育し，耐熱性芽胞（図 3）を形成するため，乾熱滅菌やガス滅菌の指標菌として用いられる．

b. 培養と同定

偏性好気性菌であり，普通寒天培地によく発育する．集落は灰白色，不透明，R 型集落を形成する．ヒツジ血液寒天培地での溶血性は認められない．

c. 感染と病原性

自然界に広く分布し，ヒトに病気を起こすことはまれであるが，易感染宿主に菌血症，心内膜炎などの日和見感染例が報告されている．

D. *B.*（*Geobacillus*）*stearothermophilus*

自然界に広く分布し，ヒトに病気を起こすことはまれである．65℃で発育可能である．きわめて耐熱性の芽胞を形成するため，高圧滅菌の指標菌として用いられる．

2. Genus *Clostridium*

本属に属するすべての菌種は偏性嫌気性，グラム陽性芽胞形成桿菌であり，カタラーゼ陰性，メトロニダゾール感性である．一般に偏性嫌気性菌は，スーパーオキシドディスムターゼやカタラーゼなどの活性酸素を無毒化する酵素をもたないため，酸素がある通常の環境下では死滅するが，芽

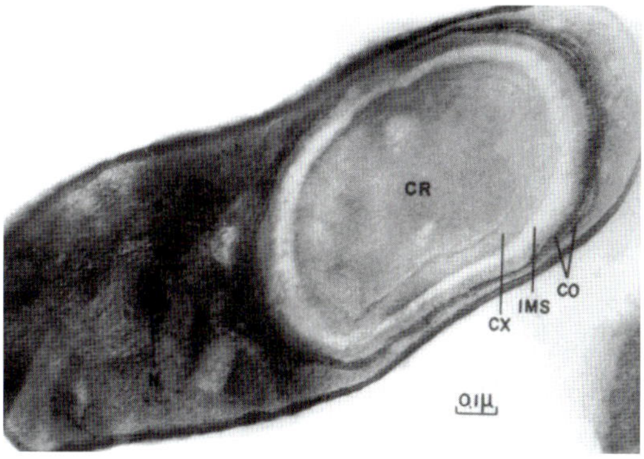

図 3　*Bacillus* 芽胞の電子顕微鏡像
（日本細菌学会 細菌学教育用映像素材集より）

胞の形で生存する．主な生息する場所は土壌，水中であり，菌が産生する外毒素が発症の病原因子である．医学上重要な病原菌種は *C. tetani*，*C. botulinum*，*C. perfringens*，*C. difficile* である．

これらの菌種はシステイン，チオグリコレートなどの還元剤入りの培地，あるいは嫌気培養装置による嫌気条件による培養が必須である．芽胞の形態と芽胞の菌体内の位置，糖および蛋白質の分解性，卵黄培地におけるリパーゼ反応，レシチナーゼ反応などが菌種の同定に利用される．*Clostridium* 属の性状と病原性を表 2 に示す．

A. *C. tetani*（破傷風菌）

自然界の毒素のうちでボツリヌス毒素に次いで最強ランクの類に入る毒素を産生する．

a. 形態と特徴

0.5～1.1 × 2～5 μm の偏性嫌気性グラム陽性桿菌である．周毛性鞭毛により活発な運動を示す．芽胞は端在性で，菌体の末端に大きく円形にふくらむ“太鼓のバチ状”の特徴的な形態を示す（図 4）．本菌は自然界に広く分布し，土壌中に芽胞の形で存在する．

b. 培養と同定

培養には厳密な嫌気条件を必要とする．菌の栄養型は好気環境では容易に死滅するため，検体の取扱いは迅速かつ嫌気性菌の輸送培地（238 頁参照）を使用し，速やかに培養する．普通寒天培地では発育せず，血液を添加したブルセラ寒天培地

表2　臨床的に重要な *Clostridium* 属の主な性状と病原性

性状	*C. tetani*	*C. botulinum*	*C. perfringens*	*C. difficile*	*C.novyi*
運動性	+	+	−	+	+
芽胞（位置）	S	S	S（r）	S	S
莢膜	−	−	−	−	−
嫌気条件の発育	+	+	+	+	+
炭水化物分解					
ブドウ糖	−	+	+	+	+
フルクトース	−	−	+	+	d
ラクトース	−	−	+	−	−
マンニット	−	−	−	+/−	−
ゼラチン液化	+	+	+	+	+
卵黄反応（リパーゼ）	−	+	+	−	+
卵黄反応（レシチナーゼ）	−	−	+	−	+
溶血性（β溶血）	+	+	+	+	d
病原因子	神経毒（テタノスパスミン），溶血毒（テタノリジン）	ボツリヌス毒素（神経毒素）	腸管毒素（α，β，δ，ε，ι）	腸管毒素，細胞毒素，バイナリー毒素	α毒素
臨床疾患	破傷風	ボツリヌス食中毒	ガス壊疽，食中毒	偽膜性大腸炎，菌交代症	ガス壊疽

S : side，C : center，r : rare，d : dependbystrain
感染症研究所 : 病原体検出マニュアル 2015 を参考に作成

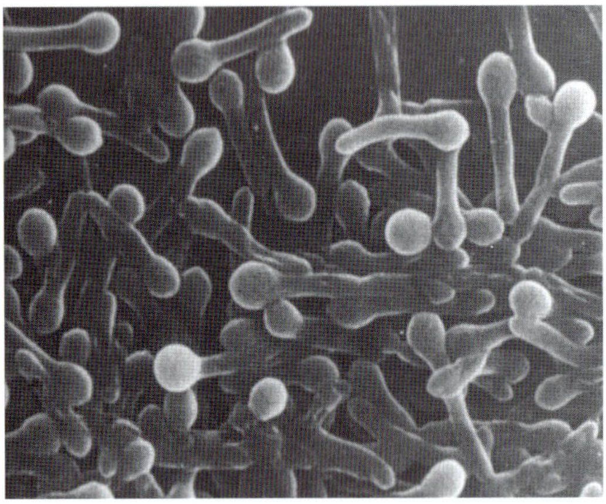

図4　*C. tetani*（破傷風菌）の走査型電子顕微鏡像
（日本細菌学会 細菌学教育用映像素材集より）

などを用い，嫌気的環境で培養を行う．培地上の集落は大きく，灰色，辺縁は不規則である．活発な運動性を有するため，寒天培地上で膜状に発育する遊走が認められる．糖分解能はほとんどなく，アミノ酸をエネルギー源，炭素源として利用する．

c. 感染と病原性

破傷風（五類感染症：全数把握．五類感染症は全数把握と定点把握に区別されている）の原因菌であるが，先進国での発症例は少ない．外傷から感染し，嫌気環境で芽胞が発芽増殖し，強力な神経毒素（テタノスパスミン），易熱性の溶血毒（テタノリジン）の2種の毒素を産生する．神経毒素が病原因子となり，中枢神経障害を引き起こす．開口障害，痙笑，嚥下困難などから始まり，全身に移行して強直性痙攣，後弓反張など特有の症状を示し，重篤になると呼吸困難で窒息死に至る．破傷風はヒトからヒトへ伝播することはない．近年，薬物中毒患者の非衛生的な注射器を介した発症例も認められる．

毒素の中和には抗破傷風免疫グロブリン（TIG）を投与する．初期の使用が有効である．予防には破傷風トキソイドワクチンの接種が有効であり，乳児期に4種混合ワクチン（DPT−IPV）として接種し，以降追加免疫を行う．

d. 主たる検査材料

創傷部位の組織片，膿汁などの材料から菌の分離と毒素の検出が必要である．

e. 薬剤感受性

ペニシリン系抗菌薬，メトロニダゾール，ドキシサイクリンに感性である．

B. *C. botulinum*（ボツリヌス菌）

自然界に存在する毒素のうちで最強の毒素を産生する．

a. 形態と特徴

0.9～1.2 × 4～6 μm のグラム陽性偏性嫌気性桿菌である．周毛性鞭毛をもち運動性を有するが，莢膜は形成しない．芽胞は楕円形を示し，菌体内，偏在性に存在する．本菌は，土壌や海，湖，川などの泥砂中に分布し，土のなかに芽胞の形で広く存在する．

b. 培養と同定

嫌気的環境下で培養する．ヒツジ血液寒天培地上では多くの株は溶血性を示す．レシチナーゼ陰性，リパーゼ陽性である．芽胞の死滅には他の *Clostridium* より熱に耐性であり，121℃ 10 分の加熱を要する．

c. 感染と病原性

本菌は，四類感染症（全数把握）に指定されるボツリヌス症の原因菌である．ボツリヌス菌は，二種病原体に指定され，所持等が規制されている．

菌が産生するボツリヌス毒素（神経毒，ボツリヌストキシン）は，毒性が非常に強く，約 500g で世界人口分の致死量に相当する．ボツリヌス食中毒，乳児ボツリヌス症，創傷ボツリヌス症などが，毒素，または毒素産生菌の芽胞が混入した食品の摂取により発症する．

菌の自己融解により菌体外に放出されたボツリヌス毒素は，小腸で吸収され，運動終板の神経筋接合部に結合して細胞内に取り込まれる．神経細胞内のアセチルコリンの遊離を遮断して弛緩性麻痺を起こし，微量でヒトを致死させる．毒素は抗原性の違いにより A～G 型の 7 つの型に分類され，ヒトの食中毒に関係する毒素は A，B，E，F 型である．毒素の検出は，マウス腹腔内投与法，PCR 法が行われている．

中毒症状は，弛緩性麻痺，複視，嚥下障害，呼吸困難などを起こして死に至る．国内では自家製の飯寿司（いずし）を原因とする E 型菌による食中毒として知られる．

治療は早期に多価抗毒素血清を投与する．本菌の毒素は，80℃ 30 分または 100℃ 10 分の加熱で失活するので，予防としては加熱した食品を食する．

d. 主たる検査材料

糞便，吐物，創部滲出液，原因食品等から菌の分離培養，ボツリヌス毒素の検出と型別を行う．

e. 薬剤感受性

ペニシリン系抗菌薬が有効である．

C. *C. perfringens*（ウエルシュ菌）

a. 形態と特徴

0.4～2 × 2～10 μm の芽胞を形成するグラム陽性偏性嫌気性桿菌である．芽胞は楕円形で亜端在性に形成されるが，通常の培養では芽胞が認められないことが多い．鞭毛がないため運動性は認められない．本菌は，従来 *C. welchii* と呼ばれ，土壌，下水，河川，海泥など自然界に広く分布し，またヒトや動物の腸管内に常在する．

b. 培養と同定

本菌の分離培養には，血液寒天培地，卵黄加寒天培地などを用いる．血液寒天培地上では，集落は約 5mm 大程度，灰色の平坦，集落の辺縁は不規則であり，強い溶血が認められる．卵黄加寒天培地で集落周囲に白濁環（レシチナーゼ反応，卵黄反応ともいう）を作る（271 頁参照）．これは，α 毒素（レシチナーゼ，ホスホリパーゼ C）によるもので，抗 α 毒素血清により中和される（**図 5**）．本菌は空気耐性であり，検査室での培養は容易である．多くの糖を発酵し，酸とガスを産生し，牛乳培地では乳糖を分解し，酸とガスを産生する．カゼインは酸により固化され，多量のガス発生による“嵐の発酵”（stormy fermentation）が認められる．

c. 感染と病原性

本菌は，エンテロトキシンおよび多種類の外毒素を産生し，創傷感染によりガス壊疽を，経口感染により食中毒を起こす．主要毒素は α，β，ε（イプシロン），ι（イオタ）であり，その産生性と病原性により A～E の 5 型に分類される．ヒトに病原性を示すのは A 型菌が多い．A 型菌は 100℃ 1～6 時間の加熱にも安定な耐熱性の芽胞を形成する．

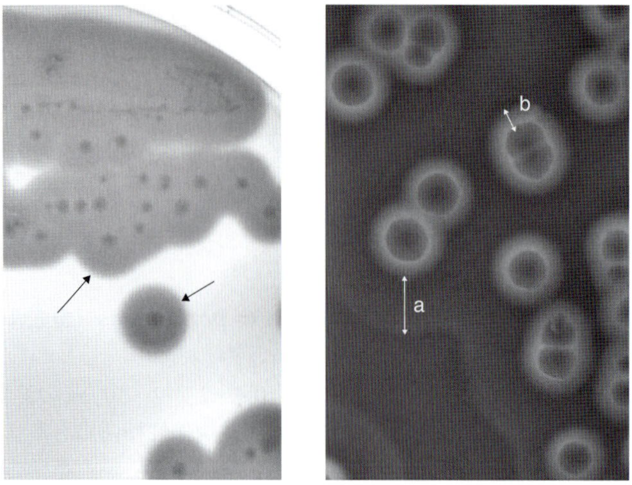

図 5　*C. perfringens* の溶血性とレシチナーゼ反応

左：卵黄培地で嫌気培養 24 時間後に発育した *C. perfringens*．発育したコロニーの周りにレシチナーゼ産生による白濁環（→）が形成される

右：血液寒天培地に発育した *C. perfringens* コロニーの不完全溶血（a：α溶血）と完全溶血（b：β溶血）．α毒素とθ毒素産生による．

（写真提供：帯広畜産大学 奥村香世氏・倉園久生博士）

本菌による食中毒は肉料理，スープ，シチューなどが原因食となる．*C. perfringens* が大量に増殖した食品を摂取すると，腸管内で菌が増殖する．芽胞形成時にエンテロトキシンを産生，放出し，これにより発症する．その症状は一般に軽い．本菌は常在菌でもあり，糞便から 10^5 cfu/g 以上の菌が検出された場合に原因菌とする．予防は，食材調理後速やかに食すること．通常，自然治癒するので治療は対症療法のみである．

ガス壊疽は，汚染された土壌に接触した傷口から感染する．傷口より侵入した菌は，皮下組織，筋肉内で増殖し，多くの毒素を産生し，浮腫，組織の壊死，出血，感染部位で大量のガスを発生して組織を破壊する．ガス壊疽の予防は傷口の消毒である．壊死巣の外科的切除（デブリドマン），ペニシリンの大量投与，高圧酸素療法などの治療が行われる．

d. 主たる検査材料

食中毒の場合は，患者の糞便や原因食品等から菌の分離培養を行う．ガス壊疽の場合は，創傷部位の組織や膿汁から直接塗抹標本による菌の検出，および分離培養を行う．

e. 薬剤感受性

ペニシリン系抗菌薬，クリンダマイシン，メトロニダゾール，エリスロマイシンに感性である．

D. *C. difficile*（ディフィシル菌）

a. 形態と特徴

1.3〜1.6 × 3.1〜6.4 μm の芽胞を形成するグラム陽性嫌気性桿菌である．周毛性鞭毛を有する．ヒトの消化管に生息し，1 歳未満の乳児の保菌率は 50％以上，2 歳以上になると 10％以下になり，加齢とともに消化管の保菌率は低下し，成人ではほぼ認められない．腸管に定着しても，臨床的症状は認められない．

b. 培養と同定

本菌は，他の *Clostridium* 属の菌種よりも厳密な嫌気条件を要求する．嫌気性菌用容器を用いて輸送し，速やかに検査材料を嫌気条件下で塗布した後，すぐに嫌気培養する．分離培地はあらかじめ脱気した培地を使用する．選択分離培地としてセフォキシチン・サイクロセリン・フルクトース

（またはマンニット）寒天（CCFA，CCMA）培地（240 頁参照）を用いる．菌は培地上で黄菊花状の集落を形成し，紫外線照射（360nm）で黄緑色蛍光を発する．GAM 寒天培地では 35℃ 24～48 時間培養で円形，R 型で，辺縁は不規則，光沢のない集落を形成する．

c. 感染と病原性

経口感染により腸管に定着し，抗菌薬や抗癌剤服用の患者に，菌交代症として *C. difficile* 関連下痢症（*C. difficile* associated diarrhea : CDAD），または偽膜性大腸炎（pseudomembranous colitis : PMC）を起こす．多くは抗菌薬投与開始 2 週間以内に起こる．

病原因子は，腸管毒のエンテロトキシン（toxin A）と細胞毒（toxin B）の 2 種類の毒素である．第 3 の毒素である強毒性のバイナリートキシン（ADP リボシル化活性と下痢症発症の機能をもつ毒素）を産生する株もみつかっている．診断には毒素産生の確認試験が必須であり，PCR 法による遺伝子検査で毒素遺伝子を確認するか，イムノクロマトグラフィ法により toxin A と toxin B を検出する．

d. 主たる検査材料

下痢便から菌の検出と毒素の検出を行う．

e. 薬剤感受性

バンコマイシンやメトロニダゾールに感性である．

（叶　一乃／太田敏子）

チェックリスト

□ *Clostridium* 属の代表的な病原菌の鑑別性状，病原性および疾患について説明せよ．
□破傷風の発症機序と予防法について説明せよ．
□偽膜性大腸炎の原因菌および感染対策について説明せよ．
□ *Bacillus* 属の代表的な病原菌の鑑別性状，病原性および疾患について説明せよ．
□有芽胞菌の消毒および滅菌について説明せよ．

II 微生物の特徴

細　菌

7　グラム陽性無芽胞桿菌

グラム陽性桿菌のうち，芽胞を形成しない菌属である．医学的に重要な菌属には Genus *Listeria*, Genus *Corynebacterium*，ヒトの皮膚や消化管の常在菌であるが，日和見感染の起炎菌となることがある Genus *Cutibacterium*，Genus *Lactobacillus*, Genus *Gardnerella*，Genus *Bifidobacterium*，ブタ丹毒の流行を起こし，畜産業界に打撃を与える Genus *Erysipelothrix* などがある．

1. Genus *Listeria*

本属は，細く短いグラム陽性桿菌，ときに双菌状，短鎖状の形態を示す．芽胞は形成しない．細胞内寄生性であり，感染細胞の細胞質に菌が観察される．これらは自然界に広く分布し，ウシ，ブタ，ヒツジなどの哺乳類の腸内に常在している．病原性があり，医学的に重要なものは *L. monocytogenes* のみである．

A. *L. monocytogenes*

a. 形態と特徴

0.5 × 1〜2 μm のグラム陽性の短桿菌で，周毛性鞭毛を有し，25℃前後で運動性を示す．莢膜，芽胞は形成しない．通性嫌気性ないし微好気性の細胞内寄生菌で，マクロファージ内で増殖可能である．

b. 培養と同定

好気培養よりも 5%炭酸ガス培養の方が発育はよい．至適温度は 30〜37℃であり，ヒツジ血液寒天培地上に 24〜48 時間培養で微小，スムースな集落を形成する．集落の周囲に弱い β 溶血（溶血素の一種であるリステリオリジン O による）を示す．この溶血は，CAMP テストで *Staphylococcus aureus* の β 溶血素によって増強され，これは本菌種を同定する上で重要である．

馬尿酸加水分解試験陽性，カタラーゼ陽性，オキシダーゼ陰性，VP 反応陽性である．普通寒天培地の 24 時間培養で微小集落を形成する．また，6%食塩含有培地に発育し，耐塩性を示す．さらに 4℃の低温条件下でもわずかながら増殖できる．半流動高層培地に穿刺培養すると培地表面から数 mm 下層に傘状の発育が認められる．この現象を umbrella motility という．

本菌は，形態，運動性，カタラーゼ産生性により，レンサ球菌属との鑑別が重要である．

c. 感染と病原性

ヒトでは髄膜炎が最も多く，敗血症，胎児敗血症性肉芽腫症，髄膜脳炎を発症する．妊婦への顕性感染は早産・流産の原因となる．二次的に汚染されたチーズなどの乳製品，食肉，野菜からの経口感染によるもので，人獣共通感染症の 1 つである．動物では脳炎のほか，敗血症，流産などがある．

本菌は，O 抗原と H 抗原を有し，16 種以上の血清型に分類され，ヒトのリステリア症の多くは血清型 1/2a，1/2b または 4b による．予防には食品の適切な調理，取扱い，さらには食品の供給から注意を促すことが重要である．

d. 主たる検査材料

髄液，血液，原因食品などが対象となる．

e. 薬剤感受性

抗菌薬に対する感性は一般に高い．リステリア症の治療には，第 1 選択剤としてペニシリン系抗

表1　臨床的に重要な *Corynebacterium* 属の主な生化学的性状

菌種	糖分解の経路（酸化的／発酵的）	硝酸塩還元	尿素分解	糖分解				CAMP テスト
				ブドウ糖	麦芽糖	白糖	マンニット	
C. diphtheria	F	＋	－	＋	＋	－	－	－
C. ulcerans	F	－	＋	＋	＋	－	－	REV
C. striatum	F	＋	－	＋	－	V	－	V
C. pseudodiphtheriticum	O	＋	＋	－	－	－	－	－
C. urealyticum	O	－	＋	－	－	－	－	－

F：発酵的，O：酸化的，REV：逆 CAMP 反応，V：不定
日本臨床微生物学雑誌 22：207-213，2012 より一部抜粋

菌薬，特にアンピシリンが有効で，ほかにゲンタマイシン，テトラサイクリン，ミノサイクリンなどとの併用が効果的である．セフェム系抗菌薬は無効である．

2. Genus *Corynebacterium*

本菌は広く自然界に分布し，日和見感染を起こす菌として知られる．*Corynebacterium* 属菌のなかで，医学上重要な菌種は，*C. diphtheriae*，*C. ulcerans*，*C. jeikeium*，*C. urealyticum*，*C. striatum*，*C. pseudodiphtheriticum* などである．

A. *C. diphtheriae*（ジフテリア菌）

a. 形態と特徴

0.3～0.8 × 1.0～8.0 μm の小型で細長いグラム陽性桿菌である．やや多形性，V，W，Y 字状，柵状配列などの形態をとる．不均一に染まる形態的な特徴を有する．Neisser 染色により異染小体が観察される（222 頁参照）．鞭毛，芽胞，莢膜はない．好気性または通性嫌気性，カタラーゼ陽性，オキシダーゼ陰性である．

b. 培養と同定

分離培養には，通常用いられるヒツジ血液寒天培地のほか，レフレル培地，亜テルル酸加血液寒天培地，荒川変法培地などがある（239 頁参照）．偽膜などの臨床所見がある場合，偽膜からの試料を Gram 染色，Neisser（異染小体）染色を行い，5％ヒツジ血液寒天培地で 37℃ 24 時間好気培養する．発育した菌は，直径 1～2mm の乳白色でクリーミーな集落を形成し，弱い β 溶血が認められる．

医学的に重要な *Corynebacteruim* 属の各菌種の主な生化学的性状は**表 1** に示す．併せて，遺伝子検査を行い，毒素遺伝子を検出する（278 頁参照）．同定のための簡易同定キットとして，RapID CB Plus system（アコム），API CORYNE（シスメックス）が市販されている．

c. 感染と病原性

本菌はジフテリアの原因菌である．Edwin Klebs（1883 年）がジフテリア患者の偽膜（**図 1**）から菌の存在を発見し，翌年 Friedrich Loeffler が咽頭の偽膜から培養に成功した．

急性呼吸器疾患であるジフテリアは，回復期患者，無症候性保菌者から飛沫を介して菌が伝播する．二類感染症（全数把握感染症）に指定されており，幼小児が感染しやすい．

本菌が産生するジフテリア毒素（外毒素）が病原因子である．この毒素は，約 100 年前から知られ，Emil von Behring と北里柴三郎による抗毒素の発見を端緒として多くの研究が行われ，細菌学や免疫学の発展の基礎となった毒素である．

ジフテリアの主症状は，まず咽頭粘膜に感染し，感染部位の粘膜や周辺の偽膜を形成し，次いで下顎部に浮腫とリンパ節腫脹などが出現し，首が腫れるのが特徴である．重症例では偽膜が気道を塞いで，窒息して死に至る．菌体は血中に移行しないが，ジフテリア毒素は血中に入り全身症状となる．毒素は末梢神経に親和性が高いため，いったん毒素が結合すると抗毒素は効かない．治療は血清療法であり，発病早期に有効である．

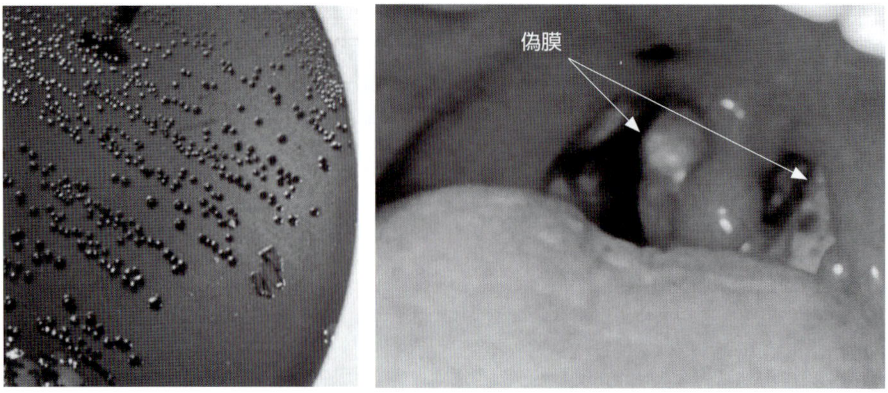

図 1　*C. diphtheriae* の血液寒天培地上の培養集落（左）と偽膜（喉）（右）
（日本細菌学会 細菌学教育用映像素材集より）

トキソイドの予防接種は，乳児期に 4 種混合ワクチン（DPT−IPV）の接種が有効である．ジフテリア予防接種を行うか否かは，微量の毒素を皮内注射して，①発赤や腫脹の有無を調べる（schick test），②希釈したトキソイドを少量皮内に接種し，アレルギー反応の有無を調べる（Moloney test）試験で確認することが望ましい．

C. diphtheriae と同定されると，感染症届出の対象として，ジフテリア毒素産生が届出の対象となるため，PCR 法によるジフテリア毒素遺伝子の検出が必須である．

d. 主たる検査材料

偽膜や扁桃，咽喉頭，気管粘膜など気道系の材料が対象となる．

e. 薬剤感受性

ペニシリン系抗菌薬，エリスロマイシンなどが有効である．

B. *C. ulcerans*

ジフテリア様の臨床像を呈する人獣共通感染症の原因菌である．一般的にウシ，ヒツジとの接触または生の乳製品などを摂取し感染する．国内では，感染しているネコからの接触または飛沫による感染事例がある．2001 年，ジフテリア症状を呈した患者から初めてジフテリア毒素産生性の *C. ulcerans* が分離された．

本菌はヒツジ血液寒天培地で 35℃ 24 時間培養にて直径 1〜2mm の乳白色集落を形成し，弱い溶血性を認める．咽頭や鼻腔から分離された場合は，*C. diphtheriae* と同様に PCR 法によるジフテリア毒素遺伝子の検出が必要である．*C. ulcerans* については，ジフテリア毒素を産生する株があるものの，それらは届出の対象ではない．

C. その他の菌種

C. striatum は，皮膚常在菌であり，種々の臨床材料から分離される．AIDS や血液疾患などの免疫不全患者では肺炎を起こす．医療関連感染症として注意を要する．

C. jeikeium は，ヒトの皮膚や粘膜に常在し，各種臨床材料から分離される．日和見感染原因菌として，創傷感染，感染性心内膜炎，肺炎などで分離されている．グリコペプチド系とテトラサイクリン系抗菌薬が有効である．脂質好性であるため，ヒツジ血液寒天培地で 35℃ 24 時間培養では微少集落を形成する．

C. urealyticum は，尿路感染，創傷感染，菌血症から分離され，強いウレアーゼ活性を有する．ヒツジ血液寒天培地で，35℃ 24 時間培養では微少集落を形成する．

3. Genus *Cutibacterium*

本属は偏性嫌気性のグラム陽性桿菌であるが，微好気性のものもある．主要代謝産物としてプロピオン酸を産生する．皮膚の主な常在菌であるが，腸管にも常在する．*C. acnes*（ニキビ菌，アクネ桿菌），*C. granulosum*，*C. avidum* などがある．

a. 形態と特徴

C. acnes は 0.5〜0.8 × 1〜5 μm のグラム陽性桿菌である．形態に特徴があり，多形性で一端が棍棒状，V 状などを示す．ジフテロイド様形態を示す．

b. 培養と同定

偏性嫌気性環境下，ブルセラ寒天培地で白色集落を形成する．ジフテロイド様形態，カタラーゼ強陽性，インドール陽性であれば，*C. acnes* と推定ができる．他の性状としては運動性陰性，プロピオン酸産生，硝酸塩を還元するものが多い．

c. 感染と病原性

C. acnes は皮膚，特に皮脂腺や毛根の周囲や結膜などの常在菌であり，尋常性痤瘡（ニキビ）の原因となる．ときに血液培養の汚染菌としても分離されるが，亜急性細菌性心内膜炎や菌血症を起こすことがある．汚染菌か否かを慎重に判断する．また，白内障患者の人工レンズ装着後の眼内炎や心人工弁置換術後の心内膜炎などの感染症として注目する必要がある．

d. 主たる検査材料

血液，眼科領域の検査材料が主で，嫌気環境下で培養を行う．

4. Genus *Lactobacillus*，Genus *Gardnerella*，Genus *Bifidobacterium*

Genus *Lactobacillus* は，一般に非病原性で自然界に広く分布し，ヒトの常在細菌叢に存在する．まれに菌血症を起こす．ヒトや動物の糞便，植物，乳製品や発酵食品から分離される．

0.5〜0.8 × 2〜8 μm のグラム陽性桿菌で芽胞はない．ときに連鎖して長いフィラメントとなる．多くは鞭毛を有しない．通性嫌気性であるが，微好気性ないし偏性嫌気性の条件で発育は促進される．ヒツジ血液寒天培地で発育するものの，嫌気性菌培地と嫌気培養を用いるとさらに発育がよい．普通寒天培地には発育しない．

健康な成人女性の腟内にはデーデルライン（Döderlein）桿菌が常在し，腟粘膜上皮細胞のグリコーゲンを分解して乳酸を産生して酸性度を高め，外界からの病原細菌の侵入を防ぐ腟の自浄作用に関与している．このデーデルライン桿菌は 1 種だけではなく，*L. acidophilus*，*L. fermentum*，*L. salivalium* などの数種の乳酸桿菌で構成されている．腟分泌物，子宮頸管分泌物などを血液寒天培地に培養する．

Genus *Gardnerella* は，カタラーゼ陰性，オキシダーゼ陰性の短桿菌である．ヒト血液寒天培地で溶血性を示す．腟分泌物の Gram 染色鏡検により，clue cell（糸玉状細胞：はがれた腟の上皮細胞に付着している無数の細菌）を認める．細菌性腟症（bacterial vagiosis : BV）は *G. vaginalis* や嫌気性菌の *Bacteroides* 属，*Prevotella* 属，*Mobiluncus* 属などが原因菌となる．

BV の治療は，メトロニダゾール，クロラムフェニコールおよびクリンダマイシンなどが有効である．

Genus *Bifidobacterium* は，0.5〜1.3 × 1.5〜8 μm，のやや湾曲したこん棒様のグラム陽性の偏性嫌気性桿菌で，V 字型，Y 字型など分岐した形態を示す．芽胞，鞭毛をもたない．ビフィズス菌とも呼ばれる．

本属は，動物の腸管，腟，口腔にも常在するが，特に母乳栄養児の消化管内に最も多い常在菌である．母乳新生児の糞便には，生後 3 日頃から本菌が現れ，5 日には優勢菌種となり，加齢に伴って他の嫌気性細菌がとって代わる．整腸作用があるため，乳酸桿菌とともにプロバイオティクスとして利用されている．*B. dentium* はヒトのう歯（虫歯）の原因である．

（叶　一乃／太田敏子）

チェックリスト

- □ *L. monocytogenes* の Gram 染色像，分離培地上および生化学的性状について説明せよ．
- □ *Lactobacillus*，*Propionibacterium* の臨床的意義について説明せよ．

II 微生物の特徴

細菌

8 グラム陰性嫌気性球菌および桿菌

グラム陰性嫌気性球菌

グラム陰性嫌気性球菌には，ブドウ糖を発酵せず硝酸塩還元能を有する *Veillonella* 属がある．*Veillonella* 属は，ヒトの口腔，呼吸器，腸管，泌尿生殖器の常在細菌叢の一部である．ヒトの感染症からは *V. parvula* が日和見病原体として最もよく分離される．

1. Genus *Veillonella*

A. *V. parvula*

a. 形態と特徴

直径 0.3～0.5 μm の運動性のないグラム陰性嫌気性小球菌である．双球菌状，短い連鎖状にみられることがある．

b. 培養と同定

嫌気性菌用寒天培地で 35℃ 48 時間嫌気培養すると，透明の微小集落（≦ 1mm）を形成する．代謝産物として，プロピオン酸と酢酸を産生する．

c. 感染と病原性

ヒトの口腔，呼吸器，腸管，泌尿生殖器の常在菌であり，ヒトの唾液中に多数存在する．歯性感染症，肺感染症，心内膜炎，骨髄炎，人工心臓弁や人工関節にかかわる感染，菌血症などからも分離される．

d. 薬剤感受性と耐性菌

β-ラクタム系抗菌薬，クリンダマイシン，メトロニダゾールなど抗菌薬全般に良好な感受性を示すが，ベンジルペニシリン，アンピシリンに耐性を示す株も存在する．

グラム陰性嫌気性桿菌

グラム陰性嫌気性桿菌は，ヒトの皮膚や粘膜表面の常在細菌叢を形成する．*Bacteroides* 属は下部消化管に，*Prevotella* 属と *Porphyromonas* 属は口腔・腟に主に存在する．*Fusobacterium* 属には口腔に多く存在する菌種と下部消化管に存在する菌種がある．属の正確な同定は，ガスクロマトグラフィーによる代謝産物の検出，生化学的性状検査，DNA の塩基組成や相同性を調べて決定する．

ヒトに常在する嫌気性菌は，内因性嫌気性菌と呼ばれ，皮膚や粘膜上で好気性菌が酸素を消費した結果生じる低酸素濃度の環境下で共存している場合が多く，手術や外傷などで皮膚や粘膜が傷つき，菌が組織内に侵入して内因性感染症の原因となる．この場合，通性嫌気性菌などと嫌気性菌による混合感染症となる．*Bacteroides* 属は酸素に比較的抵抗性をもつが，*Prevotella* 属，*Porphyromonas* 属，*Fusobacterium* 属は酸素にかなり感受性である．

1. Genus *Bacteroides*

ヒトの腸内細菌叢を構成する主要な菌群で，腟にも一部存在する．

健常人の糞便中に 1×10^{9}～10^{12}CFU/g 存在し，大腸菌などに比較し 100～1,000 倍多い．クリスタルバイオレットに感受性で変法 FM 培地には発育しない．臨床材料から最もよく分離されるグラム陰性嫌気性桿菌であり，化膿性感染症や菌血症などの原因菌となる．消化器外科の手術後に腹腔内感染を起こすこともある．

20 % 胆汁に耐性で，BBE（bacteroides bile

esculin）培地に発育する．BBE 培地で集落周辺の培地を黒くする *B. fragilis*，*B. thetaiotaomicron*，*B. uniformis*，*B. ovatus*，*B. stercoris*，*B. merdae*，*B. caccae*，*B. eggerthii* と，培地の周辺を黒くしない *B. vuulgatus* などが含まれる．最も多く臨床材料から分離されるのは *B. fragilis* で，次いで *B. thetaiotaomicron* である（表1）．*B. distasonis* は *Bacteroides* 属から，*Parabacteroides distasonis* に分別された．

A. *B. fragilis*

a. 形態と特徴

運動性のないグラム陰性嫌気性桿菌である．0.8～1.3 × 1.6～8.0 μm の細長い桿菌や球桿菌など多形成で，空胞がみられることがあり，不規則な染色性を示し，菌体の端が丸みを帯びている．ほとんどの株が莢膜をもち，腹腔内膿瘍形成に関与している．ヘミンにより発育が促進され，発酵によりコハク酸や酢酸を産生する．

b. 培養と同定

嫌気性菌用血液寒天培地で，灰色の低く隆起したコロニーを形成する．

BBE 寒天培地で 24～48 時間培養すると，エスクリンの加水分解によりコロニーの周辺の培地が褐色になる．

c. 感染と病原性

ヒトの腸管細菌叢を形成する細菌のなかで，最も多いのが *Bacteroides* 属であるが，*B. fragilis* は数%以下である．しかし，臨床材料から検出される *Bacteroides* 属のなかでは最も多い菌種である．

骨盤内炎症性疾患や卵巣卵管膿瘍など産科婦人科領域感染症，腹腔内感染症，軟部組織感染症など多くの感染症からの検出率が高く，嫌気性菌による菌血症としても本菌によるものが最も多い．腹腔内または骨盤内臓器の外科手術に際し，内因性感染を起こすことがある．また，腹腔内の術後感染による敗血症，呼吸器感染症，そのほか化膿性疾患を起こす．

d. 薬剤感受性と耐性菌

各種抗菌薬に耐性傾向が強い．β-ラクタマーゼの産生率が高く，散発的で分離頻度は低いが，メタロ-β-ラクタマーゼを産生する株も存在する．

近年，嫌気性菌の特効薬として知られたクリンダマイシンに対して耐性化した株が増加している．

2. Genus *Prevotella*

ヒトの口腔に多く，腸管，腟内にも生息している．糖発酵能をもつグラム陰性嫌気性桿菌．胆汁感受性，クリスタルバイオレット感受性で，BBE 培地と変法 FM 培地に発育しない菌群である．

嫌気性菌用血液寒天培地でプロトポルフィリンと呼ばれる色素を産生し，黒色～黒褐色のコロニーを形成する菌種と，色素を産生しない菌種に分けられる．前者には *P. melaninogenica*，*P. intermedia*，後者には *P. bivia*, *P. disiens* などがある．黒色色素非産生菌群で β-ラクタマーゼ産生株が多いが，近年，黒色色素産生菌でも β-ラクタマーゼ産生株が増加傾向にある．

A. *P. melaninogenica*

運動性のないグラム陰性嫌気性短桿菌である．0.5～0.8 × 0.9～2.5 μm の球桿菌あるいは短桿菌状，長い桿菌など多形成を示し，菌体の端は丸みを帯びている．

血液培養で 5～14 日培養すると，プロトポルフィリンを産生し，コロニーが黒色となる．ヘミン，ビタミン K が発育を促進する．

B. *P. bivia*

0.7～1.0 × 1.0～4.5 μm のグラム陰性嫌気性桿菌である．

本菌は色素を産生せず，嫌気性菌用培地で半透明のコロニーを作る．

腟の常在細菌であり，泌尿生殖器，腹部の病巣，血液，胸水から分離される．特に婦人科領域の感染症で重要である．

3. Genus *Porphyromonas*

Prevotella と同様に，口腔に多く，腸管，腟内にも生息している．糖を発酵しない．胆汁感受性，クリスタルバイオレット感受性で，BBE 培地と変法 FM 培地に発育しない菌で主に構成され

表1　*Bacteroides* 属主要菌種の性状

性状	菌種		
	B. fragilis	*B. thetaiotaomicron*	*B. vulgatus*
20%胆汁	R	R	R
インドール	−	＋	−
カタラーゼ	＋	＋	＋（−）
エスクリン加水分解	＋	＋	−（＋）
グルコース	＋	＋	＋
シュクロース	＋	＋	＋
マルトース	＋	＋	＋
ラムノース	−	＋	＋
サリシン	−	−（＋）	−
トレハロース	−	＋	−

＋（−）: まれに陰性の株がある　　R：耐性の株を示す
−（＋）: まれに陽性の株がある

ている菌群である．

P. bennonis などごく一部の例外を除き，嫌気性菌用血液寒天培地で6〜10日培養後に黒色コロニーを形成する．増殖のためにヘミンとメナジオンを必要とするものが多い．代謝産物は酢酸，酪酸，イソ吉草酸などである．

P. asaccharolytica，*P. gingivalis*，*P. endodontalis* などの菌種がある（**表2**）．

a. 形態と特徴

運動性のないグラム陰性，通常は両端鈍円の短桿菌であるが，細長い桿菌の形態を示すことがある．

b. 培養

ウサギ血液寒天培地で嫌気培養すると，光沢のある凸レンズ上の黒色コロニーとして発育する．

c. 感染と病原性

P. asaccharolytica は，頭頸部，呼吸器，消化器外科領域，婦人科領域，軟部組織の感染症など幅広い領域からよく分離される．菌血症からも分離される．

P. gingivalis は，歯周病と深い関係がある．

4. Genus *Fusobacterium*

Bacteroides，*Prevotella*，*Porphyromonas* と並んで内因性の嫌気性菌感染症から分離される主要な菌群で，菌体の両端が尖った紡錘形（fusiform）をとることが多い．変法FM培地は本菌の優れた選択培地であり，グラム陰性嫌気性桿菌で本培地に発育すれば *Fusobacterium* 属と考える．主要代謝産物として酪酸を産生する．ヒトの口腔，腸管の常在菌であり，歯槽膿漏，歯肉炎，肝膿瘍，脳膿瘍，壊死性筋膜炎などから検出されることがある．

A. *F. nucleatum*

グラム陰性嫌気性桿菌で，0.4〜0.7 × 3〜10 μmの両端が尖った細長い紡錘状（松葉状）の形態をとり，運動性はない．

20%胆汁感受性でBBE培地に発育しない．パンくず様のコロニーを形成し，中心部が斑点状または隆起し，不透明である．

ヒトの口腔の常在菌で，歯周病の病巣局所や上気道，胸膜腔などの感染巣から検出される．

B. *F. necrophorum*

グラム陰性嫌気性桿菌で，菌体の幅は0.5〜0.7 μmであるが，1.8 μmになることもあり，球桿菌状やフィラメント状の多形性を示す．菌体の両端は丸みを帯びることが多い．

コロニー中央部が隆起し，その辺縁は波型あるいは鋸歯状である．20%胆汁感受性でBBE寒天培地に発育しない．

表 2　*Porphyromonas* 属主要菌種の性状

性状	菌種		
	P. asaccharolytica	*P. endodontalis*	*P. gingivalis*
色素	褐色～黒	褐色～黒	褐色～黒
インドール	＋	＋	＋
アルギニン	＋（－）	－（＋）	＋
α-フコシダーゼ	＋	－	－
トリプシン	－	－	＋
グルコース	－	－	－
主要代謝産物	酪酸 イソ吉草酸 フェニル酢酸	酢酸 酪酸 イソ吉草酸 コハク酸	酢酸 酪酸 イソ吉草酸 コハク酸

＋（－）: まれに陰性の株がある
－（＋）: まれに陽性の株がある

耳鼻科領域の感染症，肺胸膜感染症，肝膿瘍などから分離される．

C. *F. mortiferum*

グラム陰性嫌気性桿菌で，菌体は 0.8～1.0 × 1.5～10 μm の球形，繊維状，膨隆など多形性を示す．

20％胆汁耐性で BBE 寒天培地に発育する．

腸管の常在菌で，腹腔感染症などから検出される．

（岸井こずゑ）

チェックリスト

□各菌種の Gram 染色像を説明せよ．
□嫌気性菌用血液寒天培地上で黒色集落を形成する菌を説明せよ．
□偏性嫌気性グラム陰性桿菌による疾患について説明せよ．
□嫌気培養のガス条件を説明せよ．

II 微生物の特徴

細　菌

9　抗酸菌と放線菌

1. Genus *Mycobacterium*

マイコバクテリア科（Family *Mycobacteriaceae*），*Mycobacterium* 属の 1 科 1 属からなる．

a. 形態と特徴

0.2〜0.6×1.0〜10 μm の大きさで，やや湾曲または真っすぐなグラム陽性桿菌で，ときに分岐し多形態をとるため松葉状などと表現される（図 1）．細胞壁はミコール酸（mycolic acid），コードファクター，スルホリピド，ホスホリピド，wax D などからなる脂質（ロウ様物質）に富み，疎水性で酸，アルカリ，アルコール，煮沸などに抵抗性がある．このためアニリン色素に染まりにくく，染色には加温を要し，一度染色されるとアルコールや酸でも脱色されにくいことから抗酸菌（acid−fast bacilli）と呼ばれる．好気性，非運動性で鞭毛，線毛はなく，芽胞および莢膜は作らない．菌の発育は遅く 2 日〜2 カ月を要する．

A. *M. tuberculosis*（ヒト型結核菌）

M. tuberculosis complex（結核菌群）として *M. tuberculosis*，*M. bovis*（ウシ型菌），*M. africanum*（アフリカ菌）などがある．我が国では飛沫核感染（空気感染ともいう）する結核菌が重要で，二類感染症（全数把握）である結核を起こす．

a. 形態と特徴（図 1，表 1）

b. 培養

喀痰など検査材料中の常在菌の殺菌や検査材料の均質化のため，前処理として小川培地では 4% NaOH，液体培地や遺伝子検査には NALC（*N*−acetyl−L−cystein）−NaOH による短時間処理が必要である．卵，血清，グリセリンなどを培地に加えないと発育できない（図 1）．

c. 治療と予防

抗結核薬には第 1 選択薬としてイソニコチン酸ヒドラジド（イソニアジド），リファンピシン，エタンブトール，ストレプトマイシン，ピラジナミドの 5 剤があり，治療が長期間にわたることや耐性化することを防止し，副作用を軽減するため多剤併用療法が行われる．初回標準治療法を図 3 に掲げる．

耐性や副作用のため第 1 選択薬が使用できないときは，カナマイシン，エンビオマイシン，エチオナミド，サイクロセリンなどの第 2 選択薬から適当な薬剤を選び投与する．治療途中での中断や不規則な服用などの結果，耐性菌が出現することがあるため，保健師などにより患者が確実に服薬したかを確認する DOTS（directly observed treatment, short−course）が行われている．抗結核薬のうちイソニアジドとリファンピシンは最も有効な薬剤のため，この両者に耐性のある結核菌は治療に困難をきたすことから多剤耐性結核菌（MDR−TB）と呼ぶ．この多剤耐性結核菌にはデラマニドが用いられている．

1 歳未満の乳児に対しては定期 A 類疾病予防接種として BCG 接種が多管針法で 1 回行われている．

d. 診断

結核感染の診断法として interferon−γ release assay（IGRA）があり，クォンティフェロン（QFT）と T スポットの 2 種類がある．QFT は結核菌群特異抗原で血液を刺激し，産生されたインターフェロン−γの総量を，T スポットはインターフェ

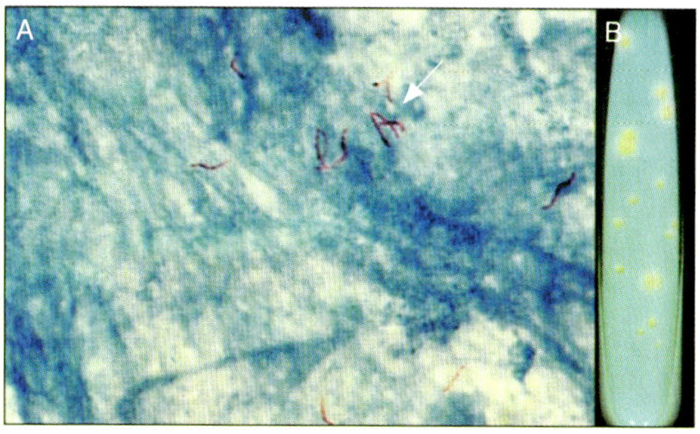

図 1　結核患者喀痰標本（A）と小川培地上のコロニー（B）

A：抗酸染色で結核菌は赤く染まる（矢印）

表 1　*M. tuberculosis* の形態と主な特徴

形態	桿菌（松葉状），0.3〜0.6×1〜4 μm
性状	酸素要求性（好気性，5〜10%CO_2添加により発育促進） 疎水性（25%脂質） 物理・化学的抵抗性（酸，アルカリ，アルコール，煮沸） 遅発育菌（分裂に14〜15時間，集落観察に3〜6週間） ナイアシンテスト（＋），硝酸塩還元試験（＋），耐熱性カタラーゼテスト（－），ウレアーゼテスト（＋）
染色性	抗酸性，Gram染色陽性 抗酸染色（Ziehl-Neelsen，Ziehl-Gabbet法）
培養	固形培地：小川培地，工藤培地，7H11寒天培地など 集落：淡黄白色，集塊発育（R型） 液体培地：Dubos液体培地，7H9液体培地など 紐状発育（cord形成）
鞭毛，運動性	（－）
芽胞形成性	（－）
莢膜	（－）
感染	飛沫核（空気）感染
病原性	結核症（肺結核が最も多い）
培養以外による診断法	インターフェロン-γ遊離試験（QFT-3G，T-スポット．TBなど），PCR法，DNA-DNAハイブリダイゼーション法，ツベルクリン反応（二段階法：図2）など

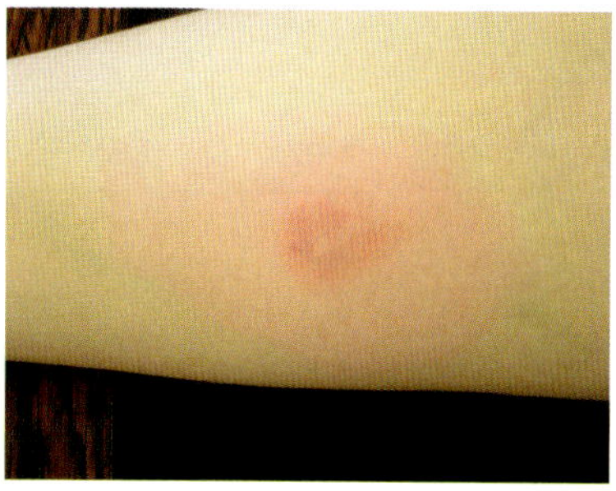

図 2　ツベルクリン反応（二重発赤例）

表 2　非結核性抗酸菌の主な特徴

形態	桿菌（松葉状），0.3〜0.6×1〜4 μm 結核菌に似る
性状	酸素要求性（好気性），疎水性 ナイアシンテスト（－）のものがほとんど 耐熱性カタラーゼテスト（＋）のものがほとんど
染色性	やや弱い抗酸性，Gram染色陽性
感染	経気道感染（土壌や環境から）
病原性	肺結核類似症（日和見感染病原体） 皮膚結節性病変（まれ）

ロン-γを産生した細胞数を測定する．

B. nontuberculous mycobacteria（非結核性抗酸菌）

Runyon の分類があり，迅速発育（3 日以内）か遅発育（2〜3 週）か，R 型（乾燥性，粗慥）か S 型（湿潤性，平滑）か，光発色性（photochromogens）か暗発色性（scotochromogens），または非光発色性（non-photochromogens）かなどによって 4 群に分類され，小川培地などの卵培地では 3 日以内に発育するもの（Ⅳ群），2〜3 週を要するもの（Ⅰ〜Ⅲ群）がある（**表 2, 3, 図 4**）．

C. *M. leprae*（らい菌）

1873 年にノルウェーの医師 Gerhard Armauer Hansen によりハンセン病の原因菌として発見され，現在も全世界で新規患者数の報告が毎年 30 万人あり，130 万人以上の患者がいると推定されているが，我が国では毎年数名の新規患者報告が

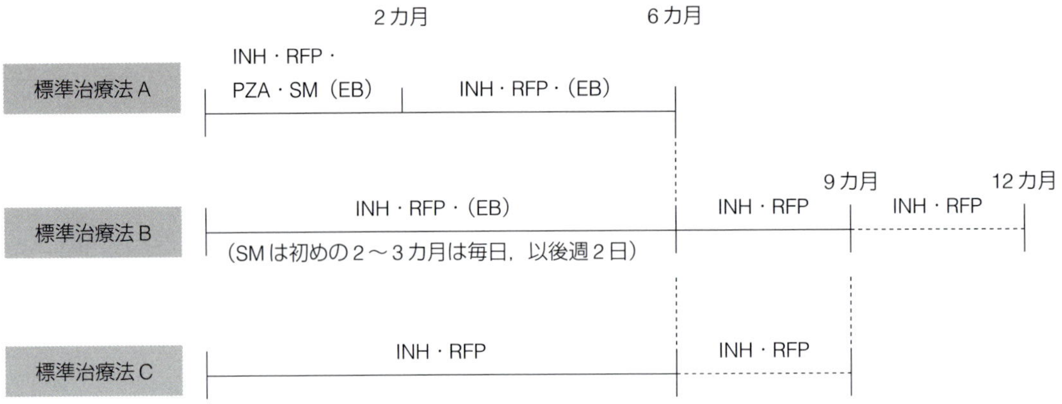

図3　肺結核初回標準治療法

INH：イソニアジド，RFP：リファンピシン，PZA：ピラジナミド，SM：ストレプトマイシン，EB：エタンブトール

表3　主な *Mycobacterium* 属の性状（Runyonの分類を含む）

群別	菌種	小川培地上の性状 発育温度（℃） 28	37	45	発育速度	集落性状	集落の着色 暗所	光照射	ナイアシン試験	硝酸塩還元	耐熱性カタラーゼ	アリルスルファターゼ	ウレアーゼ	Tween80水解（7日法）	ピクリン酸塩培地	PAS分解試験	AccuProbeテスト MTCプローブ	MACプローブ	MKプローブ
結核菌群	*M. tuberculosis*	−	+	−	2～3週	R	−	−	+	+	−	−	+	−	−	−	+	−	−
Ⅰ群	*M. kansasii*	+	+	−	2～3週	RS	−	黄	−	+	+	+	+	+	−	−	−	−	+
	M. marinum	+	−	−	2～3週	S	−	黄	−	−	∓	+	+	+	−	−	−	−	−
Ⅱ群	*M. scrofulaceum*	+	+	−	2～3週	S	橙	橙	−	−	+	+	±	−	−	−	−	−	−
Ⅲ群	*M. avium* complex	+	+	+/−	2～3週	S	−	−	−	−	+	±	−	−	−	−	−	+	−
	M. xenopi	−	+	+	3～4週	S	黄(−)	黄(−)	−	−	+	+	−	−	−	−	−	−	−
Ⅳ群	*M. fortuitum*	+	+	−	<3日	S	−	−	−	+	+	+	+	+/−	+	±	−	−	−
	M. chelonae	+	+	−	<3日	S	−	−	∓	−	+	+	+	−	−	+	−	−	−
	M. abscessus	+	+	−	<3日	S	−	−	−	−	+	+	+	±	+	+	−	−	−

MTC：*M. tuberculosis* complex，MAC：*M. avium* complex，MK：*M. kansasii*
R：乾燥性，粗慥，S：湿潤，平滑
±：多くは陽性，ときに陰性，∓：多くは陰性，ときに陽性，+/−：＋または−

あるだけである．ハンセン病は発症まで感染後数年から数十年の潜伏期を経て緩徐に発症し，皮膚と末梢神経に主な病変を起こす．皮疹は掻痒感がなく，紅斑（環状），白斑，丘疹，結節など多彩であるが特異疹はない．触覚，痛覚，温冷覚などの知覚低下，末梢神経の肥厚，運動神経麻痺などを認める．

a. 形態と特徴

形態は *Mycobacterium* 属の特徴を有する（**表4**）．

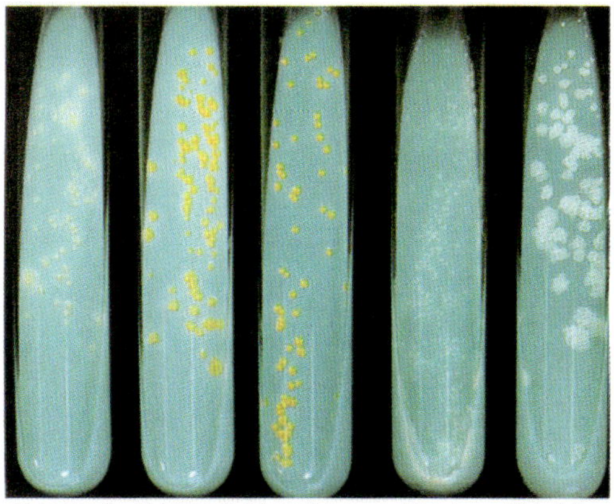

図 4　主な病原性非結核性抗酸菌の鑑別・同定性状

表 4　*M. leprae* の主な特徴

性状	至適温度；31℃前後で皮膚，末梢神経を好む
染色性	弱い抗酸性，Gram 染色陽性 らい球 globi（鼻汁塗抹標本，皮膚生検）
培養	人工培養不能，ヌードマウスの足底に接種して増殖・継代する
鞭毛，運動性	（－）
芽胞形成性	（－）
莢膜	（－）
感染	飛沫感染（乳幼児期における排菌患者との濃厚・頻回接触）
病原性	ハンセン病（皮膚・末梢神経を好んで侵す日和見感染病原体）

b. 培養

培地による菌の培養はできないが，アルマジロやヌードマウスで増菌できる．らい結節内で抗酸性をもつ桿菌として認められ，らい細胞と呼ばれる細胞のなかで増殖し，特有のらい球を形成する．

c. 感染と病原性

ヒトへの感染は免疫系が十分に機能していない乳幼児期に，らい菌を多数排菌している患者との濃厚かつ頻回の接触による飛沫感染と考えられている．ヒト以外にはアルマジロ，マンガベイザルに感染する．

本来病原性は非常に弱いと考えられる．各人のらい菌に対する免疫能の差から病型が，I 群（未分化群：indeterminate group），TT 型（類結核型：tuberculoid type），LL 型（らい腫型：lepromatous type），中間型（境界群：borderline group）に分類される．遅延型アレルギーによるレプロミン反応（光田反応）があり，類結核型で陽性，らい腫型では細胞性免疫低下のため陰性である．

d. 治療

BCG にある程度予防効果があるといわれている．治療はスルホン製剤である DDS（diaminodiphenyl sulfone），リファンピシン，クロファジミン（clofazimine）による多剤併用療法が行われるほか，オフロキサシン，ミノサイクリンなどが有効であるがイソニアジドは無効である．

2. Genus *Actinomyces*, Genus *Nocardia*

ヒトに放線菌症（actinomycosis）を引き起こす放線菌類として嫌気性で非抗酸性の *Actinomyces* 属と，好気性で抗酸性の *Nocardia* 属がある．いずれも細菌および真菌の中間型の性状を有する．

どちらも細菌および真菌の中間型の性状を有し，*Actinomyces* 属は真菌との類似点として分枝菌であることや真性分枝，菌糸形成，気中菌糸着生，病理像などがある．*Nocardia* 属は真菌類似発育形態として分枝状菌糸を形成し，盛んに気中菌糸を出す．*N. asteroides* はカゼイン，チロシンの水解試験およびゼラチン分解性が陰性であるが，*N. brasiliensis* は陽性である．

（森松伸一）

チェックリスト

□結核菌の鑑別法と菌の特性を説明せよ．
□結核菌の細胞壁の特徴と染色法について説明せよ．
□結核の予防に生ワクチン（BCG）が用いられる理由を結核の免疫機構と関連させて説明せよ．
□らい菌の特徴を記せ．
□ *Mycobacterium* 属に用いられる抗菌薬の特性を説明せよ．

II 微生物の特徴

細　菌

10　マイコプラズマ，リケッチア，クラミジア

マイコプラズマ，リケッチア，クラミジアの代表的な性状を**表 1** に示す．

マイコプラズマ

マイコプラズマは，ヒトや動物など自然界に広く分布し，ヒトでは，口腔内や泌尿生殖器から分離される．診断には，血清診断（ゼラチン粒子凝集法，補体結合反応および寒冷凝集反応）および遺伝子診断（loop−mediated isothermal amplification : LAMP 法）がある．

1. Genus *Mycoplasma*

A. *M. pneumoniae*（肺炎マイコプラズマ）

a. 形態と特徴

0.2〜0.3 μm の細菌としては最も小さく，培養形態が球形，楕円形，らせん状など不定形であるため，濾過滅菌（通常の 0.45 μm のフィルターを通過する）による効果のない場合がある．このことは，細胞壁（ペプチドグリカン層）および外膜がないことと関連する．Gram 染色では染まりにくいため，Giemsa 染色などを用いる．核酸は DNA および RNA を有し，通性嫌気性，グラム陰性で，鞭毛および芽胞を形成しない．

b. 培養と同定

人工培地で発育・増殖が可能であり，コレステロールが必要である．一般の細菌用培地には発育せず，ウマ血清，酵母エキス，酢酸タリウムや高濃度のペニシリンを加えた PPLO（pleuro-pneumonia−like−organisms）培地を用いる．集落（コロニー）の形成は，1〜2 週間を要するが，直径が 1mm 以下と小さいため，40〜100 倍の光学顕微鏡下で観察する．ディーンズ（Dienes）染色

表 1　各微生物の性状

<table>
<tr><th></th><th>真菌</th><th>細菌</th><th>マイコプラズマ</th><th>リケッチア</th><th>クラミジア</th><th>ウイルス</th></tr>
<tr><td>細胞レベルの分類</td><td>真核生物</td><td colspan="4">原核生物</td><td>−</td></tr>
<tr><td>核酸（DNA, RNA）</td><td colspan="5">両方</td><td>いずれか</td></tr>
<tr><td>細胞壁</td><td colspan="2">＋</td><td>−</td><td colspan="2">＋</td><td>−</td></tr>
<tr><td>二分裂増殖</td><td colspan="5">＋</td><td>−</td></tr>
<tr><td>人工培地での発育</td><td colspan="3">＋</td><td colspan="3">−</td></tr>
<tr><td>細胞寄生性</td><td colspan="3">通性</td><td colspan="3">偏性</td></tr>
<tr><td>蛋白合成系</td><td>80S リボソーム</td><td colspan="4">70S リボソーム</td><td>−</td></tr>
<tr><td>エネルギー産生系</td><td colspan="4">＋</td><td colspan="2">−</td></tr>
</table>

をすることで青紫色に染色し観察しやすい．コロニーの形態は，丸く中央部が培地に食い込んで厚くなっているため目玉焼き状〔乳頭状，ニップル（nipple）状〕にみえる（**図 1**）．肺炎マイコプラズマでは，桑実状のコロニーを示すことがある．同定は，**表 2** に示す性状により他のマイコプラズマとの鑑別が重要である．

c. 感染と病原性

自然界ではヒトのみに棲息している．病態は，スリガラス陰影を呈する間質性肺炎が特徴である．感染経路は，飛沫感染でヒトからヒトへ感染し，小児や若年成人に多く，学校，職場および家族内感染する．無症状や軽い感冒様症状のことも多く，咽頭炎，中耳炎，副鼻腔炎，心内膜炎などの疾患を起こすことがある．潜伏期は 2 週間前後で，発熱や頑固な咳が長期間にわたって続く．

d. 薬剤感受性と耐性菌

細胞壁を有しないため，細胞壁合成阻害剤のペニシリン系やセフェム系などの β-ラクタム系抗菌薬は無効である．マクロライド系やテトラサイクリン系抗菌薬が用いられる．

e. 予防

ワクチンはない．

B. そのほかの *Mycoplasma*

泌尿生殖器感染の原因菌として，*M. hominis* や *M. genitalium* などがある．*M. hominis* はマクロライド系抗菌薬のエリスロマイシンに耐性を示す．

2. Genus *Ureaplasma*

U. urealyticum は，尿道や外陰部粘膜に常在し，性行為感染による非淋菌性尿道炎などを引き起こすと考えられている．PPLO 培地上のコロニーは，マイコプラズマよりも小さい（直径 15～25 μm）．各種の性状を**表 2** に示す．ブドウ糖非発酵と尿素分解陽性である．エリスロマイシンに感性である．

■細胞培養とマイコプラズマ

研究等に使用される Vero 細胞や HeLa 細胞などの真核細胞の培養細胞は，研究者による細胞培養作業時のヒト口腔由来マイコプラズマによる汚染を受けやすい．汚染された培養細胞は，死滅せず，無症候のことが多いため実験に影響を及ぼし，誤った結果が導き出されるため注意が必要である．

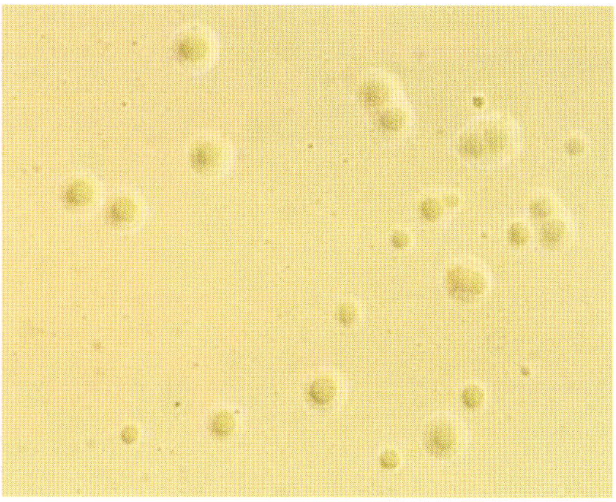

図 1　*M. pneumoniae*
35℃ 10 日間，5%炭酸ガス培養後，PPLO 寒天培地上の集落
（写真提供：東京大学医学部附属病院　三澤慶樹博士）

リケッチア

ヒトにおけるリケッチア症に関連する細菌は，①リケッチア科（Family *Rickettsiaceae*）が，*Rickettsia* 属と *Orientia* 属に，②エールリキア科（Family *Ehrlichiaceae*）は，*Ehrlichia* 属と *Neorickettsia* 属に分類される．リケッチアの一般的な特徴を**表 3** に，ヒトに病原性をもつリケッチア症の分類を**表 4** に示す．

検査法には，人工培地には発育できないことから，患者血液を用いて発育鶏卵培養法，培養細胞法，動物接種法（マウス，モルモット，ウサギ）などにより病原体を発育させる．診断には，血清学的診断があり，補体結合反応，ワイル・フェリックス（Weil−Felix）反応，間接蛍光抗体法や ELISA 法などによりリケッチアに対する抗体価を測定する．遺伝子診断には，PCR 法などを用いて，患者血液や咬傷部位の擦過物からリケッチアの DNA を検出する方法があり，抗体上昇前の早期診断が可能である．

表2　*Mycoplasma* と *Ureaplasma* の性状と病原性

	ブドウ糖発酵	アルギニン加水分解	尿素分解	ヒツジ血球溶血性	血球吸着性 モルモット	血球吸着性 ニワトリ	検査材料	病原性	感染症法	BSL*1
M. pneumoniae	＋	－	－	＋（β）	＋	＋	喀痰，咽頭ぬぐい液	＋	五類（定点）	2
M. salivarium	－	＋	－	－	＋	－	喀痰，咽頭ぬぐい液	－		1
M. orale	－	＋	－	－	－	－	喀痰，咽頭ぬぐい液	－		1
M. hominis	－	＋	－	－	－	－	泌尿・性器分泌液	＋		2
M. fermentans	＋	＋	－	－	－	－	泌尿・性器分泌液	＋		2
M. genitalium	＋	－	－	＋（β）	＋	＋	泌尿・性器分泌液	＋		2
U. urealyticum	－	－	＋	＋（β）*2	－	－	泌尿・性器分泌液	＋		2

＊1 : Biosafety Level（日本細菌学会バイオセーフティ指針より）
＊2 : 弱いβ溶血を示す

表3　リケッチアの共通の特徴

① 0.3～0.6 μm のグラム陰性桿菌で多形性を示し，細胞壁を有するが，鞭毛はない．Giemsa 染色や Macchiavello 染色などが用いられる．
②媒介動物（ベクター）となる節足動物（ダニ，シラミ，ノミなど）の腸管に寄生し，ヒトなどの保菌動物（リザーバー）に感染する．
③偏性細胞内寄生性で，人工培地に発育できない．
④ DNA と RNA の両方の核酸を有する．
⑤ 2 分裂増殖を行う．
⑥人獣共通感染症である．
⑦治療抗菌薬は，テトラサイクリン系（ミノサイクリンなど）が有効で，β-ラクタム系やアミノグリコシド系抗菌薬は無効である．
⑧有効なワクチンがないため，ベクターによる刺咬を避ける．

1. Genus *Rickettsia*

A. *R. prowazekii*（発疹チフスリケッチア）

ヒト－ヒト感染を起こす．1～2 週間の潜伏期間を経て，主症状として悪寒，高熱，頭痛や筋肉痛などを伴って発症する．発熱後 1～5 日後に体幹に紅斑丘疹が出現し，顔面や四肢にかけて広がり，出血斑に移行し，重症例では意識障害や腎不全などを起こす．初感染後，潜伏感染し，数年後に再発した場合をブリル・ジンサー（Brill-Zinsser）病という．四類感染症（全数把握）である．

B. *R. typhi*（発疹熱リケッチア）

主症状は，発熱，頭痛，発疹であるが，発疹チフスに比し，軽症で予後も良好である．国内では，九州，四国，中国地方などの西日本で認められる．

C. *R. rickettsii*（ロッキー山紅斑熱リケッチア）

リケッチアを保菌するダニがヒトを吸血後，1～3 週間の潜伏期間を経て，発熱，頭痛とともに発疹が手足から体幹に広がり，重症例では播種性血管内凝固（disseminated intravascular coagulation : DIC）を伴うことがある．

D. *R. japonica*（日本紅斑熱リケッチア）

リケッチアを保菌するマダニの咬傷後，2～8 日を経て，発熱，頭痛を伴い発症し，重症例では DIC を起こすことがある．つつが虫病と同様に，刺し口（eschar）をみつけることが診断の助けとなる．国内では，九州，四国，中国地方などの西日本で認められている．

2. Genus *Orientia*

A. *O. tsutsugamushi*（つつが虫病リケッチア）

O. tsutsugamushi の媒介動物（ベクター）は，アカツツガムシ，タテツツガムシ，フトゲツツガムシの 3 種類である．ツツガムシは，地中で卵から孵化した後の幼虫期に哺乳動物（ヒトやノネズミなど）に吸着し，組織液を吸い，再び土壌中に戻り若虫から成虫となる．ツツガムシのリケッチアの有菌率は 0.1～3% とされている．

表4　ヒトに病原性をもつリケッチア症の分類

菌種名	疾患名	媒介動物（ベクター）	保菌動物（リザーバー）	流行地	感染症法	BSL*
Rickettsia prowazekii	発疹チフス	コロモジラミ，アタマシラミ，ケジラミ	ヒト	世界各地	四類	3
Rickettsia typhi	発疹熱	ネズミノミ	ネズミ	世界各地		3
Rickettsia rickettsii	ロッキー山紅斑熱	マダニ	ダニ	北米，中南米	四類	3
Rickettsia japonica	日本紅斑熱	マダニ		日本	四類	3
Orientia tsutsugamushi	つつが虫病	ツツガムシ	ネズミ	日本，東南アジア	四類	3
Ehrlichia chaffeensis	エールリキア症	不明	不明	米国		2
Neorickettsia sennetsu	腺熱	不明	不明	日本，東南アジア		2

＊: Biosafety Level（日本細菌学会バイオセーフティ指針より）

ヒトはツツガムシが生息する山林や草むらなどで，ツツガムシ幼虫の刺咬により感染する．かつて夏季に発生ピークがみられた古典的ツツガムシ病の原因となったアカツツガムシによる感染は激減し，近年では晩秋から晩春に発生する新型ツツガムシ病の原因であるタテツツガムシとフトゲツツガムシの媒介による感染が，北海道を除く日本各地で広く認められる．

10日前後の潜伏期間を経て，発熱・発疹・刺し口の主要3徴候（診断の決め手となる）を認め，頭痛，局所リンパ節の腫脹，悪寒，関節痛などもみられる．臨床検査値ではCRP，ASTおよびASLなどの肝酵素が上昇する．治療の遅れによる重症例では，肺炎，中枢神経障害やDICにより死亡することがある．四類感染症（全数把握）である．

3. Genus *Ehrlichia*

A. *E. chaffeensis*

E. chaffeensis は，ヒト体内の単核球に感染するヒト単球性エールリキア症（human monocytotropic ehrlichiosis : HME）の新興感染症の病原体である．米国内で患者が報告されている．5〜10日の潜伏期を経て，発熱，頭痛，筋肉痛などのインフルエンザ様症状から始まり，重症例では呼吸不全，腎不全，中枢神経症状や消化管出血などを引き起こす．診断には，16S rRNAシークエンスによる遺伝子診断が用いられる．

4. Genus *Neorickettsia*

A. *N. sennetsu*

N. sennetsu は，腺熱の病原体であり，かつては鏡熱（熊本県），日向熱（宮崎県），土佐熱（高知県）と呼ばれていたが，日本ではほとんど発生はみられない．症状は，発熱，リンパ節腫脹，単核球増多を主徴として伝染性単核症に類似している．

クラミジア

ヒトへの感染において主要なクラミジア科（Family *Chlamydiaceae*）は，① *Chlamydia* 属の *C. trachomatis*，② *Chlamydophila* 属の *C. psittaci* と *C. pneumoniae* に分類されている．自然界におけるクラミジアの分布は，ヒトを含む哺乳動物，鳥類，両生類や爬虫類の体内に顕性または不顕性感染として広く存在している．クラミジアの一般的な特徴を**表5**に示す．

クラミジアは感染・増殖の過程で他の微生物と異なる増殖環をもつ（**図2**）．感染型である基本小体（elementary body : EB）が宿主細胞に吸着すると，細胞内でファゴゾーム（phagosome）が形成され，増殖型の網様体（reticulate body : RB）へ変化して2分裂増殖を始める．ファゴゾームは菌体の増加に伴って拡大し封入体となり，その後，中間体（intermediate form : IF）を経て，再びEBとなり，封入体が破壊され，菌体が放出され，新たな細胞に感染する．

Macchiavello（マキャベロ）染色ではEBが赤色およびRBが青色，Giemsa染色では封入体が

表5　クラミジアの共通の特徴

①グラム陰性の球状粒子で，細胞壁を有する．
②偏性細胞内寄生性で，自己エネルギー産生能はなく，人工培地に発育できない．
③感染型（0.2～0.3 μm），増殖型（0.5～0.8 μm），双方の中間型がある．感染にベクターは不必要である．
④ DNA と RNA の両方の核酸を有する．
⑤宿主細胞質内に封入体を形成し，そのなかで 2 分裂増殖を行う．
⑥治療抗菌薬は，テトラサイクリン系（ミノサイクリンなど），マクロライド系，ニューキノロン系抗菌薬が有効で，β-ラクタム系やアミノグリコシド系抗菌薬は無効である．

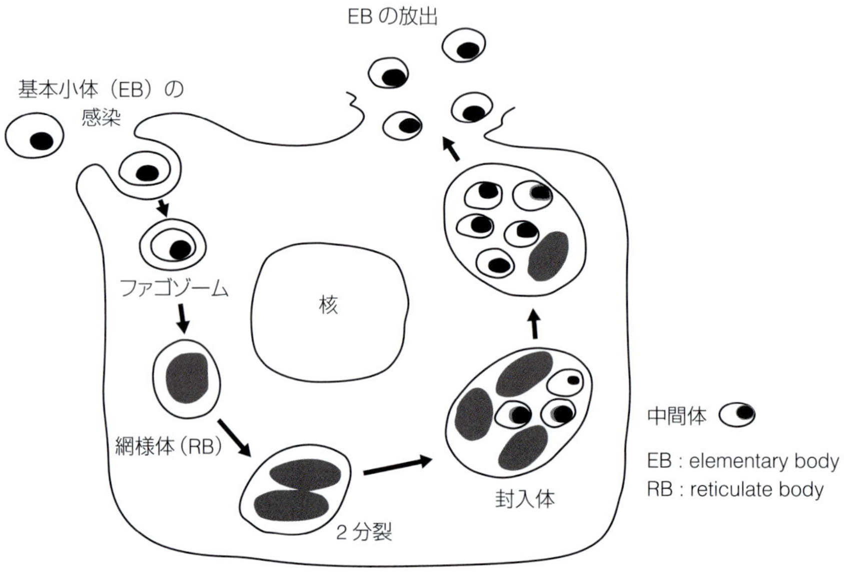

図2　クラミジアの増殖環

濃紫色，ヨード染色（またはルゴール染色）では *C. trachomatis* の感染した封入体内をグリコーゲンの蓄積により茶褐色に染まる．診断は，細胞培養法から遺伝子診断へと変わりつつあるが，抗菌薬耐性株の出現の検査のためには細胞培養法が必要である．

1. Genus *Chlamydia*

A. *C. trachomatis*（トラコーマクラミジア）

ヒトからヒトへ水平伝播および垂直伝播する．主に眼や生殖器に感染する．日本において以前は，伝染性の慢性角結膜炎，角膜混濁や角膜潰瘍などがトラコーマと呼ばれ，失明に至ることもあったが，現在は，ほとんどみられなくなった．

それとは別に，最も代表的な性感染症（sexually transmitted infection : STI）として若者の間で急激な蔓延が危惧されている．性器クラミジアは五類感染症（定点把握）である．男性では，尿道炎，精巣上体炎，前立腺炎を起こし，女性では，子宮頸管炎，子宮内膜炎，卵管炎などを起こし，未治療の場合は，不妊や異所性妊娠の原因となる．これらは非淋菌性尿道炎（non−gonococcal urethritis : NGU）の原因の多くを占め，男女ともに症状が軽度であり，伝播の拡大に関連している．新生児への産道感染により封入体結膜，中耳炎，新生児肺炎を起こす．

2. Genus *Chlamydophila*

A. *C. pneumoniae*（肺炎クラミジア）

クラミジア肺炎は，五類感染症（定点把握）である．ヒトを自然宿主としてヒトからヒトへと飛沫感染をする．3～4 週間の潜伏期を経て急性上気道炎，急性気管支炎，胸膜炎や肺炎の原因となり，市中肺炎の約 10％を占める．初感染は 10 歳頃までが多く，閉鎖環境（家族内や児童・学童・高齢者施設など）で感染しやすい．抗体保有率は成人では 60％を超える．また，喘息の誘発，心筋症や心筋梗塞の増悪と関連することが示唆されている．

B. *C. psittaci*（オウム病クラミジア）

オウム病（psittacosis）は四類感染症である．感染した鳥類（オウム，インコ，ハトなど）との接触や排泄物の吸入により感染する．人獣共通感染症の原因菌である．1～2 週間の潜伏期を経て，発熱と咳などの感冒様の症状から異形肺炎を起こす．重症化の場合は，呼吸困難，意識障害，髄膜炎や多臓器障害などにより死亡することがある．

（岡崎充宏）

チェックリスト

□マイコプラズマ，リケッチア，クラミジアおよび一般細菌との性状の違いを説明せよ．
□マイコプラズマ，リケッチア，クラミジアによる疾患を説明せよ．
□マイコプラズマの分離培地について説明せよ．
□ヒトに病原性を示すリケッチアの種類およびそれらのベクターについて説明せよ．
□クラミジアの生活環について説明せよ．

コラム

糖の名称―白糖とショ糖

微生物検査学の教科書では「白糖」と書かれているのが多くみられる．白糖という名称は，細菌検査の分野では長年にわたって習慣的に使われてきているが，糖の化学的な名称ではない．「ショ糖」が化学的名称である．

本書では，慣用語である白糖と，化学的名称であるショ糖を併用することとした．ショ糖の英語は“sucrose”であることから「シュクロース（スクロース）」と呼ばれ，また「サッカロース（saccharose）」とも呼ばれる．本書では 1 つに統一せず，これらの用語を用いているが，どれも同じく，グルコース（ブドウ糖）とフルクトース（果糖）からなる二糖類である．この二糖類の分解能の有無は，細菌を鑑別するうえで重要な指標となる．

本書で取り上げられている次の言葉も，同一物質である．

ラクトース＝乳糖
マルトース＝麦芽糖
デキストロース＝グルコース（ブドウ糖）
マンニット＝マンニトール

なお，微生物や化学物質の命名については，それぞれの専門委員会があり，ルールに従って命名される．研究の進歩に伴い，菌種名やウイルス名が変わることがある．一方で，臨床の場では古い呼び名が生きていることもある．教科書では新しい名称を使っているが，浸透するまでに時間を要するので，学術名と慣用名を知っておくと便利である．

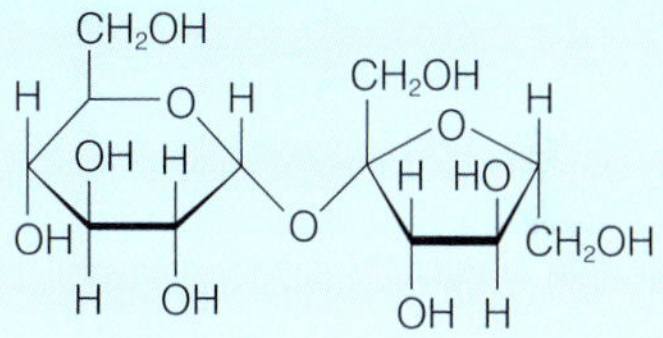

ショ糖（シュクロース）の構造式

II 微生物の特徴

真　菌

1　酵母様真菌

酵母様真菌は，球形から亜球形の単細胞生物で出芽（分芽）や2分裂によって増殖する．一部の菌種は菌糸を形成する．有性世代が判明しているものとしていないものが混在するが，臨床材料から検出されるのはほとんど無性世代の菌体である．

Pneumocystis jirovecii は，以前原虫に分類されていたが，分子生物学的解析により子嚢菌系真菌に編入された．本菌の人工培地での培養法は確立されていない．酵母様真菌の同定は**表1**に示した生理・形態学的および生化学的性状などによってなされるが，近年は塩基配列の解析や質量分析などによる同定も行われる．

1. Genus *Candida*

A. *C. albicans*

a. 形態と特徴

球形〜亜球形（3〜7×3〜14 μm）のいわゆる酵母様形態を示し，仮性菌糸を形成する．コーンミール寒天培地上で厚膜胞子（chlamydospore）（**図1**），血清中で発芽管（germ tube）（**図2**）を形成することが，本菌および *C. dubliniensis* とほかの *Candida* 属菌種との形態学的鑑別点となる．子嚢菌系の酵母で，163種の *Candida* 属菌種のなかではヒトに対する病原性が最も強く，代表的な病原性酵母である．その他の *Candida* 属で臨床材料から高頻度に検出されるのは *C. tropicalis*, *C.*

表1　主な病原性酵母様真菌の生理・形態学的ならびに生化学的性状

分類	菌　種	仮性菌糸形成	真正菌糸形成	厚膜胞子形成	分節胞子形成	発芽管形成	莢膜形成	37℃で発育	糖利用能 グルコース	シュクロース	マルトース	ラクトース	セルビオース	トレハロース	ラフィノース	キシロース	ラムノース	イノシット	ウレアーゼ産生
子嚢菌門	*Candida albicans*	＋	−	＋	−	＋	−	＋	＋	v	＋	−	−	v	−	＋	−	−	−
	C. glabrata	−	−	−	−	−	−	＋	＋	−	−	−	−	v	−	−	−	−	−
	C. guilliermondii	＋	−	−	−	−	−	＋	＋	＋	＋	−	＋	＋	＋	＋	v	−	−
	C. krusei	＋	−	−	−	−	−	＋	＋	−	−	−	−	−	−	−	−	−	−
	C. parapsilosis	＋	−	−	−	−	−	＋	＋	＋	＋	−	−	＋	−	＋	−	−	−
	C. tropicalis	＋	−	−	−	−	−	＋	＋	v	＋	−	v	＋	−	＋	−	−	−
	Pneumocystis jirovecii	／	／	／	／	／	／	／	uk	uk	uk	uk	uk	uk	uk	uk	uk	uk	／
担子菌門	*Cryptococcus neoformans*	−	−	−	−	−	＋	＋	＋	＋	＋	−	＋w	＋	＋w	＋	＋	＋	＋
	Trichosporon asahii	−	＋	−	＋	−	−	＋	＋	v	＋	＋	＋	＋	−	＋	＋	v	＋
	Rhodotorula mucilaginosa	−	−	−	−	−	−	−	＋	＋	＋	−	＋	＋	＋	＋	−	−	＋
	Malassezia globosa	−	v	−	−	−	−	v	／	／	／	／	／	／	／	／	／	／	＋

v：＋または−，＋w：弱陽性，／：同定検査に適用されない，uk：不明

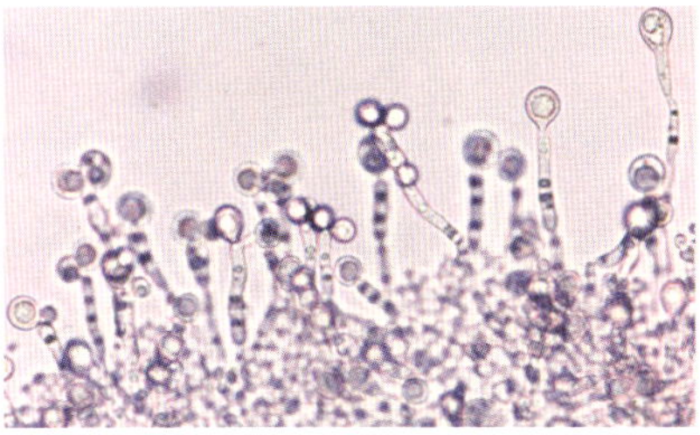

図1　厚膜胞子

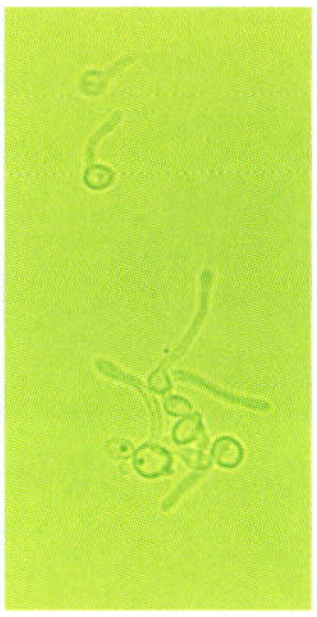

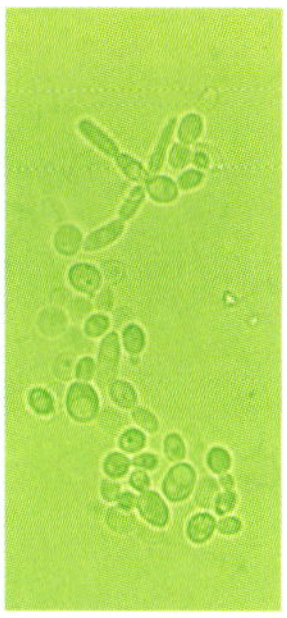

発芽管*1
Candida albicans

仮性菌糸*2
Candida tropicalis

図2　発芽管と仮性菌糸
＊1：親細胞から菌糸への移行部にくびれがない
＊2：親細胞から菌糸への移行部にくびれがある

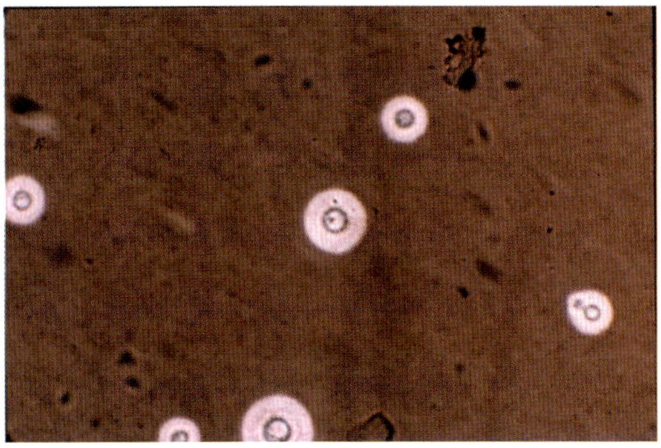

図3　髄液の墨汁染色（× 400）
莢膜を有する *Cryptococcus* 菌体が観察される

glabrata および *C. parapsilosis* などである．

b. 培養

サブロー・ブドウ糖寒天培地などの各種真菌用培地あるいは非選択性細菌用培地で，25〜35℃，24〜48 時間の好気培養で白色〜クリーム色の集落を形成する．

c. 感染と病原性

ヒトの消化管，上気道および腟などの粘膜に常在しており，宿主の感染防御能低下に伴い，内因性真菌症を引き起こす．病型は多彩で，表在性真菌症として口腔カンジダ症（鵞口瘡），皮膚カンジダ症，消化管カンジダ症，腟カンジダ症などがあり，開腹手術後のカンジダ血症や抗菌薬の長期投与による消化管の菌交代症などにより血行性に各種臓器に播種し，深在性真菌症となることもある．近年は，ほかの *Candida* 菌種と同様に各種カテーテルの血管内挿入時に混入する例も増加し，進展してカンジダ性眼内炎を併発する例もまれではない．

宿主細胞への接着因子として菌体表層に存在する糖蛋白（アグルチニン様蛋白，インテグリン様蛋白，マンナン蛋白），および宿主細胞の破壊に働く加水分解酵素（分泌性アスパラギン酸プロテアーゼ，ホスホリパーゼ）などが知られている．

2. Genus *Cryptococcus*

A. *C. neoformans*

a. 形態と特徴

球形〜亜球形（3×8 μm）で，臨床材料中に観察される菌体は厚い莢膜を有する（図3）が，人工培地で培養後の菌体は莢膜が薄くなることが多い．菌糸は形成しない．担子菌系の酵母でウレアーゼ陽性．*Cryptococcus* 属の 34 菌種中，臨床材料からの分離菌はほとんどが本菌で，真菌のなかでは比較的感染力が強く，中枢神経系に親和性が高い．本菌には 2 つの変種，*C. neoformans* var. *neoformans* と *C. neoformans* var. *gattii* が存在する．また，莢膜多糖の違いにより血清学的には A〜D の 4 血清型に分類される．A，D，および混合型の AD 型は *C. neoformans* に，B，C 型は *C. gattii* にそれぞれ該当し，オーストラリアなどを除くほとんどの国は A 型が多い．有性世代が判明しているが，臨床材料からは無性世代の菌体が分離される．

b. 培養

Candida と同様に各種真菌用培地，あるいは非選択性細菌用培地などで，25〜35℃，3〜4 日間

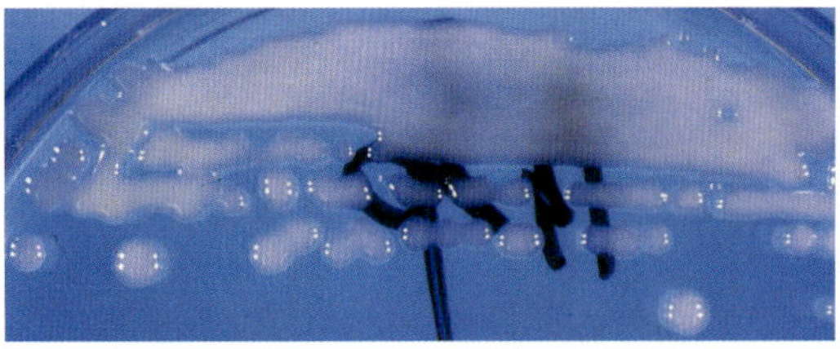

図 4　*Cryptococcus neoformans* の集落
サブロー寒天培地（2%グルコース）

の好気培養で，白色～クリーム色の粘稠性集落を形成する（**図 4**）．ただし，粘稠性の程度は菌株あるいは使用培地により異なる．

c. 感染と病原性

血清型 A 型および D 型はハトやニワトリなど鳥類の糞中に生息するとされ，B 型および C 型は樹木のユーカリに多いとされる．ヒトは空中に浮遊する菌体を吸入して感染する．肺の不顕性感染から自然治癒の経過をたどる場合も多いが，宿主の感染防御能の低下などにより発症する．病型としては肺クリプトコッカス症，クリプトコッカス性髄膜炎，血行性に播種した全身感染症および皮膚クリプトコッカス症などであるが，肺クリプトコッカス症に気づかず，髄膜炎の続発によって本症に気づくことも多い．AIDS 患者では本症の発症率が高く，そのほかリンパ腫，膠原病および臓器移植患者など細胞性免疫能の低下した患者に発症するが，これらの重篤な基礎疾患をもたない患者に原発性に発症をみることもある．最近，遺伝子型が変化し高い病原性を示す *C. gattii* による集団感染が北米で発生したが，我が国においても散発例が報告されるようになり注目されている．

莢膜が食細胞による貪食および莢膜多糖が食細胞による殺菌に抵抗する．また菌体に含まれるメラニンは酸素ラジカルを排除して酸化的殺菌に抵抗する．

3. Genus *Trichosporon*

a. 形態と特徴

卵円形～円筒形（3～7×3～14 μm）の分節型分生子および真正菌糸を形成する．担子菌系の酵母でウレアーゼ陽性．菌体表層の多糖成分が *Cryptococcus* と共通抗原性を有する．近年，分子生物学的に 20 数種に再分類され，深在性真菌症の起因菌種は *T. asahii* が最も多く，次いで *T. mucoides* とされる．

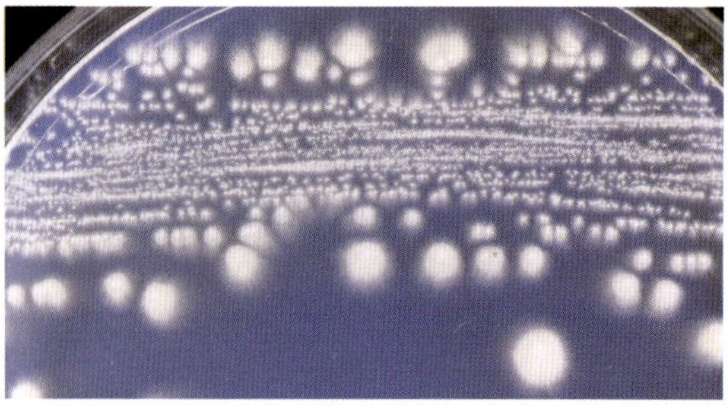

図 5　*Trichosporon* sp. の集落
サブロー寒天培地

b. 培養

各種真菌用培地あるいは非選択性細菌用培地などで，25～35℃，24～48 時間の好気培養で，灰白色集落を形成する（**図 5**）．

c. 感染と病原性

土壌および環境中に生息しており，場合によってヒトに感染する．病型としては，表在性皮膚感染症である白色砂毛（本菌が毛髪周囲に小結節状あるいは鞘状に発育），白血病など易感染性患者に発症する播種性の深在性感染症（肺，腎，肝，眼，皮膚など），および本菌が抗原となる夏型過敏性肺炎の 3 つに分類される．古くは白色砂毛が本菌の代表的疾患であったが，現在は易感染患者に発症する深在性真菌症が徐々に増加傾向にあり，さらに本症では代表的抗真菌薬のアムホテリシン B の治療効果が期待できないことなどから注目されている．

4. Genus *Malassezia*

a. 形態と特徴

球形，卵円形およびとっくり形など（1.5～3.0×1.5～8.0 μm，菌種によりサイズが異なる）．培養後の菌体は菌糸を認めない．しかし，癜風患者の皮膚落屑（鱗屑）では酵母と菌糸が混在して観察される．担子菌系の酵母で，好脂性である．分子生物学的に 10 数種に分類されている．

b. 培養

サブロー・ブドウ糖寒天培地には発育しない．

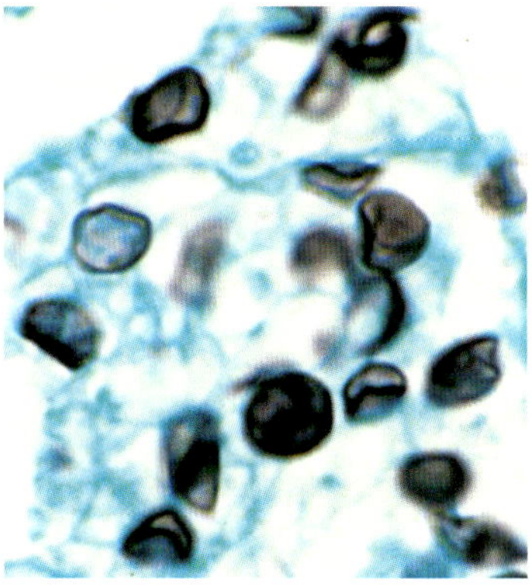

図6　気管支洗浄液に認められた *Pneumocystis jirovecii* の嚢子（× 1,000）
Grocott 染色

オリーブ油やオレイン酸添加培地（Dixon 培地）などに接種する，あるいはサブロー・ブドウ糖寒天培地などの真菌用培地に材料を接種後，オリーブ油を培地全面に重層するなどの方法を用いるが，発育しにくい菌種もある．32～34℃，3～10日間の好気培養で，淡黄白色の集落を形成する．*M. pachydermatis* のみはオリーブ油を添加しない通常の培地でも発育する．

c. 感染と病原性

M. pachydermatis はイヌなどの動物の皮膚に常在，その他の *Malassezia* は，ヒトの皮膚，特に頭部，顔面および体幹部（背部，胸部）の皮膚に常在し，場合によって表在性皮膚真菌症を引き起こす．本菌による感染症としては癜風（体幹部や頸部に，細かい鱗屑を付着した淡褐色斑あるいは脱色素斑を生ずる）が最も多く，次いで毛包炎（体幹部や頸部に毛孔一致性の粟粒～米粒大の紅褐色丘疹が多発する）などであるが，近年は脂漏性皮膚炎やアトピー性皮膚炎への関与が注目され，さらに最近は脂質を多く含む高カロリー輸液の静注に使用された IVH カテーテルからの分離例が散見される．

5. Genus *Pneumocystis*

A. *P. jirovecii*

a. 形態と特徴

栄養型–嚢子–栄養型の生活環を繰り返すとされ，栄養型（1.5～5 μm）および嚢子（5 μm）が観察される．本菌は原虫と考えられていたが，分子生物学的解析によって，子嚢菌系の *Schizosaccharomyces* などに近縁の真菌とみなされている．従来は *P. carinii* として知られていたが，ヒトおよび動物由来菌は核酸が異なるとされ，ヒト由来菌は *P. jirovecii*，動物由来菌は *P. carinii* と呼ばれるようになった．

b. 培養

人工培地での培養法は確立されていない．臨床材料からの検出は直接鏡検あるいは直接 PCR 法が用いられる．直接鏡検は呼吸器系材料（気管支肺胞洗浄液，喀痰など）の塗抹標本を作製し，以下のいずれかの染色を施す．Grocott 染色（**図6**），およびトルイジンブルーO 染色（嚢子を検出），Giemsa 染色および Gram 染色（栄養型を検出）．直接 PCR 法では，呼吸器系材料に加え，血液も検索材料となる．

c. 感染と病原性

本菌は哺乳動物の呼吸器に寄生している．ヒトは2～3歳までに不顕性感染しているとされ，白血病，膠原病，AIDS および臓器移植などで免疫能が低下すると，発症あるいは再感染後に発症する．特に AIDS における発症率は40％程度と高率である．

病型は肺炎（間質性）がほとんどで，肺胞腔内に充満した菌体と浸潤した細胞などにより肺胞のガス交換が障害され，低酸素血症をきたす．まれに血行性に播種し他臓器にも病巣を形成することがある．

治療には，抗真菌薬は無効で，抗菌薬の ST（スルファメトキサゾールとトリメトプリム）合剤または抗原虫薬のペンタミジンを用いる．

（阿部美知子／久米　光）

チェックリスト

□鵞口瘡を起こす病原菌をあげ，その特徴を述べよ．
□酵母様病原性真菌をあげ，その病原性と性状の特徴を説明せよ．

II 微生物の特徴

真　菌

2　糸状菌

糸状菌は真正菌糸を形成する多細胞の生物で，胞子を作って増殖する．主な病原性糸状菌は2つの門に分類される（**表1**）．集落の形態や顕微鏡下で観察される分生子形成法や分生子造成器官などの諸形態を総合した形態学的特徴から同定される．近年は塩基配列の解析や質量分析などによる同定も行われる．酵母様真菌と同様に，臨床材料から検出される糸状菌のほとんどは無性世代の菌体である．

1. Genus *Aspergillus*

A. *A. fumigatus*

a. 形態と特徴

子嚢菌系の糸状菌である．培養すると，隔壁のある（有隔）真正菌糸（幅5 μm程度），分生子柄，頂嚢，フィアライド（分生子形成器官），および分生子など（**図1**）が観察され，臨床材料（深部組織）の鏡検標本では，菌糸のみを認めることが多い．本菌属は150種以上あるが，臨床材料から検出されるのは限られた菌種である．深在性真菌症の起因菌としては *A. fumigatus* が最も多く，外耳などは *A. niger* や *A. terreus* などの検出が多い．

b. 培養

真菌用培地で25～35℃，3～5日間培養により，灰色がかった青緑色の集落を形成する（**図2**）．*A. niger* は黒色，*A. terreus* は褐色集落となる．

c. 感染と病原性

本菌属は土壌をはじめとする環境に広く分布する．ヒトは空中に浮遊する主に分生子を吸入して感染するが，通常は肺胞マクロファージや好中球などの食細胞によって貪食・殺菌される．血液疾患，膠原病や癌腫などの治療に伴い食細胞の減少や機能不全を生じると発症しやすい．病型は肺感染症が最も多く，これらはさらに肺炎型（慢性壊死性肺アスペルギルス症を含む），菌球型（特に陳旧性肺結核の空洞に *Aspergillus* の菌塊を形成することが多い），ならびにアレルギー性気管支肺アスペルギルス症の3つに分類される．血行性に播種し，全身感染症となることもある．また重度熱傷や外傷による損傷部に感染巣を形成することもある．

真菌細胞壁の表層に存在するラミニンレセプター蛋白やヒドロホビン（疎水性蛋白）は宿主細胞への接着因子となる．アルカリ性セリンプロテアーゼやメタロプロテアーゼなどの加水分解酵素を産生し宿主細胞への侵入を助長する．菌体に含まれるメラニンや産生されたカタラーゼなどは食細胞の殺菌に抵抗する．

2. Genus *Mucor*, Genus *Absidia*, Genus *Rhizopus* など

a. 形態と特徴

ケカビ亜門に属す糸状菌．培養すると，幅の広い（10 μm前後）隔壁のない（無隔）真正菌糸，胞子嚢柄，胞子嚢および胞子嚢胞子を認め，菌属によっては仮根（分岐した栄養菌糸）をみる（**図3**）．臨床材料（深部組織）の鏡検標本では，菌糸のみを認めることが多い．我が国で検出されるのは *Rhizopus* 属，*Absidia* 属，*Mucor* 属および *Rhizomucor* 属などである．有性胞子である接合胞子を形成する菌群であるが，臨床材料から検出

表1　主な病原性糸状菌の分類・形態的特徴・病型

分類	菌属（菌種）名	形態的特徴	病型
子嚢菌門　チャワンタケ亜門	*Aspergillus* spp.	有隔菌糸，頂嚢，分生子	深在性真菌症（肺感染症）
	Trichophyton spp. *Microsporum* spp. *Epidermophyton floccosum* （皮膚糸状菌）	有隔菌糸，大分生子（腸詰状，紡錘型，棍棒状），小分生子	浅在性皮膚真菌症（水虫など）
	Fonsecaea pedrosoi *Exophiala jeanselmei* （黒色真菌）	有隔菌糸，分生子，メラニン産生，厚壁細胞	深在性真菌症（皮下組織感染症）
門不明　　ケカビ亜門	*Mucor* spp. *Rhizopus* spp. *Absidia* spp. *Rhizomucor* spp.	無隔菌糸，胞子嚢，仮根，接合胞子（有性胞子）	血管侵襲性感染症（脳，肺，消化管，全身）

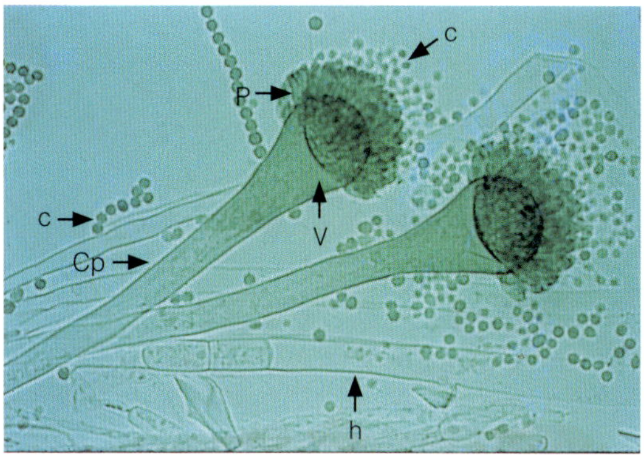

図1　*Aspergillus fumigatus* の顕微鏡下の形態（× 400）
V：頂嚢，P：フィアライド，c：分生子，h：菌糸，Cp：分生子柄

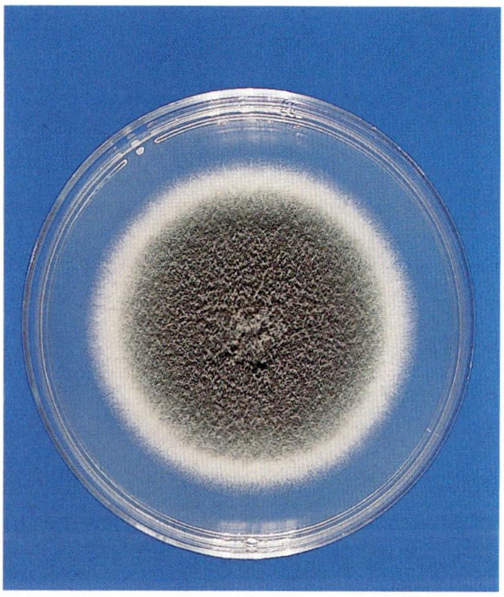

図2　*Aspergillus fumigatus* の集落
サブロー寒天培地

されるのはほとんどその無性世代で，起因菌としては *Rhizopus arrhizus*（*R. oryzae*）が最も多く，*A. corymbifera*，*Rhizopus microsporus*，*Rhizomucor pusillus* などである．

b. 培養

真菌用培地で，25～30℃，3～4日で，灰白色の綿菓子様の集落を形成する．培養日数が経過すると集落表面に灰黒色の胞子嚢が点状に観察される（図4）．

c. 感染と病原性

土壌をはじめ環境中に広く分布する．ヒトは空中に浮遊する胞子を吸入，あるいは食物とともに菌体を摂取し，糖尿病，白血病，膠原病および癌患者などに発症をみる．本菌は血管侵襲性が強く，感染は急激に進展する．病型は鼻の感染巣から血行性に脳に播種した鼻・脳接合菌症が最も多く，肺，消化管，全身感染症および重度熱傷患者などでは皮膚接合菌症が認められることもある．

プロテアーゼ産生が旺盛とされているが，病原

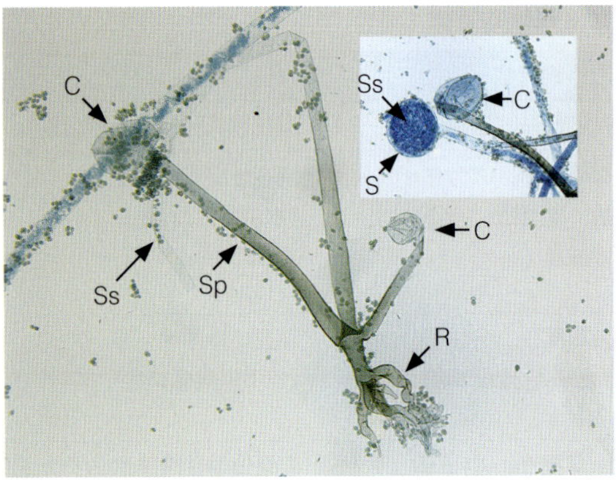

図 3　*Rhizopus arrhizus* の顕微鏡下の形態（× 200）
C : 柱軸 , R : 仮根 , Sp : 胞子嚢柄 ,
S : 胞子嚢 , Ss : 胞子嚢胞子
胞子嚢が破れて胞子嚢胞子が飛散し，柱軸が観察される

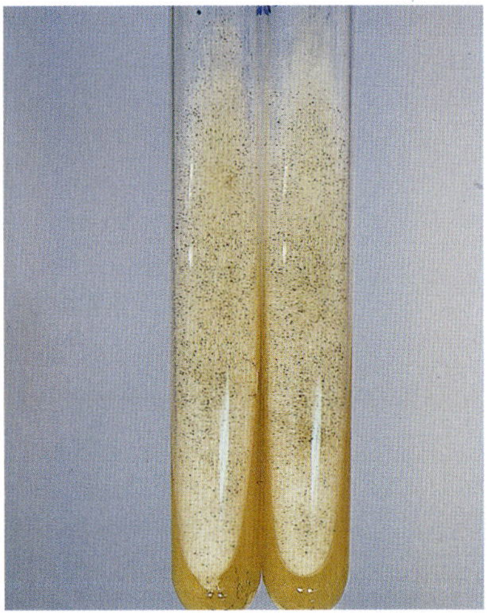

図 4　*Rhizopus arrhizus* の集落
BHI 寒天培地

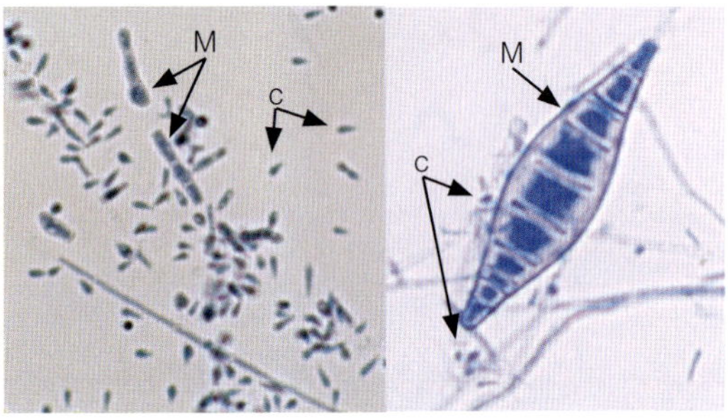

Trichophyton rubrum　　*Microsporum canis*
図 5　皮膚糸状菌の顕微鏡下の形態（× 400）
M : 大分生子 , c : 小分生子

性との関連については不明である．

3. Genus *Trichophyton*, Genus *Microsporum*, Genus *Epidermophyton*

a. 形態と特徴

子嚢菌系の糸状菌．培養すると，*Trichophyton* 属および *Microsporum* 属では菌糸，大分生子および小分生子が観察され，前者の大分生子は腸詰状，後者は紡錘形で，両菌属の同定上の鑑別点となる（**図 5**）．*Epidermophyton* 属は小分生子を欠き，菌糸および棍棒状の大分生子が観察される．皮膚科材料の直接鏡検（KOH 標本）では，3 菌属ともに菌糸あるいは分節胞子が観察される．*Trichophyton* 属，*Microsporum* 属および *Epidermophyton* 属の 3 菌属は皮膚糸状菌と総称され，皮膚真菌症の主たる起因真菌である．起因菌としての頻度は *Trichophyton* 属が最も高く，特に *T. rubrum*，次いで *T. mentagrophytes* が多い．*Microsporum* 属では *M. canis* や *M. gypseum* が，*Epidermophyton* は 1 属 1 菌種で，*E. floccosum* が起因真菌となる．*Trichophyton* 属および *Microsporum* 属で有性世代が判明している菌種がいくつかある．

b. 培養

真菌用培地で，25～30℃，7～14 日で集落を形成する．集落は菌種によって異なるが，白色，絨毛状～粉末状のものが多い．*T. rubrum* は水溶性の赤色色素を産生する（**図 6**）．

c. 感染と病原性

皮膚糸状菌は，ヒト好性（anthropophilic）菌，動物好性（zoophilic）菌および土壌好性（geophilic）菌に類別され，それぞれヒト，ペットや家畜および土壌に寄生している．ヒトはそれぞれの寄生体から接触により感染することが多い．*T. rubrum*，*T. mentagrophytes* の 1 変種および *E. floccosum* はヒト好性菌，*M. canis* および *T.*

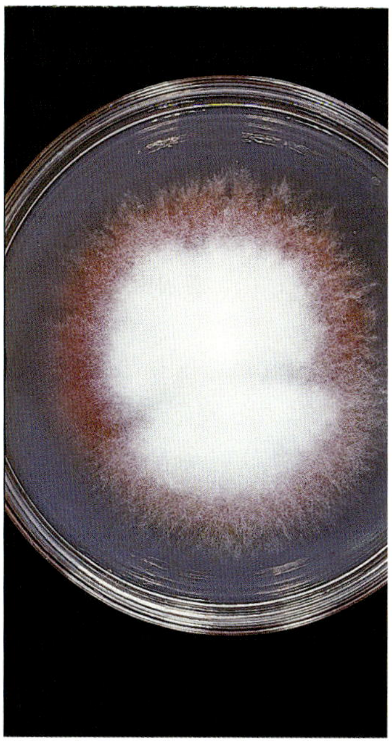

図 6　*Trichophyton rubrum* の集落
ポテトデキストロース寒天

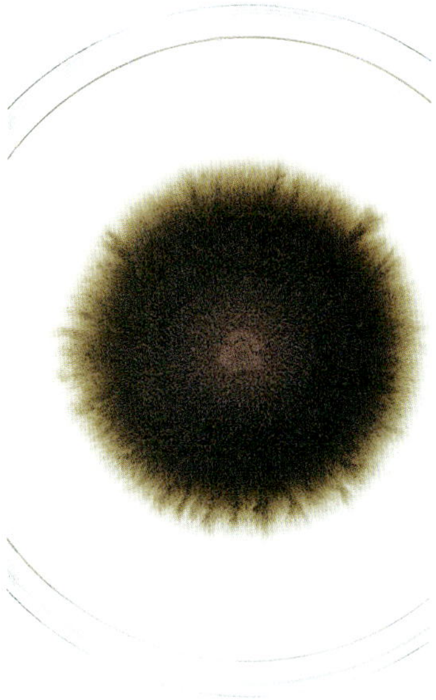

図 7　*Fonsecaea pedrosoi* の集落
サブロー寒天培地

mentagrophytes の 1 変種は動物好性，*M. gypseum* は土壌好性菌である．病型のほとんどは表皮，爪および毛髪に感染する浅在性白癬（白癬：tinea）がほとんどで，まれに真皮以下に病巣を作る深在性白癬（白癬性肉芽腫など）がある．これらの疾患は健常者に多くみられるが，角質肥厚型や爪白癬あるいはステロイド使用患者などでは難治性である．手あるいは足白癬を通常「水虫」と呼んでいる．

中性およびアルカリ性プロテアーゼによって角質細胞を加水分解する．また，ケラチナーゼを産生し，角質層や爪を形成するケラチンからアミノ酸を取り出し，栄養源とする．

4. Genus *Fonsecaea*, Genus *Phialophora*, Genus *Exophiala* など

a. 形態と特徴

子嚢菌系の糸状菌である．いずれも培養すると，菌糸，菌属特有の分生子造成器官および分生子が観察される．組織内では，厚壁細胞（sclerotic cell），あるいは菌糸の状態で存在する．本菌群はメラニン産生が旺盛で菌体が褐色を帯びているのが特徴で，集落が黒色を呈することから黒色真菌と総称される．我が国で高頻度に分離されるのは *Fonsecaea pedrosoi*（図 7）で，その他には *Phialophora verrucosa*, *Exophiala jeanselmei* などである．分生子の形成法は菌属によって異なり，*F. pedrosoi* はシンポジオ型（図 8），出芽型およびフィアロ型の 3 つの分生子形成法を有し，*P. verrucosa* はフィアロ型，*E. jeanselmei* はアネロ型の分生子形成を行う．

b. 培養

真菌用培地で，25～30℃，5～10 日で，オリーブ色～灰黒色の集落を形成する．

c. 感染と病原性

いずれの菌属も土壌や環境中に生息している．皮膚の外傷部から侵入し，皮下に病巣を形成する（深在性皮膚真菌症）．したがって，初発病巣は皮膚露出部に多い．病型は，クロモミコーシス（chromomycosis），およびフェオヒフォミコーシス（phaeohyphomycosis）の 2 つに大別される．クロモミコーシスは皮膚の慢性・肉芽腫性疾患

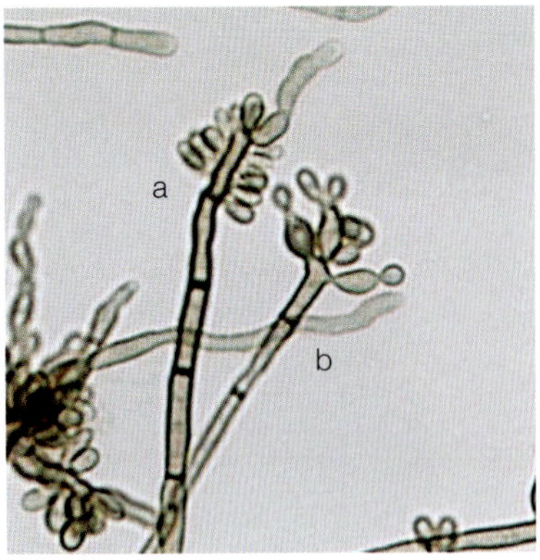

図 8　*Fonsecaea pedrosoi* の顕微鏡下の形態（× 400）
a : シンポジオ型分生子形成 , b : 出芽型分生子形成

で，病巣内に厚壁細胞を認めるのが特徴である．患者の半数は基礎疾患のない健常者で，自覚症状が少なく，病巣がある程度拡大して気づくことが多い．起因真菌は *F. pedrosoi* が多く，血行性あるいはリンパ行性に脳・その他の臓器に病巣をみることもある．

フェオヒフォミコーシスは，皮下に結節または膿瘍を形成し，病巣内に厚壁細胞を認めず，菌糸を認めるのが特徴である．健常者および癌，白血病，糖尿病，臓器移植患者などの易感染患者にみられ，全身に播種する場合もある．起因真菌は *E. jeanselmei* が多い．

菌体に多量に含まれるメラニンは食細胞から発生する活性酸素による酸化作用への抵抗因子となる．

（阿部美知子／久米　光）

チェックリスト

□病原性糸状菌の種類をあげ，その病原性と性状の特徴を説明せよ．

II 微生物の特徴

真菌

3 二形性真菌

二形性（dimorphism）真菌は環境や培養条件によって酵母型や菌糸型に形態変換する性質を有する．培養条件としては高栄養培地を用い35～37℃で培養すると酵母型，真菌用培地を用い25～30℃で培養すると菌糸型を示す．酵母型集落は他の酵母と同様の扁平集落，菌糸型集落は気中菌糸が多い，いわゆるカビ状集落となる．広義の二形性真菌には *Candida albicans* や黒色真菌の一部も含まれる．国内で比較的多くみられる二形性真菌は *Sporothrix schenckii* で，深在性皮膚真菌症の起因菌として高頻度に検出される．また，*Coccidioides immitis* を除く輸入真菌症起因菌も二形性真菌である．輸入真菌症は，我が国には定着せず諸外国の特定地域に定着する真菌による風土病的感染症で，海外との交流が頻繁になり国内での報告例が散見されるようになった．起因真菌は病原性が高く，すべてバイオセーフティレベル3である．各輸入真菌症の特徴を**表1**に示した．

1. Genus *Sporothrix*

A. *S. schenckii*

a. 形態と特徴

菌糸型集落の菌形態は，菌糸（幅1～2 μm）および菌糸先端あるいは側壁に形成された分生子が観察される（**図1**）．酵母型集落の菌形態は，亜球形のいわゆる酵母様の形態である．病巣組織内ではPAS染色陽性の球形～亜球形の酵母型で存在するが，菌体周囲にPAS染色陽性の星芒状の構造（asteroid body）が観察されることもある．一般的に組織内に存在する菌要素は少ないので，直接塗抹標本は作製せず病理組織標本による鏡検を行う．

b. 培養

菌糸型集落　真菌用培地で，25～30℃で5～7日培養すると，灰白色～灰黒褐色の気中菌糸の少ない集落を形成する（**図2**）．

酵母型集落　ブレインハートインフュージョン（BHI）培地などの高栄養培地で35～37℃，3～5日で灰白色の酵母様集落を形成する．

c. 感染と病原性

土壌および樹木などに存在する．皮膚の裂傷部あるいは朽木のトゲなどの刺傷によって感染し，皮下に結節性病巣を形成する．スポロトリコーシスは最も高頻度にみられる深在性皮膚真菌症で，初発病巣は皮膚の露出部，特に顔面や上肢に多い．病巣が初発巣に止まる限局型およびリンパ行性に播種し，リンパ管に沿って複数の病巣を形成するリンパ管型スポロトリコーシスがある．まれに原発巣から播種した皮膚以外の臓器（骨，関節など），あるいは菌体の吸入による肺スポロトリコーシスをみることもある．

2. Genus *Histoplasma*

A. *H. capsulatum*

a. 形態と特徴

真菌用培地で培養すると，菌糸，球形の大分生子（10～20 μm），および小分生子（2～5 μm）が観察される．BHI培地などの高栄養培地で培養すると生体内と同様に酵母様形態を示す．本菌属には *H. capsulatum* var. *capsulatum*, *H. capsulatum* var. *duboisii* および *H. farciminosum* の3菌種が含まれ，ヒトの起因菌として頻度が高いのは前2者

表1　輸入真菌症起因菌の特徴

		Histoplasma capsulatum	*Coccidioides immitis*	*Paracoccidioides brasiliensis*	*Blastomyces dermatitidis*	*Penicillium marneffei*
集落	SDA 培地，27℃	白色，粉状～綿毛状	白色，綿毛状	白色～褐色，気中菌糸少く隆起	白～黄褐色，羊毛状	黄～青緑色，綿毛状，色素産生（赤）
	BHI 培地，37℃	黄白色，酵母様	白色，綿毛状	黄白色，酵母様	黄白色，酵母様	灰白色，酵母様
	発育速度	遅い	速い	遅い	遅い	速い
真菌の形態	培養後　27℃	菌糸，大分生子（球形，径 10～20 μm，周囲に親指状突起あり），小分生子（球形～亜球形）	菌糸→分節型分生子が観察される	菌糸と厚膜胞子のみで，まれに分生子が観察される	菌糸，分生子柄の先端に分生子（球状～亜球状）が観察される	菌糸およびペニシラス（箒状体）
	培養後　37℃	球形～亜球形の酵母様細胞	27℃培養と同じ	球形，ときに舵輪状の酵母様細胞	基部の広い酵母様細胞	亜球形の酵母様細胞
	生体内	球形～亜球形の酵母様細胞	内生胞子を内包する球状体	球形，ときに舵輪状の酵母様細胞	基部の広い酵母様細胞	亜球形の酵母様細胞
	疾患の特徴	急性・良性肺疾患，播種性感染	急性・良性あるいは慢性・悪性で致命的な肺炎，播種性感染（皮膚）	慢性肉芽腫性疾患（肺，粘膜）播種性感染（脾，肝，皮膚）	慢性肉芽腫性疾患（肺）播種性感染（皮膚，骨，脳）	肺および播種性感染
	多発地域	米国中央部（ミシシッピー～オハイオ渓谷）に多い．中南米，東南アジア，オーストラリアにもみられる．中央アフリカ（ズボアジ型）	米国西南部（アリゾナ，カリフォルニア，テキサス，ニューメキシコ）に多い．中南米	ブラジルに多い．コロンビア，ベネズエラにもみられる．	米国東北部（五大湖～ミシシッピー川流域，ウイスコンシン州）	ベトナム北部，中国（ベトナムとの国境地帯），タイ
	国内発症例数	40 例程度	40 例程度	20 数例	なし	数例

（阿部美知子　他：Ⅳ．真菌．スタンダード微生物学，文光堂，2005 より一部改変）

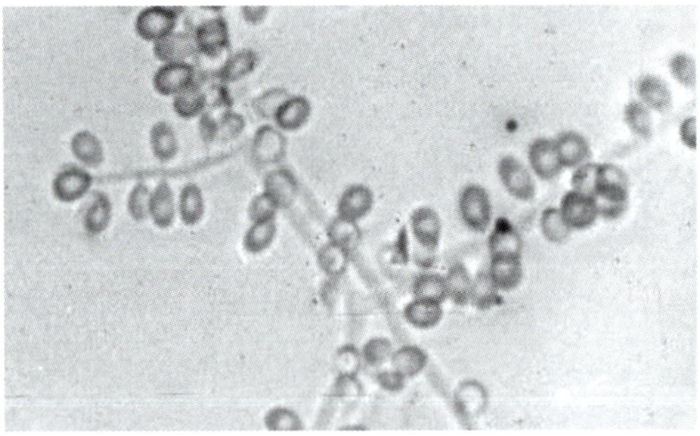

図1　*Sporothrix schenckii* の顕微鏡下の形態（×1,000）

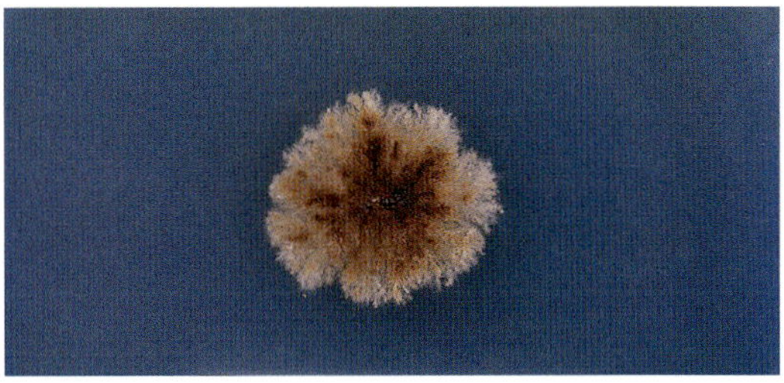

図2　*Sporothrix schenckii* の集落
サブロー寒天培地

で，後者はウマやロバなどの病原菌である．前者のうち，*H. capsulatum* var. *duboisii* はアフリカに，*H. capsulatum* var. *capsulatum* は米国や中南米に多い．

b. 培養

真菌用培地で，27℃，7～14 日培養で白色綿毛状集落を形成する．BHI 培地などの高栄養培地で，35℃，7～10 日培養すると，淡黄白色の酵母様集落となる．本菌は菌株によって 4 週間の培養を必要とすることもある．

c. 感染と病原性

H. capsulatum var. *duboisii* は中央アフリカ，*H. capsulatum* var. *capsulatum* は米国中央部，中南米，東南アジアおよびオーストラリアなどの土壌ならびにヒバリやコウモリなどの鳥類の糞に多く生息している．ヒトは空中に浮遊する菌体を吸入して感染する．健常者のほとんどは自然治癒するが，まれに肺炎を発症する．AIDS などの免疫不全患者では肺炎を好発し，全身性感染に進展すること

も多い．

3. Genus *Coccidioides*

A. *C. immitis*

a. 形態と特徴

真菌用培地などで培養すると，菌糸が成熟して生じた分節型分生子および解離細胞が交互に連続した形態が観察される．感染組織内では，内生胞子（2～5 μm）を内包する大型の球状体（40～200 μm）として存在する．コクシジオイデス症は真菌症のなかでは死亡率が最も高く，感染症法では四類感染症に指定されている．培養後の分節型分生子は飛散しやすいので菌体が成育したシャーレのフタは絶対に開けてはならない．疑わしい症例は培養せず専門機関に依頼するのが望ましい．

b. 培養

真菌用培地およびBHI培地などで，27℃あるいは35℃，3～5日培養で白色，綿毛状の集落を形成する．他の輸入真菌症起因菌と異なり培養温度による集落および菌体の形態変化は認められない．

c. 感染と病原性

流行地の土壌に多く生息する．ヒトは土埃とともに菌体を吸入し感染する．健常者を含む感染者の60％程度は自然治癒するが，他は感冒様症状を呈し，そのうち1％程度，特にAIDSおよび糖尿病患者などでは全身に播種し，その約半数は死亡するとされる．

（阿部美知子／久米　光）

チェックリスト

□二形性真菌とはどのようなものか説明せよ．

II 微生物の特徴

ウイルス

1 DNAウイルス

生物はすべて，核酸としてDNAとRNAの両方をもち，ともに細胞内で機能させている．それとは異なり，ウイルスはDNAまたはRNAのどちらか一方しかもっていない．このうち，DNAウイルスはDNAのみを有し，パポバウイルス以外のDNAウイルスでは2本鎖の線状DNAをもち，パポバウイルスのみが環状DNAである．これに対しRNAウイルスでは，レオウイルスを除いて1本鎖のRNAをもっている（190頁参照）．

DNAウイルスは比較的安定であるが，7種類のファミリーが多種多様な感染症を起こす．**表1**にDNAウイルスの分類，およびその特徴を示す．

1. Family *Adenoviridae*

アデノウイルスは，小児の咽頭扁桃（adenoid）組織より分離されたことに由来する．不顕性感染も多いが，咽頭結膜熱，急性熱性咽頭炎，急性呼吸器疾患，流行性角結膜炎，急性出血性膀胱炎，急性胃腸炎など多様な臨床症状を示す．ヒト以外の動物にも固有のアデノウイルスが分離されている．ヒトアデノウイルスのうち12，18，31型はハムスターに腫瘍を誘発する．

アデノウイルスについて，**表2**にまとめる．

A. ヒトアデノウイルス（*Human adenovirus*）

a. 形態と特徴

ウイルスは大きさ60～85nmの正20面体（5：3：2立体対称）の球形粒子である．ヌクレオカプシドは正20面体でカプソメア数252個，その頂点に位置する12個は5角柱ペントン（penton）構造，その他の240個はヘキソン（hexon）構造をもつ．各頂点より放射状に突出する突起を有し，エンベロープはもたない（**図1**）．ウイルスゲノムは45kbpの線状2本鎖DNAである．A～Fの亜群があり，血清型は57型に型別分類される．熱，酸，胆汁酸，蛋白分解酵素やアルコールに抵抗性で，4℃でも感染価の低下は少ない．

b. 培養

ヒトの培養細胞（ヒト2倍体細胞，HeLa，KB，Hep−2など）でのみ増殖する．細胞変性は特徴的で，感染細胞は円形化し凝集する．また，感染細胞では代謝が亢進し，培養液は酸性に傾く．特徴的な核内封入体が形成される．

c. 感染と病原性

ウイルスの伝播は，飛沫，接触および経口（糞口）感染である．ウイルスの主な増殖部位はアデノイド，気道，小腸，角結膜などで，感染によって限局性の急性疾患を起こし，多彩な臨床症状を示す．以下に疾患の特徴を示す．

熱性咽頭炎　発熱，咳，喉の痛みを伴い，口蓋扁桃の表面が白色の線状滲出物で覆われる急性炎症が特徴で，頭痛，筋肉痛などのインフルエンザ様症状を呈することもある．冬期に小児にみられる．

気管支炎・肺炎　発熱，咳を伴い，5歳以下の乳幼児では7型により呼吸障害など重症化することが多い．成人では発熱，咳，胸痛を伴う異型肺炎がみられる．

咽頭結膜炎（プール熱）　38℃以上の発熱，咽頭炎，濾胞性結膜炎が主症状で頭痛，腹痛や下痢を伴うこともある．接触感染が主であるが，飛沫，経口感染もある．夏にプールを介して流行するためプール熱とも呼ばれている．冬場の流行時には

表 1　DNA ウイルスの分類と特徴

ウイルス科（Family）	病原性ウイルス種	性状			増殖の特徴
		大きさ 形状	カプシド構造 エンベロープ有無	核酸の形状 極性（構造的な向き）	
パルボウイルス	ヒトパルボウイルス B19 アデノ随伴ウイルス	22〜26nm 球形	正 20 面体（カプソメア 32 個） 無	1 本鎖 DNA 線状（＋鎖, −鎖）	両端に 2 本鎖のヘアピン構造
パピローマウイルス	ヒトパピローマウイルス	55nm 球形	正 20 面体（カプソメア 72 個） 無	2 本鎖 DNA 環状構造	純培養が不可能
ポリオーマウイルス	BK ウイルス JC ウイルス	45nm 球形	正 20 面体（カプソメア 72 個） 無	2 本鎖 DNA 環状構造	エーテル，エタノールに抵抗性
アデノウイルス	ヒトアデノウイルス	60〜85nm 球形	正 20 面体, 5 角柱/6 角柱構造（カプソメア 252 個） 無	2 本鎖 DNA 線状	熱・酸・胆汁酸・蛋白分解酵素・アルコールに抵抗性
ヘルペスウイルス	単純ヘルペスウイルスⅠ型 単純ヘルペスウイルスⅡ型 水痘・帯状疱疹ウイルス EB ウイルス サイトメガロウイルス ヒトヘルペスウイルス 6型 ヒトヘルペスウイルス 7型 ヒトヘルペスウイルス 8型	150〜250nm 球形	正 20 面体（カプソメア 162 個） 有	2 本鎖 DNA 線状	潜伏感染，免疫低下による回帰発症（再活性化）
ポックスウイルス	痘瘡（天然痘）ウイルス ワクチニアウイルス サル痘ウイルス 伝染性軟属腫ウイルス	200 × 300 × 100nm レンガ状	有	2 本鎖 DNA 線状 低 GC 含量（20〜40%）	細胞内ですべてを合成する．封入体ガルニエル小体を形成（天然痘は撲滅宣言 1979 年）
ヘパドナウイルス	B 型肝炎ウイルス	42nm 球形	球状粒子と管状粒子の二重構造（デーン粒子） 有	1 本鎖 DNA 環状構造	逆転写酵素活性をもつ DNA 合成酵素を保有．−鎖 DNA から＋鎖 RNA が転写．この＋鎖 RNA から−鎖 DNA が逆転写され，これを鋳型として＋鎖 DNA が合成される

表 2　ヒトに病原性があるアデノウイルスの疾患と培養・検査法

ウイルス種	略称	疾患	培養・検査法	治療と予防
ヒトアデノウイルス	−	熱性喉頭炎，気管支炎，肺炎，咽頭結膜炎（プール熱），流行性角結膜炎，胃腸炎，急性出血性膀胱炎	培養：ヒト 2 倍体細胞，HeLa 細胞 BK，Hep−2 細胞，発育鶏卵．感染細胞は円形化凝集し，好酸性の核内封入体ネグリ小体を形成 検査：抗体価測定，核酸増幅法によるウイルスゲノムの検出	治療：対症療法 予防：ワクチンはない．塩素消毒，手袋，マスク，眼鏡等による感染防御

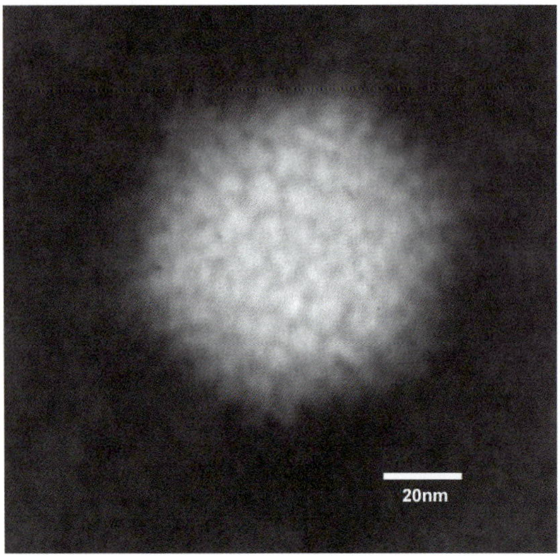

図 1　アデノウイルス 5 型

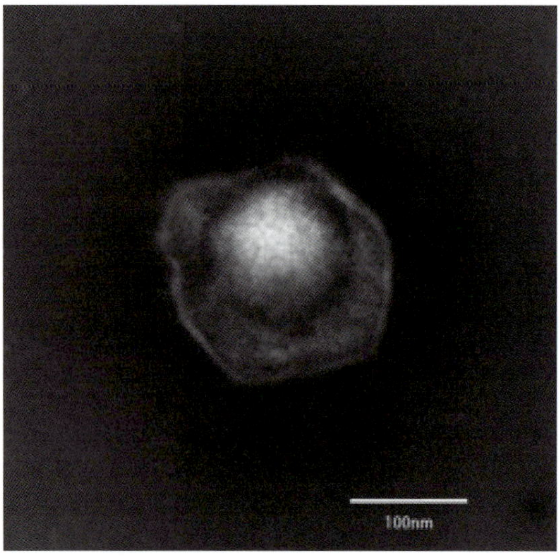

図 2　単純ヘルペスウイルス 1 型

インフルエンザとの鑑別が重要となる．学校伝染病の 1 つである．

流行性角結膜炎　目の充血，目やに，耳前のリンパ節の腫脹，圧痛を伴う角結膜炎で発熱や喉の痛みは軽度である．学校伝染病の 1 つである．

胃腸炎　腹痛，嘔吐，水様性の白色便の下痢で予後は良好であるが，小児の場合の乳幼児下痢症では脱水症状を起こすことがある．

急性出血性膀胱炎　排尿時の痛みと血尿が特徴で，予後は良好で 1 週間以内に治癒する．1995 年以降，我が国では 7 型によるとみられる呼吸器疾患の集団発生や乳幼児の肺炎，筋炎，胃腸炎，脳炎の重症例が報告され，7 型感染症の急増がみられる．

d. 診断

ウイルスの診断は，抗体価測定や核酸増幅法による．

e. 治療と予防

治療は対症療法，ワクチンなどの予防法は確立されていない．ウイルスは安定であり，比較的長期間ウイルスが排泄されるので家族内，院内，施設内感染の予防が重要である．

2. Family *Herpesviridae*

ヘルペスウイルスは，水疱が這うように拡大することからギリシャ語の「這う（herpes）」に由来する．

ウイルスの大きさは 150〜250nm の球形で，ヌクレオカプシドは 96〜105nm の正 20 面体である．カプソメア数 162 個で，頂点に位置する 12 個は 5 角柱，その他の 150 個は中空の 6 角柱構造である．エンベロープをもち，ウイルスの核酸は 110〜160kbp の 2 本鎖の線状 DNA である（図 2）．エーテルに感受性で熱に弱い．ヘルペスウイルス科は，α，β，γヘルペスウイルスの 3 亜科に分かれる．

現在 8 種類のヘルペスウイルスがヒトに感染し，種々の疾患を引き起こす．ヘルペスウイルスの特徴は，他のウイルスと違い，ヘルペスウイルス科のウイルスのほとんどが人体に初感染の後，潜伏感染して生涯体内にとどまり続けることである．潜伏感染したヘルペスウイルスは，宿主が免疫低下すると，再び目覚めて（再活性化）病態を引き起こす．これを回帰発症という．

ヘルペスウイルスについて，**表 3** にまとめる．

表3　ヒトに病原性のあるヘルペスウイルスの疾患と培養・検査法

ウイルス種	略称	初感染の疾患	回帰発症の疾患	培養・検査法	治療と予防
単純ヘルペスウイルスⅠ型	HSV−1	歯肉炎，咽頭炎，角膜炎，小児脳炎	口唇ヘルペス，ヘルペス脳炎	培養：Vero 細胞，HeLa 細胞，Hep−2 細胞 検査：抗体価測定，蛍光抗体法，核酸増幅法	治療：アシクロビル，ビダラビン，Ara−A，Ara−C，インターフェロン 予防：ワクチンはない
単純ヘルペスウイルスⅡ型	HSV−2	外陰腟炎	性器ヘルペス	同上	治療：アシクロビル，ビダラビン 予防：ワクチンはない
水痘・帯状疱疹ウイルス	VZV	水痘	帯状疱疹	培養：ヒト胎児線維芽細胞 検査：ウイルス分離，抗体価測定，蛍光抗体法，核酸増幅法	治療：アシクロビル 予防：弱毒生ワクチン
EB ウイルス	EBV	伝染性単核球症，慢性活動性 EBV 感染症	バーキットリンパ腫，上咽頭癌，X 連鎖リンパ増殖性症候群（XLP）	培養：培養不可 検査：抗体価測定，蛍光抗体法による抗原検査	治療：アシクロビル，Ara−A，抗癌剤，免疫グロブリン定期投与，抗 B 細胞モノクローナル抗体など 予防：ワクチンはない
ヒトサイトメガロウイルス	HCMV	単核球症，先天性 HCMV 感染症，CMV 性間質性肺炎	CMV 肺炎，網膜炎	培養：ヒト胎児線維芽細胞 検査：抗体価測定，蛍光抗体法による抗原検出，核酸増幅法	治療：ガンシクロビル，ホスカルネット，抗 HCMV 免疫グロブリン 予防：ワクチンはない
ヒトヘルペスウイルス 6 型	HHV−6	突発性発疹（乳児突発性紅斑）	不明	培養：培養しない 検査：抗体価測定，蛍光抗体法による抗原検出，核酸増幅法	治療：対症療法，ガンシクロビル，ホスカルネット 予防：ワクチンはない
ヒトヘルペスウイルス 7 型	HHV−7	突発性発疹	不明	同上	同上
ヒトヘルペスウイルス 8 型	HHV−8	不明	カポジ肉腫	培養：培養しない 検査：核酸増幅法	治療：手術，放射線照射，凍結除去 予防：ワクチンはない

A. 単純ヘルペスウイルス（Herpes simplex virus：HSV, *Human herpesvirus 1, 2*：HHV−1, HHV−2）

a. 形態と特徴

単純ヘルペスウイルスは，抗原性の違いによりⅠ型（HSV−1）とⅡ型（HSV−2）の 2 亜型に分類されている．単純疱疹の原因ウイルスである．Ⅰ型は口唇ヘルペスとも呼ばれ，口唇粘膜や顔面に，Ⅱ型は陰部ヘルペスと呼ばれ，生殖器の粘膜に単純疱疹を形成する．疱疹は水腫，水疱，細胞増殖等の病変を起こすが，真皮には達せず跡は残らない．

b. 培養

種々の哺乳類の培養細胞で増殖する．ウイルス分離にはミドリザル由来の Vero 細胞，ヒト由来の HeLa 細胞，Hep−2 細胞が用いられる．感染細胞では，1週間以内に特徴的な円形化する細胞変性効果（CPE）が出現する．分離材料は，水疱などの患部ぬぐい液や髄液を用いる．

c. 感染と病原性

ウイルスの伝播は，飛沫や接触による感染である．ウイルスによる感染の多くは症状が現れない不顕性感染であるが，歯肉口内炎を起こすこともある．ウイルスは終生，三叉神経節，仙骨神経節に潜み，疲労，妊娠，熱性疾患，その他の原因によってウイルスが再び増殖し，口唇周辺や陰部など特定の皮膚部位に水疱を生じる（回帰性ヘルペス）．この水疱が感染源となる．その他，ヘルペス脳炎，角結膜炎，ヘルペス性皮膚炎などを惹起する．新生児においては産道感染を起こす．以下に疾患の特徴を示す．

歯肉口内炎　発熱後，口腔と歯肉に水疱，潰瘍が出現する．小児期にHSVの初感染により発症する最も多い症状で，症状があるものも大部分が軽症である．治癒後に長く血中抗体が持続する場合は，潜伏感染が起こった目安になる．

性器ヘルペス　疼痛と粘膜潰瘍が主体で大部分がHSV-2であるが，一般的に初感染でHSV-1によるものが症状は重い．通常は青年期からHSVの初感染により発症する．STDの重要な疾患の1つで，接触感染により伝播する．妊婦が罹患した場合は新生児に産道感染を起こす．

口唇ヘルペス　口唇とその周辺に水疱を形成する．三叉神経節に潜伏感染しているHSVの再活性化（回帰性ヘルペス）である．

ヘルペス脳炎　初発症状は全身感染症状か頭痛や嘔吐などの髄膜刺激症状で，その後，意識混濁，痙攣などの脳症状が現れる．体表面にヘルペス症状を示さないことが多く，主に側頭葉が侵されるため，側頭葉機能障害が現れる．致死率は70％前後で，回復後も神経学的後遺症を残す．

新生児ヘルペス　性器ヘルペスの母親から生まれた新生児の垂直感染で，産道感染（まれに経胎盤感染）により，重篤な全身性感染を示し，致命率は70％以上である．中枢神経，皮膚などを侵す局所型と種々の臓器を侵す播種型があるが，多くは局所型と播種型が合併することが多い．

d. 診断

ウイルスの診断は抗体価測定，蛍光抗体法，核酸増幅法による．

e. 治療と予防

ワクチンなどの予防法は確立されていない．治療薬としては，アシクロビル，ビダラビン，Ara-A，Ara-Cが用いられるが，耐性ウイルスが出現しやすい．角膜炎にはインターフェロンが有効である．

B. 水痘・帯状疱疹ウイルス（Varicella-zoster virus : VZV，*Human herpesvirus 3* : HHV-3）

a. 形態と特徴

VZVは，ヘルペスウイルス科のなかではαヘルペスウイルス亜科に属し，単純ヘルペスウイルス1型および2型とは類似点が多い．水痘（varicella）の原因ウイルスである．

b. 培養

丘疹の内容液をヒト胎児線維芽細胞に接種すると，感度よく分離が可能である．

ただし，検体を－80℃で凍結・融解すると感染価は著しく低下するので，4℃で輸送することが望ましい．

c. 感染と病原性

VZVは飛沫核感染（空気感染），飛沫感染，接触感染で主に気道を通して感染する．伝播力は非常に強く，不顕性感染も起こるが少ない．我が国では5～6月，11～12月の二峰性の流行がみられる．以下に疾患の特徴を示す．

水痘　一般には水疱瘡と呼ばれ，局所のリンパ組織で増殖した後，肝臓や脾臓で増殖し，全身に皮疹が出現する．皮膚に達したVZVは，毛細血管内皮細胞で増殖して水疱を形成し，水痘を発症させる．発熱と発疹を主症状とする良性の疾患である．初感染後，三叉神経節や脊髄後根神経節に潜伏感染する．2～8歳の小児に好発し，潜伏期は10～20日．軽い発熱後，両側性に紅斑の皮疹が出現し，水疱から膿疱を形成した後，痂皮となり治癒する．新生児，成人，妊婦，臓器移植後の免疫抑制状態の患者では重症化する．

先天性水痘　妊娠初期（4～24週）に感染する

と，胎盤を介して胎児に感染を起こす．新生児は指の奇形，手足の短小化，精神発達障害などを伴う．出産直前に感染すると新生児は全身感染を起こし，重症化する．

帯状疱疹　65歳以上の老人や免疫抑制状態の患者にみられる．宿主の免疫が低下すると再活性化し，神経に沿って帯状の疱疹（herpes zoster）を生じる．潜伏感染した神経節の支配領域の痛みから始まり，神経に沿って紅斑の皮疹が出現し，水疱から膿疱を形成した後，痂皮となり約14日で治癒する．局所の痛み，熱感，知覚過敏が発病中継続する．治癒後も激しい帯状疱疹後神経痛が長期間継続することもある．

d. 診断

ウイルスの診断は，ウイルス分離，抗体価測定，蛍光抗体法，核酸増幅法による．

e. 治療と予防

予後が良好なことから，対症療法で自然治癒することが多い．一般に再罹患水痘やワクチン接種後の自然水痘は軽症である．ウイルス治療薬としてアシクロビルがある．ウイルスの予防は弱毒生ワクチンを用いる．

C. EBウイルス（Epstein–Barr virus：EBV, *Human herpesvirus 4*：HHV–4）

a. 形態と特徴

EBVは1964年，Michael Anthony EpsteinとYvonne Barrによりバーキットリンパ腫細胞中より見出された．EBVはBリンパ球に感染するが，細胞外への感染性粒子の放出はほとんどなく，他のウイルスとはかなり性状を異にする．電子顕微鏡によりウイルス粒子が培養リンパ芽球で観察される．EBVはBリンパ球に感染すると細胞を不死化するが，ウイルス粒子は産生されない．

b. 培養

ウイルスの培養は困難である．

c. 感染と病原性

ウイルスの伝播は唾液を介した接触感染である．EBVは成人の80％が感染しており，他のヘルペスウイルス同様，持続感染，再活性化が特徴である．輸血や骨髄移植，臓器移植でも感染する．健常人の10〜20％，免疫の低下したヒトの50〜80％で，唾液中にウイルスが検出される．以下に疾患の特徴を示す．

伝染性単核球症　思春期以降にEBVに初感染した場合，伝染性単核球症を発症する．潜伏期（約1カ月）後，発熱，咽頭痛，リンパ節腫脹，肝脾腫を呈する．急性期の血中に異型リンパ球が出現し，リンパ球が増多する．良性で約1カ月後に治癒する．

慢性活動性EBV感染症　伝染性単核球症が慢性，反復性に起きると多彩な症状を示す．これはEBV感染によりBリンパ球が不死化増殖した結果，生体防御機構との免疫反応が病像を形成していると考えられている．症状は多彩で，重症例では肺炎，肝障害，好中球減少がみられる．

バーキットリンパ腫　腫瘤形成性の高悪性度のB細胞リンパ腫である．主に赤道アフリカやパプアニューギニアの小児に好発し，発生地は局在している．回盲部腫瘤などの腹部腫瘤で発症することが多く，腹腔内リンパ節，卵巣，腎，乳房，骨髄，中枢神経などへ浸潤する．t（8;14）染色体相互転座によるIgH/MYC遺伝子の異常が認められる．臨床的にはきわめて進行が速いが，適切な治療を行うことで高率に治癒が期待できる．

上咽頭癌　中国大陸南部の中年男性に好発するが，世界各地に散在している．上咽頭部位に発生する上皮性の悪性腫瘍である．

リンパ増殖性症候群（リンパ腫）　EBV感染に対し脆弱性をもつ先天性免疫不全症のX連鎖リンパ増殖症候群（患者家系の名前に由来してDuncan病とも呼ばれる）や免疫不全の患者で認められる．致死的伝染性単核球症（60％），異常γグロブリン血症（30％），悪性リンパ腫（30％）が特徴である．

d. 診断

ウイルスの診断は，抗体価測定，蛍光抗体法によるEBV抗原検出を行う．

e. 治療と予防

伝染性単核球症は，良性一過性で予後が良好なことから，対症療法で自然治癒することが多い．慢性活動性EBV感染症は，アシクロビルやAra–

A が有効な場合がある.

バーキットリンパ腫は抗癌剤に感受性が高く，5 年生存率は 50％である.

上咽頭癌は，放射線療法を行うが，発生部位の関係で診断が遅れると予後は不良である．X 連鎖リンパ増殖症候群や免疫不全の患者では，免疫グロブリンの定期投与，抗 B 細胞モノクローナル抗体や EBV 特異的細胞傷害性 T 細胞の投与を行う場合がある.

予防法は確立されていないが，ハイリスク群の感染予防を目的としたワクチン開発が試みられている.

D. ヒトサイトメガロウイルス（Human cytomegalovirus : HCMV, *Human herpesvirus 5* : HHV−5）

a. 形態と特徴

HCMV は細胞に感染すると細胞は巨大化し，owl's eye（梟の目）と呼ばれる特徴的な核内封入体を形成する．ほとんどは不顕性感染であるが，妊婦が感染すると垂直感染を起こす．また，AIDS 患者や免疫抑制剤を投与された臓器移植患者では重篤な症状を引き起こす.

b. 培養

ヒト胎児線維芽細胞に接種すると，感度よく分離が可能である．VZV と同様，検体を − 80℃で凍結・融解すると感染価は著しく低下するので，4℃で輸送することが望ましい．検体は尿，白血球，咽頭，腟ぬぐい液，感染組織乳剤遠心上清が用いられる.

c. 感染と病原性

ウイルスの伝播は，尿，唾液，精液，腟内分泌液，母乳に間欠的に排出されることにより，これらが感染源となり，接触感染する．我が国では 90％以上が小児期に感染し，免疫力が低下すると再び増殖する．HCMV は様々な組織に感染し，初感染後白血球や腺組織に潜伏感染する．垂直感染（経胎盤感染，産道感染，母乳による感染）し，先天性感染症と後天性感染症がある．輸血や臓器移植により感染する医原性感染症（医療行為が元になる感染症のこと）の 1 つでもある.

先天性 HCMV 感染症　妊娠中に初感染またはウイルスの再活性化により垂直感染を起こす．この経胎盤感染で新生児は，先天性巨細胞封入体症を発症する．肝脾腫，小頭症，腹水，黄疸，網脈絡膜炎，頭蓋内石灰化などの症状を呈し，予後不良である．出生時には無症候でも，感音声難聴や知能障害が起こる．近年，妊娠可能年齢の女子に抗体保有率が低下しており，妊婦の初感染による先天性 HCMV 感染症の増加が危惧されている．我が国では年間約 1,000 人の先天性 HCMV 感染症が報告されている.

単核球症　健常人にも伝染性単核球症（CMV 単核球症）を起こすことが知られている．肝機能障害や異型リンパ球の増加が認められるが，咽頭炎，リンパ節腫脹はまれである.

AIDS 患者・臓器移植患者における CMV 性間質性肺炎　AIDS 患者や免疫抑制療法を受けた臓器移植患者の感染症のなかでも重篤な感染症の 1 つで，臓器移植を左右する．移植患者における CMV 感染は，初感染と再活性化の場合があり，初感染は，輸血あるいはドナー臓器に由来し，早期に発症する．一方，再活性化の場合は，免疫抑制剤の投与療法後，数カ月で間質性肺炎を発症する．AIDS 患者における CMV 感染症のほとんどは，体内に潜伏感染していた CMV の再活性化によるもので，間質性肺炎や網膜炎を高率に発症する.

d. 診断

ウイルスの診断は，抗体価測定や蛍光抗体法による．HCMV 抗原検出や核酸増幅法を行う.

e. 治療と予防

治療にはガンシクロビル，ホスカルネット，抗 HCMV 高力価免疫グロブリンが用いられる.

予防法は確立されていないが，先天性 HCMV 感染症の増加に伴い，ワクチンを開発中である.

E. ヒトヘルペスウイルス 6 および 7 型（*Human herpesvirus 6, 7* : HHV−6, −7）

a. 形態と特徴

突発性発疹（乳児突発性紅斑ともいう）の熱性疾患の病原ウイルスである．HHV−6 は，第 6 番目のヒトヘルペスウイルスとして分離され命名された．HHV−7 は，健康人の血液のリンパ球の一種である単核球から第 7 番目に分離され命名された．

b. 培養

培養は一般的には行われない．

c. 感染と病原性

ウイルスの伝播は，既感染者の唾液が感染源となり，経口または経気道的に感染すると考えられている．乳児病棟での院内感染も指摘されている．

突発性発疹は，乳幼時期に最初に感染する熱性発疹性のウイルス疾患の 1 つである．潜伏期は 7 〜14 日で，38℃ 以上の発熱が数日間続いた後，解熱とともに淡紅色紅斑が全身に出現する．HHV−6，HHV−7 の標的細胞は主に CD4 陽性 T リンパ球細胞やマクロファージである．生後 3 カ月頃からウイルスの感染みられ，生後 16 カ月以降はほとんどの子どもが感染している．HHV−6 は単核球と骨髄前細胞，HHV−7 は $CD4^+$T リンパ球に潜伏感染する．

熱性発疹性の疾患から分離される約 80％は HHV−6 であるが，約 20％は他の複数の病原によると考えられ，HHV−7 も含まれる．

d. 診断

抗体検査や蛍光抗体法によるウイルス抗原の検出，核酸増幅法が用いられる．

e. 治療と予防

突発性発疹は良性一過性で予後が良好なことから，対症療法で自然治癒することが多い．治療にはガンシクロビル，ホスカルネットが用いられるが，その有効性は不明である．ワクチンなどの予防法は確立されていない．

F. ヘルペスウイルス 8 型（*Human herpesvirus 8*：HHV−8）

a. 形態と特徴

カポジ肉腫関連ウイルス（Kaposi's sarcoma associated herpesvirus：KSHV）とも呼ばれる．AIDS 患者のカポジ肉腫組織から第 8 番目のヒトヘルペスウイルスとして分離され，HHV と命名された．

b. 感染と病原性

主に地中海，アフリカなどで，小児，成人男性，高齢者，臓器移植により免疫抑制剤を投与されている患者，AIDS 患者などに感染が認められる．リンパ球の 1 種である CD19 陽性 B 細胞に感染する．肉腫は皮膚，口腔，リンパ節や内臓にでき，消化管にできると，下痢や出血を引き起こす．AIDS 患者が発症すると悪性化しやすい．カポジ肉腫が性感染症であると考えられていることから，感染経路も接触感染の可能性が強い．

カポジ肉腫が皮膚に少数できている場合は，手術または液体窒素で凍結させて除去する．多数できている場合は放射線療法を行う．ウイルスの診断は核酸増幅法で検出する．ワクチンなどの予防法は確立されていない．

3. Family *Papillomaviridae*

パピローマウイルスは，様々な宿主にパピローマ（乳頭腫）を誘発することに由来する．宿主域が非常に狭く，ヒトに病原性を示すのはヒトパピローマウイルスのみである．

パピローマウイルスについて，**表 4** にまとめる．

A. ヒトパピローマウイルス（*Human papillomavirus*：HPV）

a. 形態と特徴

HPV はヒトの乳頭腫（良性の疣）の組織中に電子顕微鏡により観察される．

ウイルス粒子は径 55nm の球形である．ヌクレオカプシドは，正 20 面体，カプソメア数 72 でエンベロープをもたない．ウイルスゲノムは約 8kbp の 2 本鎖 DNA で環状構造をとる．ウイルスゲノムの相同性が 50％以下の場合を異なる型として扱い，50％以上であれば亜型として扱う．現在 200 以上の型に分類されている．

b. 感染と病原性

ウイルスの伝播は，接触による感染である．HPV は上皮の基底細胞や有棘細胞下層に感染するが，ウイルス遺伝子の発現や粒子の産生はみられない．

子宮頸癌（16，18，52，58 型），疣贅状表皮発

表4　ヒトに病原性があるパピローマウイルスの疾患と培養・検査法

ウイルス種	略称	疾患	培養・検査法	治療と予防
ヒトパピローマウイルス	HPV	子宮頸癌，疣贅状表皮発育異常症，尋常性疣贅，扁平疣贅，尖圭コンジローマ	培養：純培養不可 検査：核酸増幅法でmRNAやDNAを検出	治療：凍結除去，レーザーメスやサージトロンで切除 予防：ワクチン開発（副反応が問題）

育異常症（5，8，17，20型），良性腫瘍である尋常性疣贅（2，4型），扁平疣贅（3，10型），尖圭コンジローマ（6，11型）から各種の血清型別が検出される．

疣贅状表皮発育異常症の疣は50％が悪性化し，皮膚癌に移行する．また，子宮頸部の上皮内腫瘍も子宮頸癌に移行する．本邦で検出される子宮頸癌は16，18型が60％，52，58型が40％である．

c. 診断

HPVに対する抗体は産生されないため，検査材料の核酸からハイブリッドキャプチャー法によりDNAを検出するか，核酸増幅法でmRNAやDNAを検出し，DNAの構造の違いによりDNA型別を診断する．

d. 治療と予防

疣贅は自然治癒するが，凍結療法やロングパルスYAGレーザー（レーザーメス）により焼くか，サージトロン（高周波ラジオ波メス）による切除が行われる．

子宮頸癌（16，18型），尖圭コンジローマ（6，11型）に対する有効性が確認されたワクチンが輸入され接種されたが，副反応が多数報告され問題となっている．

4. Family *Polyomaviridae*

ポリオーマウイルスは，齧歯類に多種多様の腫瘍（polyoma）を誘発することに由来する．ヒトに病原性を示すのはBKウイルス，JCウイルスである．いずれも患者のイニシャルから命名された．ウイルス粒子は45nmの球形である．ヌクレオカプシドは，正20面体，カプソメア数72でエンベロープをもたない（図3）．ウイルスゲノムは5.1kbpの2本鎖DNAで環状構造をとる．ヒトポリオーマウイルスはそれぞれの自然宿主に広く

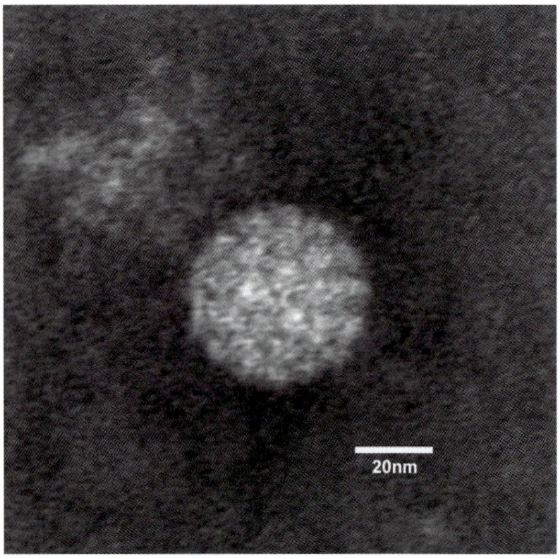

図3　尿中のJCウイルス

不顕性感染しており，初感染の後，腎臓などに終身持続感染し，宿主の免疫が低下すると潜伏感染していたウイルスが再活性化する．

ポリオーマウイルスについて，**表5**にまとめる．

A. BKウイルス（*BK virus*：BKV）

a. 形態と特徴

BKVは45nmの球形でエンベロープをもたない．感染細胞内では核内封入体を形成する．BKVは腎尿管閉塞症を起こした腎臓移植の患者尿から分離された．

b. 培養

ヒト胎児腎細胞，ヒト2倍体細胞で増殖可能であるが，ウイルスの増殖はきわめて遅い．

c. 感染と病原性

ウイルスの伝播は経口感染で95％のヒトが10歳までに感染する．感染後，軽い上気道炎程度で目立った症状は示さないが，ウイルスは腎臓に潜伏する．腎臓や骨髄移植などの臓器移植の際，免

表5　ヒトに病原性があるポリオーマウイルスの疾患と培養・検査法

ウイルス種	略称	疾患	培養・検査法	治療と予防
BK ウイルス	BKV	BK ウイルス腎症，出血性膀胱炎（腎臓に潜伏し，免疫抑制剤により再活性化）	培養：ヒト胎児腎細胞，ヒト2倍体細胞 検査：核酸増幅法でウイルスゲノムを検出	治療：効果的な治療法はみつかっていない 予防：ワクチンはない
JC ウイルス	JCV	進行性多巣性白質脳症（PML）	培養：COS 7 細胞 検査：MRI，CT スキャンによる頭部画像と生検で診断，核酸増幅法でウイルスゲノムを検出して確定	治療：特異的で有効な治療はない．マラリアの治療薬であるメフロキンが有効？ 予防：ワクチンはない

疫抑制剤の投与により BKV は再活性化し，出血性膀胱炎を起こす．血尿とともに大量のウイルスが長期間排泄される．予後は良好である．

腎臓移植患者では約 10％が BKV 腎症となり，約 50％が移植した腎機能がなくなる．ヒトに腫瘍を引き起こす可能性は低い．

診断は，検査材料からウイルスゲノムを核酸増幅法で検出することによって確定する．

B. JC ウイルス（*JC virus*：JCV）

a. 形態と特徴

JCV は 45nm の球形でエンベロープをもたない．

進行性多巣性白質脳症（progressive multifocal leucoencephalopathy：PML）の病巣から初代ヒト胎児グリア細胞を用いて，PML 型 JCV が分離された．健常人の尿中には原型 JCV が排泄される．

b. 培養

PML 型 JCV はグリア由来の細胞で増殖可能であるが，原型 JCV は増殖しない．PML 型，原型 JCV ともに増殖可能な細胞は COS7 細胞であるが，ウイルスの増殖は遅い．

c. 感染と病原性

ウイルスの伝播は，緊密な接触による経口感染で，両親や同居家族からの尿や唾液を介しての感染が主である．95％の人が 16 歳までに感染する．ウイルス感染後 BKV と同様，目立った症状は示さず，腎臓に潜伏感染する．PML 病巣から分離された PML 型 JCV の転写調節領域には欠失と重複などが認められる．

一方，ほとんどの健常人の尿中に排出される原型 JCV は，転写調節領域に遺伝子の変異は認められず，加齢とともにウイルス排出量は増加する．原型 JCV の病原性は不明である．

PML 型 JCV は，マウスやハムスターに脳腫瘍を誘発するが，ヒトに腫瘍を引き起こす可能性は低い．PML は，免疫能の低下を伴う疾患（白血病や AIDS など）をもつ患者に認められる．PML は症状の出現から死亡までの期間は通常 1～6 カ月である．2/3 の患者に様々な程度の知能障害が起こる．

d. 診断

核磁気共鳴装置（MRI）や CT スキャンによる頭部の画像で診断可能である．病巣部の生検，蛍光抗体染色法および髄液から核酸増幅法でウイルスゲノムを検出することにより診断が確定する．

5. Family *Poxviridae*

ポックスウイルスはラテン語の「pox（斑点）」に由来する．ポックスウイルスはウイルスのなかで粒子が最も大きい（図 4）．ポックスウイルス科は，抗原性の違いと形態的特徴から 7 つの属に分類されるが，ヒトに感染を起こすのは Genus *Orthopoxvirus* の痘瘡ウイルス，ワクチニアウイルス，サル痘ウイルス，Genus *Molluscipoxvirus* の伝染性軟疣腫（伝染性軟属腫）ウイルスである．サル，ウシ，ヒツジを自然宿主とするポックスウイルスは人獣共通感染症の原因となる．

ポックスウイルスについて，表 6 にまとめる．

表6　ヒトに病原性があるポックスウイルスの疾患と培養・検査法

ウイルス種	略称	疾患	培養・検査法	治療と予防
痘瘡ウイルス	−	天然痘	培養：HeLa 細胞，サル腎細胞，封入体グアルニエリ小体を形成 検査：ウイルス分離，核酸増幅法	治療：対症療法 予防：痘瘡ワクチンが有効
ワクチニアウイルス	−	なし	培養：牛または羊の皮膚で培養し、痘瘡ワクチンとして使用	−
サル痘ウイルス	−	発熱，リンパ節腫脹，呼吸器症状，発疹	培養：培養しない． 咽頭・鼻腔・皮膚病変のぬぐい検体から直接同定 検査：核酸増幅法，電子顕微鏡によるウイルス検出	予防：痘瘡ワクチンが有効
伝染性軟属腫ウイルス	−	伝染性軟属腫（みずイボ）	培養：培養しない 咽頭・鼻腔・皮膚病変のぬぐい検体から直接同定 検査：核酸増幅法，電子顕微鏡によるウイルス検出	治療：外科的切除，凍結除去，ヨクイニン内服 予防：痘瘡ワクチンが有効

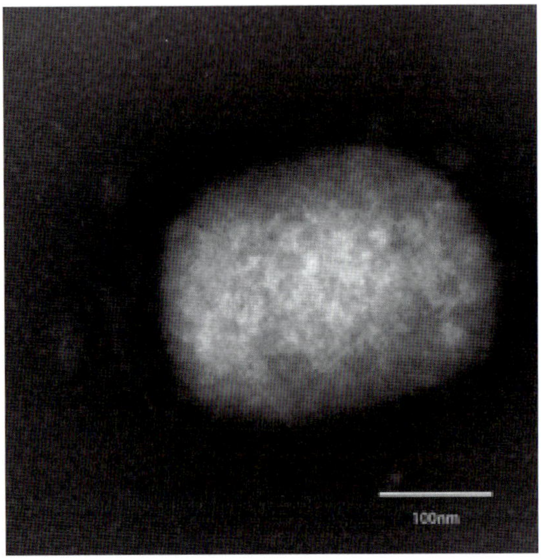

図4　ワクチニアウイルス

A. 痘瘡ウイルス（*Variola virus*）

a. 形態と特徴

痘瘡（天然痘）の病原ウイルスである．痘瘡には致命率が 30〜40％の大痘瘡，1％前後の小痘瘡および中間型の 3 種類に分類されている．痘瘡は一類感染症に分類されている．ウイルスは 200 × 300 × 100nm のレンガ状である．ウイルスの核酸は 190kbp の 2 本鎖の DNA で GC 含量が異常に低い（26〜40％）のが特徴である．ウイルス遺伝子が支配する蛋白は少なくとも 30 種類あり，おそらくそれ以上に未同定の蛋白があると思われる．ウイルスはエンベロープをもつが，エーテルに抵抗性である．

b. 培養

ヒトの細胞（Hela 細胞など）やサル腎臓細胞で増殖し，細胞変性とグアルニエリ小体と呼ばれる封入体が認められる．

c. 感染と病原性

ウイルスの伝播は飛沫感染または接触感染で感染する．

痘瘡の潜伏期間は 7〜16 日である．肺や局所リンパ節で増殖し第 1 次ウイルス血症を経て，肺，肝臓，脾臓などの毛細血管で増殖し，第 2 次ウイルス血症を起こす．このとき，発熱，頭痛などの前駆症状が現れる．その後，全身に発疹が生じる．発疹は紅斑，水疱，膿疱となり，痂皮を形成する．痂皮が脱落後発疹部には瘢痕を残す．痂皮が完全に脱落するまで感染源となるため，患者の隔離が必要である．

痘瘡と水痘は臨床症状が類似しているが，痘瘡では発疹が同調的に進行するのに対し，水痘では様々な段階が混在する点で異なる．治癒した患者は終生免疫を獲得する場合が多い．種痘によるWHOの全世界痘瘡根絶計画で1977年10月，東アフリカ，ソマリアにおける患者発生が最後だったことから2年間の猶予期間をおいて1979年，この地球上から天然痘が撲滅されたと宣言した．

d. 診断

ウイルスの診断は，ウイルス分離，核酸増幅法による．

e. 治療と予防

治療は対症療法で，ワクチンは痘瘡ワクチン（ワクチニアウイルス）により予防可能である．バイオテロに備えて種痘の備蓄が行われている．

B. ワクチニアウイルス（*Vaccinia virus*）

ワクチニアウイルス（図4）は，痘瘡の予防に，ワクチンとして種痘と呼ばれ使用された．ワクチニアウイルスによる感染は，自然界の動物ではみられず，ウイルスの起源は，齧歯類のウイルスと考えられている．ワクチニアウイルスをウシまたはヒツジの皮膚で増殖させた痘漿から精製した痘苗を種痘として，ヒトの表皮に接種すると限局された膿疱を形成する．痘瘡ウイルスをはじめとするオルソポックスウイルスの感染に抵抗性となり，免疫ができる．

C. サル痘ウイルス（Monkeypox virus）

人獣共通感染症であるサル痘の原因ウイルスである．本邦では四類感染症に指定されている．接触感染で伝播し，ヒトでは発熱，リンパ節腫脹，呼吸器症状を呈し，発疹が出現して痘瘡様の症状を示す．死亡率は10%程度．予防には種痘が有効とされる．

D. 伝染性軟属腫ウイルス（*Molluscum contagiosum virus*）

小児のやわらかい「水いぼ」の原因ウイルスである．ウイルスの伝播は，接触感染である．ヒト，チンパンジー以外の感染動物はいない．伝染性軟属腫（伝染性軟疣）は足と手以外の皮膚にも発生し，疼痛もなく数カ月続いた後で自然治癒する．ワクチンなどの予防法は確立されていない．治療は外科的切除や凍結除去による．

ウイルスの診断は，核酸増幅法や伝染性軟属腫内のウイルスを電子顕微鏡で検出する．

6. Family *Parvoviridae*

パルボウイルスはラテン語の「parvas（小さい）」という語に由来する．ヒトに感染するのは，ウイルス単独で増殖するGenus *Erythrovirus*のヒトパルボウイルスB19と，単独では増殖できず，ヘルパーウイルスとしてアデノウイルスなどの遺伝子による助けを借りて増殖するGenus *Dependovirus*のアデノ随伴ウイルスの2つの属がある．

パルボウイルスについて，表7にまとめる．

A. ヒトパルボウイルスB19（Human parbovirus B19）

a. 形態と特徴

ヒトパルボウイルスB19は，輸血用血液のB型肝炎ウイルスの抗原スクリーニングの際に発見され，最初の分離株の符号をとってB19と命名された．ウイルスは22～26nmの球形粒子である．ヌクレオカプシドは正20面体，カプソメア数32でエンベロープはもたない．最近分離されたsimian parbovirusとともにerythrovirusとも呼ばれる．核酸は1本鎖DNA（5.6kb）で，その両端部分には2本鎖となったヘアピン構造が存在する．このヘアピン構造の部分がプライマーとなってDNA合成が始まる．

b. 培養

ヒト骨髄細胞や臍帯血を用いて培養可能であるが，一般には行われない．

c. 感染と病原性

ウイルスの伝播は，飛沫，接触，経口感染が主であるが，経胎盤感染（子宮内感染），まれに輸血による感染も報告されている．

小児の伝染性紅斑（通称りんご病）の病原ウイルスである．潜伏期は4～20日で，ウイルスは赤血球の前駆細胞である骨髄赤芽球前駆細胞で増殖

表7　ヒトに病原性があるパルボウイルスの疾患と培養・検査法

ウイルス種	略称	疾患	培養・検査法	治療と予防
ヒトパルボウイルスB19	－	伝染性紅斑（りんご病），紫斑病，リウマチ様関節炎，溶血性貧血疾患	培養：行わない．試料から直接検出 検査：IgM抗体とウイルスDNAを検出する	治療：対症療法のみ 予防：ワクチンはない
アデノ随伴ウイルス	－	不明	遺伝子治療用のベクターとして使われる	

表8　ヒトに病原性があるヘパドナウイルスの疾患と培養・検査法

ウイルス種	略称	疾患	培養・検査法	治療と予防
B型肝炎ウイルス	HBV	B型肝炎	培養：確立されていない 検査：抗体価測定，ウイルスを検出	治療：インターフェロン，ステロイド剤，ラミブジン（AIDS治療薬） 予防：成分ワクチン

し，血流により全身に広がってウイルス血症を起こす．ウイルス血症の期間中，ウイルスが口腔内および尿中からも検出される．紅色の斑状発疹が顔面に現れ，数日のうちに全身に広がる．ウイルスは伝染性紅斑のほか，紫斑病，リウマチ様関節炎，溶血性貧血疾患の再生不良性発作（aplastic crisis）からも分離される．

妊娠中期（12～25週）に感染すると，ウイルスは胎盤から感染し，胎児水腫を起こして流産の原因にもなるといわれている．

d. 診断

ウイルス学的診断は，IgM抗体，ウイルスDNAの検出を行う．ヒト骨髄芽細胞や臍帯血を用いて培養可能であるが，一般には行われない．

e. 治療と予防

治療は対症療法．ワクチンなどの予防法は確立されていない．

B. アデノ随伴ウイルス（adeno-associated virus：AAV）

ウイルスゲノムは＋鎖または，－鎖の1本鎖DNAを含む2種類のウイルスが存在し，＋鎖と－鎖の1本鎖DNAが2本鎖DNAを形成する．AAVは，ヘルパーウイルスとしてアデノウイルスなどと重複感染して増殖するウイルスである．宿主域が広く，ヘルパーウイルスが増殖可能な様々な細胞で増殖するが，ヒトへの病原性は不明である．AAVは，ヒト19番染色体上のAAVS1領域に組み込まれるため，遺伝子治療用のベクターとして開発されている．

7. Family *Hepadnaviridae*

ヘパドナウイルスは，肝臓（ギリシャ語のhepar）の肝細胞で増殖するDNAウイルスに由来する．ヘパドナウイルス科は3属に分かれるが，ヒトに病原性のあるウイルスはGenus *Orthohepadnavirus*のB型肝炎ウイルスである．

ヘパドナウイルスについて，**表8**にまとめる．

A. B型肝炎ウイルス（*Hepatitis B virus*：HBV）

a. 形態と特徴

ウイルス性B型肝炎の原因ウイルスである．ウイルスゲノムは，約3.2kbpの－鎖と，その50～100％の長さをもつ＋鎖のDNAが約200塩基の付着末端を介して結合し，1本鎖DNAをもつ特殊な環状構造をとる．ウイルスは，42nmの二重構造粒子でデーン（Dane）粒子とも呼ばれる．

この粒子は，直径20nmの小形球状粒子および管状粒子と共通のS抗原であるエンベロープをもつ．内部に27nmのコア，HBc抗原が存在する．HBc抗原は，コアのなかに含まれ，通常HBs抗原というエンベロープで覆われているため，検出できない．HBs抗原はウイルスがコードしている抗原で，グループ特異抗原決定基aとサブタイプ抗原決定基d/y，w/rによりadw，adr，ayw，ayrの4つのサブタイプに分けられる．デーン粒子を多く含む感染力の強い血中には，非粒子性の特異抗原であるE抗原が検出される．DNAウイルスであるが，逆転写酵素活性をもつDNAポリメラーゼをもつ．比較的熱に強く，60℃ 10分間の加熱処理でも不活化されない．HBVはA～Hの8つの遺伝子型に分類され，本邦ではB型（30％）とC型（70％）が認められる．

b. 培養

HBVが増殖する培養系は確立されていない．

c. 感染と病原性

ウイルスの伝播は，垂直感染，性行為による接触感染，輸血による感染などである．潜伏期間は2～3カ月といわれている．母子感染の場合は，95％以上は出生時に感染しウイルスを保持し続ける保有者（キャリア）になる．

症状は，一過性で終わるもの，持続感染に移行するもの，不顕性感染であるもの，慢性肝炎から肝硬変へ進むもの，重症の劇症肝炎となるものなど多種多様である．

急性期の症状はA型肝炎の場合と同様であるが，B型肝炎は経過が長い．

d. 診断

急性感染の場合，診断はHBc抗原に対するIgMクラスのHBc抗体を測定する．キャリアの約90％は，高い抗体価を示す．また，HBs抗原やHBV DNAを検出することによりウイルスを検出する．

e. 治療と予防

インターフェロンやステロイド剤が投与される．AIDSの治療薬であるラミブジン（逆転写酵素阻害剤）の投与によりウイルス量が減少するが，投与を中止するとウイルス量は元に戻るため，完全にウイルスを排除することは困難である．

ウイルスの予防は，HBVワクチンの製造量が少ないため，血液などによる感染の危険性のある医療従事者に対してのみHBV成分ワクチンが投与されていたが，2016年10月から定期接種化された．

（原　和矢）

表1～8作成：太田敏子

チェックリスト

- □抗生物質はウイルス疾患になぜ効かないか説明せよ．
- □細胞変性効果（CPE）とは何か説明せよ．
- □ウイルスのサイズの範囲を示せ．
- □肝炎ウイルスの種類をあげ，その特徴を説明せよ．
- □ヘルペスウイルスの種類をあげ，その疾患名を示せ．
- □何年もの間，潜伏し続けるウイルス名を示せ．
- □免疫細胞のB細胞を標的にするウイルスは何か示せ．

II 微生物の特徴

ウイルス

2 RNAウイルス

RNAウイルスはきわめて種類が多く，それによる感染症も多種多様で，感染しても不顕性感染に終わるものが多い．DNAウイルスに比べて変異が起こりやすいのもRNAウイルスの特徴である．RNAウイルスもエンベロープを有するものと有さないものに分けることができるが，ウイルス複製過程においてウイルス核酸が直接mRNAとして機能するもの（＋鎖または＋極性，sense鎖）と，それ自身mRNAとして機能しえないもの（－鎖または－極性，nonsense鎖）がある．この場合，ウイルス粒子内のRNA依存性RNAポリメラーゼにより－鎖を＋鎖に変換してmRNAとして機能する（**表1**）．

診断にはペア血清による抗体価の上昇の確認やIgM抗体価高値の確認のほか，RT−PCR法やウイルス抗原検出のためのイムノクロマト法，ELISAを中心とした抗原あるいは抗体検出のための迅速診断簡易キットなど，数々の診断のための検査法が開発されてきている．

1. Family *Orthomyxoviridae*

オルソミクソウイルスの*ortho*はギリシャ語で正，真を，*myxo*はmucus（粘液）の意を表す．

表1　RNAウイルスの分類と特徴

ウイルス科（Family）	ヒトに病原性を示す代表的なウイルス種	性状			分離培養のための検査材料と感受性細胞
		大きさ（nm）と形状	カプシド構造とエンベロープの有無	核酸の性状，極性	
オルソミクソウイルス科	インフルエンザウイルス	80～120 球状～多形性	らせん対称，有	1本鎖（7～8分節），（－）	咽頭ぬぐい液，うがい液，鼻汁． MDCK細胞（トリプシン添加）など
パラミクソウイルス科	ヒトパラインフルエンザウイルス 麻疹ウイルス ムンプスウイルス ヒトRSウイルス ヒトメタニューモウイルス ヘンドラウイルス ニパウイルス	150～300 （RSウイルスは80～120） 多形性	らせん対称，有	1本鎖，（－）	咽頭ぬぐい液，鼻洗浄液など． Vero細胞，ヒト胎児肺細胞，B95a細胞，HeLa細胞，HEp−2細胞，LLC−MK細胞など（トリプシン添加）
ラブドウイルス科	狂犬病ウイルス	45～70×100～180 弾丸状	らせん対称，有	1本鎖，（－）	脳組織（脳乳剤），唾液． マウス神経芽細胞
トガウイルス科	風疹ウイルス チクングニアウイルス	50～70 球状	正20面体，有	1本鎖，（＋）	咽頭ぬぐい液，脳脊髄液，尿・血液（CRS）． Vero細胞（風疹），乳のみマウス脳内接種

フラビウイルス科	日本脳炎ウイルス 黄熱ウイルス デングウイルス C 型肝炎ウイルス（HCV）	40～50 （HCV は 55～65） 球状	正 20 面体，有	1 本鎖，（＋）	脳組織（脳乳剤）． 乳のみマウス脳内接種 （HCV はなし）
コロナウイルス科	ヒトコロナウイルス SARS コロナウイルス MERS コロナウイルス	120～160 球状	らせん対称，有	1 本鎖，（＋）	不明
アレナウイルス科	ラッサウイルス フニンウイルス マチュポウイルス ガナリトウイルス サビアウイルス	50～300 球状～多形性	複雑な内部，有	1 本鎖（2 分節），（±）	血液，脳脊髄液，咽頭ぬぐい液など． VeroE6 細胞，BHK-21 細胞
フィロウイルス科	エボラウイルス マールブルグウイルス	80nm × 0.5～14 μm ひも状	らせん対称，有	1 本鎖，（－）	血液，体液，分泌物，排泄物など． Vero 細胞
ブニヤウイルス科	ハンターンウイルス クリミア・コンゴ出血熱ウイルス SFTS ウイルス	90～100 球状～多形性	らせん対称，有	1 本鎖（3 分節），（－）（±）	血液，尿など． Vero E6 細胞，Vero 細胞
ピコルナウイルス科	ポリオウイルス コクサッキーウイルス エコーウイルス エンテロウイルス ライノウイルス A 型肝炎ウイルス（HAV） パレコウイルス コブウイルス	25～30 球状	正 20 面体，無	1 本鎖，（＋）	咽頭ぬぐい液，糞便，髄液，水疱内容など． 乳のみマウス脳内接種，HeLa 細胞，Vero 細胞，FL 細胞，RD-18S 細胞，WI-38 細胞など（HAV は Vero 細胞）
レオウイルス科	ヒトレオウイルス ヒトロタウイルス A，B，C	60～80 球状～車軸状	正 20 面体，無	2 本鎖（10～12 分節），（±）	咽頭ぬぐい液，糞便． MK 細胞，HeLa 細胞，FL 細胞，Vero 細胞，マウス L 細胞など（トリプシン添加）
カリシウイルス科	ノーウォークウイルス サッポロウイルス	30～38 球状（表面が杯状）	正 20 面体，無	1 本鎖，（＋）	なし
アストロウイルス科	ヒトアストロウイルス	30 球状（表面が星状）	正 20 面体，無	1 本鎖，（＋）	糞便． ヒト胎児腎細胞（トリプシン添加）
レトロウイルス科	ヒト免疫不全ウイルス（HIV） ヒト T リンパ球向性ウイルス（HTLV-Ⅰ）	100～120 球状	複雑な内部，有	1 本鎖（2 分子），（＋） 逆転写酵素（＋）	末梢血リンパ球（IL-2 存在下）． HIV はリンパ球系培養細胞（MT-1，MT-2，MT-4，Molt-4 細胞）
ボルナウイルス科	ボルナ病ウイルス	70～130 球状～多形性	50～60nm の球状コア，有	1 本鎖，（－）	脳組織（脳乳剤）． スナネズミ
ビルナウイルス科	伝染性膵臓壊死ウイルス 黄色尾腹水ウイルス 伝染性ファブリキウス嚢病ウイルス	60 球状	正 20 面体，無	2 本鎖（2 分節），（－）	ヒトには感染せず
科未分類	D 型肝炎ウイルス（HDV） （*Deltavirus* 属）	36～40 球状～正 20 面体	2 本鎖状，無 ウイロイドに類似（＋；HBV 由来）	1 本鎖（環状），（－）	なし
ヘペウイルス科	E 型肝炎ウイルス（HEV） （*Hepevirus* 属）	27～34 正 20 面体	2 本鎖状，無	1 本鎖，（＋）	糞便． 肝癌細胞株，肺癌細胞株

表２　インフルエンザウイルス間の相違点

	A 型	B 型	C 型
ヌクレオカプシドの分節数	8 分節	8 分節	7 分節
エンベロープ上の糖蛋白スパイク（ペプロマー）	HA（H1〜14） NA（N1〜N9） ともに抗原変異あり	HA NA ともに亜型なし	HE
感染宿主	ヒト トリ，ウマ，ブタなど	ヒトのみ	ヒトのみ
疾患	インフルエンザ 動物インフルエンザ	インフルエンザ	インフルエンザ
流行	大流行（世界規模）	地域的流行	散発

A. インフルエンザウイルス（Influenza virus）

Influenza は流行，影響を意味する influence に由来する．ヒトに病原性があるものは型特異抗原〔核蛋白質（NP）および M 蛋白〕により A 型，B 型，C 型の 3 つに分けられる（**表 2**）．インフルエンザの原因ウイルスである．

a. 形態と特徴

ビリオンは球状または多形性で紐状のものもある．径は 80〜120nm．エンベロープをもち，表面に長さ 10〜14nm，径 4〜6nm のペプロマーが配列する（**図 1**）．ヌクレオカプシドはらせん対称性，分節状である．ゲノム RNA は分節しており，A，B 型は 8 個，C 型は 7 個である．

A，B 型のウイルスはヘマグルチニン（hemagglutinin : HA，赤血球凝集素）とノイラミニダーゼ（neuraminidase : NA）の 2 種類のペプロマーをもつが，C 型のペプロマーは 1 種のみでヘマグルチニン-エステラーゼ（HE）融合活性をもつ．A 型のウイルスの HA には 14 種類の亜型（H1〜14），NA には 9 種の亜型（N1〜9）がある．B 型のウイルスには亜型はない（**表 2**）．

ウイルスの感染性はエタノール，界面活性剤，酸，ホルマリン，紫外線，56℃加熱などで速やかに不活化される．

b. 分離・培養（表 1）

発病初期の患者からの咽頭ぬぐい液，うがい液を用いて，8 日齢発育鶏卵の漿尿膜腔に接種するか，MDCK 細胞に接種しウイルス液を得ることができる．

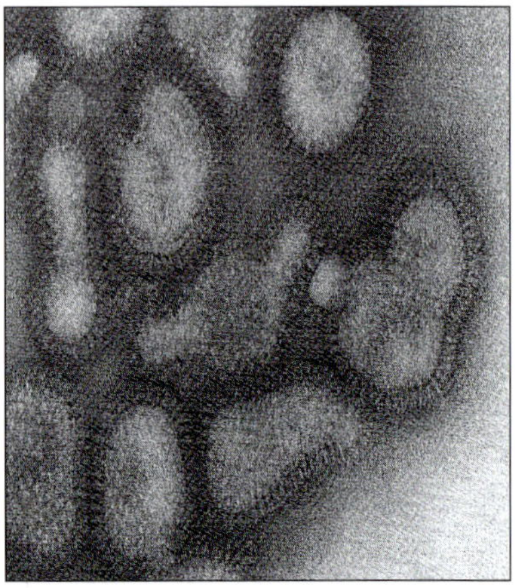

図１　インフルエンザウイルス（電子顕微鏡写真）

c. 感染と病原性

一般には飛沫感染，状況により空気感染（日和見的 : opportunistic）による経気道感染で，上気道粘膜上皮細胞で増殖する．生体を離れると急速に不活化されるが，発症後 7 日間はウイルスを排出する．

A 型の特異抗原である HA と NA の抗原変異には不連続変異（antigenic shift）と，点変異（point mutation）による連続変異（antigenic drift）とがある．特に前者が起こると世界中に大流行（pandemic）をきたすことがある．B 型は小変異が観察され地域的な流行をみる．C 型は散発的な流行に止まる．また，A 型はヒト以外に他の哺乳動物や鳥類に感染するものがある．鳥インフルエンザの病因は A 型インフルエンザウイルスで，H5 および H7 の HA をもつ．ニワトリなどに対する病原性が強く H5N1 および H7N9 はヒトに対しても強い病原性をもつ可能性が高いため，これらの鳥インフルエンザは二類感染症となっている．

2. Family *Paramyxoviridae*

パラミクソウイルスの *para* はギリシャ語で副，傍，類似の意，*myxo* は mucus（粘液）の意を表す．この科のウイルスは主に哺乳動物と鳥類に限定し，各ウイルスの宿主域は狭く，パラミクソウイルス亜科（*Paramyxovirinae*）とニューモウイルス亜科（*Pneumovirinae*）からなる（**表 3**）．

a. 形態と特徴

形態はインフルエンザウイルスに類似するが，やや大型で，形も不揃いで多形性に富む（**表 1**）．細胞融合能を有する F 蛋白と細胞吸着に関与する蛋白（HN，H または G）をエンベロープ表面にもつ．HN 蛋白は赤血球凝集素とノイラミニダーゼ活性をもち（レスピロおよびルブラウイルス属），H 蛋白は赤血球凝集素のみ（モルビリウイルス属），G 蛋白はどちらも有さない（ニューモウイルス属）．

A. ヒトパラインフルエンザウイルス（Human parainfluenza virus）

a. 特徴

赤血球凝集能およびノイラミニダーゼ活性（HN 蛋白）と細胞融合能（F 蛋白）を有する．感染細胞の細胞質にのみ好酸性封入体を形成する．

b. 分離・培養（表 1）

ウイルス接種した培養細胞上清の赤血球凝集試験，感染細胞への赤血球吸着試験を行うことができる．分離ウイルスの型の同定には赤血球吸着阻止試験が用いられる．

c. 感染と病原性

5 歳までは細気管支炎・肺炎となることがあるほか，1 歳未満の乳児では急性喉頭・喉頭蓋炎から仮性クループ（pseudocroup），閉塞性気管・気管支炎となることがある．再感染があるが年長になるにつれ軽症化し，年長児以降はかぜ症状に止まる．新生児室，NICU，乳児院などでの院内感染や施設内流行が問題となることがある（**表 3**）．

B. ムンプスウイルス（*Mumps virus*）

a. 特徴

ルブラウイルス属（Genus *Rubulavirus*）のムンプスウイルスとパラインフルエンザウイルス 2 型，4 型の間の抗原性に共通性があるので血清診断の際には注意を要する（交差反応）．流行性耳下腺炎（おたふくかぜ）の原因ウイルスである．

b. 分離・培養（表 1）

ウイルス接種した培養細胞のウイルス増殖の判定には感染細胞への赤血球吸着試験が行われる．

c. 感染と病原性

飛沫感染し，発症 6 日前から 5 日後にかけて唾液へのウイルス排泄を認める．発症後は尿中にもウイルス排泄がみられるとともに尿中・血中アミラーゼの上昇を認める．

感染後，上気道粘膜，頸部リンパ節で増殖しウイルス血症（viremia）となり，主に唾液腺，その他髄膜，睾丸，卵巣，膵臓，甲状腺，腎臓などに全身感染する．このため 16〜18 日間という長い潜伏期間と，約 10％に無菌性髄膜炎や，まれに膵炎および睾丸炎（成人では 20〜40％），卵巣炎（成人では 5％）と後遺症としての不妊，ごくまれに片側性の感音性難聴など多彩な合併症がある（**表 3**）．発症治癒後は終生免疫となる．

C. 麻疹ウイルス（*Measles virus*）

a. 特徴

H 蛋白を有するため赤血球凝集能を有するがノイラミニダーゼ活性はない．この H 蛋白はサル赤血球に対してのみ血球凝集能をもつ．他のパラミクソウイルスと異なり，感染細胞の細胞質および核内に好酸性封入体を形成する．F 蛋白は膜融合能を有し *in vitro* でも *in vivo* でも多核巨細胞を形成する（**図 2**）．麻疹（はしか）の病原ウイルスである．

表 3　パラミクソウイルス科の主なウイルスの特徴と疾患，検査法

ウイルス亜科	ウイルス属	ウイルス名（種）	感染経路	潜伏期	標的臓器	疾患と症状，合併症	検査法
パラミクソウイルス	レスピロウイルス	ヒトパラインフルエンザウイルス 1，3 型	飛沫感染	1～3 日	上気道粘膜（表層）	急性上気道感染症（主に 3 型による）	ウイルス分離・同定。鼻腔吸引物の蛍光抗体法または酵素抗体法
	ルブラウイルス	ムンプスウイルス	飛沫感染 約30%不顕性感染	16～18 日	耳下腺，全身	流行性耳下腺炎（ムンプス），ムンプス性髄膜炎内耳性難聴（片側性，まれ）．思春期以降：膵炎，睾丸炎，卵巣炎	ウイルス分離・同定．血清学的診断（ペア血清）．HI，CF，EIA
		ヒトパラインフルエンザウイルス 2，4 型	飛沫感染	1～3 日		仮性クループ（pseudocroup），急性喉頭・喉頭蓋炎，細気管支炎，肺炎（主に 2 型による）	ウイルス分離・同定．鼻腔吸引物の蛍光抗体法または酵素抗体法
	モルビリウイルス	麻疹ウイルス	飛沫核感染 100％顕性感染	10日前後	全身	麻疹，麻疹脳炎，SSPE（麻疹感染後 10 年），中耳炎，肺炎，腸間膜リンパ節炎（急性虫垂炎に類似）	EIA，CF
	ヘニパウイルス	ヘンドラウイルス	飛沫感染，接触感染	4～18 日	呼吸器系（重症例では中枢神経系）	出血性肺炎，脳炎	ウイルス分離・同定
		ニパウイルス	飛沫感染，接触感染	4～18 日	全身（重症例では中枢神経系）	脳炎	ウイルス分離・同定
ニューモウイルス	ニューモウイルス	ヒト RS ウイルス	飛沫感染	1～3 日	気道粘膜	急性気道感染症，細気管支炎，肺炎（乳幼児），かぜ症状（年長児以降）	鼻腔吸引物の免疫蛍光染色または酵素抗体法．ウイルス抗原迅速診断キット（イムノクロマト法）
	メタニューモウイルス	ヒトメタニューモウイルス	飛沫感染	1～3 日	気道粘膜	RS ウイルスに類似（RS ウイルスとの重感染がある）	ウイルス抗原迅速診断キット（イムノクロマト法）

HI：赤血球凝集抑制反応，CF：補体結合反応，EIA：酵素免疫測定法

b. 分離・培養（表 1）

ウイルス接種した培養細胞上清の赤血球凝集試験，感染細胞への赤血球吸着試験を行うことができる．

c. 感染と病原性

飛沫核感染（優先的：preferential）により上気道粘膜に感染し，所属リンパ節で増殖後ウイルス血症を起こす．感染リンパ球・単球によりリンパ節，肝，脾，扁桃，虫垂，肺など全身感染を起こす．このとき組織には多核巨細胞が現れる．

ヒトのみに感染する．麻疹は，10 日前後の潜伏期からコプリック斑（Koplik's spots：頬粘膜に

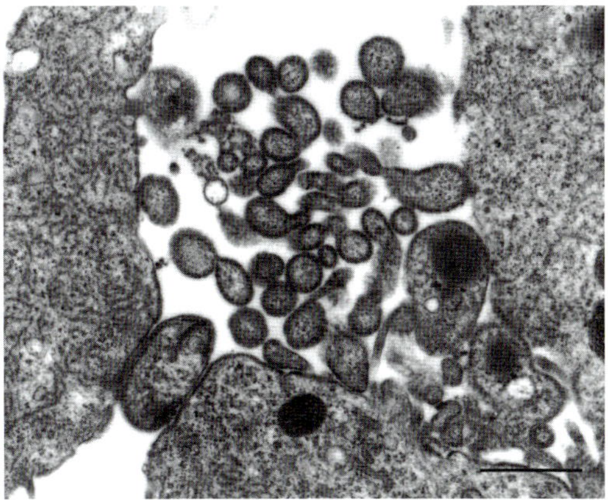

ー：100nm（写真提供：大阪医科大学）
図2　麻疹ウイルス（電子顕微鏡写真）

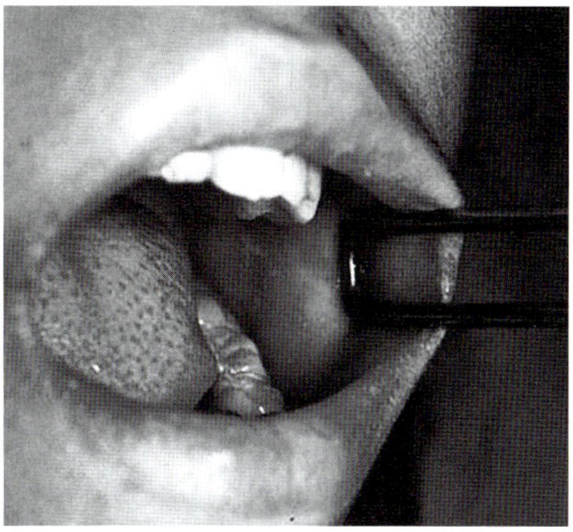

図3　コプリック斑

集簇する紅暈を伴う点状白斑：図3）出現までのカタル期（壊死を伴わない組織の炎症）に引き続き，二峰性の発熱とともに全身に融合傾向の強い発疹が出現する発疹期となり，解熱傾向をもって回復期となる．発疹は治癒後もしばらく色素沈着を残すことが特徴である（表3）．

末梢リンパ球が著減し，細胞性免疫抑制（アネルギー：anergy）が起こるが2カ月後に回復する．細胞性免疫抑制が起こるため，約10%に中耳炎，肺炎などの細菌感染症の合併が起こるほか，1歳未満の乳児や成人では重症化しやすい．10～30%の高い死亡率を有する麻疹脳炎も0.1%程度にみられる．治癒後は終生免疫となる．

また，麻疹ウイルス変異株（M蛋白欠損株）によって罹患後約10年してから5～十数人／100万人の頻度で知能低下とミオクローヌス（間代性痙攣）を伴う亜急性硬化性全脳炎（subacute sclerosing panencephalitis：SSPE）を発症する．WHOは2015年3月に我が国が排除状態であると認定している．

D. ヒトRSウイルス（*Human respiratory syncytial virus*）

a. 特徴

F蛋白による細胞融合能は有するが細胞吸着に関与する蛋白がG（糖）蛋白のため，赤血球凝集能だけでなくノイラミニダーゼ活性もない．

b. 分離・培養（表1）

組織培養細胞で一般によく増殖する．ウイルス接種した培養細胞に多核巨細胞が出現した後，赤血球吸着試験を行うことができる．

c. 感染と病原性

飛沫感染により気道粘膜に感染する．乳幼児の急性気道感染症の30～50%を占める．感染は気道粘膜に限局し，1～3日の潜伏期を経て発症する．小児病棟や新生児室などで院内感染を起こすことがある（表3）．

晩秋から早春にかけて毎年流行し，乳児の最初の冬に初感染する．再感染を繰り返すが，年長児になるにつれ軽症化し，かぜ症状で終わる．しかし，チアノーゼ性先天性心疾患乳児では30%と高い死亡率で，生後6カ月未満の乳児や高齢者では細気管支炎，肺炎となり，院内感染の原因となることがある．

E. 新しいパラミクソウイルス

a. ヘンドラウイルス（*Hendra virus*）

1994年，オーストラリアのヘンドラにおいて発生した新興感染症の原因ウイルスである．オオコウモリが保有動物となり，競走馬から調教師に感染し2名中1名が肺炎で死亡した（表1，3）．

b. ニパウイルス（*Nipah virus*）

オオコウモリ（マレーシア，バングラデシュなど）が保有動物で熱帯雨林にある養豚場のブタに感染し，それを取り扱ったヒトに感染した新興感染症である．1998〜1999年にかけてマレーシアのニパ村で最初の事例が発生し，257名中100名が死亡した．発症は発熱を伴うインフルエンザ様症状で始まり，重症例では脳炎症状を伴うことが特徴である．ヘンドラウイルスとは抗原的に交差し，ヘンドラウイルスとともにヘニパウイルス属（Genus *Henipavirus*）を構成する（**表1，3**）．いずれも四類感染症である．

c. ヒトメタニューモウイルス（*Human metapneumovirus*）

2001年，RSウイルスと同様の臨床症状を呈する小児からレスピロウイルス亜科の新しいウイルスが分離された．呼吸器感染症のなかの5〜10％を占め世界中に分布する．以前からヒトの間で流行してきたウイルスと考えられ，抗体保有率も年齢とともに急速に上昇する．ヒトRSウイルスの迅速診断が陰性の場合は，本ウイルス抗原迅速診断キットを用いることも有効である（**表3**）．

3. Family *Rhabdoviridae*

ラブドウイルスの*rhabdo*はrod（棒状）の意のギリシャ語*rhabdos*に由来する．ラブドウイルス科のウイルスは自然界に広く存在し，脊椎動物，無脊椎動物，植物などを宿主とする約180種のウイルスからなる．ヒトを含む哺乳類を宿主とするラブドウイルス科のなかでリッサウイルス属（Genus *Lyssavirus*, リッサは狂暴という意味のギリシャ語）の狂犬病ウイルスが最も重要である．

a. 形態と特徴

弾丸状，砲弾状の特徴ある形態をしており，1本鎖の－鎖RNAと結合したN蛋白（nucleoprotein）は，らせん対称ヌクレオカプシドを形成し，その周りをG（糖）蛋白の突起（スパイク）すなわちペプロマー（長さ5〜10nm，径3nm）をもつエンベロープが取り囲む．エンベロープの内側はM（マトリックス）蛋白により裏打ちされている．ビリオンの大きさは全長100〜180nm，径45〜70nm，ヌクレオカプシドは径30〜70nmである（**表1**）．

A. 狂犬病ウイルス（*Rabies virus*）

感受性のある動物はすべての哺乳動物で，中枢神経親和性を有する．吸血性コウモリのみ無症候である．報告のない日本，台湾，イギリス，オーストラリア，ニュージーランド，ハワイ州などの島国とフィンランド，スウェーデンなどスカンジナビア諸国以外の大陸に広く分布している．

a. 特徴

人獣共通感染症である狂犬病（rabies）を引き起こす．感染動物の大脳海馬角の神経細胞質内に封入体（ネグリ小体：Negri body）を認める．自然界では野生動物に森林型狂犬病として存続し，キツネ，オオカミ，コヨーテ，スカンク，ラクーン，リス，オオコウモリなどが主な宿主である．野生の病獣から直接またはイヌ，ネコなどを介してヒトに偶発的に伝播する．

b. 分離・培養（表1）

感染動物の唾液腺で増殖し唾液中にウイルスが排出されるため，唾液から直接ウイルス分離するか，脳組織および脳乳剤を用いて乳のみマウス，マウス神経芽腫細胞への接種により培養およびウイルス分離を行う．

c. 感染と病原性

通常は狂犬病罹患動物による咬傷や引っ掻き傷により感染するが，感染したイヌ，ネコなどのペット動物によるものが多い．まれに角膜移植や臓器移植，経気道感染（コウモリが生息する洞窟ではエアロゾル感染）が報告されている．受傷した局所筋肉，結合組織で増殖後，末梢知覚神経から上行性に伝播し脊髄，大脳に達し脳炎を起こした後，遠心性に全身に拡がり唾液腺で増殖する．

通常1〜3カ月の長い潜伏期があり，一般に病獣に咬まれた後でも狂犬病ワクチンが間に合うとされている．発症率は治療を受けた者を含めて受傷者の16％で，発症するとほぼ100％死亡する．

頭痛，全身違和感，受傷局所の神経過敏，不安感などの前駆期に続き急性神経症状期（狂躁期）となり，筋肉の痙攣性のため嚥下困難となる（**図4**）．これを恐水症（hydrophobia）と呼び，音・光知覚過敏がみられる．呼吸中枢麻痺を伴う昏睡期となると時間をおかず死亡する．

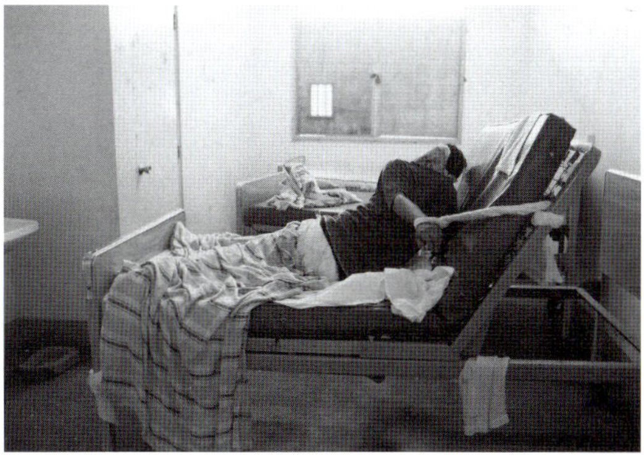

サン・ラザロ病院症例（フィリピン）

図4　狂犬病患者

4. Family *Togaviridae*

トガウイルスの *toga* はラテン語由来で cloak，すなわちホテルなどのクロークでマントを預けることからマントを意味する．またルビウイルス属（Genus *Rubivirus*）の *rubi* は発赤を意味するラテン語 *rubor* に由来する．

27種のウイルスからなるアルファウイルス属（Genus *Alphavirus*）と風疹ウイルス1種のみのルビウイルス属からなる（表4）．アルファウイルス属のみ節足動物のカが媒介し，11種がヒトに脳炎を起こすなど病原性があるが不顕性感染も多い．乳のみマウスが最も感受性が高くウイルス分離に利用されている．

a. 形態と特徴

直径50〜70nmのエンベロープを有する球状ウイルスで，ウイルスゲノムは線状の1本鎖の＋鎖RNAからなり，約40nmの正20面体対称性ヌクレオカプシドをもつ．脂質二重膜と糖蛋白のスパイクからなるエンベロープを有し，ガチョウやハト，ウズラ，ヒヨコなどの赤血球凝集活性がある（表1）．

A. 風疹ウイルス（*Rubella virus*）

ヒトを唯一の宿主とし，ヒトからヒトへ感染する．感染様式には水平感染および垂直感染がある．すなわち気道感染により風疹（rubella）を，胎盤を介して胎児に感染し先天性風疹症候群（congenital rubella syndrome : CRS）を起こす（表4）．

a. 分離・培養（表1）

主に咽頭ぬぐい液，CRSでは尿，血液などからもVero細胞などに接種して分離できる．風疹では発病1週間以内の分離率が高い．細胞はCPE（細胞変性効果）の発現が遅いので，間接蛍光抗体法でウイルス抗原の出現をみる．

b. 感染と病原性

鼻咽頭分泌物の飛沫感染，接触感染による経気道感染による．上気道気道粘膜から侵入し，所属リンパ節で増殖後ウイルス血症を起こし全身に拡大するとともに発疹が出現して発症する．発疹消退後も数日間は鼻咽頭よりウイルス排泄があり，感染源となる．CRSでは胎盤を介して胎児に感染し（垂直感染），出生後も1年間は咽頭などからウイルスを排出し続け感染源となる．

感染後1〜2週間の潜伏期で風疹（俗名，三日ばしか : German measles）を発症する．発熱と同時に頸部および耳介後部リンパ節の腫脹を認め，発疹が出現する．発疹は顔面，前胸部から全身に拡大するが3〜4日で消退し，麻疹と異なり色素沈着を残さない．一般に予後良好な小児期の疾患であるが，まれに風疹脳炎を起こすことがある．

成人期に初感染した場合，高熱とともに血管脆弱性の惹起，血小板数減少から全身の点状出血斑などを認め重症化することがある．

妊婦が特に胎盤が完成されるまでの妊娠早期に初感染すると先天異常児を出産する可能性が高く，器官形成期との関係から妊娠初期に高い発生率を認める．3大症候として先天性に眼障害（白内障など），感音難聴（内耳性難聴），心奇形（動脈管開存，心房中隔欠損など）のほか肝脾腫，小頭症，黄疸，出血斑などがみられ，精神運動発育遅延を伴うことが多い．

予防には定期A類疾病予防接種としてMRワクチンが用いられるが，風疹ワクチンも催奇形性があるとされるため妊婦への接種は禁忌である．

5. Family *Flaviviridae*

フラビウイルスの *flavi* はラテン語で黄色 flavus（黄疸）に由来する．フラビウイルス属（Genus

表4　ヒトに病原性を示すトガウイルス

ウイルス属	ウイルス種	ベクター	疾患と症状	分布地域
アルファウイルス	東部ウマ脳炎ウイルス	ヤブカ，ハボシカ	発熱，関節痛，筋肉痛，脳炎（致命率が30〜40%と高い）	米国東・中部・東南部 中米
	西部ウマ脳炎ウイルス	イエカ	発熱，関節痛，筋肉痛，脳炎	北米西部 中米
	ベネズエラウマ脳炎ウイルス	イエカ，ヤブカ	発熱，筋肉痛，ときに脳炎	中南米
	チクングニアウイルス（図5）	ネッタイシマカ，ヤブカ	発熱，関節痛，筋肉痛，発疹，出血傾向，デング熱に似る	東アフリカ インド 東南アジア
	オニョンニョンウイルス	ハマダラカ	発熱，リンパ節腫脹，関節痛	東アフリカ 東南アジア
ルビウイルス	風疹ウイルス	なし	風疹，CRS	全世界

Flavivirus）は脊椎動物とカやダニの間に感染環がある．また，黄熱ウイルスは最初に発見されたヒトの病原性ウイルスである．このほかヒトに病原性のないペスチウイルス属（Genus *Pestivirus*），C型肝炎ウイルス（hepatitis C virus：HCV）1種からなるヘパシウイルス属（Genus *Hepacivirus*）の3属に分類される．このうちフラビウイルス属は，いずれも四類感染症の病因ウイルスである．感染には媒介節足動物（ベクター）を必要とするため，基本的にヒトからヒトへの感染はない（**表5**）．

a. 形態と特徴

直径40〜50nm，エンベロープを有する小型球状粒子であり，内部に径30nmのコアを有する1本鎖の＋鎖RNAウイルスである（**表1**）．感染力と赤血球凝集能がトリプシン，キモトリプシン，パパインで容易に不活化され，pH7.0以下の酸性側において不安定でpH8〜9のアルカリ側で安定である点がトガウイルス科のアルファウイルス属との相違点である．

b. 分離・培養（表1）

脳組織の乳剤を用い乳のみマウス脳内接種を行う．

A. デングウイルス（Dengue virus）

デング熱などの原因ウイルスである．雨季と乾季があるモンスーン気候の地域に分布し4血清型がある．媒介節足動物は都市部で主にネッタイシマカ（*Aedes aegypti*），農村・森林地帯で主にヒトスジシマカ（*Aedes albopictus*）である．ネッタイシマカは経卵的にウイルスを維持し，ヒトとカの間に感染環がある．我が国では帰国後発病する輸入感染症として重要で，特に発病前10日以内の流行地への旅行歴に注意を要する（**表5**）．我が国ではヒトスジシマカが東北（秋田県，岩手県）にまで棲息域を拡大しているが，経卵的にウイルスを維持せず越冬しない．ワクチンは現在開発中である．

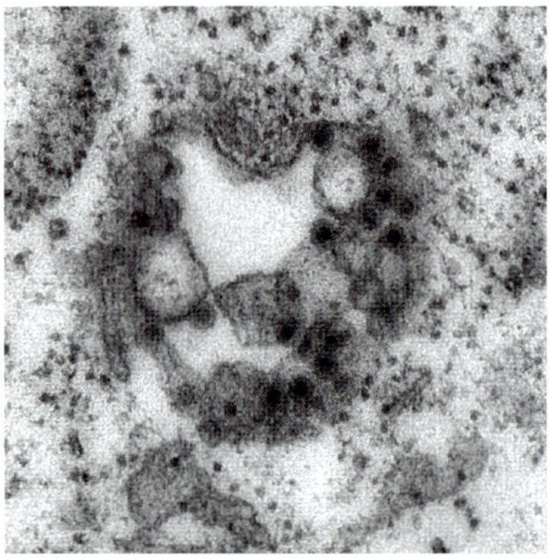

（写真提供：大阪医科大学）

図5　チクングニアウイルス（電子顕微鏡写真）

表 5　ヒトに病原性を示す主なフラビウイルス

ウイルス属	ウイルス種	ベクター	増幅動物	疾患と症状	分布地域
フラビウイルス	デングウイルス 1〜4 型	ネッタイシマカ，ヒトスジシマカ	なし	デング熱/デング出血熱・デングショック症候群：発熱，関節痛，筋肉痛，発疹（図6），出血傾向，ショック	東南アジア 南アジア 南太平洋 中南米 アフリカ
	黄熱ウイルス	ネッタイシマカ	なし	黄熱*1：黄疸，発熱，蛋白尿，吐血，下血	西アフリカ 中南米
	日本脳炎ウイルス	コガタアカイエカ	ブタ	日本脳炎*2：悪寒，発熱，頭痛，嘔吐，髄膜刺激症状（項部強直），脳炎症状	東アジア 東南アジア 南アジア オーストラリア
	ウエストナイルウイルス	イエカ，ヤブカ，その他	カラス，カケス類，野鳥	ウエストナイル熱/ウエストナイル脳炎：発熱，頭痛，発疹，筋肉痛，筋力低下，脳炎症状（意識障害，痙攣，昏睡）	アフリカ 中近東 中央・西アジア ヨーロッパ 北米
	ジカウイルス	ネッタイシマカ，ヒトスジシマカ	なし	ジカ熱：軽度の発熱，頭痛，関節痛，筋肉痛，解熱傾向時の斑丘疹，特徴ある結膜炎，疲労感，倦怠感	東南アジアを含むアジア太平洋地域，中南米
ヘパシウイルス	C 型肝炎ウイルス	なし	なし	C 型肝炎，血液媒介性	

いずれも四類感染症

＊1：弱毒生ワクチンがある（黄熱 17D 株），＊2：不活化ワクチンがある

B. 黄熱ウイルス（*Yellow fever virus*）

黄熱の原因ウイルスである．ネッタイシマカ（*Aedes aegypti*）が媒介節足動物で森林型（サル－カ－サル）と都市型（ヒト－カ－ヒト）の感染環がある．浸淫地に渡航するときは弱毒生ワクチン（黄熱 17D 株）を接種する必要がある（**表 5，図 7**）．

C. 日本脳炎ウイルス（*Japanese encephalitis virus*）

日本脳炎の原因ウイルスである．コガタアカイエカ（*Culex tritaeniorhynchus*）が媒介節足動物で，ブタが増幅動物（amplifier）となりブタ－カ－ブタの感染環をもつ．アジアモンスーン地帯で雨季に水田耕作の時期に媒介カが発生する．不顕性感染が大部分で顕性感染は 3〜5／1,000 人程度であるが，25〜30％高い致命率があり，治癒しても 30〜40％に麻痺・知能低下・性格異常などの後遺症がある．定期 A 類疾病予防接種として不活化ワクチンがある（**表 5**）．

D. ウエストナイルウイルス（*West Nile virus*）

ウエストナイル熱の原因ウイルスである．媒介節足動物としてイエカ，ヤブカなど媒介するカの種類が多いのが特徴である．増幅動物はカラスなどの野鳥で，これらに対して病原性が強いため死亡する．ヒト以外にウマ科動物にも感染し線維束攣縮，筋力低下を認め，ともに終宿主と呼ばれる．ウエストナイルウイルスは，1937 年にウガンダのウエストナイル地方で発熱した女性から初めて分離され，アフリカ，ヨーロッパから中東，中央アジア，西アジア，さらにオーストラリアに

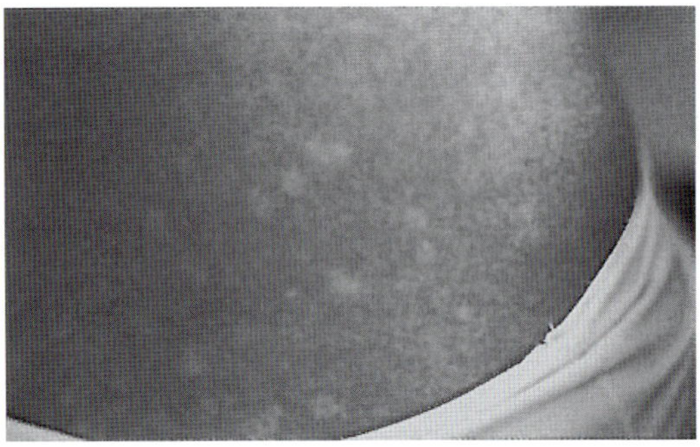

サン・ラザロ病院症例（フィリピン）
図 6　デング熱患者の特徴ある発疹
（white islands in a sea of red）

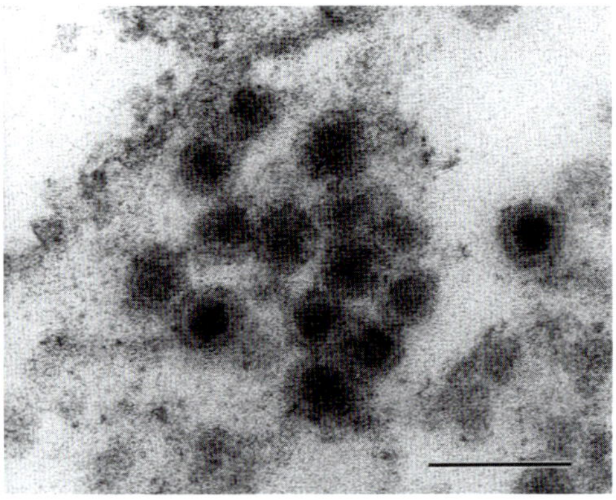

－：100nm（写真提供：大阪医科大学）
図 7　黄熱ウイルス 17D 株（電子顕微鏡写真）

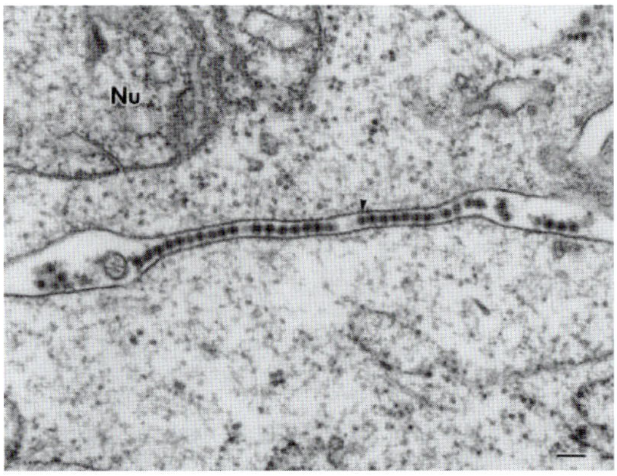

－：100nm（写真提供：国立感染症研究所）
図 8　ウエストナイルウイルス（電子顕微鏡写真）

分布していたが，1999 年 8 月にニューヨーク市から感染拡大が始まり，1 年後には米国全土に拡大し，現在はカナダ，メキシコを含む北米大陸からさらにカリブ海諸国，中米にまで達している．感染者の 20％が顕性発症し，ウエストナイル熱，ウエストナイル脳炎（致死率 7～8％）を起こすが，高齢者ほど致死率が高くなる（図 8）．ヒトに対するワクチンはない．

E. ジカウイルス（Zika virus）

ジカウイルスは 1947 年にウガンダのジカ（Zika）森林公園のサル（黄熱に関する研究のためのおとりサル）から初めて分離されたウイルスで，フラビウイルス科フラビウイルス属に分類される．蚊とヒトの間でウイルス維持されており 2 つの遺伝子型（アフリカ型とアジア型）がある．

感染蚊に刺されると 3～12 日の潜伏期の後にジカ熱（Zika fever）を発症するが，不顕性感染率が約 80％と高く，基本的に直接的なヒト–ヒト感染はない．しかし，まれに性行為による感染が指摘されている．

症状は主として軽度の発熱，頭痛，関節痛，筋肉痛，解熱傾向時の斑丘疹，特徴ある結膜炎，疲労感，倦怠感などを呈し通常 2～7 日続く．合併症としてギラン・バレー症候群を発症することが報告されており，近年では感染した妊婦から小頭症をもった新生児が多数産まれていることがブラジルで報告されている．2016 年 2 月より感染症法の四類感染症に指定され，直ちに保健所への届出が必要である．

F. C 型肝炎ウイルス（Hepatitis C virus : HCV）

ヘパシウイルス属（Genus *Hepacivirus*）に分類される．血液媒介性の肝炎ウイルスの 1 つで C 型肝炎（五類感染症，全数把握）の原因ウイルスで，患者の血液や肝臓から分離される．

a. 形態と特徴

フラビウイルス属のものよりやや大型の直径 55～60nm のエンベロープを有する球状粒子である．線状 1 本鎖の＋鎖 RNA ウイルスである（表 1）．HCV は 6 つの遺伝子型（genotype）とそれぞれの亜型（subtype）に分けられ，我が国では1bが70〜80％と最も多く，2a（10〜15％），2b（5％）の順である．患者由来のHCVをそのまま培養する細胞系は確立されていないが，細胞工学的な手法により継代可能なHCV粒子は得られている．

b. 感染と病原性

我が国では約150万人の感染者が存在すると推定され，慢性肝炎，肝硬変の85％，肝細胞癌の70％がHCVによるとされる．主として患者および無症候性キャリアから血液や体液を介して感染し，感染経路は主に血液付着物による経皮感染（針刺し事故，注射器や鍼灸針などの使い回し，入れ墨など）と過去の輸血である．血液透析患者では院内感染が指摘されている．成人の初感染の場合，そのほとんどが自覚症状のないまま経過し，約30％は一過性の感染で治癒する．2〜16週間の潜伏期を経て急性肝炎としても発症するが，一般に軽症で，75〜85％は慢性化（キャリア化）する．この場合，アラニンアミノトランスフェラーゼ（ALT），アスパラギン酸アミノトランスフェラーゼ（AST）の変動が大きい場合は慢性化しやすい．自然治癒はなく高率に持続感染化し，平均20年で10〜16％が肝硬変へ移行し，さらに年率5％以上の割合で肝細胞癌に至る．HCVキャリア妊婦からの出生児のHCVキャリア化率は2〜3％程度とされている．

c. 診断

他の肝炎ウイルスと同じく肝機能検査（ALT，AST異常）および抗HCV抗体測定，HCV-RNA検出による．抗HCV抗体は過去および現在のHCV感染の両者で陽性となることから，現在の感染状況を知るにはHCV-RNA検出（定性）か，HCVコア抗原を検出する必要がある（HCV-RNA定量）．HCV-RNA陽性で，抗HCV抗体陰性は急性C型肝炎の診断基準である．

d. 治療と予防

現在，ペグ（PEG）インターフェロンとリバビリンの併用療法が標準治療となっているが，副作用の少ないテラプレビルとシメプレビル2剤による経口薬による治療も可能になっている．予防はグラブ着用など一般的な血液に対する注意に尽きる．

6. Family *Coronaviridae*

コロナウイルスのコロナはラテン語*corona*に由来し“crown”の意で，ウイルス粒子が太陽のコロナに似ることによる．コロナウイルス属（Genus *Coronavirus*）と下痢症の原因とされるトロウイルス属（Genus *Torovirus*）に分けられる．SARSコロナウイルス（SARS coronavirus）およびMERSコロナウイルス（MERS coronavirus）は新たに発見されたヒトに病原性のある3番目と4番目のヒトコロナウイルスである．自然宿主はそれぞれコウモリとヒトコブラクダとされている．

a. 形態と特徴

直径80〜220nm，球形〜多形性の粒子でエンベロープを有する．表面に花弁あるいは棍棒状の約20nm長の突起（ペプロマー）が並ぶ．1本鎖線状の＋鎖RNAウイルスで，ウイルス核酸自体に感染性がある（**表1**）．

b. 感染と病原性

ヒトコロナウイルス（*Human coronavirus*）は免疫が弱く，飛沫感染や接触感染で幼児から成人まで差なく罹患し，かぜ症状をきたすが，SARSコロナウイルスは重症急性呼吸器症候群（severe acute respiratory syndrome：SARS）を，MERSコロナウイルスは中東呼吸器症候群（middle east respiratory syndrome：MERS）といった呼吸窮迫症候群（RDS）を起こす．いずれも二類感染症である．

7. Family *Arenaviridae*

アレナウイルスの*arena*はラテン語で砂を意味する（かつて競技場，闘技場を意味するarenaの地面に白い砂を撒いたことから）．ビリオン中にみられる砂粒状粒子は宿主細胞由来のリボソームであるが機能はない．旧世界アレナウイルス群（LCMV-LASV群；リンパ球性脈絡髄膜炎ウイルス，ラッサウイルス）と新世界アレナウイルス群（TACV群；タカリベウイルス：Tacaribe virus群）の2群の血清型に分けられる（**表6**）．

表 6　ヒトに病原性を示すアレナウイルス

ウイルス種	疾患	自然宿主（増殖動物）	分布地域
ラッサウイルス*1	ラッサ熱	野ネズミ（マストミス *Mastomys*；多房ネズミ）	西・中央・東アフリカ
リンパ球性脈絡髄膜炎ウイルス*1	無菌性髄膜炎（まれ，軽症）	齧歯類（野ネズミ，マウス，ラット，ハムスターなど）	全世界
フニンウイルス*2	アルゼンチン出血熱	野ネズミ（カロミス *Calomys*）	アルゼンチン
マチュポウイルス*2	ボリビア出血熱	野ネズミ（カロミス *Calomys*）	ボリビア
ガナリトウイルス*2	ベネズエラ出血熱	野ネズミ（カロミス *Calomys*）	ベネズエラ
サビアウイルス*2	ブラジル出血熱	野ネズミ（カロミス *Calomys*）	ブラジル

＊1：旧世界アレナウイルス群，＊2：新世界アレナウイルス群（南米出血熱）

a. 形態と特徴

直径 120nm（50〜300nm）の多形性球状粒子で糖蛋白スパイクをもったエンベロープを有する．L 鎖，S 鎖の 2 分節ウイルスゲノムからなる 1 本鎖直線状 RNA で閉鎖環状，らせん対称ヌクレオカプシドである．これに RNA 依存 RNA 合成酵素が結合している．L 鎖，S 鎖は－鎖と＋鎖の極性が混在している（**表 1**）．

b. 感染と病原性

自然宿主は慢性感染した特定の野ネズミなどの齧歯類で，環境を介した尿，唾液との接触感染やエアロゾル感染でヒト－ヒト感染がある（**表 6**）．

旧世界アレナウイルス群のラッサ熱と新世界アレナウイルス群の南アメリカ出血熱（South American hemorrhagic fevers）は，いずれも一類感染症である．

8. Family *Filoviridae*

フィロウイルスの filo は紐，繊維状を意味するラテン語に由来する．

a. 形態と特徴

1 本鎖の－鎖 RNA をもち，ラブドウイルス科，パラミクソウイルス科，ボルナウイルス科とともにモノネガウイルス目（Superfamily *Mononegavirales*）を構成する．直径は一定で 80nm，長さは 0.5〜14 μm と不定で，ひも状，ぜんまい状，U 字状などと多形性を示す．長さ 7nm のスパイクを表面にもったエンベロープを有し，ヌクレオカプシドは直径 50nm の対称性らせん状構造である（**表 1**）．細胞質で増殖し細胞膜から出芽する．

b. 分離・培養（**表 1**）

Vero 細胞によく増殖するが，病原性がきわめて強く，危険度が最も高いクラス 4（BSL4）の病原体である．最高度安全施設（P4 実験室）でのみ取り扱われる．

c. 感染と病原性

自然界における宿主およびヒトへの伝播経路は今なお不明であるが，家族内や医療施設における二次感染として感染者や患者の血液，体液，分泌物，排泄物などの濃厚接触により感染する．また回復期患者との性行為でも感染することがある．アフリカに生息するフルーツコウモリ（エジプトルーセットオオコウモリ）がマールブルグウイルスを保有するとされている．

疾患としてマールブルグウイルス（Marburg virus）によるマールブルグ病（Marburg disease）とエボラウイルス（Ebola virus）によるエボラ出血熱（Ebola hemorrhagic fever）があり，両者はアフリカ出血熱（African hemorrhagic fevers）とも呼ばれ，いずれも致死率の高い一類感染症である．

表7　ヒトに病原性を示すブニヤウイルス

ウイルス属	ウイルス種	ベクター	自然宿主（増幅動物）	疾患	分布地域
ハンタウイルス	ハンターンウイルス	なし	野ネズミ セスジネズミ ヤチネズミ	腎症候性出血熱＊1	中国，極東アジア 北欧
	シンノンブレウイルス	なし	シカシロアシネズミ	ハンタウイルス肺症候群＊1	北米南西部
ブニヤウイルス	カリフォルニア脳炎ウイルス	カ	リス	カリフォルニア脳炎	米国全土（中西部）
フレボウイルス	リフトバレー熱ウイルス	カ	ヒツジ，ウシ	リフトバレー熱＊1	アフリカ
	サシチョウバエ熱ウイルス	サシチョウバエ	不明	サシチョウバエ熱	アフリカ
	SFTS ウイルス	マダニ	不明	SFTS＊1	中国，韓国，西日本
ナイロウイルス	クリミア・コンゴ出血熱ウイルス	マダニ	ヒツジ，ヤギ，ウシ	クリミア・コンゴ出血熱＊2	中央アジア，アフリカ，ロシア，中国

＊1：四類感染症，＊2：一類感染症

9. Family *Bunyaviridae*

ブニヤウイルスはウガンダにあるブニヤンベラ（Bunyamwera）地方で最初に分離されたウイルスである．Hanta は韓国の Hantaan（漢河），*Nairo* はケニアの Nairobi，*Phlebo* はサシチョウバエ（スナバエ）の *Phlebotomine* に由来する．ブニヤウイルス科には 300 種を超えるウイルスが属し，哺乳動物に感染するウイルスの数では最大の科で 5 属ある（**表 7**）．

a. 形態と特徴

ビリオンは直径 90〜100nm の球状粒子，または多形性でエンベロープを有する．ウイルスゲノムはらせん対称性 1 本鎖直線状 RNA で，両端の水素結合により環状となり，これに RNA 依存性 RNA 合成酵素が結合している．これが L，M，S の 3 分節となり，3 つの環状ヌクレオカプシドを作る．ゲノムは通常－鎖であるが，フレボウイルス属（Genus *Phlebovirus*）の S 分節のみ両極性の混在するアンビセンス（ambisense：±）である（**表 1**）．細胞質で増殖しゴルジ膜から出芽する．

b. 分離・培養（表 1）

感染 Vero 細胞を用いた間接蛍光抗体法が比較的迅速，簡便に血清診断に用いられる．

c. 感染と病原性

ハンタウイルス属はベクターがなく極東アジアなどに分布するセスジネズミ（*Apodemus*），スカンジナビア半島に分布するヤチネズミ（*Clethrionomys*）などの野ネズミに慢性感染し，排出される尿，唾液から接触やエアロゾル感染により感染する．ハンタウイルス属以外はほとんどカ，ダニ，サシチョウバエなどの昆虫媒介性のアルボウイルスで，特定の野生動物を自然宿主とする（**表 7**）．

A. ハンターンウイルス（*Hantaan virus*：腎症候性出血熱ウイルス，virus of hemorrhagic fever with renal syndrome：HFRS virus）

潜伏期 2〜3 週をおいて突然の高熱，蛋白尿，出血傾向からショック，出血，尿毒症となることもある腎症候性出血熱（HFRS）を起こす．死亡率は 15％であるが不顕性感染も多い．スカンジナビア半島の HFRS は比較的軽症である．

B. シンノンブレウイルス（*Sin Nombre virus*）

最初米国南西部のニューメキシコ，アリゾナ，ユタ，コロラドの 4 州のナバホ族インディアン

表8　ヒトに病原性があるピコルナウイルス科の分類と疾患，分離・培養法

ウイルス属	ウイルス種	疾患名	検査材料	分離・培養法
エンテロウイルス	ポリオウイルス 1〜3 型	ポリオ*1	急性期：咽頭ぬぐい液，以降：糞便	HeLa 細胞，FL 細胞，Vero 細胞
	コクサッキーウイルス A 群	手足口病（HFMD）*3，ヘルパンギーナ，急性出血性結膜炎（AHC）*3	糞便，咽頭ぬぐい液，水疱内容，結膜分泌物，髄液	
	コクサッキーウイルス B 群	心筋炎，心嚢炎，流行性筋痛症	糞便，咽頭ぬぐい液，髄液	
	エコーウイルス	ウイルス性発疹症，かぜ，上気道炎	糞便，咽頭ぬぐい液，髄液，生検材料	
	エンテロウイルス 68〜71 型	HFMD*3，ポリオ様麻痺，AHC*3，脳炎*3，気管支炎，肺炎	糞便，咽頭ぬぐい液，髄液	
パレコウイルス	ヒトパレコウイルス 1〜3 型	胃腸炎，呼吸器疾患，無菌性髄膜炎*3，ポリオ様麻痺	糞便，咽頭ぬぐい液	乳のみマウス，HeLa 細胞，FL 細胞，MRC−5 細胞，Caco−2 細胞
コブウイルス	アイチウイルス	胃腸炎	糞便	HeLa 細胞，FL 細胞，WI−38 細胞
ライノウイルス	ヒトライノウイルス	感冒（鼻かぜ），小児：気管支炎，肺炎，副鼻腔炎，中耳炎	鼻汁，咽頭ぬぐい液	HeLa 細胞，Vero 細胞（33℃，pH7.0）
ヘパトウイルス	A 型肝炎ウイルス	急性 A 型肝炎*2，劇症肝炎	糞便	Vero 細胞（CPE を起こさない）

エンテロウイルス属は無菌性髄膜炎*3 が共通
＊1：二類感染症，＊2：四類感染症，＊3：五類感染症（全数または定点把握疾患）

に，腎病変を欠く原因不明の発熱，筋肉痛，急性呼吸不全からなる致死率 50％以上の疾患が発生し，シカシロアシネズミを自然宿主とするハンタウイルス属のウイルスが原因であることが判明した．病因ウイルスは名無しウイルスと命名され，疾患はハンタウイルス肺症候群（Hantavirus pulmonary syndrome : HPS）と呼ばれる．

C. SFTS ウイルス（sever fever with thrombocytopenia syndrome virus）

重症熱性血小板減少症候群（SFTS）の原因ウイルスで，リフトバレー熱ウイルスと同じフレボウイルス属に入る（いずれも四類感染症）．主として SFTS ウイルスを保有するマダニに咬まれることによる節足動物媒介感染であるが，感染者の血液，体液との接触感染もある．

10. Family *Picornaviridae*

ピコルナウイルスの *pico* は極小，*rna* は RNA で極小の RNA ウイルスという意味である．RNA ウイルス中種類が最多で，ヒトだけで 200 種以上ある（**表 8**）．

a. 形態と特徴

RNA ウイルス中最小で直径 25〜30nm の球状ウイルスで，正 20 面体の 60 蛋白サブユニットからなるカプシドを有する．エンベロープをもたず，ウイルスゲノムは直鎖状 1 本鎖の＋ RNA からなり，これを 4 種類のカプシド蛋白（VP1〜4）が包んでいる（**表 1**）．VP1〜3 は外側に，VP4 は内側にそれぞれ 60 分子が規則的に集合した構造になっている．

エンテロウイルス属やパレコウイルス属，コブウイルス属，ヘパトウイルス属は酸や胆汁酸に抵抗性で pH3 でも不活化されないが，ライノウイルス属は酸に対し不安定である．このためライノウイルスを除いて容易に胃を通過する．一般の消毒剤に抵抗性であるなどの性質があるが，ホルマリンや紫外線により不活化される．エンテロウイルス属は 100 種類と血清型が多いので同定にはマイクロプレートを用いた微量中和試験（Schmidt pool 法）が用いられる．

b. 分離・培養（表 1，8）

c. 感染

飛沫および接触感染するライノウイルスを除き主に経口感染（糞口感染）するが，一部のものには接触感染や飛沫感染もみられる．経口的侵入により咽頭や腸管で増殖し，血流によって全身臓器に拡大するとともに糞便中に排泄される．特にエンテロウイルス属は無菌性髄膜炎の病因の 1 つとして重要である．また，ライノウイルス以外は不顕性感染が多く，ウイルスや血清型により特有の疾患の原因となることが多いのが特徴である（表 8）．

A. ポリオウイルス（*Poliovirus*）

疾患名ともなっている *polio* は poliomyelitis に由来する．

a. 特徴

我が国および一部の国，地域を除き途上国を中心に全世界に分布する．感染しても 99％は不顕性感染に終わる．

b. 感染と病原性

経口感染（糞口感染）する．経口により体内に入ったウイルスは咽頭扁桃や小腸のパイエル板などのリンパ組織で感染増殖し，ウイルス血症を起こす．

二類感染症のポリオ（急性灰白髄炎：poliomyelitis）の病因ウイルスである．発症しても大部分は発熱，不快感，咽頭喉頭部痛，胃腸炎程度で比較的軽症に終わり，少数例が無菌性髄膜炎となる．この一部は筋肉痛や筋強直などの前駆症状に続き，ウイルスによる脊髄前角細胞傷害から四肢の弛緩性麻痺が出現するポリオとなる．さらに運動皮質や脳幹に至り，呼吸麻痺を呈することもある．ポリオの 85％は 1 型による．生ワクチン（Sabin ワクチン）は感染防御効果および発症阻止効果があるが，不活化ワクチン（Salk ワクチン）は発症阻止効果のみで感染は防御し得ない．我が国の DPT−IPV 混合ワクチンに用いられている不活化ワクチンも Sabin 株である．ポリオウイルス以外のエンテロウイルス属などによるポリオ様麻痺は一般に一過性の弛緩性麻痺で，予後良好なものが多い．

B. コクサッキーウイルス（Coxsackievirus）

ニューヨーク州コクサッキー町で初めて分離されたので，この名がつく．乳のみマウスに対する病原性で A 群と B 群に分けられ，A 群は弛緩性麻痺（骨格筋の変性破壊）を起こし，B 群は強直性麻痺（脳，膵臓などの炎症）を起こす．経胎盤感染もみられ，妊婦に抗体がない場合は新生児に重篤な播種性疾患を起こすことがある．臨床的には A 群は手足口病（hand−foot−mouth disease：HFMD）やヘルパンギーナ（herpangina）などの水疱性疾患やポリオ様麻痺，急性出血性結膜炎などを起こし，B 群は心筋炎や心嚢炎，流行性筋痛症など筋肉や組織に炎症を起こす（表 8）．

C. エコーウイルス（Echovirus），ヒトパレコウイルス（*Human parechovirus 1, 2*）

echo は enteric cytopathogenic human orphan virus の略名で，8，10，22，23，28 型を欠く 33 血清型からなる．コクサッキーウイルス A 群感染症と類似症状をきたすのが特徴である．旧エコーウイルス 22 と 23 は他のエンテロウイルス属とは血清学的および遺伝子学的に異なることから 1999 年に新たにパレコウイルス〔*par*(*a*)＝副，傍，類似，*echo*＝エコー〕属が創設され，それぞれヒトパレコウイルス 1 および 2 に改名された（表 8）．

D. エンテロウイルス（Enterovirus）

1968 年以降に新たに分離されたエンテロウイルスは番号で命名され，これまでに 4 種（68〜71 型まで）が登録されている（表 8）．ガーナから世界中に 1970〜73 年にかけて大流行した急性出血性結膜炎（acute hemorrhagic conjunctivitis：AHC）からは 70 型が分離され，1969 年にアポロ 11 号が人類史上初めて月面着陸に成功したこともあってアポロ病とも呼ばれた．

E. ヒトライノウイルス（*Human rhinovirus A, B*）

俗にいう鼻かぜの病因ウイルスで *rhino* は鼻を意味する．

表 9　RNA ウイルスによるウイルス肝炎とその病型

	A 型肝炎	C 型肝炎	D 型肝炎	E 型肝炎
原因ウイルス	HAV	HCV	HDV（HBV）	HEV
分類	ピコルナウイルス科ヘパトウイルス属	フラビウイルス科ヘパシウイルス属	科未分類デルタウイルス属	ヘペウイルス科ヘペウイルス属
主な感染経路	経口	血液	血液	経口
潜伏期間	2～6 週間	2 週間～6 カ月	1～6 カ月	2～9 週間（平均 6 週間）
肝炎の特徴	・一過性の感染（急性肝炎） ・治癒後に終生免疫が成立する ・急性肝炎発症例では 38℃以上の高熱を伴って発症し，発熱後数日を経て肝炎症状が出現する ・不顕性感染は少ない（成人） ・腎不全を伴うことがある（成人）	・成人の初感染の場合，約 30%は一過性に終わるが約 70%はキャリア化する ・キャリア妊婦からの垂直感染は 2～3%程度 ・HBV キャリアに比して慢性肝炎，肝硬変，肝細胞癌を発病する率が高い	・HBV 感染者のみに感染する不完全ウイルスである（HBV をヘルパーウイルスとする） ・我が国ではまれ	・一過性の感染（急性肝炎） ・急性肝炎を発症した場合は A 型肝炎に類似する ・妊婦が HEV に感染・発症した場合は劇症化率が高い（約 20%）
キャリア（慢性化）の有無	なし	あり	なし	なし
肝細胞癌との関係	なし	あり	なし	なし
劇症化	あり	まれ	あり	あり
診断法	血清学的検査：ペア血清による抗 HAV 抗体価の上昇，IgM HAV 抗体の検出 核酸増幅検査（NAT）：HAV RNA の検出	血清学的検査：抗 HCV 抗体の検出，HCV コア抗原の検出 核酸増幅検査：HCV RNA の検出	血清学的検査：抗 HDV 抗体の検出，肝内の HDV 抗原（デルタ抗原）の検出 核酸増幅検査：HDV RNA の検出	血清学的検査：ペア血清による抗 HEV 抗体価の上昇，IgM HEV 抗体の検出 核酸増幅検査：HEV RNA の検出
治療法	急性期の対症療法	IFN と抗 HCV 剤による標準治療と抗炎症療法	B 型肝炎の治療に同じ	急性期の対症療法
ワクチンの有無	HAV ワクチン	なし	HB ワクチン	なし（開発中）

a. 特徴

酸（pH3～5）により速やかに不活化するが，低温にきわめて安定であることが他のエンテロウイルス属などとの鑑別になっている（**表 8**）.

b. 感染と病原性

冬から春にかけて季節的流行がみられ，飛沫および接触感染から鼻粘膜や上気道上皮粘膜に感染，増殖し，1～2 日間の潜伏期を経て鼻かぜを起こすが，1 週間程度で治癒する．ヒトが唯一の自然宿主で 100 を超える血清型があり，鼻粘膜などに限局した感染のため，感染後の抗体上昇が悪く免疫の持続も短いため再感染を繰り返す．不顕性感染は少ない．

F. A 型肝炎ウイルス（Hepatitis A virus）

熱抵抗性（60℃ 60 分安定），遺伝子のホモロジーの低さからヘパトウイルス属 A 型肝炎ウイルス（hepatitis A virus：HAV）として独立した（**表 8**）．経口感染により四類感染症の急性 A 型肝炎を起こす．

経口感染により急性のウイルス性肝炎を起こすものにはヘペウイルス科（Family *Hepeviridae*）へ

ペウイルス属（Genus *Hepevirus*）のE型肝炎ウイルス（hepatitis E virus : HEV）がある．特徴はHAVに類似するが，人獣共通感染症で唯一の肝炎ウイルスである．いずれも急性肝炎を起こす四類感染症で慢性化はしない．

このほか，ウイルス肝炎を引き起こすRNAウイルスにはフラビウイルス科ヘパシウイルス属のHCVと，科未分類デルタウイルス属（Genus *Deltavirus*）のD型肝炎ウイルス（hepatitis D virus : HDV）がある（**表9**）．

G. アイチウイルス（*Aichi virus*）

アイチウイルスは1989年に愛知県で感染性胃腸炎の集団発生から発見された比較的新しいウイルスで，表面に瘤状の突起があり，コブウイルス（Genus *Kobuvirus*）の名称がついた（**表1，8**）．加齢とともに抗体保有率が上昇し，アジア各地の胃腸炎患者からも分離されていることなどから，かなり普遍的なウイルスと考えられている．

11. Family *Reoviridae*

レオウイルスのreoはrespiratory enteric orphanの略名で，分離発見当初，呼吸器と腸管で増殖するが，疾患との関係が不明であったためorphan（孤児）と呼ばれた．我が国ではロタウイルス属のヒトロタウイルス（Human rotavirus）が重要である．

A. ヒトロタウイルス（Human rotavirus : *Rotavirus A, B*）

a. 形態と特徴

電子顕微鏡像が車軸状（rotary）を示すことから命名された．

エンベロープをもたない直径60～80nm，正20面体をなす球状粒子で，カプシドは3層からなる二重構造（double capsid）となっている．

ビリオンは球状で車軸状を示し，ゲノムは11個の分節をもつ（**表1**）．内殻構成蛋白質VP6の抗原性によりA～G群に分けられる．ヒトへの病原性はA～C群に認められるが90％以上がA群である．また外殻構成蛋白質VP4とVP7には中和抗原（感染防御抗原）が存在する．

b. 分離・培養

主に糞便，咽頭ぬぐい液などからMK，HeLa，FL，Vero，MA104細胞などを用いて分離される．大抵はエンテロウイルスの分離，同定の過程で捉えられるが，トリプシン処理し外殻構成蛋白を破壊すると分離しやすい（**表1**）．

c. 感染と病原性

糞便や気道排出物から経口感染後，小腸絨毛上皮で増殖し，1～3日の潜伏期を経て絨毛上皮を破壊する．このため下痢，吸収障害が起こり下痢の悪化，亢進をきたし急性胃腸炎を起こす．特に生後6カ月～2歳までの乳幼児では乳幼児嘔吐下痢症（小児仮性コレラ，冬期白色下痢症）を起こし，重症脱水症となることがある（**表10**）．現在でも途上国の低栄養児における下痢性疾患による死亡の主病因で，年間500万～1000万人の死者があると推定されている．成人では下痢よりも悪心，嘔気を起こす．全世界に分布し，温帯で冬季限定，熱帯では通年性である．家族内感染，院内感染を認め，異なる血清型による再感染も知られている．現在，弱毒生ワクチンが我が国においても任意接種として実用化されている．ウイルス抗原を検出するラテックス凝集反応，イムノクロマト法などの迅速診断が簡便である．

12. Family *Caliciviridae*

カリシウイルスの*calici*はラテン語でcup（杯）を意味する*calix*に由来し，電顕像で表面に32個のカップ型構造が観察され，ビリオンは杯の形をした構造が集合して外壁となっているようにみえる．従来ノーウォーク様ウイルス（Norwalk-like virus）属，サッポロ様ウイルス（Sapporo-like virus）属などをまとめて小型球形ウイルス（small round structured virus : SRSV）と呼ばれていたが，2002年にカリシウイルス科に統一されノロウイルス属（Genus *Norovirus*），ノーウォークウイルス（*Norwalk virus*）とサポウイルス属（Genus *Sapovirus*），サッポロウイルス（*Sapporo virus*）となった．

表 10　ヒトに感染性胃腸炎，下痢症をきたす主な RNA ウイルスとその特徴

ウイルス名	科名	経口（糞口）感染以外の主な特徴
エコーウイルス	ピコルナウイルス	コクサッキーウイルス A 群感染症に類似症状
ヒトパレコウイルス 1〜3 型	ピコルナウイルス	エコーウイルスと類似症状
アイチウイルス	ピコルナウイルス	粒子表面に瘤状の突起 ノロウイルスに類似の症状
ヒトロタウイルス	レオウイルス	経気道感染がある 乳幼児嘔吐下痢症（冬期白色下痢症）
ヒトレオウイルス	レオウイルス	晩秋から冬にかけ小児に胃腸炎と，それに伴う上気道炎として流行
ノーウォークウイルス（通称ノロウイルス）	カリシウイルス	粒子表面にカップ状の凹み 接触感染，エアロゾル感染がある（乾燥に強い） 食中毒中，患者数が最多（30%）
サッポロウイルス	カリシウイルス	粒子表面がダビデの星（star of David）様 軽症，通年性（主に乳幼児〜学童にかけて）
ヒトアストロウイルス	アストロウイルス	粒子表面が星形，耐熱性・耐酸性 冬季に流行（小児下痢症の 4〜8%）
ヒトコロナウイルス	コロナウイルス	飛沫感染，接触感染 かぜ，下痢症（胃腸炎）
トロウイルス	コロナウイルス	下痢症（胃腸炎）

a. 形態と特徴

直径 30〜38nm の正 20 面体粒子でエンベロープをもたず，表面に 32 個のカップ様構造がみられる 1 本鎖の + RNA ウイルスである．ヒト以外の動物に感染せず培養細胞で増殖しない（**表 1**）．したがって，検出はウイルス RNA の検出と抗原の検出（ノーウォークウイルス），電子顕微鏡観察（サッポロウイルス）による．

A. ノーウォークウイルス（*Norwalk virus*）

冬季に主にカキなどの二枚貝の生食による経口感染が主たる感染経路であるが，ヒトからヒトへの糞口感染や接触感染，ときに嘔吐時のエアロゾル感染や吐瀉物などから塵埃感染をきたすこともある．

24〜48 時間の潜伏期間後，嘔気，嘔吐，下痢を主症状とする感染性胃腸炎（五類感染症）やウイルス性食中毒を起こす．食品衛生法に定められた食中毒のなかで最も患者数が多く，全体の 30% 程度を占める（**表 10**）．10〜100 個程度のウイルス粒子数で感染・発症しうる．乾燥に強く pH2.7 の酸性下でも 3 時間感染性が保たれる．ウイルス抗原を検出するイムノクロマト法による迅速診断が簡便で有用である．

B. サッポロウイルス（*Sapporo virus*）

経口感染し，嘔気，嘔吐，下痢を主症状とする感染性胃腸炎を起こす．

主に乳幼児から学童にかけて通年性にみられる．潜伏期 2〜3 日で発熱，下痢，悪心・嘔吐，腹痛，筋肉痛，咽頭痛などが出現するが，いずれも軽症である（**表 10**）．

13. Family *Astroviridae*

アストロウイルスの *astro* は星を意味するギリシャ語 astron に由来する．アストロウイルス属（Genus *Astrovirus*）の 1 属のみで，各種の動物から種特異的なアストロウイルスが分離される．

電子顕微鏡像で粒子表面が星形に観察される．直径 28〜30nm，正 20 面体粒子でエンベロープはもたない．ゲノムは 1 本鎖の + RNA で，現在までに少なくとも 7 血清型がある．ウイルスは耐熱性，耐酸性である．ヒト胎児腎細胞でトリプシン存在下に増殖する（**表 1**）．

表 11　ヒトに病原性のある主なレトロウイルスの特徴

亜科	オルソレトロウイルス亜科	
属	デルタレトロウイルス属	レンチウイルス属
ウイルス名	HTLV－Ⅰ	HIV－1，2
分離・培養	末梢血リンパ球培養（IL－2 存在下）	末梢血リンパ球培養（IL－2 存在下），リンパ球系培養細胞（MT－1，MT－2，MT－4，Molt－4 細胞）
分布	キャリアは九州，沖縄を含めた西南日本，ハイチ，アフリカの沿岸部（家族内集積性）	HIV－1：サハラ砂漠以南のアフリカ諸国を中心に全世界 HIV－2：西アフリカおよびその宗主国
感染・感染経路	CD4 陽性 T 細胞に感染・腫瘍化 主として母乳（母子感染），そのほか輸血，配偶者間での感染 T 細胞の移入による感染がある	CD4 陽性 T リンパ球，マクロファージ系細胞に CD4 分子と CCR5 や CXCR4 の co－receptor（ケモカイン受容体）を介して感染．性行為，血液，母子感染
病原性	ATL，HAM，HAAP，ぶどう膜炎，間質性肺炎	AIDS 10 年以内の AIDS 発症率 HIV－1：90%以上 HIV－2：約 10%

ヒトアストロウイルス（*Human astrovirus*）は糞口感染により学校などで施設内感染したり，食品を介して軽症のウイルス性下痢が集団発生したりする．

冬季に流行のピークがあり小児下痢症の 4～8%を占める．抗体保有率は乳児期に 5～7%であったものが学童期には 70%に達する．熱帯の発展途上国では小児の下痢原性ウイルスとしてロタウイルスに次ぐ（**表 10**）．

14. Family *Retroviridae*

レトロウイルスの *retro* は逆（backward）を意味するラテン語で，このウイルスが逆転写酵素（reverse transcriptase：RT）をもっていることに由来する．この RT により通常の DNA から RNA への転写とは逆方向（RNA → DNA）に転写される（**表 11**）．

a. 形態と特徴

直径 80～100nm のエンベロープを有した球状粒子で，表面に糖蛋白の突起をもち，内部に球状ないし正 20 面体カプシドがある．さらに内部に 1 本鎖 RNA 2 分子からなるらせん状ヌクレオカプシドがある（**表 1**）．細胞内に侵入したビリオンは直ちに RT によりウイルス RNA から相補的 DNA，さらに環状 DNA となり核内に運ばれ，インテグレースにより宿主遺伝子に組み込まれプロウイルス DNA となる．ウイルスは複製後，出芽形式により細胞外へ放出される．その結果，ウイルスの種類により発癌や細胞破壊が起こる．ヒトに病原性があるレトロウイルスとして我が国では次の 2 つが重要である．

A. ヒト T リンパ球向性ウイルス（Human T-lymphotropic virus－Ⅰ：HTLV－Ⅰ）

我が国のキャリアは約 200 万人と推定され，キャリアからの成人 T 細胞白血病（adult T cell leukemia：ATL）の発症は年間 1,000～2,000 人に 1 人である．

a. 感染と病原性

ATL や T 細胞性腫瘍，左右対称性の痙性脊髄麻痺をきたす HTLV－Ⅰ associated myelopathy（HAM）や，RA 症状に類似する HTLV－I associated arthropathy（HAAP），ぶどう膜炎や間質性肺炎などを起こすことが知られている（**表 11，図 9**）．

B. ヒト免疫不全ウイルス（*Human immunodeficiency virus 1, 2*：HIV－1, 2）

後天性免疫不全症候群（acquired immunodeficiency syndrome：AIDS）の病因ウイルスである（**図 10**）．我が国でも増加傾向を認めるが，特に全世界の HIV 感染者／AIDS 患者の 3 分の 2 がアフリカに集中し，サハラ砂漠以南のアフリカ諸国の多

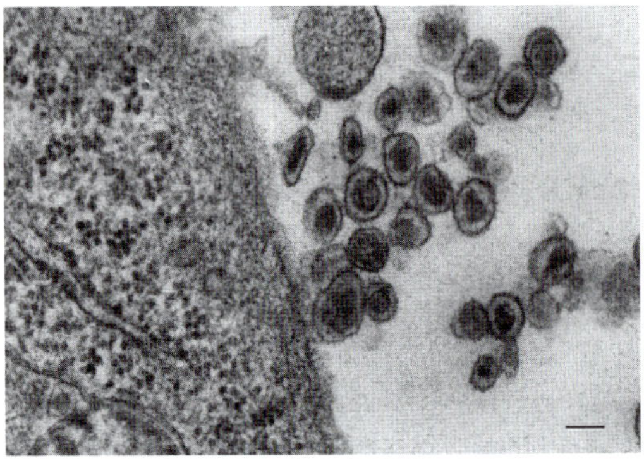

ー：100nm（写真提供：大阪医科大学）

図 9　HTLV－Ⅰ（電子顕微鏡写真）

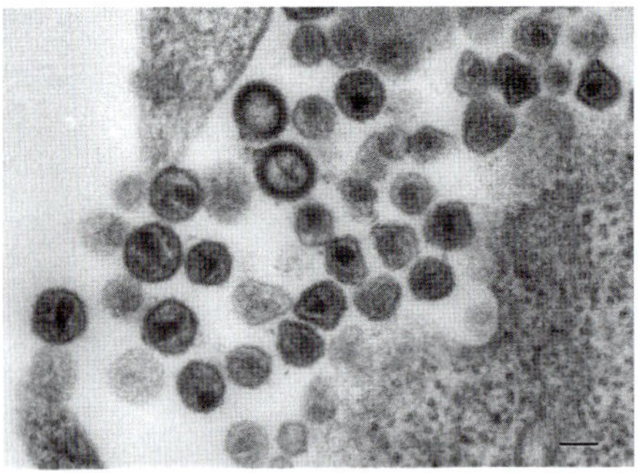

ー：100nm（写真提供：大阪医科大学）

図 10　HIV－1（電子顕微鏡写真）

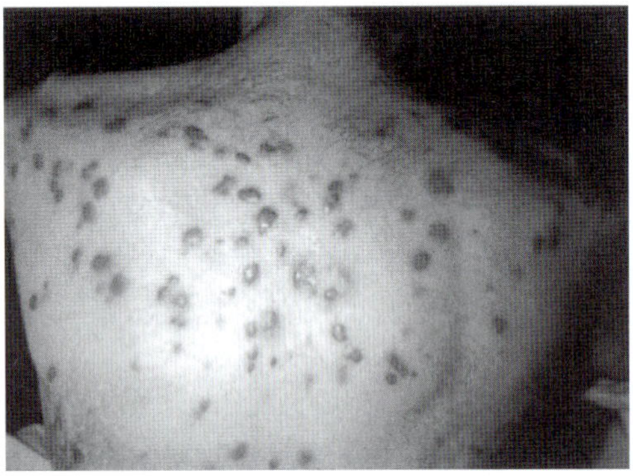

図 11　カポジ肉腫（AIDS 患者）

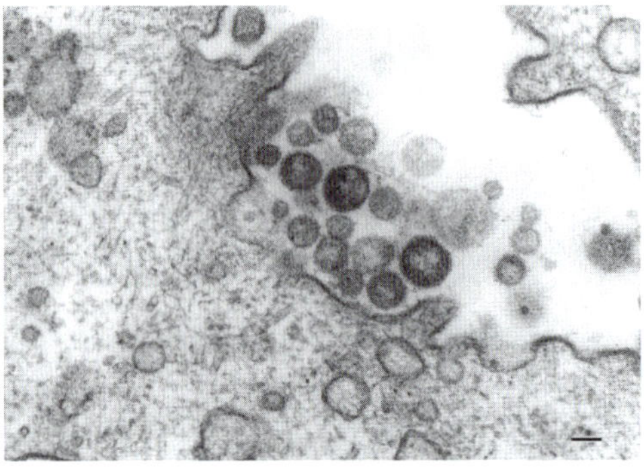

ー：100nm（写真提供：大阪医科大学）

図 12　BDV（電子顕微鏡写真）

くでは平均寿命が 30～40 歳代となっており，重大な社会的問題となっている（図 10）．

a. 感染と病原性

感染経路は性行為（異性間および同性間），血液（静注薬物濫用，針刺し事故による医療事故など），母子感染の 3 つに限られる．きわめて鋭敏な核酸増幅検査でもウイルスが検出限界以下の期間があり，ウインドウ期（window period；検査空白期）が存在する．したがって感染初期から AIDS 発症をきたした時期にわたるすべての期間で感染者は感染源となる．

感染初期の数日～3 週間の急性期に半数以上に発熱や咽頭痛，リンパ節腫脹などのインフルエンザ様症状が現れる．急性期にはまだ抗体は陰性であるが，血中には多量の HIV が存在している．感染後 6～8 週間で抗体陽性となり，5～10 年程度は無症候性キャリア（asymptomatic carrier : AC）として無症状で経過する．この時期には免疫が働いて血中ウイルス量は減少するが，HIV 感染細胞が存在する．さらに全身のリンパ節腫脹や発熱，下痢，体重減少，盗汗などからなる AIDS 関連症候群（AIDS－related complex : ARC）を経て複数の日和見感染症・腫瘍，認知症などからなる AIDS へと進展する．AIDS を発症すると血中の HIV 量は次第に増加していくが，CD4 陽性 T 細胞は著明に減少し 200 個／μL 以下となり，サイトメガロウイルスの内因感染による肺炎や壊死性網膜炎，ニューモシスチス肺炎，非結核性抗酸菌による全身感染症，カポジ肉腫などの日和見腫瘍が起こる（表 10，図 11）．感染早期から複数の抗 HIV 剤による抗レトロウイルス療法（anti-retroviral therapy : ART）が行われる．

15. Family *Bornaviridae*

ボルナウイルスのBornaは1894〜1896年にかけて騎兵連隊のウマに致死的な脳炎の流行が起きたドイツの町名に由来する．ボルナ病ウイルス（*Borna disease virus*：BDV）が属する．

a. 形態と特徴

直径は70〜130nmの球状または多形性でエンベロープをもち，内部に50〜60nmのコアを有する非分節型1本鎖の－RNAウイルスである（**表1，図12**）．

自然宿主はウマ，ヒツジで，そのほかウシ，ネコなど広い宿主域をもち，感染動物の唾液，鼻汁，涙液，尿，糞便によって感染する可能性が示唆されているが詳細は不明である．実験的にはラット，ウサギ，アカゲザルに感染し，急性・亜急性脳炎を中心に多彩な中枢神経系の異常をきたす．

ウマおよびヒツジなどに脳炎を起こすほか，ヒトに感染してうつ病や統合失調症など精神・神経疾患を起こす可能性が注目されている．

16. Family *Birnaviridae*

ビルナウイルスの*bi*は2を意味するラテン語で，本ウイルス科のゲノムが2本鎖である同時に2分節であることを意味する．直径60nm，正20面体構造でエンベロープをもたない（**表1**）．ウイルスは耐熱性，耐酸性，耐アルカリ性である．

水系ビルナウイルス属（Genus *Aquabirnavirus*），トリビルナウイルス属（Genus *Avibirnavirus*），昆虫ビルナウイルス属（Genus *Entomobirnavirus*）が知られている．水系ビルナウイルス属には伝染性膵臓壊死ウイルス（*Infectious pancreatic necrosis virus*），黄色尾腹水ウイルス（*Yellowtail ascites virus*）が，トリビルナウイルス属には伝染性ファブリキウス嚢病ウイルス（*Infectious bursal disease virus*）などがあり，それぞれブリにウイルス性腹水症，サケ科の魚類に伝染性膵臓壊死症，ニワトリに伝染性ファブリキウス嚢病を起こす．ヒトへの感染および病原性はないとされる（**表1**）．

（**森松伸一**）

チェックリスト

- □ヒトに病原性のあるレトロウイルスをあげ，その特徴を説明せよ．
- □レトロウイルスの特徴を述べよ．
- □インフルエンザウイルスの構造を図示せよ．
- □インフルエンザウイルスの抗原変異について説明せよ．
- □パラミクソウイルス感染症の種類をあげ，説明せよ．
- □ポリオの病態を説明せよ．
- □エコーウイルスが起こす疾患を説明せよ．

II 微生物の特徴

プリオン

ヒツジの海綿状脳症であるスクレイピー（scrapie）は，潜伏期の長いウイルス感染症（スローウイルス感染症）と考えられていた．その病原体は，細菌濾過器を通過し伝達性をもつこと，100℃ 30分以上の加熱，ホルマリンや紫外線でも不活性化されないことから非定型ウイルス（unconventional virus）と呼ばれた．しかし，ウイルスとは異なり，これらの病原体からは核酸が検出されないにもかかわらず，実験動物への伝播も可能である．一般的に伝播性海綿状脳症（transmissible spongiform encephalopathy : TSE）と呼ばれる．

1982年にStanley Ben Prusinerは，スクレイピーやヒトのクロイツフェルト・ヤコブ病（Creutzfeld−Jakob disease : CJD）の病原体の本体は，核酸を欠く感染性蛋白質（proteinaceous infectious particle : prion）であるとするプリオン説を提唱した．

1. プリオン蛋白質とその機能

プリオン遺伝子は，生命維持に必須である遺伝子と考えられプルキンエ細胞の維持や銅（II）結合による抗酸化作用，抗アポトーシス作用，学習や記憶や体内時計などの脳の高次機能にかかわっている可能性が指摘されている．

プリオン蛋白質は，ヒトでは第20番染色体に存在するプリオン遺伝子が産生する糖蛋白質である．プリオン遺伝子はすべての真核細胞に存在し，進化の過程で保存されている．プリオンは正常プリオン蛋白質（PrP^{c}）も異常プリオン蛋白質（PrP^{Sc}）も，アミノ酸の数や配列は同じである．

ヒトのPrP^{c}は，253のアミノ酸残基からなり，分子量33,000〜35,000，蛋白質分解酵素（proteinase K）感受性，α−ヘリックス42%，β−シート3%である．一方，PrP^{Sc}では蛋白質分解酵素によりN末端67アミノ酸が消化されて分子量27,000〜30,000の断片を生じるが，これは蛋白質分解酵素に抵抗性でα−ヘリックス30%，β−シート43%のアミロイド様性質をもつ（**表1**）．

2. プリオン病の発病機構

PrP^{c}が何らかの機構でPrP^{Sc}に変わったり，外からPrP^{Sc}が接種されると，PrP^{Sc}はPrP^{c}に作用し，PrP^{c}をPrP^{Sc}に変化させる．その結果，PrP^{Sc}が急激に増加する（**図1**）．PrP^{Sc}の増加は，細菌やウイルスとは異なる増殖形式でPrP^{c}のPrP^{Sc}への変換およびPrP^{Sc}の増加の機構については，いくつかのモデルが提唱されているが，まだ明らかではない．

3. プリオン蛋白質の不活化

134℃ 1時間の高圧蒸気滅菌，3% SDSで100℃ 10分間処理，2% 次亜塩素酸Naまたは1N NaOHで室温，1時間処理する．最も確実な処理は焼却である．

4. プリオン病の診断

病原体は抗体を産生せず，通常の微生物のように血清反応で病原体を特定することは不可能である．

中枢神経系の神経細胞および神経突起の空胞変性，星状膠細胞の増殖などが病理検査で認められ

表1　正常型プリオン (PrP^{C}) と異常型プリオン (PrP^{Sc}) の比較

	正常型プリオン蛋白（PrP^{C}）	異常型プリオン蛋白 (PrP^{Sc})
前駆体 アミノ酸残基数	253（33,00～35,00）	253（33,00～35,00）
成熟型 アミノ酸残基数	約 200（27,00～30,00）	約 200（27,00～30,00）
高次構造	α-ヘリックス 42% β-シート 3%	α-ヘリックス 30% β-シート 43%
蛋白分解酵素	感受性	抵抗性
界面活性剤	可溶性	不溶性
加熱（120℃ 30 分）	不活化	抵抗性
PI-PLC 溶解性	可溶性	不溶性
アミロイド	-	+
感染性	なし	あり

PI-PLC : phosphatidylinositol-specific phospholipase C

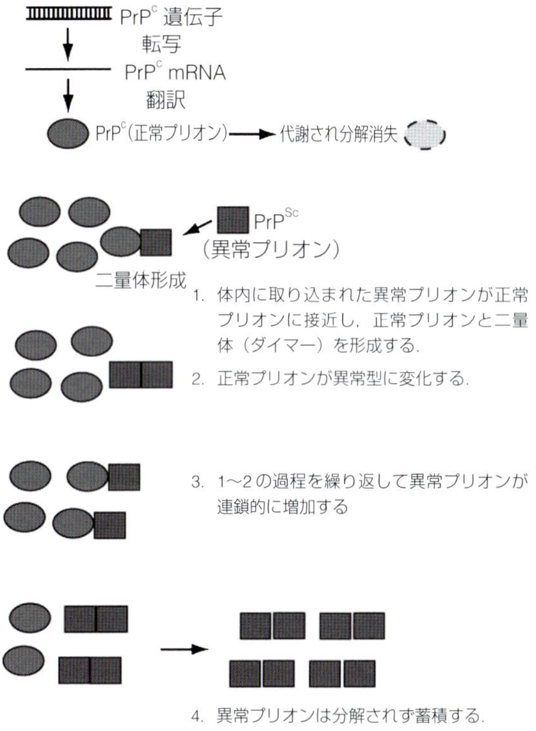

図1　プリオン増殖モデル

る．また，PrP^{Sc} の凝集体が電子顕微鏡で観察される．

生化学的診断は脳乳剤（脳組織を可溶化したもの）を蛋白質分解酵素で処理をした後，電気泳動にかけ，抗プリオン蛋白質抗体と反応させるウェスタンブロット法を用いて PrP^{Sc} の検出を行う．

遺伝子検査は，家族性，遺伝性のプリオン病についてのみ，末梢白血球から分離した DNA についてプリオン遺伝子変異を調べる．

最近，PrP^{Sc} を増幅してプリオンを検出する PMCA（protein-misfolding cyclic amplication）法が開発された．ウェスタンブロット法の微量の PrP^{Sc} のバンドに PrP^{c} を加えて PrP^{c} を PrP^{Sc} に変換し，PrP^{Sc} を増幅した後，超音波処理で破砕し，再度 PrP^{c} を加えて増幅する操作を繰り返すことにより，増幅した PrP^{Sc} を検出する．

変異型 CJD では発病の 6 カ月前に扁桃および虫垂の濾胞状樹状突起細胞に PrP^{Sc} が蓄積していたことから，生前診断が可能である．

BSE では病変が延髄に必ずみつかることから，延髄を用いた ELISA 法によるスクリーニングの後，ウェスタンブロット法，免疫組織化学染色法，病理組織学的検査法などの総合判定を行い，診断を確定する．

5. 家畜のプリオン病

A. スクレイピー（scrapie）

スクレイピーはヒツジとヤギに起こるプリオン病で 3～4 歳で発症し，末期になると痒みや異常知覚のため，牧柵や壁に体をこすりつける（scrape）ことからスクレイピーの名称が生まれた．さらに症状が進むと体重減少，視力消失，歩行障害が現れ，麻痺などの症状を呈し死亡する．

B. 牛海綿状脳症（bovine spongiform encephalopathy : BSE）

BSE は 1980 年代に英国でみつかった．英国では 3～6 歳ウシが発症し，潜伏期間は数カ月～数年である．症状は食欲が減退し泌乳量の減少，体重減少，異常姿勢，麻痺，起立不能となり，死亡する．狂牛病（mad cow disease）と呼ばれることもある．BSE はウシの離乳食に加えられていたヒツジの内臓がスクレイピーに汚染していたためと考えられていたが，最近，BSE の起源はヒトの CJD である可能性が指摘された．英国では BSE の発生は，肉骨粉を餌に用いることを禁止した結果，年間発生数が 3 万 5 千頭から数頭に激減した．

6. ヒトのプリオン病

A. クールー（kuru）

クールーは，1957 年 Daniel Carleton Gajdusek により報告されたニューギニア東部フォア語族の間に流行していた亜急性海綿状脳症である．クールーとはフォア語で寒さや恐怖による震えを表す．その名のとおり細かい震え，運動失調，全身の骨格筋の麻痺が起こり，食物の嚥下困難による栄養失調で死亡する．発症すると 6～8 カ月で死亡するといわれている．後述する CJD と比較し知能障害が比較的少ない．食人儀礼がなくなりクールーの発生もなくなった．

B. クロイツフェルト・ヤコブ病（Creutzfeld-Jakob disease : CJD）

CJD は，中年から初老期に起こるプリオン病で，全身倦怠から始まり，やがて性格変化，行動異常などの精神症状が現れる．その後，歩行障害や視力障害などの神経症状が加わる．さらに進展すると高度の痴呆となる．末期には意識障害が現れ死亡する．

a. 孤発性 CJD

100 万人に 1 人の発生率で起こり，そのうち約 10%がプリオン遺伝子に変異のある遺伝性のものである．PrP^{c} 遺伝子に変異のみられる家系（家族性 CJD）では PrP^{c} のコドン 129，178，180，200，210 などで変異がみつかっている．これらの変異をもつ PrP^{c} は通常の PrP^{c} よりも容易に PrP^{Sc} への構造変換を起こしやすいといわれる．

b. 医原性 CJD

医原性のものとして，CJD 患者の角膜や硬膜の移植，脳下垂体由来の成長ホルモン投与や脳波測定の際の汚染電極により CJD を発病する．

c. 変異型 CJD（variant CJD）

1996 年，英国で新型と思われる CJD 患者が発生した．従来型 CJD が主に 50～70 歳代で発症するのに対し，これらの CJD は 10～40 歳代前半に発病する．通常の CJD ではまれなアミロイド斑が見出されることや移植や脳手術などの医原因子，遺伝的素因も見出されないことから新型 CJD とみなされ，現在では変異型 CDJ と呼ばれている．変異型 CJD は PrP^{Sc} のタイピング，PrP^{Sc} の糖鎖パターンおよび BSE の PrP^{Sc} を導入したマウスでの脳内病変の 3 つの試験結果から，BSE と変異型 CJD は同一の病原体である可能性が指摘されている．

C. ゲルストマン・ストロイスラー・シャインカー症候群（Gerstman-Straussler-Scheinker syndrome : GSS）

GSS は 40～60 歳代で発症する遺伝性プリオン病で，1000 万人におよそ 1～2 人の発生率である．症状は，PrP^{c} 遺伝子のコドンの変異部位により異なり，コドン 102 に変異がある症例では，歩行障害や四肢の運動障害など小脳失調症が，コドン 105 に変異がある症例では痙性四肢麻痺がみられ，徐々に進行し痴呆となる．

D. 致死性家族性不眠症（fetal familial insomnia : FFI）

FFI は，40～50 歳代で発症する家族性のプリオン病である．初期症状は進行性の不眠症などが現れ，記憶力低下の後，ミオクローヌス（myoclonus）を経て高度の痴呆となり，昏睡状態になり死亡する．PrP^{c} 遺伝子のコドン 178 のアスパラギン酸がアスパラギンに変異し，コドン 129 がメチオニンに変異した家系にみられる．コドン 129 がバリンだと臨床症状は CJD で FFI とはならない．

（原　和矢）

チェックリスト

□プリオンの特徴を 3 つあげよ．
□ウイルス，ウイロイド，プリオンの違いを説明せよ．
□クロイツフェルト・ヤコブ病について説明せよ．

III 微生物の検査法

微生物染色法

1 細菌染色法

近年の微生物検査では，遺伝子検査をはじめ質量分析技術の導入により菌種同定や薬剤感受性の結果報告を迅速にできる施設も少なくない．一方，従来からのGram染色やZiehl−Neelsen染色などは微生物検査のなかでも低コストで，迅速に結果を報告できる，いまだ色褪せない検査法の1つである．これらの染色試薬は各社からキットが販売されており，試薬組成が多少異なる場合もある．また，レジオネラや異染小体・鞭毛・莢膜・芽胞などの特殊染色，生菌を観察する無染色標本は日常の検査で必要とされることは少なくなったが，菌の同定と各種構造・形態・運動性を証明する上で重要な検査法である．

1. 顕微鏡観察法

17世紀にオランダのAntony van Leeuwenhoekが精巧な単眼鏡を用い，雨水や歯垢に生息する微生物の微細なスケッチを報告して以来，顕微鏡は医学・生物学分野に限らず広汎な科学分野で発展してきた．今日では微生物の検査に必要不可欠な光学顕微鏡について，その使用法および目的について述べる．

A. 光学顕微鏡

医学・生物学で主に用いられる生物顕微鏡，位相差顕微鏡，蛍光顕微鏡について説明する．

a. 生物顕微鏡

生体組織や細胞・細菌など光を透過する生体の観察に用いる．光源として高輝度ハロゲンランプが多く用いられていたが，LEDを光源とする省エネタイプが普及してきている．光はコンデンサで調整され，ステージにある検体を対物レンズから接眼レンズを通して像を結ぶ．基本的に接眼レンズは10倍，対物レンズは4，10，20，40，100倍のレンズが選択できる．微生物検査では通常弱拡大の対物レンズ10〜40倍を用いてスライドガラス上の検体全体を観察し，強拡大の油浸用対物レンズ100倍で菌を観察する．

b. 位相差顕微鏡

像のコントラストを上げることによって，染色していない検体を観察することができる．検体中に存在する生きた細菌を観察できるので，保温装置やビデオ装置を取りつけ，細菌の分裂・増殖の観察記録に適している．

c. 蛍光顕微鏡

特定波長の光（励起光）を物体（微生物）が吸収した後に放射される，より波長の長い光のことを蛍光といい，特定の色の光を選択的に通すフィルターによって強化される．蛍光顕微鏡は検体から発する蛍光を検出する装置を有しており，蛍光抗体法による抗原や抗体の検出，抗酸菌の蛍光染色，核酸の蛍光染色などで用いる．操作は暗室で行うのが一般的であったが，暗室を必要としないボックス型タイプや蛍光用LED光源を用いたタイプが普及してきている．

B. 顕微鏡操作

生鮮標本をはじめGram染色，Ziehl−Neelsen染色など染色標本を観察するための生物顕微鏡について，その構成と操作手順を示す．

a. 構成

図1に示す．

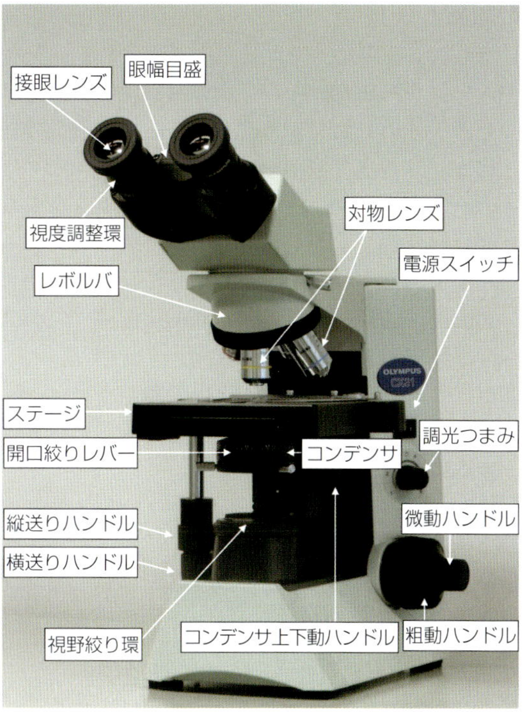

図１　双眼生物顕微鏡（オリンパス CX31）

b. 操作

①電源スイッチを入れ，レボルバを回し対物レンズを選択する．

②スライドガラスをステージに載せて，縦送りと横送りハンドルを回し，塗抹部分を光路に入れる．

③粗動ハンドルでステージを上げ，調光つまみで明るさを調整する．

④対物レンズを塗抹部分に移動し，粗動と微動ハンドルでピントを合わせる．

⑤接眼レンズを動かし左右の視野を一致させ，眼幅調整を行う．

⑥視度調整環を回して左右片眼ずつ左右接眼レンズを覗き，ピントを合わせる．

⑦全体像は対物レンズ 4〜40 倍で観察し，菌体や炎症細胞など詳細は油浸用対物レンズ 100 倍で観察する．

⑧電源を切り，油浸レンズを用いた場合はエーテルアルコール混合液または石油ベンジンを用い，レンズペーパーでレンズの油を拭き取る．

2. 塗抹標本作製と鏡検

A. 塗抹

市販のスライドガラスは，長期放置したものか粗悪品でない限り，脱脂および火炎処理は不要と思われるが，清浄で傷のないスライドガラスを用いることが原則である．特に，蛍光法ではガラスの傷が菌であるかのように発光することもあり，スライドガラスを選択する際は注意が必要である．

また，1 枚のスライドガラスに複数の検体を塗抹するのが一般的であるが，材料の濃淡が染色に影響を及ぼすため，材料そのものを均一化し，材料濃度を同程度にしてスライドガラス上に塗り広げる．塗抹標本を新聞紙の上に置いたとき，下の活字が読める程度が最適とされている．

B. 乾燥

塗抹後，火炎等による強い加熱による乾燥は細胞の萎縮や破壊をきたす可能性があるため，自然乾燥が原則である．しかし，急ぐ場合はドライヤーなどを用い，人工的に乾燥させても差し支えない．

C. 固定

微生物検査における固定には 3 つの目的がある．1 つ目は，材料がはがれ落ちないようにスライドガラス上に固着させること．2 つ目は，材料に含まれる微生物や貪食細胞などの生体細胞を破壊・変形から守り，できるだけ元の形態を維持させること．3 つ目は，感染性をなくすことである．火炎固定またはメタノール固定が一般的である．

a. 火炎固定

低コストで最も一般的な方法であるが，加熱の加減が染色に大きく影響する．塗抹面を上にして湯気や煙が出ないようにガスバーナーの炎のなかをゆっくり 3 回通過させる．

b. メタノール固定

Gram 染色の固定法として最も推奨される方法で，好中球や生体細胞の内部構造がはっきりしており，観察しやすい．100％メタノールを用いて，スライドガラスの枚数が少ない場合はメタノールをスライドガラス上に満遍なく広げ，余分なメタノールを捨てた後は直ちに乾燥する．多い場合はメタノールが入ったドーゼ（容器）に1～3分間浸した後，ドーゼから出しておくと1分程度で乾燥する．ただし，メタノールは危険物第4類アルコール類に指定され，人体に対する毒性も高いため，取り扱いには十分注意が必要である．

D. 染色

複数検体の染色操作は流し台に設置できる架橋式染色台を用いる．特に加温染色においては標本を下方からアルコールランプ等で加温するため，流しの底から染色台まで一定の高さが必要である．種々の染色法については後述する．

E. 水洗

水道水や洗浄瓶を用いて，塗抹面の裏から流水で丁寧に洗い流す．

F. 乾燥

水洗したスライドガラスは濾紙で軽く挟み，水を切って自然乾燥する．急ぐ場合はドライヤーを用いてもよい．

G. 鏡検

①コンデンサを上限まで上げ，絞りは開放にする．
②弱拡大（200倍または400倍）で塗抹面全体を観察し，塗抹面との深度を調整する．
③塗抹面が乾燥していることを確認して油浸オイルを1滴載せ，強拡大（1,000倍）で，目的となる細菌または構造物を観察する．

3. 単染色

1つの染色液で染める方法で，細菌の形態や配列および白血球への貪食像を観察する．操作が簡単で迅速に実施できるが，臨床検査ではGram染色に比べ有用性が乏しいため，使用頻度は少ない．

A. 試薬

a. 試薬

①レフレル（Löffler）のアルカリ性メチレンブルー液：メチレンブルー原液30mLを0.01％水酸化カリウム水溶液100mLと混和する．
②チールの石炭酸フクシン液：塩基性フクシン原液（塩基性フクシン粉末3gを95％エタノール100mLに溶解する）10mLに5％石炭酸水溶液100mL（加温融解石炭酸5mLと精製水95mLを混和する）に加え混合する．
③パイフェル液：チールの石炭酸フクシンを，（保存中に沈殿が生じた場合は濾過した後）精製水にて5～10倍希釈する．

b. 操作

❶塗抹・乾燥・固定
❷染色：染色液をスライドガラスに満載して1分間染色する．
❸水洗・乾燥
❹鏡検：染色液にレフレルのアルカリメチレンブルー液を用いた場合は青色，チールの石炭酸フクシンまたはパイフェル液を用いた場合は紅色に染まる．

4. Gram（グラム）染色

1884年，Hans Christian Gramが考案したGram染色は，細菌の細胞壁の構造の違いから，ペプチドグリカン層が厚いグラム陽性菌と，薄いペプチドグリカン層の外側に膜（外膜）をまとったグラム陰性菌の2群に分けることができる．前染色の次に媒染することで色素複合体を形成する．すなわち，グラム陽性菌は厚いペプチドグリカン層によりアルコール脱色されず濃紫～暗紫色を呈し，グラム陰性菌はアルコール脱色され，後染色で淡紅色～紅色を呈する．したがって，古い培養菌や検査材料などでは細胞壁が脆弱となり，グラム陽性菌がグラム陰性菌へと染色性が変わることがあるので注意を要する．

手技が比較的簡単で，迅速かつ特別な設備を必要としないことから，病院検査部に限らず臨床サイドでも実施されている．熟練すれば原因菌の推定も可能であることから，微生物検査のなかでも診断に直結する重要な検査である．

今日，Gram 以降の研究者により改良が加えられた方法のうち，日本の多くの臨床検査で用いられている Hucker の変法，バーミー法，フェイバー法（西岡の方法）について紹介する．

A. Hucker（ハッカー）の変法

古くから標準的な方法として知られているが，*Campylobacter* 属や *Haemophilus* 属など染色性の弱いグラム陰性菌の検出のためには後染色にサフラニンよりもパイフェル液の方を勧める．

a. 試薬

①ハッカー液：クリスタルバイオレット 2g をエタノール 20mL に溶解した後，1％シュウ酸アンモニウム水溶液 80mL を混和し，褐色瓶に保存する．

②ルゴール液：ヨウ化カリウム 2g，ヨウ素結晶 1g，精製水 5mL を混和溶解する．さらに精製水 300mL を加えて希釈し，褐色瓶に保存する．

③サフラニン液：サフラニン 0.5g をエタノール 20mL に溶解した後，精製水で 5～10 倍に希釈する．

④パイフェル液：単染色を参照

b. 操作

①塗抹・乾燥・固定

②前染色：スライドガラス上にハッカー液を満載し，1 分間染色する．その後，水洗する．

③媒染：ルゴール液を満載して 1 分間静置する．その後，水洗する．

④脱色：スライドガラス上にエタノールを注いで，塗抹面から紫色の色素が溶出しなくなるまで脱色する．その後，水洗する．

⑤後染色：サフラニン液またはパイフェル液を満載して 1 分間染色する．

⑥水洗・乾燥

⑦鏡検：濃青～紫色に染まった菌はグラム陽性菌，淡紅色～紅色に染まった菌はグラム陰性菌とする．

B. バーミー法（Bartholomew & Mittwer 法）

方法は Hucker の変法とほとんど同じであるが，前染色で炭酸水素ナトリウム液を滴下することで染色性を良好にするとされている．この炭酸水素ナトリウム水溶液は長期間保管では変質すること，クリスタルバイオレットとの事前混合は数日しか効果がないことなどから前染色の際に調製する．また，脱色をアセトン・エタノールに代えることによって操作時間が短縮されている．

a. 試薬

① 1％クリスタルバイオレット液：クリスタルバイオレット 1g を精製水 100mL に溶解する．

② 5％炭酸水素ナトリウム液：炭酸水素ナトリウム 5g を精製水 100mL に溶解する．長期保存はできない．

③ 2％ヨウ素・水酸化ナトリウム液：ヨウ素 2g を 1N NaOH 10mL に溶解して，精製水で全量を 100mL とする．

④パイフェル液：単染色を参照

b. 操作

①塗抹・乾燥・固定

②前染色：スライドガラス上に 1％クリスタルバイオレット液を満載し，直ちに 5％炭酸水素ナトリウム液数滴を滴下して 30 秒間染色する．その後，水洗する．

③媒染：2％ヨウ素・水酸化ナトリウム液を満載して 30 秒間静置する．その後，水洗する．

④脱色：スライドガラス上にアセトン・エタノール等量混合液を注いで数秒間，塗抹面から紫色の色素が溶出しなくなるまで脱色する．その後，水洗する．

⑤後染色：パイフェル液を満載して数秒間染色する．

⑥水洗・乾燥

⑦鏡検：濃青～紫色に染まった菌はグラム陽性菌，淡紅色～紅色に染まった菌はグラム陰性菌とする．

C. フェイバー法（西岡の方法）

Hucker の変法に比べ試薬が大きく異なっており，媒染と脱色が 1 つに集約され，操作工程が少なく簡便である．

図 2，3 にグラム陰性桿菌とグラム陽性球菌の

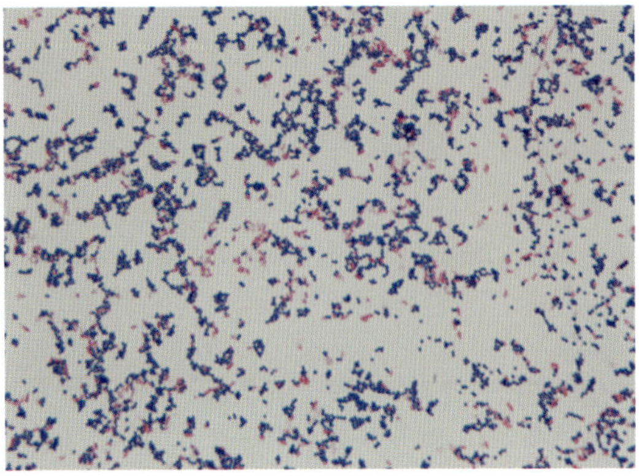

図2　*S. aureus*，*E. coli* の混合菌液のフェイバーGによるGram染色

S. aureus は青色，*E. coli* は紅色に染まる
（写真提供：池野貴子）

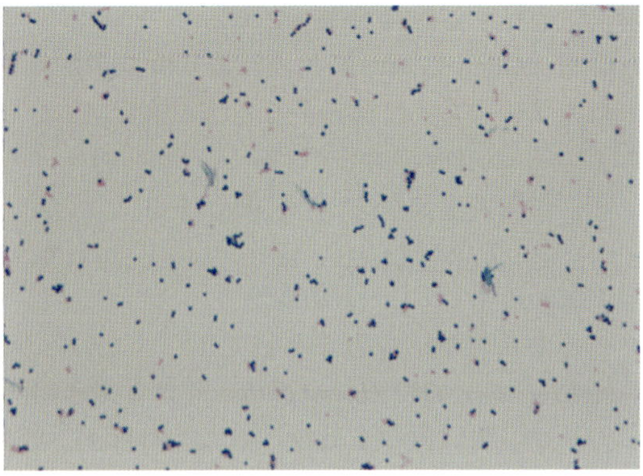

図3　*M. bovis*，*E. coli*，*S. aureus* の混合菌液のフェイバーGによるGram染色

S. aureus は青色，*E. coli* は紅色に染まるが，*M.bovis* はビクトリア青に染まりにくい
（写真提供：池野貴子）

混合菌液を染色した像を示した．

a. 試薬

①0.2％ビクトリアブルー液：ビクトリアブルー2gと酢酸カリウム1.5gをエタノール200mLに溶解する．さらに精製水800mLを加えて希釈する．

②2％ピクリン酸エタノール：ピクリン酸2gをエタノール100mLに溶解する．長期保存はできない．

③サフラニン液またはパイフェル液：Huckerの変法を参照

b. 操作

①塗抹・乾燥・固定

②前染色：スライドガラス上に0.2％ビクトリアブルー液を満載し，1分間染色する．その後，水洗する．

③媒染・脱色：2％ピクリン酸エタノールを注いで数秒～30秒間，塗抹面から紫色の色素が溶出しなくなるまで脱色する．その後，ピクリン酸の黄色が残らないように水洗する．

④後染色：サフラニン液またはパイフェル液を満載し，1分間染色する．

⑤水洗・乾燥

⑥鏡検：濃青～紫色に染まった菌はグラム陽性菌，淡紅色～紅色に染まった菌はグラム陰性菌とする．

5. 抗酸菌染色

抗酸菌（*Mycobacterium* 属）は細胞壁に脂質が多く含まれているため，一般的なGram染色に難染性である．そこで，抗酸菌が酸やアルコールに抵抗性であることを利用して染色する方法で，弱抗酸性抗酸菌（*Nocardia* 属）も染色される．塩基性色素で加温染色するZiehl–Neelsen染色と，加温染色しないKinyoun染色は光学顕微鏡を用いて強拡大（1,000倍）で鏡検する．一方，蛍光法のオーラミン染色は感度に優れ，蛍光顕微鏡を用いて弱拡大（200倍）で鏡検するが，特異度が劣るので，Ziehl–Neelsen染色で確認することを勧める．

A. Ziehl–Neelsen（チール・ネールゼン）染色

抗酸菌と他の細菌を鑑別する基本的な染色法で，排菌の有無や程度を迅速に知ることができる．この所見は臨床診断に直結する重要な情報となり，喀痰からの検出菌数はガフキー号数（1～10号）により細かく定められ，感染危険度の指標となっている．また，ホルマリン固定の病理組織では検出率が落ちることが知られている．

図4に抗酸菌とグラム陰性桿菌およびグラム

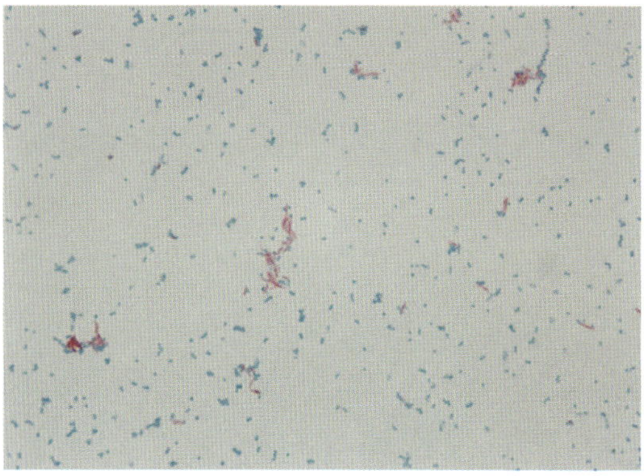

図4　*M. bovis*, *E. coli*, *S. aureus* の混合菌液の Ziehl−Neelsen 染色
M. bovis は赤色，*S. aureus*，*E. coli* は青色に染まる
（写真提供：池野貴子）

図5　*M. bovis*, *E. coli*, *S. aureus* の混合菌液のオーラミン染色
M. bovis は黄緑色の蛍光を発している
（写真提供：池野貴子）

陽性球菌の混合菌液を染色した像を示した．

a. 試薬

①チールの石炭酸フクシン液：単染色を参照
② 3%塩酸アルコール：濃塩酸 3mL を少しずつエタノール 97mL に加え希釈する．
③レフレルのアルカリ性メチレンブルー液：単染色を参照

b. 操作

①塗抹・乾燥・固定
②前染色（加温染色）：スライドガラス上にチールの石炭酸フクシン液を満載し，アルコールランプを用いて軽く湯気が立つ程度に下面から加温する．さらに 10 分間静置した後，水洗する．
③脱色：3%塩酸アルコールを注いで，塗抹面から色素が溶出しなくなるまで脱色する．その後，水洗する．
④後染色：レフレルのアルカリ性メチレンブルー液を満載し，30 秒間染色する．
⑤水洗・乾燥
⑥鏡検：抗酸菌は紅色に染まり，ヒトの上皮細胞やその他の細菌は青色に染まる．

B. Kinyoun（キニヨン）染色

弱抗酸性の *Nocardia* 属を染める方法．その他，クリプトスポリジウムの検出にも用いられる．

a. 試薬

①キニヨンの石炭酸フクシン液：塩基性フクシン粉末 4g と 95%エタノール 20mL を混和する．このフクシン液を 8%石炭酸水溶液 100mL（加温融解石炭酸 8mL と精製水 92mL を混和する）に加え混合する．
② 3%塩酸アルコール：Ziehl−Neelsen 染色を参照
③レフレルのアルカリ性メチレンブルー液：単染色を参照

b. 操作

①塗抹・乾燥・固定
②前染色：スライドガラス上にキニヨンの石炭酸フクシン液を満載し，5 分間染色する．その後，水洗する．
③脱色・後染色・水洗・乾燥・鏡検は Ziehl−Neelsen 染色に準ずる．

C. 蛍光法 / オーラミン染色

蛍光顕微鏡を用いて，蛍光色素オーラミンで抗酸菌の脂質を染め出す方法．Ziehl−Neelsen 染色に比べ観察が簡便で感度に優れるが，非特異な発光も観察されるので確認が必要な場合がある．鏡検による検出菌数は 5 段階（−・±・1＋・2＋・3＋）に表記される．また，オーラミン O は発癌物質なので取り扱いに注意を要する．そのほかアクリジンオレンジ法を用いた染色液では，菌が赤～オレンジ色の蛍光を発し，好中球と上皮細胞は薄い緑色に染色される．

図5に抗酸菌を染色した像を示した．

a. 試薬

①3%石炭酸加オーラミンO液：オーラミンO 0.1gをエタノール10mLに溶かし，精製水87mLを加える．さらに，加温融解石炭酸3mLを加え，褐色瓶で冷暗所に保存する．

②0.5%塩酸アルコール：70%エタノール99.5mLに，濃塩酸0.5mLを加える．

③0.5%過マンガン酸カリウム液：過マンガン酸カリウム0.5gを精製水100mLに溶かし，褐色瓶で冷暗所に保存する．

b. 操作

①塗抹・乾燥・固定

②染色：3%石炭酸加オーラミンO液をスライドガラスに満載し，15分間染色する．その後，水洗する．

③脱色：0.5%塩酸アルコールを注いで，塗抹面から色素が溶出しなくなるまで脱色する．その後，水洗する．

④0.5%過マンガン酸カリウム液をスライドガラスに満載し，2分間染色する．または，レフレルのアルカリ性メチレンブルーで30秒染色する．

⑤水洗・乾燥

⑥鏡検：蛍光顕微鏡を用いて弱拡大（200倍）で乾燥塗抹面全体を観察する．抗酸菌は暗視野で黄色～橙色に発光する．

6. 特殊染色

A. レジオネラの染色/Giménez（ヒメネス）染色

Gram染色で明瞭に染まらない*Legionella*属を染色する方法で，当初は*Rickettsia*属を染色する方法として開発された．そのほか蛍光法のアクリジンオレンジ法でも検出できる．

図7にGiménez染色した像を示した．

a. 試薬

①リン酸緩衝石炭酸フクシン液：塩基性フクシン10gをエタノール100mLに溶かした液と，加温融解した石炭酸10mLを精製水900mLに溶かした液を混和する．この混和液4mLに0.1mol/Lリン酸緩衝液（pH7.4）10mLをさらに混和し，濾過して使用する．

②0.8%マラカイトグリーン液：マラカイトグリーン0.8gを精製水100mLに溶解する．

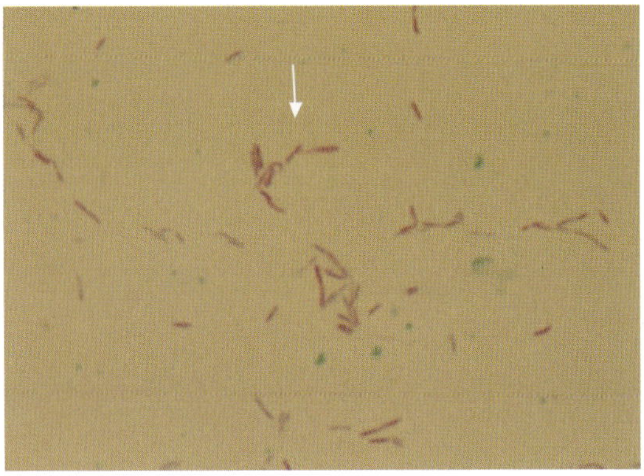

図7　BCYEα培地に発育した*L. pneumophila*のGiménez染色
菌体は濃紅色に染まる

b. 操作

①塗抹・乾燥・固定

②前染色：スライドガラスにリン酸緩衝石炭酸フクシン液を満載して，2分間染色する．その後，水洗する．

③後染色：0.8%マラカイトグリーン液を満載し，10秒間染色する．その後，水洗する．さらにもう一度，染色と水洗を繰り返す．

④乾燥

⑤鏡検：細菌は紅系の色に染まり，ヒト細胞などは青～紫系の色に染まる．

B. 異染小体染色/Neisser（ナイセル）染色Cowdry（コウドリー）変法

*Corynebacterium*属には菌体内に異染小体と呼ばれる異染性の顆粒が認められる菌種がある．特に*C. diphtheriae*には数多くの顆粒が観察され，疑われる患者の偽膜等の検査材料がジフテリアの迅速診断として用いられる．

図8に*C. diphtheriae*を染色した像を示した．

a. 試薬

①ナイセル液：メチレンブルー0.1gをエタノール2mLに溶解し，精製水95mLと酢酸3mLを加

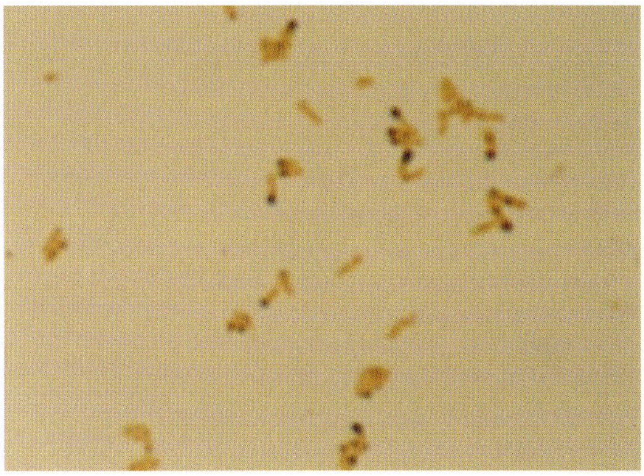

図8　血液寒天培地に発育した *C. diphtheriae* の Neisser 染色による異染小体染色

異染小体は黒褐色，菌体は黄色に染まる

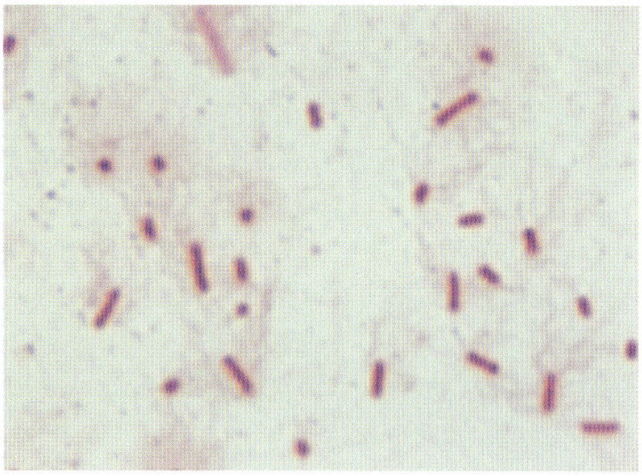

図9　*P. mirabilis* の Leifson 変法による鞭毛染色

濃紅色に染まった菌体周囲に糸状の周毛がみられる

えた第1液．クリスタルバイオレット 0.1g をエタノール 1mL に溶解し，精製水 30mL を加えた第2液．この第1液と第2液を使用時に2 : 1 の割合で混合し，濾過して使用する．

② 0.3％クリソイジン液：クリソイジン 0.3g を精製水 100mL に加温溶解する．

b. 操作

①塗抹・乾燥・固定

②前染色：スライドガラスにナイセル液を満載し，30 秒間染色する．その後，水洗する．

③後染色：クリソイジン液で 10 秒間染色する．水洗しない．

④乾燥

⑤鏡検：*C. diphtheriae* であれば，黄色の菌体内に数個の暗褐色に染められた異染小体が観察できる．

C. 鞭毛染色 /Leifson（レイフソン）変法

細菌の鞭毛は菌種によって数や菌体への付着部位が異なることから分類することができる．しかし，径が 30nm 以下と細く，Gram 染色では観察できないため，タンニン酸を付着させ染色する．被験菌は一定の条件下で培養した菌を用いる必要がある．培養は固形培地でも構わないが，液体培地を用いた方が安定している．通常，ブドウ糖非発酵グラム陰性桿菌の鑑別に用いる．

図9 に腸内細菌を染色した像を示した．

a. 試薬

① 10％中性ホルマリン溶液：10％ホルマリン水溶液 20mL に 0.1％ブロムチモールブルー（BTB）溶液 1mL を加え，0.1N 水酸化ナトリウム水溶液で中性（淡緑色）になるまで調整する．

②レイフソン液：パラローズアニリン酢酸塩 0.9g とパラローズアニリン塩酸塩 0.3g をエタノール 100mL に溶解する．この色素原液に 1.5％塩化ナトリウム水溶液と 3％タンニン酸水溶液をそれぞれ等量混合して 2〜4 日間 4℃に静置した後，透明な上清を用いる．余剰の染色液は小分けにして－20℃保存で 1 年間有効である．

b. 操作

①培養：検査する細菌を液体培地（ハートインフュージョン培地など糖を含まない非選択培地）で 20〜25℃ 18 時間純培養し，増殖後期の菌を用いる．

②固定：培養菌液 3mL に対して 10％中性ホルマリン溶液 0.5mL を加え，15 分間放置し固定する．その後，3,000rpm で 15 分間遠心し，沈渣に精製水 5mL を加え穏和に懸濁する．これを再度同様に遠心して，沈渣に精製水 1mL を加え穏和に懸濁する．

③塗抹：脱脂したスライドガラスの縁に沿ってガラス鉛筆で枠を描き，白金耳で菌液を十分採って枠の一端に置く．これを徐々に傾けて菌液を反対側にゆっくりと流す．

④乾燥：火炎固定は避けて，水平な状態で自然乾燥する．

⑤染色：スライドガラスの枠内にレイフソン液を1mL 載せる．染色液の表面に金属光沢の膜が形成され，しばらくすると染色液中に霧のような混濁が全面に広がる．この時点で水洗し，染色液が残らないようにする．

⑥乾燥

⑦鏡検：良好な染色状態では濃赤色に染まった菌体と鞭毛が観察できる．

D. 莢膜染色 /Hiss（ヒス）法

莢膜は細胞壁の外側にある厚い膜の構造物で難染性である．そのため Gram 染色では菌体周囲の莢膜は染色されず抜けて観察されるが，加温染色することにより，その存在が明確になる．莢膜をもつ細菌には肺炎球菌，肺炎桿菌，インフルエンザ菌，炭疽菌，百日咳菌がある．ただし，菌が体内に存在する場合は莢膜が認められるが，培養すると不明瞭であったり消失する場合があるので注意が必要である．

図 10 に腸内細菌を染色した像を示した．

a. 試薬

①フクシン液またはゲンチアナバイオレット液：それぞれ原液 5mL に精製水 95mL を加える．

② 20％硫酸銅液：硫酸銅 20g を精製水 100mL に溶解する．

b. 操作

①検体菌液と当量の血清（ウサギ，ウシまたはヒト）を混和する．

②塗抹・乾燥・固定

③染色：スライドガラスにフクシン液またはゲンチアナバイオレットを満載し，数分間加温染色する（Ziehl−Neelsen 染色参照）．

④洗浄：20％硫酸銅水溶液で数秒間洗浄する．

⑤乾燥：直ちに濾紙で吸湿して乾燥する．

⑥鏡検：フクシンを用いた場合，菌体は赤色に染まり，莢膜は淡いピンク色に染まる．また，ゲンチアナバイオレットを用いた場合，菌体は濃紫色に染まり，莢膜は淡紫色に染まる．

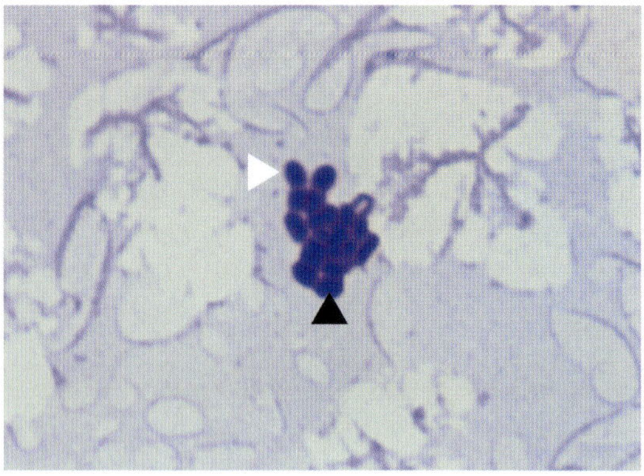

図 10　*K. pneumoniae* の Hiss 法による莢膜染色
ゲンチアナ紫で菌体（▶）は濃紫色，莢膜（▷）は淡紫色に染まる

E. 芽胞染色 /Wirtz（ウィルツ）法

Bacillus 属菌と *Clostridium* 属菌が有する厚い被膜に包まれた球状体である芽胞を検出する．芽胞は Gram 染色等では難染性であるため染色されず抜けて観察される．培養による芽胞形成は菌種によって異なり，*Bacillus* 属菌は比較的簡単早期に形成されるが，*Clostridium* 属菌は菌種によって異なり *C. perfringens* では一般に芽胞は確認できない．また，芽胞の位置およびその大きさと菌体との相対比は菌種の鑑別に重要である．Möller 法は芽胞が赤色で菌体が淡青色に染まり，前染色および後染色前の処理が必要であるが，Wirtz 法はそれぞれ処理が不要で染色が簡便である．

図 11 に *Bacillus* 属菌を染色した像を示した．

a. 試薬

① 5％マラカイトグリーン：マラカイトグリーン 5g を精製水 100mL に溶解する．

②サフラニン液：Hucker の変法参照

b. 操作

①塗抹・乾燥・固定

②前染色：スライドガラスに 5％マラカイトグリーン液を満載し，加温染色する（Ziehl−Neelsen 染色参照）．

③後染色：サフラニン液で 1 分間染色する．

④水洗・乾燥

⑤鏡検：芽胞は緑色に染まり，菌体は赤く染まる．

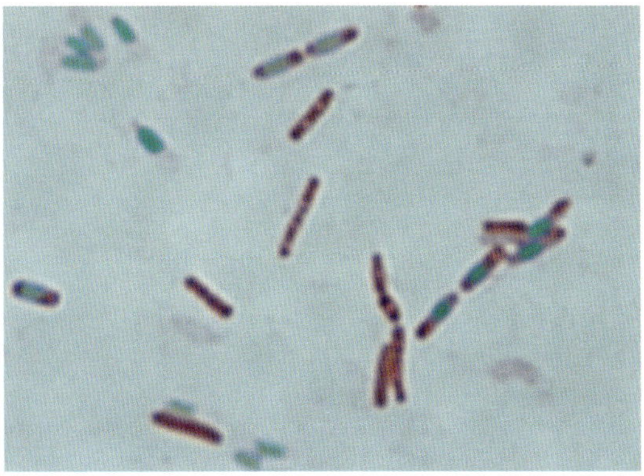

図 11　*Bacillus* spp. の Wirtz 法による芽胞染色
芽胞は緑色，菌体は赤色に染まる

7. 無染色

A. 懸濁標本

生標本における微生物の形態や運動性を観察する．運動性は *Vibrio* 属菌の迅速検査に用いられるが，検体が生菌であり，運動は温度，pH，酸素分圧などの影響を受け，強拡大で観察する際はカバーガラスを破損しないよう焦点合わせに十分注意が必要である．位相差顕微鏡または暗視野法を用いると細菌の形態や運動性がよく観察できる．

a. 標本作製

①ホールガラスの凹みの周囲にワセリンを薄く塗る．
②カバーガラスの中心に生理食塩水を 1 白金耳取り，検体コロニーから白金線で微量を浮遊させる．
③カバーガラスの標本面を下にしてホールガラスの上に載せ，軽く押さえて密着させる．

b. 鏡検

①コンデンサを下げ，絞りを絞って視野を暗くする．
②水滴の辺縁を観察し，運動性の細菌は視野のなかで大きく連続的な位置移動をするので，1 点を中心とした微小運動のブラウン運動と区別する必要がある．

B. 暗視野法

暗視野コンデンサは自然の入射光はレンズに入らず，スライドガラス上面に物体があると，その散乱光のみがレンズに入るようになっている．鞭毛などの微小線維や *Leptospira* 属菌や *Treponema* 属菌などらせん菌の形態観察をする．

a. 標本作製

①厚さ 1 ± 0.2㎜のスライドガラス上にパスツールピペットで検体を 1 滴滴下し，厚さ 0.1㎜のカバーガラスを載せる．スライドガラスおよびカバーガラスが厚いと焦点が合わず，明るい像が観察できない．
②カバーガラスの中心に生理食塩水を 1 白金耳取り，検体コロニーから白金線で微量を浮遊させる．
③カバーガラスの標本面を下にしてホールガラスの上に載せ，軽く押さえて密着させる．

b. 鏡検

①通常のコンデンサを暗視野コンデンサと交換する．
②視野全体は暗黒で検体の粒子や菌は白く浮かんで観察できる．

（**中野忠男**）

チェックリスト

□Gram 染色の意義を述べよ．
□Gram 染色によって，陽性と陰性に染め分けられる理由を述べよ．
□Ziehl−Neelsen 染色において，加温染色が必要な理由を述べよ．
□異染小体，鞭毛，莢膜，芽胞の染色法を記せ．
□暗視野法によって観察できる細菌は何か．

III 微生物の検査法

微生物染色法

2 真菌染色法

検査材料中の真菌は，顕微鏡観察により直接検出する．簡便で迅速に実施できる検査法である．検体中に真菌の寄生形態が観察されれば，汚染菌と誤ることなく起因菌と確認できる．

標本を観察するには，はじめに100倍の倍率で適した位置を選び，続いて400倍の倍率で観察する．必要であれば，1,000倍（油浸）で観察する．

1. Gram染色法（図1）

本来は細菌検出に用いられる染色法である．多くの真菌はグラム陽性を示すが，糸状菌はときに赤色に染まる．液状検体などは，遠心した沈渣を用いると検出率があがる．

2. 墨汁染色法（図2）

髄液中のクリプトコッカスの検出に有用である．クリプトコッカスは莢膜を有するため，菌体の周りが抜けてみえる．菌は生きているので取扱いには注意が必要である．

a. 使用試薬

墨汁または製図用黒インク

b. 手順

①スライドガラス上に髄液と墨汁または製図用黒インクを適量ずつ混合する．

②カバーガラスをかけて100倍または200倍で鏡検する．

※遠心した沈渣（3,000rpm，20分）を用いると検出率があがる．

3. 蛍光染色法（ファンギフローラY）（図3）

真菌の細胞壁多糖，特にキチンを染める．蛍光顕微鏡を使用して観察し，真菌は紫外線下で強い

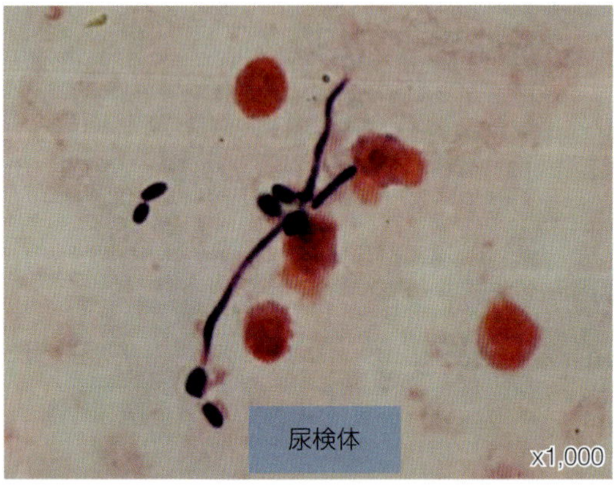

Candida albicans
伸長した仮性菌糸が認められる

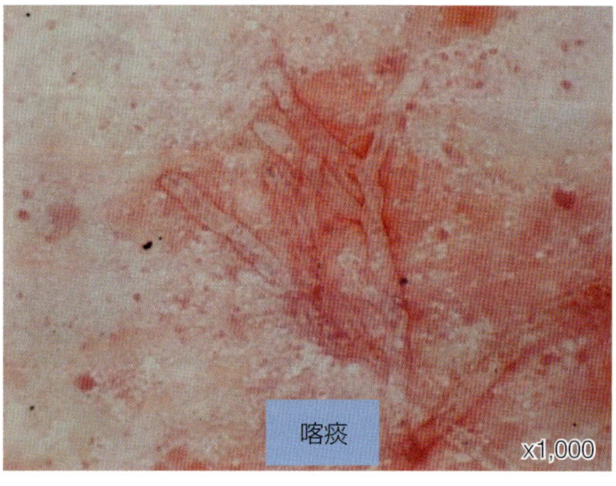

Aspergillus spp.
糸状菌様の菌糸が認められる

図1　Gram染色

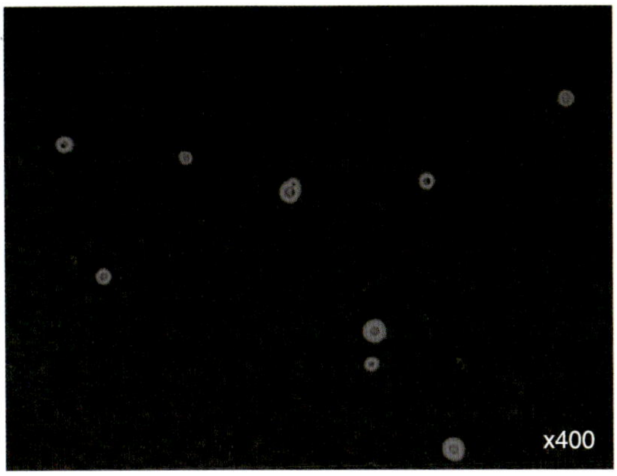
x400

図 2　髄液の墨汁染色
Cryptococcus neoformans

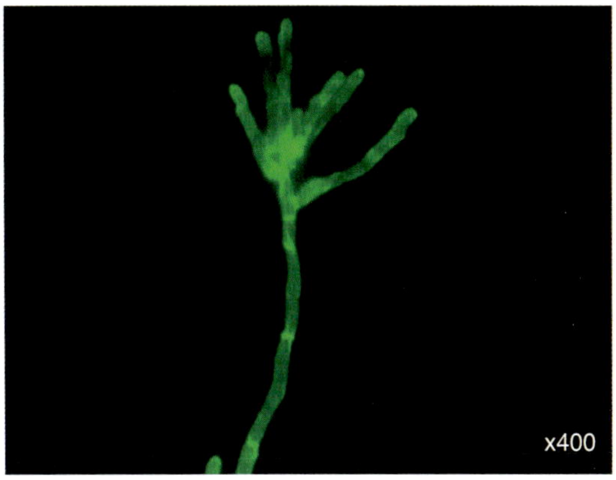
x400

図 3　喀痰のファンギフローラ蛍光染色
Aspergillus spp.

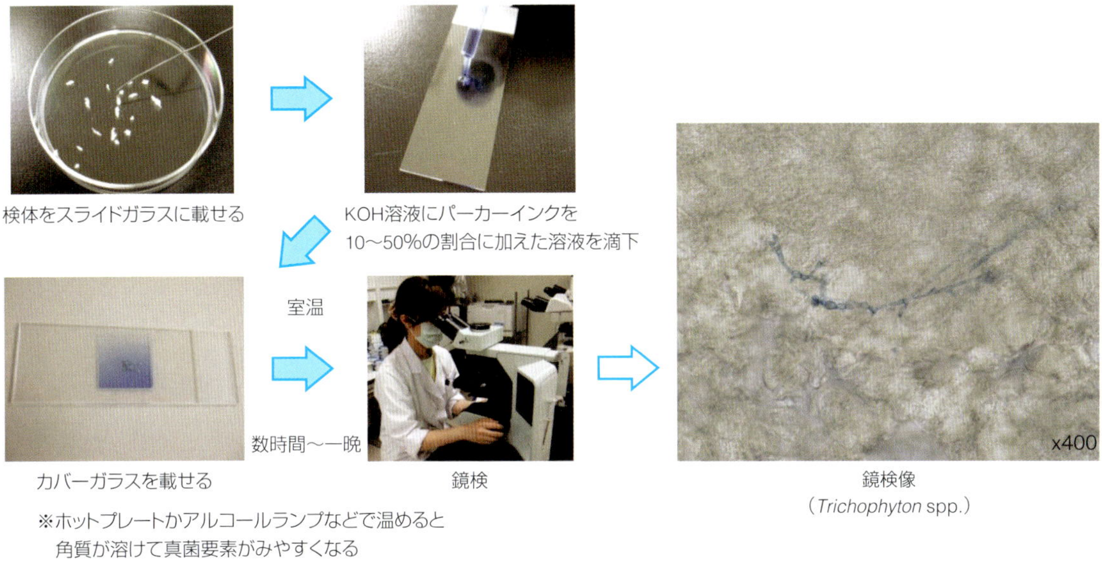
検体をスライドガラスに載せる
KOH溶液にパーカーインクを
10～50%の割合に加えた溶液を滴下
室温
数時間～一晩
カバーガラスを載せる
鏡検
x400
鏡検像
（*Trichophyton* spp.）
※ホットプレートかアルコールランプなどで温めると
角質が溶けて真菌要素がみやすくなる

図 4　足患部皮膚の KOH・パーカーインク染色法

蛍光（黄緑色）を発する．セルロースなどの繊維多糖も染まるので，真菌との鑑別が必要である．

a. 使用試薬

A 液（対向染色液）変性ヘマトキシリン

B 液（蛍光染色液）蛍光染料（pH7.2）

b. 手順

喀痰，スメア等の分泌物内の場合

①検体をスライドガラスに塗抹後，エタノールで固定し乾燥させる．

②A 液（対向染色液）を 1～2 滴滴下し，一面に広げ約 1～2 分間染色する．

③水洗する．

④B 液（蛍光染色液）を 1～2 滴滴下し，一面に広げ約 2～5 分間染色する．

⑤流水で水洗し乾燥させる．

⑥蛍光顕微鏡で観察する．

※手順は検査材料により異なるため詳細は能書参照

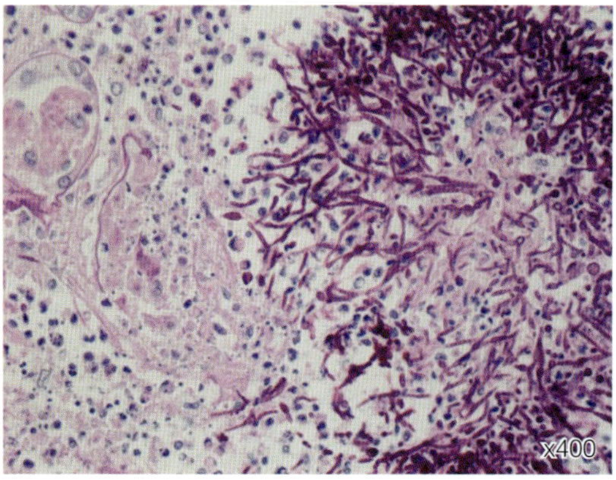

図5　足患部皮膚の PAS 染色
Aspergillus spp.

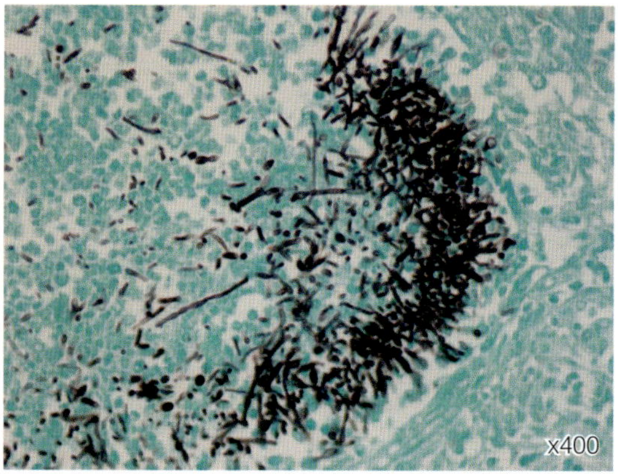

図6　足患部皮膚の Grocott 染色
Aspergillus spp.

4. 苛性カリ（KOH）法/KOH・パーカーインク法（図4）

鱗屑・毛髪・爪甲中の皮膚糸状菌の検出に有用であり，鱗屑中に菌糸の存在を認めれば皮膚糸状菌症と診断できる．

KOH で検体を軟化・透明化するので真菌要素がみやすくなるが，菌要素以外の構造物との識別が必要である．また，KOH・パーカーインク法を用いると真菌が青色に染色されみやすくなるが，インクが濃すぎると角質も染め出されてしまうので，薄めにして数時間から一晩，室温に置くとみやすい標本を作ることができる．

黒色真菌のように，もともと着色している真菌については特有の色調がみえなくなるので，KOH・パーカーインク法はあまり適さない．

5. PAS 法（図5）

液状検体または組織内の真菌検出に用いられる．大部分の真菌は赤紫色に染色される．

6. Grocott（グロコット）のメテナミン銀染色法（図6）

主に病理組織切片中の真菌の検出に用いられる．背景組織はライトグリーンを呈し，真菌は黒または黒褐色に染まる．特定の細菌や一部の軟部組織も染色されるので，黒または黒褐色になったものすべてが真菌とは限らないことに留意する．

7. Papanicolaou（パパニコロウ）染色

細胞診に不可欠な形態観察用の染色法であるが，真菌を容易に検出することもできる．

（石垣しのぶ／山口英世）

チェックリスト

□墨汁染色は何の染色法か．
□ファンギフローラ Y 染色によって染色される真菌の構造物は何か．また，使用される試薬を挙げよ．

III 微生物の検査法

微生物培養法

1　細菌培養法

培養（cultivation）とは，人工的な環境下で細菌を発育（growth）・増殖（multiplication, proliferation）させる操作をいう．細菌学では，個体の大きさが増すことを意味する発育と個体の数が増すことを意味する増殖を区別しないで使うことが多い．

細菌には，無機物質から有機高分子物質を合成することができる独立栄養細菌（autotroph，自家栄養細菌ともいう）と無機物質のほかに有機物質を必要とする従属栄養細菌（heterotroph）がある．病原細菌のほとんどは従属栄養細菌である．物質代謝に必要な酵素系をもたないリケッチアやクラミジアなどの細菌は生きた細胞のなかでのみ発育が可能である．

細菌検査の過程は，検体の Gram 染色から始まり，続いて検体中の感染症原因菌の検出を目的とした分離培養，さらに病原性を疑われる細菌の確認培養を行って菌種を同定する．また，分離同定された菌株の保存や研究のために単一の菌種を純培養することもある．

1. 細菌の発育条件

A. 栄養素

a. 水分

菌体の 75～85％は水分であり，物質代謝は水分の存在下で行われる．

b. 炭素源

炭素源は菌体成分の合成材料として必要であり，同時に合成に必要なエネルギー源として利用される．グルコース（ブドウ糖）が最も効率よく利用されるが，ラクトース（乳糖）やフルクトース（果糖）などの二糖類やクエン酸やマロン酸などの有機酸も利用される．

この細菌による糖分解能は，菌種同定の重要な指標となる．

c. 窒素源

菌体成分の多くは蛋白質であり，その合成に大量の窒素源が必要である．アンモニウム塩，亜硝酸塩などの窒素化合物，アミノ酸，蛋白質を窒素源として利用する．

d. 無機塩類

細菌の発育には多種類の無機物質が必要である．なかでも，P は ATP，核酸，リン脂質などの構成元素として，S はメチオニンやシスチンなどの含硫アミノ酸の構成元素として重要である．その他，Mg，K，Na，Ca，Fe，Mn，Co，Zn，Cu，Mo などが発育に必要である．

e. 発育因子（発育素，growth factor）

細菌の発育に必須であるが，自身では合成できない化合物を発育因子という．ビタミン（B_1，B_2，B_6，B_{12}，ニコチン酸アミド，パントテン酸，葉酸など），アミノ酸，プリン，ピリミジンなどがある．例えば，*Haemophilus influenzae* は X 因子（ヘミン）と V 因子（NAD）を必要とする．

B. 発育環境

a. 温度

細菌の発育に最も適した温度を発育至適温度という．細菌は，発育至適温度および発育可能温度によって 3 種類に分類できる（**表 1**）．

b. 水素イオン濃度（pH）

大部分の病原性細菌の発育至適 pH は，7.0～7.6 の弱アルカリ域にある．*Vibrio cholerae* や

表 1　発育温度による細菌の分類

低温細菌（psychrophile）	至適温度は 10〜20℃であり，0〜25℃で発育できる．水中などの自然界に生息しているものが多い．
中温細菌（mesophile）	至適温度は 30〜37℃であり，10〜45℃で発育できる．ほとんどの病原細菌が属する．*Yersinia* 属菌は低温域でよく発育し，至適温度は 30℃である．*Y. enterocolitica* は 0〜4℃で発育できる．また培養温度によって運動性などの性状に相違が生じる．
高温細菌（thermophile）	至適温度は 50〜60℃であり，25〜80℃で発育できる．土壌や温泉に生息する．自然界には 100℃付近でも発育する高度好熱性細菌が生息している．

表 2　酸素要求性による細菌の分類

偏性好気性菌（obligate aerobe）	大気中の酸素濃度（21%）と同じ環境下でのみ発育する細菌である．呼吸によりエネルギーを獲得する．結核菌，緑膿菌などが属する．
微好気性菌（microaerophile）	酸素分圧が少し低い環境（3〜15%）で良好な発育を示す細菌である．*Helicobacter* 属，*Campylobacter* 属菌が含まれる．
通性嫌気性菌（facultative anaerobe）	酸素があってもなくても発育する細菌である．酸素の存在下では呼吸によりエネルギーを獲得し，酸素がなければ発酵によってエネルギーを獲得する．*Staphylococcus* 属，*Escherichia* 属菌など多くの病原性細菌が含まれる．
偏性嫌気性細菌（obligate anaerobe）	酸素が発育を阻害するため，酸素のない環境下でのみ発育する細菌である．発酵によってエネルギーを獲得する．*Clostridium* 属，*Bacteroides* 属菌などが属する．酸素があってもなくても発育するが，酸素を利用できずに発酵のみ行う細菌を酸素耐性嫌気性菌（aerotorelant anaerobe）という．一部の *Streptococcus* 属菌が含まれる．

Vibrio parahaemolyticus は pH7.6〜8.4 のアルカリ側でよく発育する．この性質は，*Vibrio* 属細菌の分離に利用される．逆に，*Mycobacterium tuberculosis* は pH6.4〜7.0 の弱酸性域を好む．

培地に糖を加えて培養すると，利用可能な細菌であれば，酸を産生して pH が低下する．この性状は細菌の鑑別に利用される．

c. 酸素の要求性

酸素の要求性により，細菌は 4 群に分けられる（**表 2**）．

d. 二酸化炭素

すべての細菌の発育に必要であるが，*Neisseria* 属や *Campylobacter* 属菌は高濃度（5〜10%）の二酸化炭素を要求する．

e. 浸透圧

多くの細菌は，発育に生理食塩水（NaCl 0.85〜0.9%）付近の浸透圧環境を必要とする．通常 0.5〜0.8%の食塩濃度が必要であり，1.5%を超えると発育できない．しかし，*Staphylococcus* 属菌は 10%の食塩濃度でも発育できる．このような細菌を耐塩性細菌（halotolerant bacterium）という．また，*V. parahaemolyticus* の至適食塩濃度は 3%と高く，このような細菌を好塩菌（halophile）という．

f. 酸化還元電位

偏性嫌気性菌を培養するためには，酸素を除いたり，チオグリコール酸ナトリウムや L-システインなどの還元剤を加えて培地の酸化還元電位を下げる必要がある．

生体における好気性菌と嫌気性菌の混合感染の場合には，はじめに好気性菌が増殖して電位が低下すると嫌気性菌の増殖が可能となり，感染が成立する．

2. 培地

細菌を試験管内で発育させるためには，栄養素

表3　固形培地の種類

平板培地（plate medium）	シャーレ（ペトリ皿）に一定量を分注し，室温に放置して固化させる．分離培養による集落の観察やディスク法による薬剤感受性検査などに用いられる．
斜面培地と半斜面培地（slant medium, semi−slant medium）	斜面培地は培地面が斜めになるように，半斜面培地は培地の上部 1/3 が斜めになるように固めたもので，菌株の保存や菌種の性状検査に用いられる．
半流動培地（semi−solid medium）	寒天濃度を半分以下にしたもので，運動性試験に用いられる．半流動であることで培地の対流が防がれ，試験管下部は低酸素状態になるので偏性嫌気性菌が発育可能となる．半流動高層培地ともいう．

を与えなければならない．栄養素を含む液状または固形状のものを培地（培養基，culture medium, medium, 複数 media）という．前者を液体培地（liquid medium），後者を固形培地（solid medium）という．

栄養素の供給源として，化学的組成が明確でない肉エキスやペプトンなどを含む培地を天然培地または自然培地といい，一定量の化学物質を配合して作製した組成の明確な培地を合成培地という．培地の多くは天然培地である．

A. 培地の成分

培地は使用目的によって含まれる成分が異なるが，基本的な成分を示す．

a. エキス類

肉エキスは肉の水浸出液を濃縮したもので，ペプチド，アミノ酸，糖，ビタミン，無機塩類などを含む．パン酵母などから作られる酵母エキスは特にビタミンを豊富に含む．

b. ペプトン

肉，ミルクカゼイン，大豆蛋白質などを蛋白質分解酵素や酸で加水分解したものである．主として窒素源として利用される．

c. 血液と血清

様々な発育促進因子を含むので，栄養要求性の厳しい細菌の培養に用いられる．培地中の発育阻害物質の除去作用を有する．血液は溶血性の確認に用いられる．

d. 化学物質

培地の pH や浸透圧，無機塩類の供給のために加えられる．また，pH 指示薬が糖やアミノ酸の分解による pH の変化を知る目的で加えられる．

e. 寒天

テングサなどの海藻から得られるアガロペクチンとアガロースからなる多糖体である．90℃以上で溶解し，45℃付近で固化する．培地の固化剤であり，細菌は栄養素として利用しない．

B. 培地の形状と作製法

a. 液体培地

ブイヨン（bouillon），ブロス（broth）ともいう．一定量の粉末培地を秤量し，精製水を加えた後，沸騰水浴中で加温溶解する．試験管に分注し，通常 121℃で 15〜20 分間高圧蒸気滅菌する．

b. 固形培地

液体培地に通常は 1.5％の寒天を加えて高圧蒸気滅菌した後，固めて使用する．用途によっては寒天濃度を低くした培地を調製することがある．また，用途に応じて様々な種類の固形培地が使用されている（**表3**）．

C. 培地の使用目的による分類

「細菌用培地の組成と特徴」236 頁を参照．

a. 輸送培地（transport medium）

保存・輸送中に，検査材料中の細菌が死滅あるいは増殖しないように工夫された培地である．

b. 増菌培地（enrichment medium）

検査材料中の細菌数が少ない場合，分離培養前に増菌するための培地である．多種の細菌の増菌が可能な非選択増菌培地と，特定の細菌を増殖させる選択増菌培地がある．

c. 分離培地（isolation medium）

多種の細菌を含む検査材料から，感染症原因菌を分離するための培地である．分離培地には非選択分離培地と選択分離培地がある．白金耳を用いて，検査材料を平板培地上に塗り広げることを画線という（**図 1**）．画線培養すると，1 個の細菌が増殖して肉眼で観察できる集落（コロニー，colony）を形成する．このように，1 個の細胞のクローンからなる独立した集落を形成させる培養法を分離培養という（「細菌の鑑別・同定検査」263 頁参照）．独立集落から得た細菌を純培養菌という．さらに，純培養菌に由来などの履歴を付したものを菌株（strain）という．分離歴は，流行や耐性菌の動向を知るうえで大切な情報となる．

d. 確認培地・鑑別培地（differential medium）

分離培養で得られた純培養菌の生物学的・生化学的性状を調べて，菌種を同定するための培地である．試験管培地への接種法を**図 2** に示す．

3. 培養法

A. 検査材料の前処理

a. 増菌培養

血液など本来無菌の材料では増菌後に分離培養を行うことがある．複数の細菌が混在し，病原細菌が少ない場合には，選択増菌培養した後に分離培養を行う．

b. 化学的処理

結核菌の分離培養では，検査材料（主に喀痰）をアルカリ処理（水酸化ナトリウム）した後に分離培地に接種する．この処理により，口腔内常在菌の大部分が死滅し，結核菌の検出率が向上する．

c. 加熱処理

Clostridium 属菌などの有芽胞菌を分離する場合には，検査材料を 80℃ で 10 分間加熱することにより，無芽胞菌を除去すると検出率が向上する．

B. 培養環境

細菌の培養を発育至適環境で行うためには，温度やガス環境が調節された培養装置（フラン器）が用いられる．

a. 好気培養法

通常の空気環境下での培養を好気培養という．病原細菌の多くは，好気環境下で発育する．また，通性嫌気性菌は酸素の有無に関係なく発育するが，酸素存在下でより多くのエネルギーを得ることができ，発育も旺盛となる．

b. 微好気培養法

酸素分圧を低下させた微好気ガス（O_2 5％，CO_2 10％，N_2 85％）環境下で培養する方法である．ガス発生袋を用いてジャー内で培養する方法が簡便である．*Campylobacter* 属や *Helicobacter* 属菌の培養に使用される．

c. 炭酸ガス培養法

空気中の炭酸ガス濃度（0.03〜0.04％）よりはるかに高い 5〜10％という高濃度の炭酸ガスが存在すると，発育が旺盛になる細菌がある．*Neisseria gonorrhoeae* や *Neisseria meningitidis* は高濃度の炭酸ガスを要求する．ボンベから炭酸ガスを送り込むフラン器やガス発生袋を密閉容器に入れ，加湿下で培養する．

d. 嫌気培養法

偏性嫌気性菌は，酸素によって発育が阻害される．偏性嫌気性菌では，代謝産物である活性酸素が分解されないため，菌の核酸や細胞膜が障害を受けることによる．培地には，酸化還元電位を下げるためにチオグリコール酸ナトリウムなどの還元剤が加えられている．無酸素環境を作るには，**表 4** のような方法がある．

4. 菌数測定法

A. 生菌数測定法

生菌数測定法は，1 個の細菌から 1 個のコロニーが形成されることに基づいて，コロニー数から生菌数を求める方法である．レンサ状などの配列を形成する細菌では 1 配列が 1 コロニーを形成するため，生菌数の単位にはコロニー形成単位（colony forming unit : CFU）を用いる．

尿路感染症や呼吸器感染症などでは，検体中の生菌数が診断基準の 1 つとなる（「感染症の検体検査」の項を参照）．ここでは一般的な生菌数測定法について述べる．

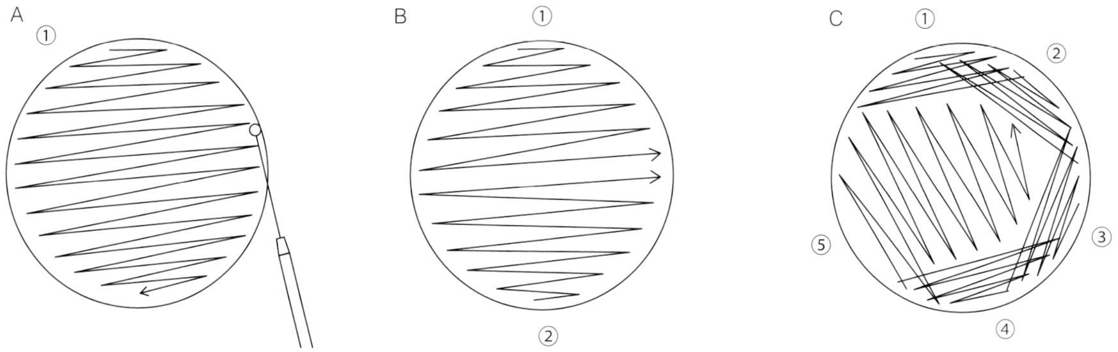

A：余分な水分を蒸発させた平板培地の上部①に白金耳（使用前後に火炎滅菌する）を軽く触れた状態で検体を塗布する．続いて，白金耳を下方に画線しながら移動させる．フタを下にし，シャーレを逆さにした状態で培養する．中央部分から下に独立コロニーが生ずる

B：培地上部①から中央まで，A 法の要領で検体を塗抹する．次に，②が上になるように培地を上下反対にもち，再び培地中央まで塗抹する．A 法よりも中央部分に独立コロニーを得やすい

C：シャーレを回転させながら，①から順番に検体を塗り広げ，培地中央に独立コロニーを作らせる．検体中の菌数が多い場合に，独立コロニーを得やすい

図 1　平板培地への接種法

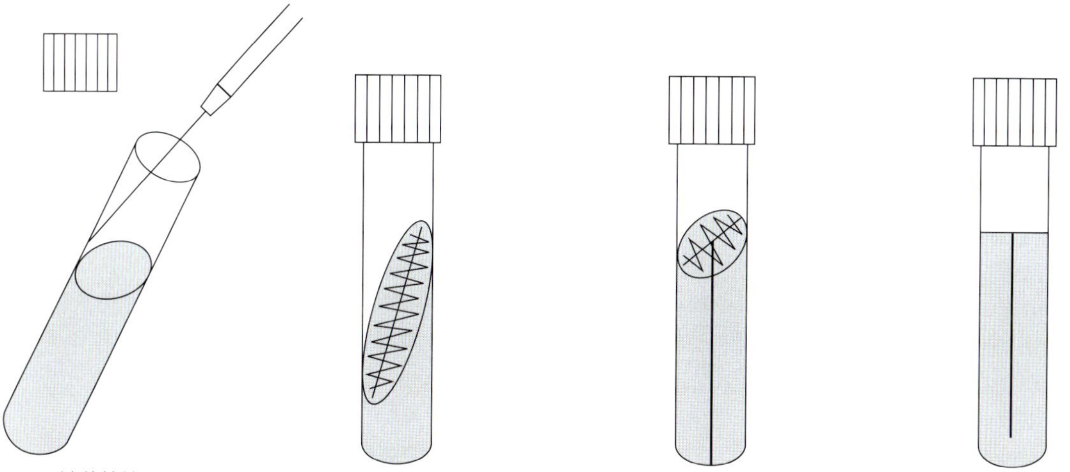

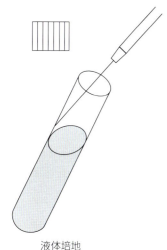

液体培地
白金耳で菌を採取し，試験管の内壁にこすりつけて菌塊をほぐしながら接種する．白金線を使うこともある

斜面培地
釣菌（fishing，白金線で集落から菌を採取すること）した菌を斜面全体に塗抹する．白金耳を使うこともある

半斜面培地
白金線を用いて，高層部に穿刺してから，斜面全体に塗抹する

高層培地
白金線で培地の中央に穿刺する

図 2　試験管培地の形状と接種法

a. 混釈培養法

一定量の液体被験材料と 50℃前後に保った寒天培地を混合して平板培地に固め，培養後コロニー数を数える．被験材料の希釈倍率から，1mL 中の生菌数に換算する．

b. 平板培地塗抹法

一定量の液体材料を平板培地に滴下し，培地表面に均等に塗抹する．培養後，混釈培養法と同様

表4　嫌気培養の方法

半流動高層寒天培地を使う方法	半流動高層寒天培地に検体を穿刺培養すると，嫌気性菌は酸素濃度の低い試験管の底の部分で発育する．高層培地に検体を接種後，滅菌流動パラフィンを重層して空気を遮断する方法もある．
嫌気チェンバー法	嫌気状態を保つ密閉式の装置で，外部から手袋を用いて作業ができる構造となっており，グローブボックスともいう．装置内部はボンベから送られる混合ガス（N_2 80%，CO_2 10%，H_2 10%）で満たされ，混入する酸素は触媒によって水となって除去される．
触媒法	ジャー内に検体を接種した培地とガス発生袋を同時に入れる．触媒によってジャー内の酸素は水素と反応して除かれる．そのままジャーをふ卵器に入れて培養する．ガス発生袋（ガスパックなど）が市販されている．

に生菌数を求める．

c. メンブランフィルター法

被験材料中の生菌数が少ない場合，メンブランフィルターを用いて，材料の一定量を濾過し，フィルターの細菌捕捉面を上にして平板培地に密着させて培養する．フィルター上に形成されたコロニーを計数する．

d. 標準白金耳画線培養法

尿などの液体検体を標準白金耳（10 μL，5 μL，1 μL）に採り，平板培地に塗布する．培養後，コロニー数から菌数を換算する．半定量法であるが，簡便である（321 頁参照）．

B. 全菌数測定法

a. 比濁法

分光光度計を用いて菌液の濁度を測定する．本法は，死菌を含めた総菌数を測定する．

簡便な方法として，目視によって濁度を計るマックファーランド（McFarland）法がある（「薬剤感受性検査」255 頁参照）．

5. 菌株の保存

検査において，一度菌種が確定されても再度追加の検査をする必要性が生ずることがある．また，臨床分離株のなかには，同一の菌種であっても性状や薬剤耐性パターンが過去に分離された細菌と異なるものがある．このような細菌を研究対象とすることは，感染症対策として重要なことである．そのためには，細菌の変異を避けた保存法が重要となる．

保存方法としては，次のものがある．菌種によって保存期間に差があるので，注意が必要である．

A. 継代培養法

細菌が死滅する前に，新しい培地に移していく方法であるが，継代培養を続けている間に細菌が変異することがある．

B. 穿刺培養保存法

半流動高層培地に細菌を穿刺し培養後，密栓して室温で保存する方法である．腸内細菌，*Pseudomonas* 属，*Bacillus* 属細菌などは，乾燥を防げば 1～10 数年は保存可能である．

C. 凍結保存法

培養菌液を 5～50％グリセリン水溶液に懸濁し，フリーザー（－80℃以下）で保存する．細菌の多くが，10 年以上は保存可能である．

D. 凍結乾燥法

培養菌液を 20％スキムミルク溶液に加え，凍結後，凍結乾燥器を用いて真空下で乾燥させる．数十年間の保存に耐える．

E. ゼラチンディスク法

培養菌液を遠心集菌し，新しい培地に懸濁させる．懸濁液に 1/5 量の 2.5％アスコルビン酸水溶液と等量の 20％ゼラチン水溶液（50℃程度に保温）を加える．この懸濁液をパラフィンディスク（沸騰水浴中の液状パラフィンにディスク状濾紙を浸して作製）上に滴下する．5 酸化リン（乾燥剤）を入れたデシケーター中で減圧乾燥する．細菌を含むゼラチン部分を乾燥剤入り試験管で密栓保存する．冷蔵保存で腸内細菌は，約 5 年間は保存可能である．

（金森政人）

チェックリスト

□酸素の要求性の違いにより，細菌を分類せよ．
□発育に高濃度（5〜10%）の二酸化炭素を要求する細菌を挙げよ．
□培地に血清や血液を加える理由を述べよ．
□嫌気培養法について説明せよ．
□生菌数測定法について説明せよ．また，CFU とは何か．

III 微生物の検査法

微生物培養法

2　細菌用培地の組成と特徴

細菌を培養するための培地は，使用目的に応じて様々な種類が市販されている．多くは粉末培地であり，必要量を秤量し，精製水を加えて加温溶解した後，121℃で15〜20分間，高圧蒸気滅菌する．培地のなかには滅菌不要のもの，滅菌すると成分が分解されるので滅菌不可のものもある．また，血液寒天培地のように汎用される培地は，すぐに使える状態，いわゆる生培地として入手することができる．

ここでは，常用される培地の組成と特徴（用途），細菌の分離・同定用培地については反応の原理・機構を述べる．組成については，主な成分のみを記載した．

ウイルス，真菌培養用培地については，それぞれの培養法の項を参照のこと．

1. 分離培地や確認培地に添加されている pH 指示薬の変色域

分離培地や確認培地には，糖やアミノ酸が添加されており，糖を分解する細菌が発育すると酸が産生されて，培地は酸性に傾く．アミノ酸などの窒素源が分解されれば，アンモニアなどが産生されて培地はアルカリ性に傾く．細菌による糖やアミノ酸などの分解能を知るための指標として，pH 指示薬が加えられている．**表1**に，主な pH 指示薬の変色域と色調を示す．

2. 一般的な培養に用いる培地

研究や同定検査のために単一菌種を純培養するため，あるいは細菌の保存のために用いられる培地．また，細菌の発育抑制物質を含まないので，多種の細菌を発育させる分離培地としても用いられる．固形培地の寒天濃度は通常1.5％である．pH7.0〜7.6，115℃または121℃で15〜20分間，高圧蒸気滅菌する（**表2**）．

3. 細菌の分離・同定用培地

A. 検査材料の保存・輸送培地

検査までに時間を要する場合に，検体中の細菌が死滅あるいは増殖することのないように工夫された培地である（**表3**）．

B. 増菌培地

検査材料中の細菌数が少ない場合，分離培養する前に増菌することがある．増菌培地には，非選択増菌培地と特定の細菌を発育させる選択増菌培地がある．

a. 非選択増菌培地

本培地の寒天濃度は通常の寒天培地の10分の1以下で，半流動高層培地（「細菌培養法」図2，233頁参照）である．半流動にすることで試験管内の培地の対流を抑え，酸素の下層への移動を防ぐ効果がある．さらにチオグリコール酸ナトリウムを加えることによって，酸化還元電位を調節する．作製に当たっては，高圧滅菌後，ただちに水冷して寒天を固化し，酸素の混入を防ぐ．こうした工夫により，培地の下層に偏性嫌気性菌の発育が可能となる．上層には偏性好気性菌が発育し，通性嫌気性菌は培地全体で発育する（**表4**）．なお，ブレインハートインフュージョン培地のような栄養豊富な液体培地も増菌培地として用いられる．

表1　主な pH 指示薬の変色域（色調）

pH 指示薬	pH 変色域（色調）
ブロムクレゾールパープル（BCP）	5.2〜6.8（黄〜青紫）
ブロムチモールブルー（BTB）	6.0〜7.6（黄〜青）
ニュートラルレッド（NR）	6.8〜8.0（赤〜黄）
フェノールレッド（PR）	6.8〜8.4（黄〜赤）
チモールブルー（TB）	8.0〜9.6（黄〜青）

表2　一般的な培養に用いる培地

培地	主な成分	用途
普通ブイヨン	肉エキス，ペプトン，NaCl	*Staphylococcus* 属菌や腸内細菌などのあまり栄養要求の厳しくない細菌の培養に用いる
普通寒天培地	普通ブイヨン＋寒天	細菌の保存用斜面培地，分離培養用の平板培地として用いる
ハートインフュージョンブロス	ウシ心臓浸出液，ペプトン，NaCl	栄養要求性が厳しくて普通ブイヨンには発育しない *Streptococcus* 属菌などの培養に用いる
ハートインフュージョン寒天培地	ハートインフュージョンブロス＋寒天	血液寒天培地やチョコレート寒天培地の基礎培地として用いる
ブレインハートインフュージョン培地	ウシ脳浸出液，ウシ心臓浸出液，ペプトン，ブドウ糖，NaCl，リン酸水素二ナトリウム	特に栄養要求性の強い細菌の培養に用いる
ブレインハートインフュージョン寒天培地	ブレインハートインフュージョン培地＋寒天	特に栄養要求性の強い細菌の培養に用いる
トリプチケースソイブロス（トリプトソイブロス）	カゼイン消化ペプトン，ダイズ消化ペプトン，ブドウ糖，NaCl，リン酸水素二カリウム	栄養要求性の厳しい *Streptococcus* 属菌や *Neisseria* 属菌などの培養に用いる．薬剤感受性検査の接種菌液の調製に用いる
トリプチケースソイ寒天培地	カゼイン消化ペプトン，ダイズ消化ペプトン，NaCl，寒天	栄養要求の厳しい *Brucella* 属菌などの培養に用いる
ミューラー・ヒントン培地	ウシ肉浸出液，カザミノ酸，デンプン	多くの細菌が発育可能であることやテトラサイクリン，トリメトプリム，サルファ剤の作用を阻害する物質の含量が少ないことから薬剤感受性検査（最小発育阻止濃度測定法）に用いる
ミューラー・ヒントン寒天培地	ミューラー・ヒントン培地＋寒天	*Neisseria* 属菌分離用．薬剤感受性検査（ディスク拡散法）に用いる

b. 選択増菌培地

目的とする細菌を選択的に増菌させるために，目的菌以外の細菌の発育を抑制する物質を加えた培地である．また，目的菌の好む発育環境を整えるように工夫された培地もある（**表5**）．

C. 分離培地

検査材料から原因菌を分離培養するために用いる培地を分離培地という．通常，寒天平板培地が用いられる．培地上に形成された集落（colony，コロニー）から原因菌として疑わしいものを選

表3　保存・輸送培地

培地	主な成分	用途
グリセリン保存液	リン酸緩衝液，グリセリン	主に糞便の保存に用いる
キャリー・ブレアー培地	チオグリコール酸ナトリウム，リン酸水素二ナトリウム，NaCl	*Shigella*，*Salmonella* 属菌などの腸内細菌を含む糞便，吐物の保存・輸送に用いられる
チャコール加アミー培地	チャコール（活性炭），チオグリコール酸ナトリウム，リン酸緩衝液	活性炭は検査材料中に含まれる発育阻害物質を吸着するので，死滅しやすい *N. gonorrhoeae* や *B. pertussis* を含む検体の輸送に適する．偏性嫌気性菌の輸送も可能
スチュアート培地	チオグリコール酸ナトリウム，グリセロリン酸ナトリウム	糞便の保存には適さないが，腸内細菌，*Neisseria* 属菌，*Streptococcus* 属菌など広範囲の細菌を含む膿，分泌物などの検体の輸送に適する

表4　非選択増菌培地

培地	主な成分	用途
臨床用チオグリコレート半流動培地	チオグリコール酸ナトリウム，L−シスチン	糞便，咽頭粘液，食品などの検体中の細菌の増菌に用いる
HK 加チオグリコレート半流動培地	臨床用チオグリコレート培地＋ヘミン（H）＋ビタミン K_1（K）	栄養要求性の厳しい偏性嫌気性菌の増菌に用いる
GAM 半流動培地	チオグリコール酸ナトリウム，L−システイン，消化血清末，デンプン	血液，穿刺液などの検体中の偏性嫌気性菌の増菌に適する
HK 半流動培地	ヘミン，ビタミン K_1，チオグリコール酸ナトリウム，L−システイン，デンプン	広範囲の偏性嫌気性菌の増菌に用いる

表5　選択増菌培地

培地	主な添加物あるいは選択物質	原理および用途
アルカリ性ペプトン水	ペプトン	pH8.2〜8.4 のアルカリ域で発育する *V. cholerae* の増菌に適する．他の菌に対する抑制力が強くないので，6〜8 時間培養後分離培地に接種する
4％ NaCl 加アルカリ性ペプトン水	4％ NaCl，ペプトン	好塩性の *V. parahaemolyticus* の増菌に適する．6〜8 時間培養後，分離培地に接種する
セレナイト培地	亜セレン酸ナトリウム	*Salmonella* 属菌の増菌に適する．高圧蒸気滅菌してはならない
ラパポート培地	マラカイトグリーン，塩化マグネシウム	マラカイトグリーンはグラム陽性菌の発育を抑制する．*Salmonella* 属菌の増菌に適する．滅菌不要
パイク培地	5％脱線維素血液，窒化ナトリウム，クリスタルバイオレット	*S. pyogenes* を疑う咽頭粘液などの検体に用いる．高圧蒸気滅菌してはならない
ミドルブルック 7H9 ブロス	アルブミン，カタラーゼ，ポリミキシン B，アムホテリシン B，ナリジクス酸，トリメトプリム，アズロシリン	*Mycobacterium* 属菌の増菌に用いる．合成培地であり，ポリミキシン B などの抗菌薬によって常在菌の増殖を抑える．培養日数が短縮される

表 6　非選択分離培地

培地	主な成分	原理および用途
血液寒天培地	5～10％脱線維素血液（ヒツジ，ウマ，ウサギ）	基礎培地としてハートインフュージョン培地などを用いる．栄養価が高いので，多くの細菌が発育できる．溶血性の有無，性状が確認できる
チョコレート寒天培地	5～10％脱線維素血液（ヒツジ，ウマ，ウサギ）	基礎培地としてハートインフュージョン培地などを用いる．滅菌後，高温のうちに血液を加えて変性させる．この操作により，血液中の発育阻害因子が破壊され，*Haemophilus* 属菌や *Neisseria* 属菌の発育が可能となる
GC 寒天培地	ヘモグロビン，酵母エキス，デンプン	*N. gonorrhoeae* の分離培地である．デンプンは発育阻害物質を吸着する
BTB 乳糖加寒天培地（ドリガルスキー改良培地）	乳糖，ブロムチモールブルー（BTB）	腸内細菌などのグラム陰性桿菌の分離培地である．*E. coli* などの乳糖分解菌は集落および周辺が黄変する．*Shigella* などの非分解菌の集落は青色半透明となる
GAM 寒天培地	消化血清末，チオグリコール酸ナトリウム，L-システイン	酸化還元電位が低く保たれており，栄養価も高いため，偏性嫌気性菌の分離に適する
血液加ブルセラ寒天培地	5～10％脱線維素血液（ヒツジ，ウマ，ウサギ），ヘミン，ビタミン K_1	栄養要求性の厳しい偏性嫌気性菌の分離培養に用いる
ボルデー・ジャング培地	ジャガイモ浸出液（デンプン），15～20％脱線維素血液（ヒツジ，ウサギ）	*B. pertussis* の分離培地である．デンプンが発育阻害物質を吸着する．血液含量が多い
B-CYE 寒天培地	ACES〔*N*-（2-Acetamido）-2-aminoethanesulfonic acid〕，酵母エキス，活性炭，L-システイン，ピロリン酸鉄	栄養要求性の高い *Legionella* 属菌の分離培地である．ACES は緩衝作用を有する．B-CYE（buffered charcoal yeast extract）
レフレル培地	普通ブイヨン，ブドウ糖，75％ウマ血清	間欠滅菌により培地を固化させる．*C. diphtheriae* の分離培地である．異染小体の形成がよい

び，確認作業に移る．多種の細菌の発育が可能な非選択分離培地と目的とする細菌のみの発育を許す選択分離培地がある．

a. 非選択分離培地（表 6）

b. 選択分離培地（表 7）

D. 確認培地（表 8）

分離培養によって得られた感染症原因菌と疑われる細菌の種（species）を明らかにすることを同定という．細菌による糖やアミノ酸の分解能，酵素や色素の産生能あるいは運動性の有無などを調べ，既知のどの菌種と一致するかを明らかにする．この一連の操作に用いる培地を確認培地あるいは鑑別培地という．なお，性状確認の詳細は，「細菌の鑑別・同定検査」（263 頁）を参照のこと．

（金森政人）

E. コロニーの色でわかる簡便鑑別培地：発色酵素基質培地

発色酵素基質培地は，発色酵素基質を使った大腸菌検査用培地として 1982 年に Peter CS Feng と Paul A Hartman により初めて報告されてから，我

表 7　選択分離培地

培地	主な添加物あるいは選択物質	原理および用途
マンニット食塩寒天培地	7.5%塩化ナトリウム，マンニット（マンニトール），フェノールレッド	高濃度の食塩を含む培地．耐塩性の *Staphylococcus* 属菌の選択分離培地である．*S. aureus* はマンニットを分解し，酸を産生するので集落およびその周辺が黄変する
PEA 寒天培地	脱線維素血液，フェニルエチルアルコール（PEA）	PEA を選択剤とする Gram 陽性菌の分離培地である．ヘミン，ビタミン K_1 を加えると偏性嫌気性菌の分離培地となる
サイアー・マーチン培地	ヘモグロビン，酵母エキス，デンプン，バンコマイシン，コリスチン，ナイスタチン	GC（Gonococcus）培地に抗菌薬を加えた培地である．*N. gonorrhoeae, N. meningitidis* の分離培地である
マッコンキー寒天培地	乳糖，胆汁酸塩，クリスタルバイオレット，ニュートラルレッド	腸内細菌の分離培地．*E. coli* などの乳糖分解菌の集落とその周辺は産生された酸によって胆汁酸が析出し，これにニュートラルレッドが沈着して混濁した紅色を呈する
ソルビトール加マッコンキー寒天培地	マッコンキー寒天培地の乳糖に代えて，ソルビトールを加える．	*E. coli* O157:H7 の分離培地である．ソルビトール非分解性の O157 は透明な集落を生ずる
SS 寒天培地	乳糖，胆汁酸塩，チオ硫酸ナトウム，クエン酸ナトリウム，クエン酸鉄，ブリリアントグリーン，ニュートラルレッド	滅菌不可．*Salmonella* 属菌，*Shigella*，*Y. enterocolitica* の分離培地である．胆汁酸塩によって *E. coli* などの腸内細菌の発育が抑制される．胆汁酸塩抵抗性の *E. coli* などは乳糖を分解して酸を産生するため紅色の混濁した集落を形成する．乳糖非分解性菌の *Shigella* の集落は無色半透明である．*Salmonella* 属菌は硫化水素を産生し，クエン酸鉄と反応して硫化鉄を形成するので集落が黒変する
DHL 寒天培地	乳糖，白糖（ショ糖），胆汁酸塩，チオ硫酸ナトリウム，クエン酸ナトリウム，クエン酸鉄，ニュートラルレッド	滅菌不要．胆汁酸塩の濃度が SS 寒天培地に比べて低いことから選択性が弱いので腸内細菌全般の分離培地として用いられる．乳糖または白糖の一方，あるいは両方を分解する菌は酸を産生するため紅色の混濁した集落を形成する．*Salmonella* 属菌などの硫化水素産生菌の集落は黒変する
CIN 寒天培地	マンニット，胆汁酸塩，クリスタルバイオレット，セフスロジン，イルガサン，ノボビオシン，ニュートラルレッド	*Yersinia* 属菌の選択分離培地である．*Yersinia* 属菌はマンニットを分解して酸を産生し，胆汁酸を析出させるので集落は混濁した紅色を呈する
TCBS 寒天培地	白糖，胆汁，チオ硫酸ナトリウム，コール酸ナトリウム，クエン酸ナトリウム，ブロムチモールブルー	滅菌不可．pH8.8．*Vibrio* 属菌がアルカリ環境下で発育できることを利用した選択分離培地である．胆汁，コール酸ナトリウムは糞便中の常在菌の発育を抑制する．白糖分解菌である *V. cholerae* の集落は黄色を呈する．白糖非分解菌である *V. parahaemolyticus* の集落は培地の色調である緑色を呈する
NAC 寒天培地	ナリジクス酸，セトリマイド	滅菌不要．*P. aeruginosa* の分離培地である．緑色系の集落が発育していれば本菌が疑われる
スキロー寒天培地	5〜10%溶血血液（ウマ），バンコマイシン，ポリミキシン B，トリメトプリム	*Campylobacter* 属菌の分離培地である．微好気環境下で培養する
CCFA 寒天培地	果糖（フルクトース），チオグリコール酸ナトリウム，L-システイン，サイクロセリン，セフォキシチン	*C. difficile* の分離培地である．黄色のラフ（R）型集落を形成する．紫外線照射によって黄緑色の蛍光を発する
BBE 寒天培地	エスクリン，20%胆汁，ゲンタマイシン，クエン酸鉄アンモニウム	*B. fragilis* 群の分離培地である．エスクリンを分解する本菌群の集落周辺では，生じたエスクレチンが鉄イオンと反応して黒変する
1%小川培地，3%小川培地	リン酸二水素カリウム（1%あるいは 3%），グルタミン酸ナトリウム，グリセリン，マラカイトグリーン，全卵液	*Mycobacterium* 属菌の分離培地である．90℃で 60 分間の加熱により卵蛋白質を凝固させ，同時に殺菌する．4% NaOH で処理した喀痰は 3%小川培地に，2% NaOH で処理した喀痰は 1%小川培地に接種する
2%小川培地	リン酸二水素カリウム（2%），グルタミン酸ナトリウム，クエン酸マグネシウム，ピルビン酸，デンプン，マラカイトグリーン，全卵液	*Mycobacterium* 属菌の分離培地である．マラカイトグリーンが抑えられているため，より広範な *Mycobacterium* 属菌が発育する．1，3%小川培地に比べて発育が迅速である
ミドルブルック 7H10 寒天培地	オレイン酸，アルブミン，ブドウ糖，カタラーゼ，マラカイトグリーン	*Mycobacterium* 属菌の分離培地である．発育阻害物質や過酸化物を除去する成分が含まれているので，小川培地より発育が迅速である．*N*-アセチル-L-システイン-NaOH で処理した検体を用いる
血清加亜テルル酸塩培地	5%ウマ血清，亜テルル酸カリウム	*C. diphtheriae* の選択分離培地である．菌による還元作用のため集落が黒変する
PPLO 培地	酵母エキス，不活化ウマ血清，ペニシリン G，酢酸タリウム	*Mycoplasma* 属菌の分離培地である．*M. pneumoniae* は栄養要求性が厳しく，血清中のコレステロールを必要とする．培養に数日間を要し，目玉焼き状の集落を顕微鏡下で観察する

表 8　確認培地

培地	主な添加物	原理および用途
DNA 寒天培地	デオキシリボ核酸（DNA），トルイジンブルー	DNA 分解酵素（DNase）の産生を確認する培地である．*S. aureus* は陽性であるが，*S. epidermidis* は陰性である．トルイジンブルーは DNA と結合して青色を呈するが，DNase により分解されると赤紫色となる
胆汁エスクリン寒天培地	胆汁，エスクリン，塩化第二鉄	*Enterococcus* 属菌は本培地に発育し，エスクリンを分解してエスクレチンを形成する．本物質が培地に加えられた塩化第二鉄と反応して暗褐色を呈する
CTA 培地	L-シスチン，トリプトン，フェノールレッド	糖分解試験用培地である．栄養要求性の厳しい *Streptococcus* 属菌や *Corynebacterium* 属菌などに用いられる．糖を 1%の濃度に添加した CTA 培地に被検菌を接種して培養する．糖が分解されて酸性となり，黄変したら陽性である
クリグラー培地	ブドウ糖（0.1%），乳糖（1%），チオ硫酸ナトリウム，硫酸第一鉄，フェノールレッド	半斜面培地である．腸内細菌の鑑別に用いられる．糖分解能，ブドウ糖からのガス産生能，硫化水素産生能を同時に判定できる．ブドウ糖含量が少ないので，乳糖非分解菌は窒素源を利用して発育する．その結果，斜面部がアルカリ化し，赤変する．乳糖分解菌は高層部，斜面部ともに黄変する．ガス産生は培地の亀裂により判定し，硫化水素産生は硫化鉄の形成による培地の黒変によって判定する（糖分解試験，266 頁参照）
TSI 培地	ブドウ糖（0.1 %），乳糖（1%），白糖（1%），チオ硫酸ナトリウム，硫酸第一鉄，フェノールレッド	半斜面培地である．クリグラー培地にショ糖を加えたもので，腸内細菌の確認培地である．乳糖と白糖の両方，あるいはいずれか一方を分解すれば培地全体が黄変する．ガス産生能などの性状はクリグラー培地と同様に判定する（糖分解試験，266 頁参照）
LIM 培地	ブドウ糖（0.1%），L-リジン塩酸塩，L-トリプトファン，ブロムクレゾールパープル	腸内細菌のリジン脱炭酸酵素（L），インドール産生性（I），運動性（M）の判定ができる半流動高層培地である．リジン脱炭酸酵素産生菌はリジンからアルカリ性のカダベリンを作り，培地は紫色を呈する．トリプトファン分解菌はインドールを作る．インドールはインドール試薬（パラジメチルアミノベンズアルデヒド）と反応して赤色を呈する．運動性を有する菌は培地全体が混濁する
SIM 培地	チオ硫酸ナトリウム，L-システイン，クエン酸鉄アンモニウム	腸内細菌の硫化水素産生（S），インドール産生（I），運動性（M）およびインドールピルビン酸（IPA）反応の判定ができる半流動高層培地である．硫化水素が発生すると鉄イオンと反応して硫化鉄を生じ，培地が黒変する．インドール産生と運動性の判定は LIM 培地と同様に行う．IPA はトリプトファンから作られ，鉄イオンと反応して培地上層部が褐色になる
VP 半流動培地	ブドウ糖	腸内細菌がブドウ糖からアセチルメチルカルビノール（アセトイン）を作るか否かをみる培地である．フォーゲス・プロスカウエル（VP）試験用培地である．① 5%αナフトールアルコール溶液と② 0.3%クレアチニン加 40%水酸化カリウム水溶液からなる VP 試薬を 2：1 の割合で順次加える．試薬添加数分後に赤変すれば陽性とする（糖分解試験，266 頁参照）

シモンズのクエン酸塩培地	クエン酸ナトリウム，リン酸二水素アンモニウム，ブロムチモールブルー	合成培地である．炭素源としてクエン酸ナトリウム，窒素源としてリン酸二水素アンモニウムが添加されている．菌がクエン酸塩を利用して発育するとアルカリ性になり青変する．菌が発育しない場合は陰性とする．*Klebsiella* 属，*Serratia* 属菌は発育するが，*E. coli* や *Salmonella* 属菌は発育できない
マロン酸塩培地	マロン酸ナトリウム，ブロムチモールブルー	被検菌がマロン酸塩を炭素源として利用できるかどうかを検査するための培地である．利用できる菌は，培地をアルカリ化し，青色に変える．*S. enterica* subsp. *arizonae* は陽性，その他の *Salmonella* は陰性である
クリステンセンの尿素培地	尿素，フェノールレッド	被検菌が尿素分解酵素ウレアーゼを産生するか否かを調べるための培地である．ウレアーゼ産生菌はアンモニアを生成してアルカリ化するため，培地が赤変する．*H. pylori*，*Proteus* 属菌は陽性，*Shigella*，*E. coli*，*Salmonella* 属菌は陰性である
ヒュー・レイフソン OF 培地	ブドウ糖，ブロムチモールブルー	ブドウ糖を発酵（fermentation，F）によって分解するのか，酸化（oxidation，O）によって分解するのかを確認する培地である．2 本の半流動高層培地に被検菌を接種後，1 本に大気を遮断するために流動パラフィンを重層する．こうした大気遮断下に発育し，培地が酸性色に黄変した場合，発酵によりブドウ糖が分解されたことがわかる．流動パラフィンを重層しない培地のみで黄変した場合，酸化によってブドウ糖が分解されたことがわかる．ブドウ糖非発酵 Gram 陰性桿菌の糖分解試験に用いられる
キング A 培地	塩化マグネシウム，硫酸アンモニウム，グリセリン	斜面培地．*P. aeruginosa* の色素産生性を確認する．青緑色のピオシアニンの産生に適する
キング B 培地	リン酸水素二カリウム，硫酸マグネシウム，グリセリン	斜面培地．*P. aeruginosa* の産生する蛍光性黄緑色色素のピオベルジンの観察に適する
メラー培地	L-アルギニン，L-リジン，L-オルニチンのいずれか 1 種を基礎培地に加える．ブロムクレゾールパープル，クレゾールレッド	腸内細菌やブドウ糖非発酵性桿菌のアルギニン加水分解酵素，リジン脱炭酸酵素，オルニチン脱炭酸酵素活性を確認するための液体培地である．流動パラフィンを重層し，大気を遮断して培養する．アミノ酸が分解されるとアルカリ性となり，培地が紫色を呈する
卵黄寒天培地	卵黄，フェノールレッド	平板培地．*C. perfringens* は本培地で集落周囲に白濁環を形成する．これをレシチナーゼ反応，卵黄反応あるいはレシトビテリン反応という．この反応は，菌の産生する α 毒素（レシチナーゼ，ホスホリパーゼ C）によるもので，抗 α 毒素血清により中和される．リパーゼ試験も同じ培地で検査できる（レシチナーゼ試験，リパーゼ試験，271 頁参照）
アセトアミド培地	アセトアミド，フェノールレッド	斜面培地．*P. aeruginosa* の産生するアシルアミダーゼの確認培地である．本酵素はアセトアミドを分解してアンモニアを生じ，培地をアルカリ化して赤変させる

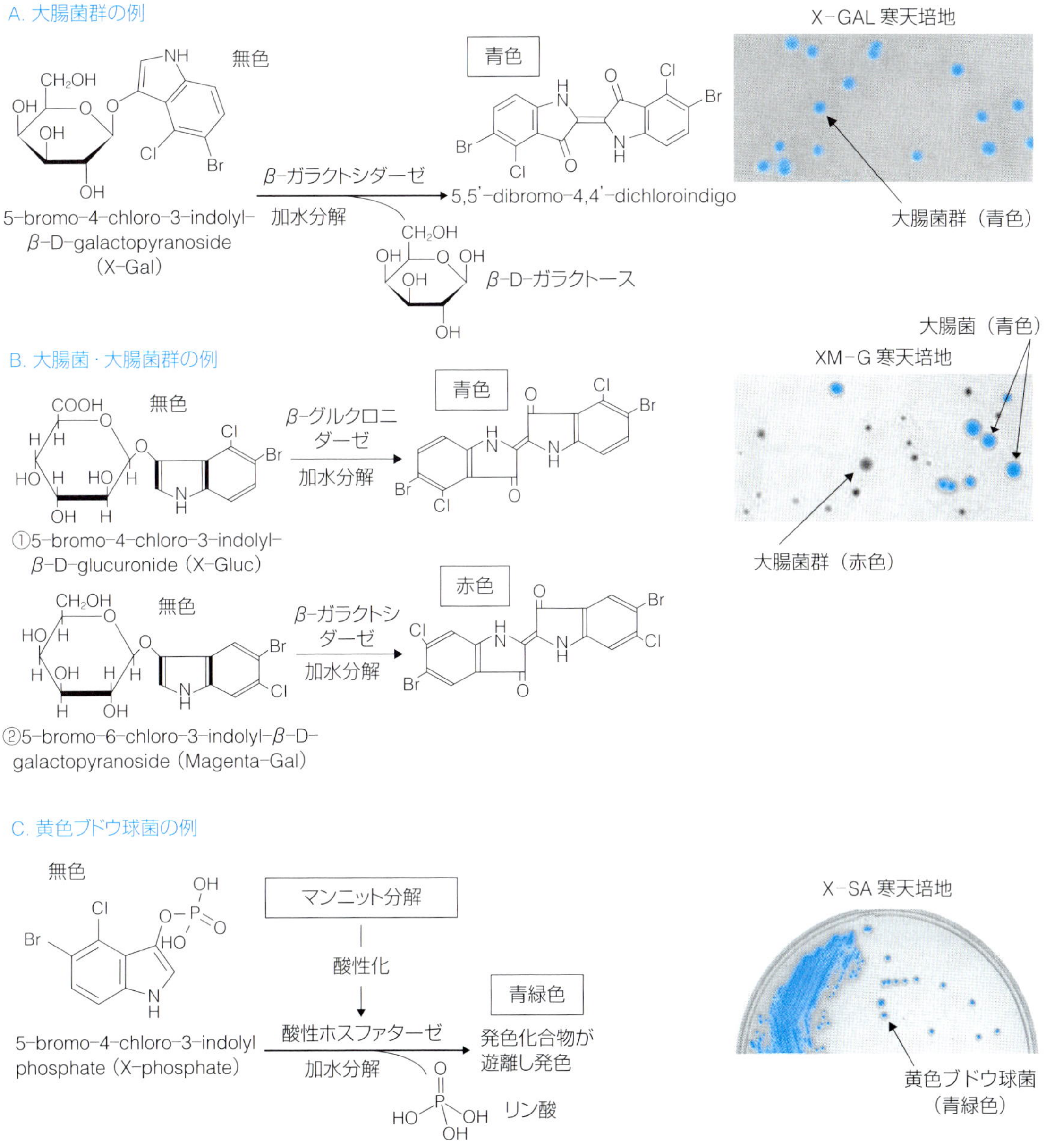

図 1　発色酵素基質培地の発色の仕組み

A : 発色酵素基質 X-Gal は，大腸群（coli form group）が特異的に産生するβ-ガラクトシダーゼにより分解された後，酸化されて青色色素を生成する

B : 発色酵素基質 X-Gluc は，大腸菌が特異的に産生するβ-グルクロニダーゼにより分解されて青色色素を，Magenta-Gal は，大腸菌群が産生するβ-ガラクトシダーゼにより分解されて赤色色素を生成する

C : 発色酵素基質 X-Phosphate（BCIP とも呼ぶ）は，マンニットと食塩入りの基礎培地において黄色ブドウ球菌が特異的にもつマンニット分解能を利用して，酸性ホスファターゼにより分解されて青緑色色素を生成する

（写真提供 : 江東微生物研究所 東出正人氏）

表 9　主な発色酵素基質培地の発色合成基質とコロニーの呈色

菌種名	発色酵素基質培地	発色合成基質	酵素	コロニーの呈色
大腸菌群	X-GAL 寒天培地「ニッスイ」	5-ブロモ-4-クロロ-3-インドリル-β-D-ガラクトピラノシド（X-Gal）	β-ガラクトシダーゼ	大腸菌群：青色
大腸菌・大腸菌群	XM-G 寒天培地「ニッスイ」	5-ブロモ-4-クロロ-3-インドリルグルクロニド（X-Gluc） 5-ブロモ-6-クロロ-3-インドリル-β-D-ガラクトピラノシド（Magenta-Gal）	β-グルクロニダーゼ β-ガラクトシダーゼ	大腸菌：青色 大腸菌群：赤色 他の腸内細菌：白色
黄色ブドウ球菌[*1]	X-SA 寒天培地「ニッスイ」	5-ブロモ-4-クロロ-3-インドリルリン酸塩（X-Phosphate）	酸性ホスファターゼ （補：マンニット分解）	黄色ブドウ球菌：青緑色 その他の細菌：発育抑制
	C-SA 寒天培地（CHROM）	CROMmix（複数の合成基質を含む）	非公開	黄色ブドウ球菌：藤色 *S. haemolyticus*：青色 その他のブドウ球菌：白色
サルモネラ	X-SAL 寒天培地「ニッスイ」[*2]	テトラゾリウム塩（非酵素基質），H_2S	C_8 エステラーゼ	H_2S 産生サルモネラ：黒緑色 H_2S 非産生サルモネラ：緑色 サルモネラ以外：桃～赤紫色
腸炎ビブリオ	X-VP 寒天培地「ニッスイ」[*2]	X-Glucoside Magenta-Gal	β-グルコシダーゼ β-ガラクトシダーゼ	腸炎ビブリオ：青色 他のビブリオ：白色か赤紫色 ビブリオ以外：発育抑制
	ES ビブリオ寒天培地（栄研化学）	ESmix（複数の合成基質を含む）	β-ガラクトシダーゼ （補：白糖分解）	腸炎ビブリオ：青緑色 コレラ菌：黄褐色 *V. vulnificus*：青色 ビブリオ以外：発育抑制

＊1：コアグラーゼ試験など確定試験を実施する，＊2：オートクレーブ不可

が国でも *Escherichia coli* や *Staphylococcus aureus* を検出する簡便な鑑別法として定着した．しかも，大腸菌群と大腸菌を同時に鑑別することができる．20 世紀末～21 世紀初頭に各種の発色酵素基質培地が開発され，臨床検体のみならず，食品や水中の大腸菌群の検出にも使用されている．

発色酵素基質は，その菌種に特異的な酵素の基質となる物質に，発色する物質，または蛍光など発光源となる物質を結合させた合成基質である．この発色合成基質を，その菌種に特定な酵素の基質として用いると，酵素反応により遊離する発色化合物がコロニーに色をつける．発色合成基質は菌種の標的酵素により様々な種類のものが開発されているが，公開されていないものも多い．大腸菌群，大腸菌・大腸菌群と黄色ブドウ球菌の例を**図 1** に示す．

これにより夾雑物中の菌種が簡便に，かつ時間を短縮して鑑別できるようになり，煩雑な確認試験や追加試験が不要になった（必要に応じて追加する）．従来の培地でも，その菌種に特徴的な酵素による代謝産物や pH 変化を，指示薬により培地の色変化で検出する方法であったが，pH や代

謝産物は培地中に拡散するため，多数の菌が混在するなかの特定菌種を正確に鑑別するのは困難であった．

現在，大腸菌群（coli form group）をはじめとして，*E. coli*, *S. aureus*, *Salmonella*, *Vibrio parahaemolyticus*, *Bacillus cereus* などの鑑別や，薬剤を添加した培地を用いて薬剤耐性菌（MRSA，VRE，ESBL，MBL，AmpC など）のスクリーニングなどに利用されている．主な発色酵素基質培地を表 9 に示す．

（太田敏子）

チェックリスト

□次の培地のなかで，pH 指示薬を含むものはどれか．
①マンニット食塩培地，②サイアー・マーチン培地，③ CIN 寒天培地，④ NAC 寒天培地，⑤スキロー寒天培地

□次の培地の主な成分，添加物あるいは選択物質と原理・用途を述べよ．
①ミューラー・ヒントン培地，② GC 寒天培地，③ TCBS 寒天培地，④ TSI 培地，⑤ LIM 培地，⑥メラー培地

□発色酵素基質培地の発色の仕組みを例を挙げて説明せよ．

III 微生物の検査法

微生物培養法

3 ウイルス培養法

ウイルスを培地に入れても増殖することはない．ウイルスの増殖には，必ず宿主（細胞）が必要である．この点が細菌や真菌の培養と大きく異なっている．したがって，ウイルスを培養するためには，まず，細胞を培養する基本的な設備と技術が必要である．ウイルスの培養は細菌や真菌の培養に比べると確かに面倒ではあるが，ウイルスを分離・培養して同定する診断的意義は大きい．最近では，多くの培地や試薬が市販されるようになってきたので，ウイルス培養は以前に比べて格段に容易になってきている．

1. 検体の採取，保存，前処理

ウイルスは失活しやすいので，ウイルスを含んだ検体を採取したら直ちに細胞に接種することが望ましい．それが不可能な場合は，−70℃以下で保存する．検査機関への輸送が必要な場合は，密封できる容器に入れドライアイスを詰めて輸送する．

多くの場合，ウイルスを含む検体への細菌や真菌の混入は避けがたい．細胞を培養している培地に細菌や真菌が混入すると細菌や真菌は瞬く間に増殖してしまい，ウイルス分離が不可能になる．したがって，細菌や真菌を除去するとともに増殖を抑制する必要がある．ウイルスは非常に小さいので低速の遠心分離では落ちてこない．このことを利用して検体を遠心分離機にかけて細菌や真菌を沈殿させ，ウイルスを含む上清のみを採取する．さらに，ペニシリン，ストレプトマイシン，アムホテリシンBなど細胞に無害な抗生物質を加えて細菌や真菌の増殖を抑制する．

2. 検体の細胞への接種

ウイルスの分離には，目的とするウイルスに感受性の高い細胞を選択することが重要である．以前は，サル腎臓やヒト胎児より作製した初代培養細胞がよく使われていたが，入手が困難になってきたこと，初代培養細胞の作製が面倒なことより，現在では株化培養細胞が主に用いられている．それぞれのウイルスに対して感受性の高い株化培養細胞が見出されてきているので，ウイルス分離の効率も初代培養細胞に比べて遜色はない．乳のみマウスなどの動物に検体を接種してウイルスを分離する方法は，今なお一部のウイルスの分離に使われている．孵化鶏卵もウイルス分離に用いられてきたが，現在ではほとんど株化培養細胞に置き換えられている．ただし，現在でもインフルエンザウイルスのワクチン株は孵化鶏卵を用いて培養されている．

ウイルス分離によく用いられる株化培養細胞としては，アフリカミドリザル腎臓由来Vero細胞，アカゲザル腎臓由来LLC−MK2細胞，ヒト子宮頸部癌由来HeLa細胞などがある．イヌ腎臓由来MDCK細胞は，インフルエンザウイルスの分離に好んで使用されている．また，マーモセット（南米産サル）Bリンパ球由来B95a細胞は麻疹ウイルスの分離に好んで使用されている．

培地は，ウイルス分離に用いる株化培養細胞に適した培地を選択する．MEM培地，Dulbecco改変MEM培地，199培地，RPMI1640培地などがよく用いられる．培地には，細胞の増殖に必要なアミノ酸，糖，ビタミン類，補酵素，塩類などが含まれている．pH指示薬のフェノールレッドが

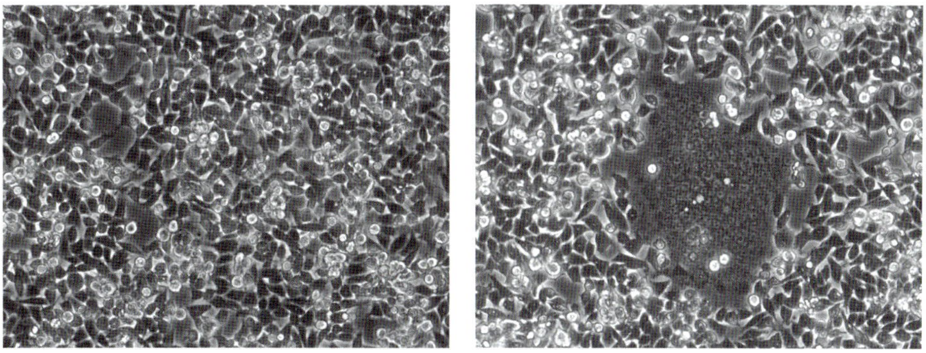

非感染 B95a 細胞　　麻疹ウイルス感染 B95a 細胞

図 1　麻疹ウイルスによる細胞変性効果

（写真提供：筑波大学 岡田宏美氏）

含まれているので，培地は中性域では赤味がかったオレンジ色から赤色をしている．培地の pH を一定に保つために，5％炭酸ガスインキュベーターが使用される．通常は 37℃で培養するが，培養するウイルスによってはやや低温で培養する場合もある．株化培養細胞を増殖させるための培地には，5～10％の血清（ウシ胎児血清あるいはウシ血清）が加えられる．

オートクレーブ滅菌可能な粉末培地の場合には，必要量の水（ミリ Q 水などの超純水）に秤量した粉末培地を加え，オートクレーブ滅菌する．冷却後，グルタミン溶液を加え，重炭酸ナトリウム溶液を加えて pH を調節する．オートクレーブ滅菌不可能な培地の場合には，必要量の水に秤量した粉末培地を加え，滅菌用フィルターを通して滅菌する．その後，重炭酸ナトリウム溶液を加えて pH を調節する．調製した培地は 4℃に保存すれば数カ月間は使用できる．最近は，各種の調製済み培地が国内外のメーカーから比較的安価で販売されている．血清を加えればすぐ使用できる．粉末培地を溶解する水の品質を気にしなくてよいこと，培地調製時の細菌などの混入の危険がないことなどより，大量の培地が必要でない場合は重宝である．

血清は滅菌済みのものが多くのメーカーから市販されている．血清のロットにより細胞の増殖に差がある場合があるので，使用する血清のロットを事前にチェックする必要がある．血清は長期間なら－20℃，短期間なら 4℃で保存する．血清は培地に加える前に，56℃で 30 分加温する．この処理は非働化と呼ばれ，補体成分の因子を失活させ細胞を障害する補体反応を阻止する効果がある．

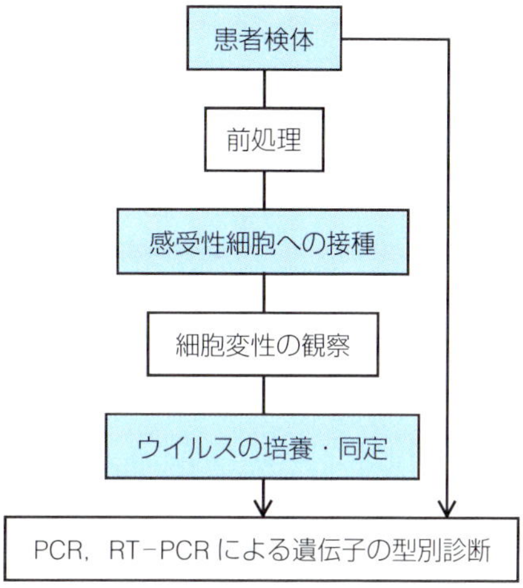

図 2　ウイルス分離・培養・同定の手順

ウイルスを分離する際には，細胞培養から増殖用培地を除き，細胞を適当な緩衝液で洗浄し，検体を接種する．1 時間ほど静置した後，抗生物質を添加した培地を加えて数日間培養し，ウイルス増殖の指標となる細胞変性効果（cytopathic effect : CPE）（**図 1**）や赤血球吸着を観察する．インフ

表1　ウイルス分離に用いる検体，細胞，および判定法

対象ウイルス	分離用検体	分離用細胞	判定
ポリオウイルス	糞便，咽頭ぬぐい液	L20B 細胞（ポリオウイルスレセプター発現L細胞），RD 細胞，HEp-2細胞	抗血清を用いた中和試験
インフルエンザウイルス	咽頭ぬぐい液，鼻汁	以前は孵化鶏卵，現在はMDCK 細胞	抗血清を用いた赤血球凝集抑制試験
アデノウイルス	眼結膜擦過液，咽頭ぬぐい液，糞便，尿	HEp-2 細胞，FL 細胞，HeLa 細胞，RD-18S 細胞，HEL 細胞	抗血清を用いた中和試験，赤血球凝集抑制試験
風疹ウイルス	咽頭ぬぐい液，血液，尿，脳脊髄液	RK13 細胞	抗血清を用いた中和試験，蛍光抗体法
水痘・帯状疱疹ウイルス	水疱，咽頭ぬぐい液，血液，脳脊髄液	HEL 細胞，MRC-5 細胞	蛍光標識モノクローナル抗体を用いた蛍光抗体法
エンテロウイルス（ヘルパンギーナ）	糞便，咽頭ぬぐい液，水疱	RD-18S 細胞，HeLa 細胞 Vero 細胞	抗血清を用いた中和試験
エンテロウイルス（手足口病）	糞便，咽頭ぬぐい液，水疱	RD-18S 細胞，HeLa 細胞 Vero 細胞	抗血清を用いた中和試験
麻疹ウイルス	咽頭ぬぐい液，血液，脳脊髄液，尿	B95a 細胞	抗血清を用いた中和試験，蛍光抗体法
ムンプスウイルス	咽頭ぬぐい液，脳脊髄液，尿，血液	Vero 細胞，HeLa 細胞，HEp-2 細胞	抗血清を用いた中和試験，蛍光抗体法
コクサッキーウイルス A24 変異株（急性出血性結膜炎）	眼結膜擦過液	ヒト胎児（HEK）細胞，HeLa 細胞，RD 細胞	抗血清を用いた中和試験
ヘルペスウイルス	水疱，潰瘍	Vero 細胞	抗血清を用いた中和試験，蛍光抗体法
ヒトポリオーマウイルス	脳脊髄液，尿	Vero 細胞，MRC-5 細胞，COS-7 細胞	抗血清を用いた蛍光抗体法，赤血球凝集抑制試験

ルエンザウイルスなど増殖に微量のトリプシン（蛋白質分解酵素）を必要とするウイルスがあるので，これらのウイルスを分離する場合には忘れずに添加する．ウイルスによっては増殖に時間を要する場合がある．細胞に変化がみられなくても，2〜3 代盲継代（細胞をそのまま継代する）し，観察を続ける必要がある．

3. ウイルスの同定

分離したウイルスはウイルス特異的抗血清を用いた血清学的試験により同定できる．ウイルス特異的抗血清を加えてウイルスの細胞変性効果が抑制されるか否かを調べる中和試験，ウイルス感染細胞にウイルス特異的抗血清を加え結合した抗体分子を蛍光物質で検出する蛍光抗体法，ウイルス特異的抗血清を加えてウイルスの赤血球凝集活性（hemagglutination : HA 活性）が抑制されるか否かを調べる赤血球凝集抑制（hemagglutination inhibition : HI）試験などが用いられる．最近では，それぞれのウイルス遺伝子に特異的なプライマーを用いた PCR 法あるいは RT-PCR 法により目的の遺伝子を増幅し，ウイルスを同定することが行われている．ウイルスの分離・培養・同定の手順は**図 2** に，代表的なウイルスの分離用検体，

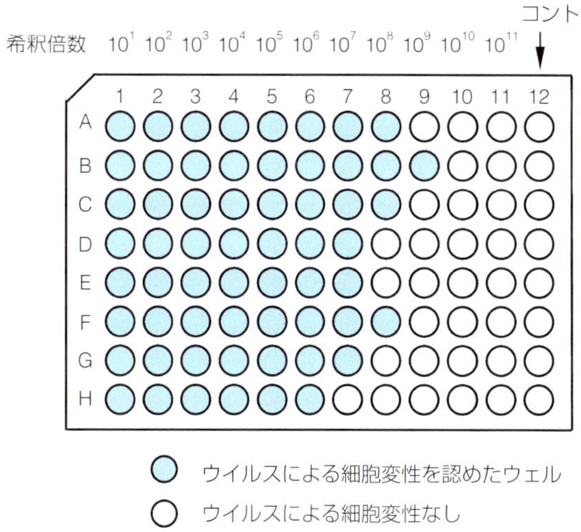

Karberの式より

$TCID_{50}$＝（1列目の希釈倍率）×（希釈倍率）$^{\Sigma-0.5}$

ただし，Σ＝各希釈段階における（細胞変性を認めたウェル数）／（ウェル数）

上記の例では

$\Sigma = 8/8+8/8+8/8+8/8+8/8+8/8+7/8+4/8+1/8=7.5$

したがって，$TCID_{50} = 10 \times 10^{7.5-0.5} = 10^7$

それぞれのウェルに接種したウイルス液が25 μLの場合，

$10^7 \times 1{,}000/25 = 4 \times 10^8$（$TCID_{50}$/mL）

図3　$TCID_{50}$測定法の実際

細胞，同定法については表1にまとめた．

4. ウイルスの算定

培養したウイルスの数を測る一般的な方法としては，プラーク法と $TCID_{50}$（50％ tissue culture infectious dose）法がある．

プラーク法でウイルスの数を測定する場合には，ウイルスに感受性のある細胞の単層培養を準備し，段階希釈したウイルスを感染させる．1時間静置後，ウイルス液を除き，アガロースを含む培地を細胞に重層する．これは，感染細胞から放出されたウイルスが溶液中を自由に浮遊しないようにするためである．したがって，ウイルスは隣接する細胞にのみ感染する．その後，炭酸ガスインキュベーターで数日間培養し，ニュートラルレッドあるいはアミドブラックなどの染色液で細胞を染色する．ウイルスが感染していない細胞は染色されるが，ウイルスが感染して細胞変性を起した細胞は染色されないので，無色のプラーク（斑点）として算定できる．

$TCID_{50}$法でウイルスの数を測定する場合には，ウイルスに感受性のある細胞をマルチウェルプレート（一般的に24ウェルから96ウェルのプレートが用いられる）に単層培養する．そこに，10倍段階希釈したウイルスを加え，ウイルスによる細胞変性効果が明瞭になるまで炭酸ガスインキュベーターで数日間培養する．ウイルスによる細胞変性が認められたウェルを計測し，Karberの式などを用いて統計学的に50％細胞変性終末点を計算する（図3）．

インフルエンザウイルスなど赤血球凝集素をもつウイルスについては，赤血球凝集活性を測定することにより，おおよそのウイルス量を知ることができるので便利である．段階希釈したウイルス液に赤血球を加え，赤血球凝集がみられる最大希釈倍数をHA価として表示する．ニワトリ，モルモット，ヒトなどの赤血球が用いられる．ウイルスにより用いる赤血球は異なるので注意が必要である．

（竹内　薫）

チェックリスト

□ウイルスを含む検体の採取，保存時の注意点について述べよ．
□ウイルス分離に用いられる株化培養細胞をあげよ．
□ウイルスの同定法について述べよ．

コラム

麻疹ウイルスの分離

麻疹ウイルスは感染力が非常に強いウイルスであるが，不思議なことに麻疹ウイルスの分離は非常に困難であった．患者検体を Vero 細胞に接種してもウイルスによる細胞変性は認められず，ウイルス分離には，通常，何代かの盲継代が必要であった．

1990 年，国立予防衛生研究所（現国立感染症研究所）の小船冨美夫博士は，患者検体を種々の細胞に接種することにより，マーモセット由来の B95a 細胞が麻疹ウイルスに対してきわめて高い感受性を有することを見出した．この B95a 細胞を用いると患者検体からたった 1 日で麻疹ウイルスを分離することが可能となり，麻疹ウイルスの研究が飛躍的に進んだ．現在，B95a 細胞は世界中で麻疹ウイルス分離に使われている．1 つの細胞の発見がウイルス研究を変えることもある．

III 微生物の検査法

微生物培養法

4　真菌培養法

鏡検が実施できない検体はもちろんのこと，鏡検で真菌要素が確認できたとしても，原因菌の菌種を同定して診断を確定するためには，培養検査を行う必要がある．

1. 分離培養

培養は，安全キャビネット内で実施する．一般的に使用される分離培地は，サブローデキストロース寒天培地やポテトデキストロース寒天培地（PDA）である．真菌用の培地を**表 1** にまとめる．

表 1　真菌検査に用いられる主な培地

培地名	培地組成	特徴
サブローデキストロース寒天（SDA）培地	デキストロース（ブドウ糖），ペプトン，寒天	pH5.6 の弱酸性培地．*Malassezia* spp. を除く真菌全般に有用だが，皮膚糸状菌には向かない
ポテトデキストロース寒天（PDA）培地	ブドウ糖，じゃがいも浸出液，寒天	pH5.6 の弱酸性培地．*Malassezia* spp. を除く真菌全般に有用だが，特に糸状菌に有用
ブレインハートインフュージョン（BHI）寒天培地	細菌用培地（237 頁参照）	二形性真菌，*Histoplasma* spp. など栄養要求性の高い真菌の分離に使用
発色酵素基質培地	クロモペプトン，ブドウ糖，クロラムフェニコール，発色基質混合物，寒天	*Candida* spp. や *Malassezia* spp. のスクリーニングに使用．集落色により菌種の識別が可能で複数菌種感染の場合は特に有用．クロモアガー・カンジダ（関東化学）など
ディクソン寒天培地（改変）	麦芽エキス，乾燥ウシ胆汁，バクトペプトン，オレイン酸，ツイーン 40，グリセロール，寒天	ツイーン 40（ポリソルベート 40）やグリセリンが添加された培地で，*Malassezia* spp. の分離に使用
カンジダ GS 培地‘栄研’	酵母エキス，ペプトン，ブドウ糖，ニトロフラン誘導体，寒天	*Candida* spp. の分離に使用
マイコセル寒天培地	サブロー寒天培地にシクロヘキシミドとクロラムフェニコールを添加	雑菌抑制効果が高く汚染の強い検体に適しており，皮膚糸状菌に有用
コーンミール・ツイーン 80（ポリソルベート 80）寒天培地	コーンミール（粉末とうもろこし）培地にツイーン 80 を 1%添加	厚膜胞子，菌糸の形成に優れているので，酵母の形態観察に使用
ツァペック・ドックス寒天培地	ブドウ糖，硝酸ナトリウム，リン酸水素二カリウム，硫酸マグネシウム，塩化カリウム，硫酸第一鉄，寒天	*Aspergillus* spp. の菌種に特有な色調観察に優れる

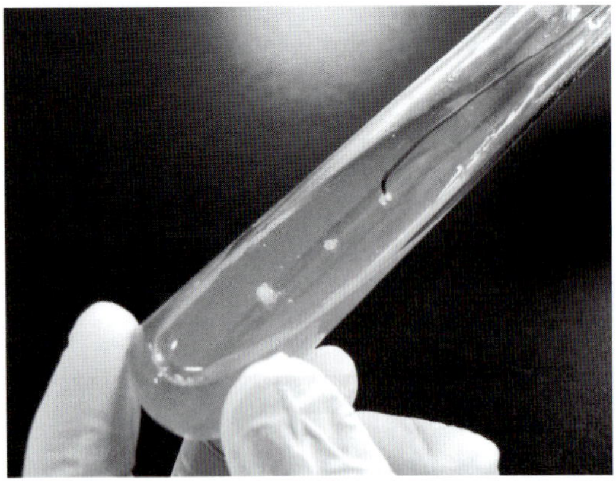

図 1　斜面培養法

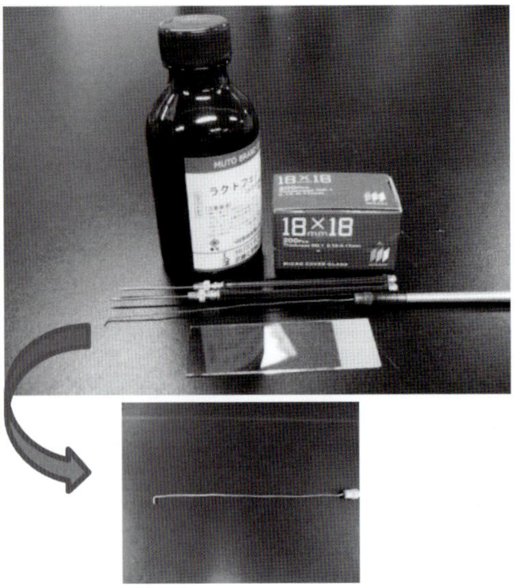

図 2　かき取り標本作製使用器具

表 2　観察のポイント

酵母様真菌	集落の色調（白色，クリーム色，サーモンピンク色，黒色など） 集落の表面（スムース，ラフ，ムコイド状など） 集落の辺縁（スムースな正円形／ラフな集落など）
糸状菌	集落の大きさ 発育速度（早い／遅い） 集落の色調（白色，灰白色，黄色，青緑色，黒色など） 集落の表面（粉状，羊毛状，綿毛状，しわ状など） 培地裏面の色調

A. 一般培養

培地によっては，細菌の発育を抑制するために抗菌薬やシクロヘキシミドが添加されている培地もあるが，深在性真菌症の起因菌の発育を抑制するため，注意が必要である．発色酵素基質培地は，酵母様真菌を集落の色で鑑別することが可能なことから多くの検査室で使用されている．また，発育にオリーブオイルが必要な *Malassezia* spp. を培養するには，サブローデキストロース寒天培地に検体を塗布後，オリーブオイルを培地表面に数滴滴下して培養を行う．

検体の量は多いほど検出率はあがる．無菌材料であれば培地表面に直接滴下または画線塗抹を行い，無菌材料以外の検体は，画線塗抹を行う．

組織片や皮膚鱗屑は，細かく細断後，培地に直接検体を埋め込んで培養を行う（**図 1**）．ただし，ムーコル感染を疑う場合，検体をすりつぶすと菌体が破壊され培養しにくくなるため注意が必要である．斜面培地の栓は綿栓かシリコン栓にするのがよいが，スクリューキャップの場合は必ずゆるめて培養する．

B. 血液培養

深在性真菌症を疑う患者については，様々な検体について真菌検査を行わなければならない．特に，血液培養による真菌の検出は播種性真菌症の死亡率が高い易感染患者においては，きわめて重要である．血液培養には，カルチャーボトルを用いて増菌培養する方法が適している．

2. 培養温度と培養期間

25〜30℃で 2 週間程度培養する．ただし，目的菌によっては，さらに 8 週間を目処に培養を延長する場合もある．また，培地が乾燥しないよう孵卵器内の湿度は適度に保つように注意が必要である．

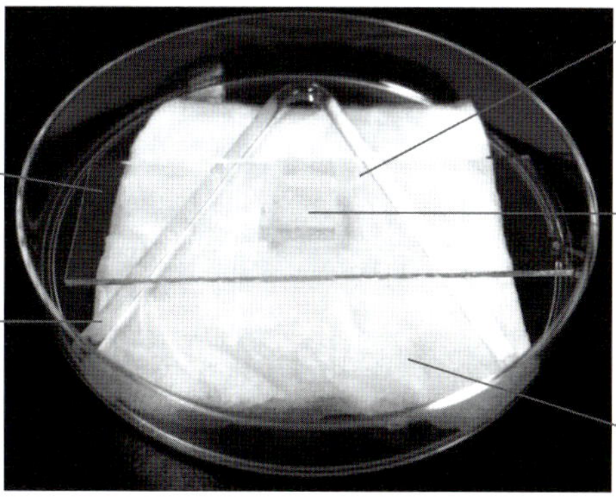

図３　スライド培養法

3. 培養検査による菌種同定

A. 集落の肉眼的観察

酵母様真菌は，集落の色調（白色，クリーム色，サーモンピンク色，黒色など），集落の表面（スムース，ラフ，ムコイドなど），集落の辺縁（スムースな正円形／ラフな集落）などを観察する．現在では，発色酵素基質培地を用いている施設が多いため，一部の酵母様真菌は集落の色調で菌種を推定する場合もある．

糸状菌は，集落の大きさ，発育速度，集落の色調（白色，灰白色，黄色，青緑色，黒色など），集落の表面（粉状，羊毛状，綿毛状など），培地裏面の色調などを観察する（表２）．

B. 形態学的検査法

酵母様真菌は，莢膜の有無，発芽管形成能，厚膜胞子の形成，菌糸の形成，子嚢胞子の確認などがある（詳細は「酵母様真菌」164 頁参照）．

糸状菌は，真菌が発育して分生子や胞子を形成し始めたころに実施するのが最もよく，かき取り標本法，セロハンテープ法，スライド培養法などがあり，始めにかき取り標本法またはセロハンテープ法で観察し，菌種の同定が難しいときにスライド培養法を実施するとよい．

主な菌種同定のポイントとしては，*Aspergillus* 属は，頂嚢の形態とフィアライドの配列，白癬菌は，菌糸が有隔性であるか，大分生子および小分生子の有無と形態の観察，接合菌は，仮根の有無やその位置によって同定される．

a. かき取り標本法

1）使用器具（図２）

先端をＬ字に曲げた白金線，柄付き針，ラクトフェノールコットンブルー（LPCB），スライドガラス，カバーガラス

2）方法

①スライドガラスに LPCB を１滴滴下する．

②先端をＬ字に曲げた白金線でコロニーをかき取り，あらかじめ滴下しておいた LPCB にまぜる．

③まぜたコロニーを，２本の柄付き針でそっとほぐし，カバーガラスをかけて鏡検する．

b. セロハンテープ法

セロハンテープを用いる方法で，簡便で迅速に形態を観察することができる．

1）使用器具

スライドガラス，セロハンテープ，ピンセット，LPCB

2）方法

①セロハンテープを適当な長さに切り，粘着面を外側にし輪を作る．

②ピンセットでつかんで糸状菌の表面に粘着面を強く押しつけ，そっとテープをはがす．

③テープの輪を開いて，LPCB を１滴滴下したスライドガラスに接着させ鏡検する．

c. スライド培養法（スライドカルチャー法）（図３）

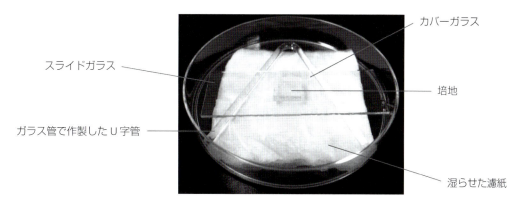

かき取り標本法やセロハンテープ法で同定がで

表3　臨床材料から分離される主な *Candida* 属の培養・形態学的ならびに生化学的性状

菌名	37℃での発育	菌膜形成	仮性菌糸形成	厚膜胞子形成	発芽管形成	莢膜形成	炭水化物利用能												炭水化物発酵能						尿素分解能	硝酸塩利用能
							グルコース	マルトース	シュクロース	ラクトース	ガラクトース	メリビオース	セロビオース	イノシトール	キシロース	ラフィノース	トレハロース	ダルシトール	グルコース	マルトース	シュクロース	ラクトース	ガラクトース	トレハロース		
Candida albicans	+	−	+	+	+	−	+	+	+	−	+	−	−	−	+	−	+	−	+	+	−	−	+	+	−	−
C. dubriniensis	+	−	+	+	+	−	+	+	+	−	+	−	−	−	−	−	+	−	+	+	−	−	+	+	−	−
C. tropicalis	+	+	+	−	−	−	+	+	+	−	+	−	+/−	−	+	−	+	−	+	+	+	−	+	+	−	−
C. glabrata	+	−	−	−	−	−	+	−	−	−	−	−	−	−	−	−	+	−	+	−	−	−	−	+	−	−
C. parapsilosis	+	−	+	−	−	−	+	+	+	−	+	−	−	−	+	−	+	−	+	−	−	−	+/−	−	−	−
C. guilliermondii	+	−	+	−	−	−	+	+	+	−	+	+	+	−	+	+	+	+	+	−	+	−	+/−	+	−	−
C. krusei	+	+	+	−	−	−	+	−	−	−	−	−	−	−	−	−	−	−	+	−	−	−	−	−	+/−	−
C. kefyr	+	−	+	−	−	−	+	−	+	+	+	−	+/−	−	+/−	+	+/−	−	+	−	+	+/−	+	−	−	−
C. lusitaniae	+	−	+	−	−	−	+	+	+	−	+	−	+	−	+	−	+	−	+	−	+	−	+	+	−	−

きない場合に，スライド培養法で形態を観察する．

1）使用器具

シャーレ，スライドガラス，カバーガラス，U字管，濾紙

2）方法

①滅菌シャーレに濾紙を敷き，ガラス管で作製したU字管の上にスライドガラスを置く．

②その上に1×1cmの大きさに切ったコーンミール寒天培地を置き，培地の四辺に少量の菌体を接種．その際，PDA培地にも菌を接種しジャイアントコロニーを形成．

③カバーガラスをかぶせて濾紙が湿る程度に滅菌水を入れ25～30℃で培養．

④菌が十分に発育した時点でカバーガラスを外し，別のスライドガラスに滴下したLPCBに菌体が付着している面を下にして被せ鏡検．

C. 生化学的検査法（表3）

酵母では，形態的特徴が比較的少ないので，生化学的性状を検査して同定することが多い．いずれの試験においても同定キットとして市販されており，簡便に実施することができる．

D. 質量分析検査法（MALDI−TOF MS）

菌体にギ酸とマトリックス試薬を添加し，レーザーを照射して脱離イオンさせ（matrix assisted laser desorption ionization），イオン化された試料を電場により一定の距離をイオンがどのくらいの時間で飛んでいくか飛行時間（time−of−flight）を計測し，分子量ごとに分離する質量分析法（mass spectrometry）で，データベース中のパターンとのマッチングによって菌種の同定を行う新しい同定法である．迅速で操作が簡便だが，データベースに登録されていない菌種は同定できない．

E. 分子生物学的検査法

菌種特異性の高い28S rDNAやITS（internal transcribed space）領域の塩基配列を決定し，得られた塩基配列を，DNAデータベース上で検索し，菌種同定を行う．一般的な検査室では，まだ実施しているところは少ない．

（石垣しのぶ／山口英世）

チェックリスト

□真菌培養法と細菌培養法の違いについて述べよ．

III 微生物の検査法

薬剤感受性検査

抗菌薬（抗生物質）に対する細菌や真菌の感受性の程度を調べる検査を「薬剤感受性検査」という．感染症の治療のために，原因となる菌の抗菌薬に対する感受性を知ることは，有効な抗菌薬を選ぶうえできわめて重要な情報になる．

どの菌種がどの抗菌薬に感受性であるかはある程度決まっており（抗菌スペクトルという．68頁参照），感染症の臨床所見からも有効な抗菌薬がある程度予測できる．

しかしながら，広範囲に抗菌薬が使用されることに伴って，薬剤耐性菌に変化した菌種が多く分離されるようになり，薬剤感受性検査が，ますますその重要性を増している．また，この試験を積極的に実施することは，効果がなかった抗菌薬の継続投与の回避，耐性菌出現の抑制，コスト・効能ともに優れている抗菌薬への切り替えなど，その治療法を大きく改善する．

現在，我が国の薬剤感受性検査法は，実質的な国際標準法である米国のCLSI（Clinical and Laboratory Standards Institute，旧NCCLS）法が主に用いられており，本項でもCLSI法を中心に概説する．

1. 最小発育阻止濃度（MIC）とMICブレイクポイント

A. 最小発育阻止濃度

薬剤感受性検査により実験的に得られる，細菌の増殖を阻止するための抗菌薬の必要最小量を

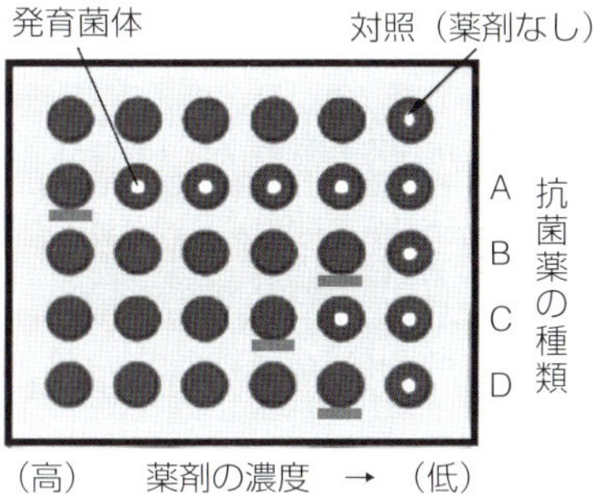

図1　微量液体培地希釈法によるMIC値の判定

図はプレートの一部を示す．菌が発育しない最小濃度（下線の希釈濃度）がその薬剤のMIC値と判定する．図の被検菌は抗菌薬Aが高い濃度で発育するので薬剤の効き目がなく，BまたはDは低い濃度でも発育せず薬剤の効き目がある．上段角のウェルの対照は薬剤を含まないので菌が発育する

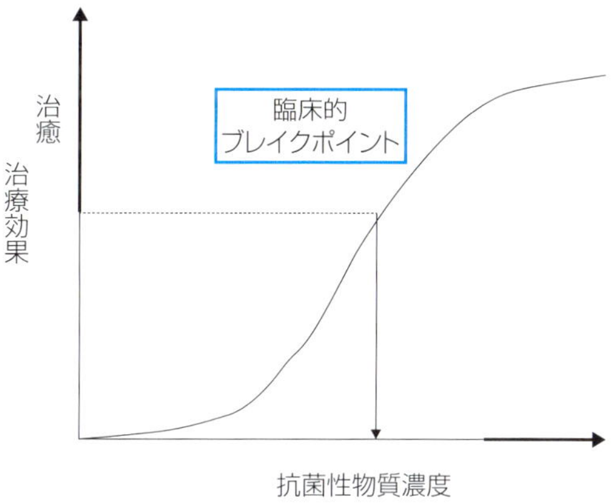

図2　MICブレイクポイントのイメージ

感染症の治癒のカーブにおいて，最大の治療効果があるポイントの抗菌薬の最小の濃度のことを臨床的ブレイクポイントという．原因菌のMICがこれより低いと効果が期待される感性（S），高いと効果が期待できない耐性（R）と判定される

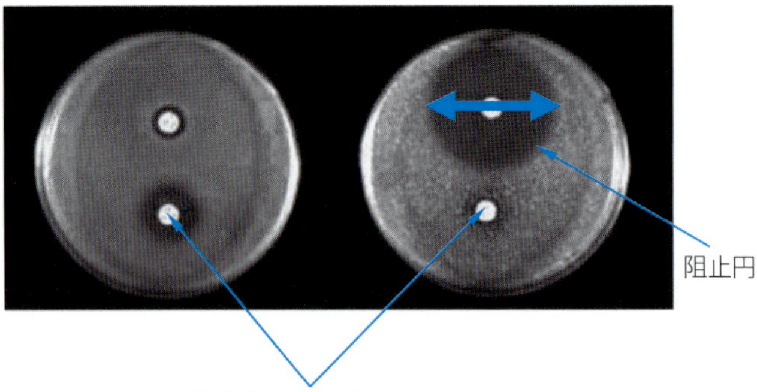

図 3　被検菌の発育阻止円
阻止円の直径を測定して，その薬剤の感受性を判定する

表 1　マックファーランドの濁度標準液

標準液番号	0.5	1	2	3	4	5	6	7	8	9	10
1.0%塩化バリウム（mL）	0.05	0.1	0.2	0.3	0.4	0.5	0.6	0.7	0.8	0.9	1
1.0%硫酸（mL）	9.95	9.9	9.8	9.7	9.6	9.5	9.4	9.3	9.2	9.1	9
生菌数（$\times 10^8$CFU/mL）	1.5	3	6	9	12	15	18	21	24	27	30

濁度標準液は 1.0%塩化バリウムと 1.0%硫酸の水溶液を用時混合して調製する．標準単位は *E. coli* ATCC 25922 株を用いて定義されている

表 2　希釈法の利点

希釈法の種類	利点
寒天平板培地希釈法	検査精度が高い．同時に多菌種の検査ができる．判定が簡便である．
液体培地希釈法（微量法）	同時に多種薬剤の検査ができる．簡便な方法．

「最小発育阻止濃度（minimum inhibitory concentration : MIC）」という．この検査結果による MIC 値は通常 μg/mL の単位で表され，その抗菌薬の濃度値が小さいほど効き目が強く，その数値が大きいほど抗菌薬に対する耐性度が高くなることを示す（**図 1**）．したがって，MIC 値は抗菌薬を投与するときの 1 つの指標になる．

B. MIC ブレイクポイント

MIC 値は抗菌薬投与の 1 つの指標になるが，生体内の反応は複雑で治療効果と MIC 値は必ずしも一致しない．そのため，MIC 値が小さいという理由のみでその抗菌薬が使用されることはない．実際の医療現場では，その抗菌薬に対して MIC 値の幅（域値）が認められている．医療者は細菌学的に（試験による MIC 値）その抗菌薬の感性 / 耐性を判断し，臨床的に（MIC の域値）有効 / 無効を判断するときの抗菌薬の基準値を「MIC ブレイクポイント」（単にブレイクポイントともいう）として使用している（**図 2**）．被検菌は感性（susceptible : S）と耐性（resistant : R）で区別される．日本化学療法学会のブレイクポイントがあるものの，菌種別に詳細な設定ができている CLSI が定めるブレイクポイント（http://www.clsi/source/orders）が広く利用されている．

2. 細菌の薬剤感受性検査法

薬剤感受性検査法は，拡散法と希釈法に大きく

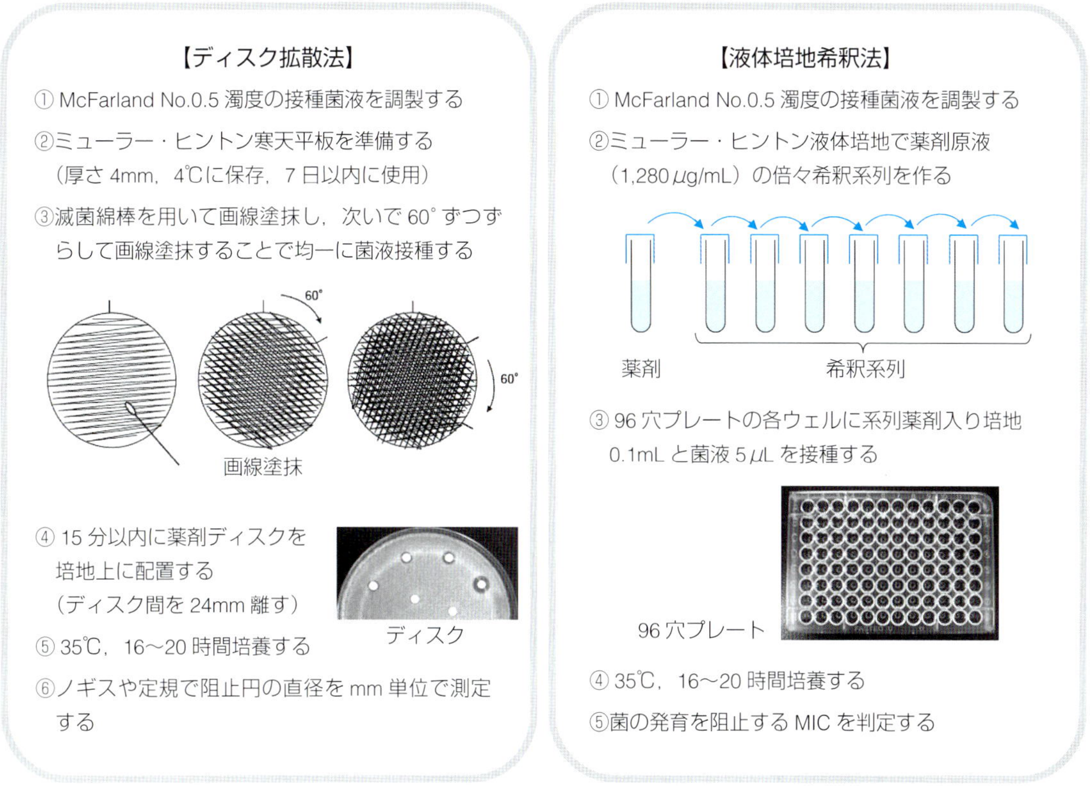
【ディスク拡散法】
① McFarland No.0.5 濁度の接種菌液を調製する
②ミューラー・ヒントン寒天平板を準備する
（厚さ 4mm，4℃に保存，7 日以内に使用）
③滅菌綿棒を用いて画線塗抹し，次いで 60°ずつずらして画線塗抹することで均一に菌液接種する
60°
60°
画線塗抹
④ 15 分以内に薬剤ディスクを培地上に配置する
（ディスク間を 24mm 離す）
ディスク
⑤ 35℃，16～20 時間培養する
⑥ノギスや定規で阻止円の直径を mm 単位で測定する
【液体培地希釈法】
① McFarland No.0.5 濁度の接種菌液を調製する
②ミューラー・ヒントン液体培地で薬剤原液（1,280 μg/mL）の倍々希釈系列を作る
薬剤
希釈系列
③ 96 穴プレートの各ウェルに系列薬剤入り培地 0.1mL と菌液 5 μL を接種する
96 穴プレート
④ 35℃，16～20 時間培養する
⑤菌の発育を阻止する MIC を判定する

図 4　薬剤感受性検査の実際

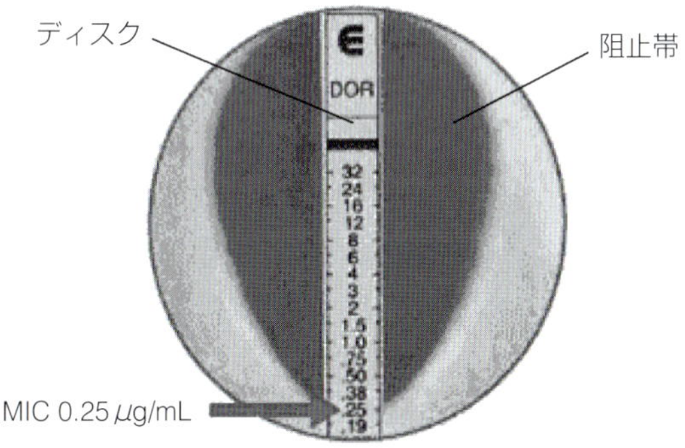
ディスク
阻止帯
MIC 0.25 μg/mL

図 5　E-テストによる MIC の判定

被検菌は低い濃度の薬剤（0.25 μg/mL）で生育が阻止されて効き目があり，感性（S）と判定される

2 つに分けられる．拡散法は治療に有効な抗菌薬を簡便に選ぶ定性的な検査法で，ディスク拡散法がその代表的なものである．希釈法は正確に MIC を測定するための定量的な検査法で，寒天培地希釈法と液体培地希釈法がある．CLSI 法では，ディスク拡散法は阻止円の直径から，希釈法は MIC 値から，抗菌薬に対する感受性の程度を 3 つのカテゴリー，感性（S），中間（intermediate : I），耐性（R）で判定する．

A. ディスク拡散法

一定の濃度の抗菌薬が含まれているディスク（濾紙）を被検菌が塗布されたミューラー・ヒントン寒天平板培地上に置いて培養する方法である．

ディスクは培地中の水分を吸収して抗菌薬を拡散させ，一定の濃度勾配を作る．この濃度勾配により被検菌はディスクの周りに発育阻止円を形成する（**図 3**）．被検菌は通常，濁度標準液マックファーランド No. 0.5（*Escherichia coli* ATCC 25922 株 1.5 × 10^8CFU/mL の懸濁液）を用いて調製する．マックファーランド比濁法は，濁度から菌液の生菌数濃度を目視で簡便に推定する方法である（**表 1**）．

表 3　β-ラクタマーゼの検出法

検出法の種類	原理	方法
ニトロセフィン法	ニトロセフィン（セファロスポリン系薬剤）はβ-ラクタマーゼにより分解されると，赤色に発色する	①滅菌シャーレ中にニトロセフィンディスクを 1 枚置く ②滅菌水を 1 滴ディスクに浸透 ③被検菌を滅菌楊子先端でとり，ディスクに塗抹 ④ 5 分以内に赤変を判定（黄色のままは陰性）
発色酵素基質培地法（243 頁参照）	菌種に特異的な酵素の基質として，発色物質や発光源となる物質を結合させた発色合成基質を用いると，その酵素反応により遊離する発色化合物でコロニーに色がつく．この培地にβ-ラクタム剤を添加して発育したコロニーの色で簡便に薬剤耐性菌を判別する	①被検菌を滅菌生理食塩水でマックファーランド No. 0.5 に調整 ② 7 段階の 10 倍希釈系列を作製 ③菌液 20 μL ずつ薬剤添加培地上に広げ，35℃ 24 時間培養後，発色コロニーを判定
アシドメトリック法	ベンジルペニシリンやセファロスポリンはβ-ラクタマーゼにより分解されると，ペニシロン酸またはセファロスポリン酸を生じるため，酸性になる．これを pH 指示薬の色変化で判定	①シャーレに湿らせた濾紙を敷いて 2 本の楊枝を置き，その上にスライドガラスを載せる ②その上に試験用ディスクを置き，1 滴の滅菌水で湿らせる ③被検菌を滅菌楊子先端でとり，ディスクに塗抹 ④ 30 分以内に黄変を判定（紫色のままは陰性）
紫外可視分光光度計法	紫外領域と可視領域の光の領域を用いて溶液の吸収差スペクトルを測定し，β-ラクタム環を定量分析	①使用するセルを選定する ②菌液にβ-ラクタム剤を加えて培養した試料をセルに入れ，溶液の吸収スペクトルを測定する

ディスクは，CLSI 法に準拠したディスク〔センシディスク（BBL），KB ディスク（栄研化学），SN ディスク（日水製薬）など〕が市販されている．この阻止円の直径から抗菌薬に対する感受性の程度を，感性（S），中間（I），耐性（R）で判定する．この判定基準は CLSI のガイドラインで決められており，抗菌薬の種類により異なっている．

B. 液体培地希釈法

抗菌薬の原液（1,280 μg/mL）を倍々希釈した希釈系列液の 1/10 容量を含む寒天平板培地または液体培地に被検菌を接種して培養する方法である．培地中の抗菌薬の濃度範囲は，薬剤の種類や対象となる菌種により異なる．

希釈法には寒天平板培地希釈法と液体培地希釈法があり，後者の液体培地希釈法は，試験管を用いる試験管法とマイクロプレートを用いる微量液体培地希釈法に分けられる．それぞれの方法の利点（**表 2**）があるので使い分ける必要がある．マイクロプレートには各濃度の薬剤が吸着しているドライプレートや凍結プレートが市販（高価）されており，簡便に測定できる．

よく使用されるディスク拡散法と微量液体培地希釈法の実際の手法を**図 4** に示す．

C. E-テスト（epsilometer-test）

E-テストは，倍々希釈系列の抗菌薬（0～256 μg/mL）を濃度順にコーティングされた 1 枚の濾紙片（スティック）を寒天平板培地上に置いて培養する方法で，ディスク拡散法と希釈法の両方の利点を備えている．スティック上には濃度の目盛りが表示されており，MIC 値の定量的判定ができる．

このスティックを被検菌を塗抹したミューラー・ヒントン寒天平板培地上に置くと，薬剤はす

表4　院内感染対策サーベイランスの薬剤耐性菌判定基準

耐性菌の種類	判定基準
メチシリン耐性黄色ブドウ球菌 (methicillin−resistant *S. aureus* : MRSA)	微量液体希釈法：≧ 4 μg/mL，オキサシリン ディスク拡散法：≦ 10mm，オキサシリン
バンコマイシン耐性黄色ブドウ球菌 (vancomycin−resistant *S. aureus* : VRSA)	微量液体希釈法：≧ 16 μg/mL，バンコマイシン ディスク拡散法：≦ 14mm，バンコマイシン
バンコマイシン耐性腸球菌 (vancomycin−resistant enterococci : VRE)	微量液体希釈法：≧ 16 μg/mL，バンコマイシン ディスク拡散法：≦ 14mm，バンコマイシン
ペニシリン耐性肺炎球菌 (penicillin−resistant *S. pneumoniae* : PRSP)	微量液体希釈法：≧ 0.125 μg/mL，ベンジルペニシリン ディスク拡散法：≦ 19mm，ベンジルペニシリン，オキサシリン
多剤耐性緑膿菌（multidrug−resistant *P. aeruginosa* : MDRP）	微量液体希釈法：≧ 16 μg/mL，カルバペネム系 ≧ 32 μg/mL，アミカシン ≧ 16 μg/mL，ノルフロキサシンとフルオロキノロン系 ディスク拡散法：≦ 13mm，カルバペネム系 ≦ 14mm，アミカシン ≦ 12mm，ノルフロキサシンとフルオロキノロン系
多剤耐性アシネトバクター (multidrug−resistant *Acinetobacter* : MDRA)	微量液体希釈法：≧ 16 μg/mL，カルバペネム系 ≧ 32 μg/mL，アミカシン ≧ 4 μg/mL，シプロフロキサシンとフルオロキノロン系 ディスク拡散法：≦ 13mm，カルバペネム系 ≦ 14mm，アミカシン ≦ 15mm，シプロフロキサシンとフルオロキノロン系
カルバペネム耐性腸内細菌科 (carbapenem−resistant *Enterobacteriaceae* : CRE)	微量液体希釈法：≧ 2 μg/mL，カルバペネム系 ≧ 64 μg/mL，セフメタゾール ディスク拡散法：≦ 22mm，カルバペネム系 ≦ 12mm，セフメタゾール

厚生労働省院内感染対策サーベイランス判定基準 2015（ver. 3）より

ぐに溶解して拡散する．一昼夜培養すると，被検菌はスティックの周りに発育阻止帯を形成する（図5）．発育阻止帯のエンドポイントとスティックが交差する部分の MIC 値を判定する．嫌気性菌や *Helicobacter pylori* などの栄養要求性の高い菌種にも有効で簡便な方法である．

D. 自動薬剤感受性測定システム

Vitek 2（シスメックス），WalkAway（シーメンス），Phoenix（日本 BD）が世界的に汎用されている．これらのうち，WalkAway だけが微量液体希釈法をシステムに組み込んで MIC 値を出している．また，これらのシステムは，どれも薬剤感受性の測定のみならず菌種の同定も行うことができる．

E. 薬剤耐性菌の検出法

a. β−ラクタマーゼの検出法

β−ラクタマーゼは，β−ラクタム系抗菌薬（ペニシリン系，セフェム系，カルバペネム系，モノバクタム系）の構造中にあるβ−ラクタム環を分解する酵素で，プラスミドにより運ばれている．200 種類以上のものが知られている．

これらのうち，基質特異性拡張型β−ラクタマーゼ（extended−spectrum β−lactamase : ESBL）は，第三世代セフェムも分解する．また，メタロ−β−ラクタマーゼ（酵素分子に金属イオンの Zn^{2+} をもっているので，このように呼ばれる）産生菌は，ほとんどすべてのβ-ラクタム系抗菌薬に耐性であり，プラスミドにより菌種を超えて伝播する．*Pseudomonas*，*Klebsiella pneumoniae*，*E. coli*，*Serratia*，*Proteus*，*Citrobacter*，*Enterobacter* などから検出される．

よく使用されるβ-ラクタマーゼの検出法の特徴とその原理を**表3**に示す．

b. 薬剤耐性菌の判定基準

我が国では，感染症法に基づいて薬剤耐性菌の判定基準が定められている（**表4**）．この基準は法律に基づく数値であるため，簡単に変更することができない．しかしながら，耐性菌やその治療効果に対する知見の蓄積など科学の進展から，CLSI 法のようにブレイクポイントの改定が必要となるかもしれない．

c. 薬剤耐性肺炎球菌の検出と判定基準

通常，肺炎球菌は，健常人の鼻咽頭に常在するが，高齢者や乳幼児，AIDS などの免疫疾患がある人では，重症肺炎や化膿性髄膜炎の起因菌となる．しかも，ペニシリン耐性肺炎球菌（penicillin-resistant *S. pneumoniae*：PRSP）や各種抗菌薬に耐性を示す多剤耐性菌が増加し，地球規模で大きな問題になっている．我が国では，2014 年度より，65 歳以上の者に肺炎球菌ワクチンの定期接種が行われるようになった（75 頁参照）．

耐性菌は，PRSP＋PISP（中程度耐性）で判定されるのが一般的である．現時点で，PRSP＋PISP の分離率が 50％前後を示す医療施設が多くなっている．その耐性機構は，細胞壁の合成にかかわる酵素 PBP（ペニシリン結合蛋白質）の変異によるものである．鑑別試験により同定された肺炎球菌は，微量液体希釈法による感受性検査でベンジルペニシリンに対する MIC 値を求める．判定基準は，MIC 値≧ 2μg/mL が PRSP，MIC 値 0.12～1μg/mL が PISP，MIC 値≦ 0.062μg/mL が PSSP（感性）とする（CLSI 法基準）．ディスク拡散法では，ベンジルペニシリンの阻止円の直径が≧ 20mm を PSSP とする．

d. 薬剤耐性結核菌の検出

1980 年代後期から 1990 年代初期にかけて，米国やヨーロッパで HIV 感染者の間の多剤耐性結核菌による集団感染が国際的に注目を浴びた．少なくともイソニアジドとリファンピシンの両方に耐性を示す結核菌を多剤耐性結核菌（multidrug-resistant tuberculosis：MDR-TB）といい，治療が困難であることはよく知られている．最近，これに加えて，超（広範囲）多剤耐性結核菌（extensively drug-resistant tuberculosis：XDR-TB）という概念も登場している．これらの多剤耐性結核菌が出現したことにより，結核菌が再興感染症における重要な病原体となっている．

結核菌は，臨床材料から抗酸菌染色を行い鏡検することが，簡便で迅速な方法であるが，耐性菌の検出にはこれまで結核菌の発育に依存した小川培地と液体培地の併用による培養法が行われていた．しかし，その検出に日数（3～8 週間）を要するため，現在，遺伝子検査が広く利用されるようになった．

薬剤耐性は，結核菌の各種の薬剤耐性遺伝子に変異が起こることで獲得される．これまでに，主な抗結核薬であるイソニアジド，リファンピシン，ピラジナミド，エタンブトール，ストレプトマイシン，カナマイシンなどの耐性に関与する遺伝子が同定されている．そこで，これらの遺伝子を PCR 法（278 頁参照）で増幅し，その塩基配列を解析する，または SNP 検出法（282 頁参照）などにより，その変異を検出する．また，この他にも薬剤耐性結核菌を検出するための新しい検査法「DNA チップ」も開発されている．

（太田敏子）

3. 真菌の薬剤感受性検査法

抗真菌薬感受性検査は，CLSI，日本医真菌学会，ヨーロッパの AFST-EUCAST（European Committee on Antibiotic Susceptibility Testing Subcommittee）が各自の標準検査法を発表しているが，現在のところ CLSI の検査法が，我が国を含めて圧倒的に世界で広く用いられている．CLSI では，酵母の液体希釈法（M27 法），糸状菌の液体希釈法（M38 法），酵母のディスク拡散法（M44 法）が提示され，そのなかの M27 法が最も多く利用されている．現在，キットとして市販されている感

表5　CLSI M27 ガイドラインにおける *Candida* spp. に対する判定基準（μg/mL）

抗真菌薬	感性 (S)	用量依存的感性 (S-DD)	中等度耐性 (I)	耐性 (R)	非感性 (NS)
FLCZ	≦ 8	16〜32	−	≧ 64	−
ITCZ	≦ 0.125	0.25〜0.5	−	≧ 1	−
VRCZ	≦ 1	2	−	≧ 4	−
5-FC	≦ 4	−	8〜16	≧ 32	−
MCFG	≦ 2	−		−	＞ 2

−：ブレイクポイントが設定されていない

CLSI：Reference method for broth dilution antifungal susceptibility testing of yeasts：Third informational supplement M27-S3. CLSI, Wayne, PA, USA, 2008 を一部改変

受性測定法は酵母様真菌が対象であり，糸状菌については一般的な検査室で薬剤感受性検査を実施するのは難しい．したがって，ここでは酵母様真菌の薬剤感受性検査について述べる．

A. 酵母様真菌の CLSI 標準法（M27-A）の概要

培地には RPMI1640 を用いた微量液体希釈法であり，アムホテリシン B（AMPH-B），フルシトシン（5-FC），フルコナゾール（FLCZ），イトラコナゾール（ITCZ），ミコナゾール（MCZ），ボリコナゾール（VRCZ），ミカファンギン（MCFG）が検査対象薬剤となっている．

判定時間は薬剤ごとに異なり，MCFG は 24 時間，AMPH-B およびアゾール系抗真菌薬は 24 または 48 時間，5-FC に対しては 48 時間とし，AMPH-B のみ完全阻止を，その他の薬剤に関しては 50％阻止（培養の濁度をコントロールの 50％に減少させる薬剤濃度）を MIC 値と判定する．

また，*Cryptococcus* spp. においては発育が遅いため，72 時間後に判定を行う．

B. 各種薬剤に対するブレイクポイント

CLSI M27 ガイドラインを表5に示す．AMPH-B および MCZ に対しては判定基準は決まっていない．カテゴリーとしては，感性，用量依存的感性，中等度耐性，耐性，非感性があり，用量依存的感性とは，血中または組織内の薬剤が十分な高濃度に到達すると有効であるという濃度を示す．また，非感性は，基本的には耐性と同じ意味と考えられている．

C. 主な *Candida* 属に対する薬剤感受性

ほとんどの *Candida* 属は感性菌であるが，*C. glabrata* はアゾール系抗真菌薬には抵抗性で，*C. krusei* は FLCZ 耐性である．また，*C. lusitaniae* は AMPH-B に耐性のことがあり *C. parapsilosis* は MCFG に高い MIC 値を示す．また，担子菌系酵母である *Cryptococcus* 属や *Trichosporon* 属では，MCFG には無効である．

Candida 属のアゾール系抗真菌薬に対して，培養 24 時間後に比べて 48 時間後では高濃度まで菌の発育がみられ，培養 24 時間の時点では感性，48 時間後では耐性と判定されるような菌株が認められる場合がある．これをトレーリング発育といい，見かけ上耐性と間違えやすいが，臨床上はほとんどが感性であることから 24 時間後の MIC 値で判定する．また，MCFG などのキャンディン系抗真菌薬に対し，MIC を超えた高濃度域で発育の増強がみられ，スキップ現象が認められることがあり，これをパラドックス効果（paradoxical effect）と呼び，エンドポイント判定に注意しなければならない．

（石垣しのぶ／山口英世）

チェックリスト

□感受性検査に用いる培地は何か．培地名とそれを用いる理由を述べよ．
□MIC ブレイクポイントの意味を説明せよ．
□β-ラクタマーゼの検出法を述べよ．
□真菌の感受性検査でみられるパラドックス効果を説明せよ．

III 微生物の検査法

細菌の鑑別・同定検査

検査材料のなかには複数の細菌が含まれる場合がある．これを適切な寒天培地を用いて分離培養を行い，孤立集落を形成させることにより，純培養菌を得ることができる．同定検査はこの純培養菌を用いて被検菌の性状を調べ，菌属や菌種を決定するための検査である．

同定検査には①形態学的性状，②生理学的性状，③生化学的性状，④免疫学的性状，⑤遺伝学的性状の各検査が用いられ，これらの性状から総合的に菌属または菌種が同定される．正確な同定には菌名が明らかにされている基準菌株（新菌種として発見され命名された菌株で，原著論文に記載された性状を備えた菌株）と被検菌株とを先の①〜⑤の性状について比較して行う．

一方，日常細菌検査では迅速性と経済性が求められることから推定同定や簡易同定が行われる．推定同定はGram染色などによる形態学的性状と集落の性状から行われる．簡易同定には確認培地などによる性状検査手法のほか，同定キットや細菌同定検査用自動機械が用いられる．

1. 形態学的性状

①Gram染色標本によるGram染色性，②大きさ，③球菌または桿菌，形（ランセット型，腎臓型，棍棒状，車両型など），④配列（連鎖の有無，不規則に集合など），⑤莢膜，⑥芽胞（形，位置），⑦鞭毛（単毛，叢毛，周毛）などを観察する．グラム陽性菌は形態学的に特徴をもつものが多く，形態から菌属または菌種が推定できる場合がある（例：*Streptococcus pneumoniae*, *Clostridium tetani*, *Staphylococcus*, *Corynebacterium* など）．

また，固形培地上の集落は，菌により特徴があるので，次の点について観察する．

①集落の大きさ（1mmを中心に大きいものと小さいものに区別する）．

②形（正円，フィラメント状，不規則，ピンポイント状，植物根状，紡錘状）．

③隆起の状態（膜様の薄いもの，扁平，凸レンズ状，半球状，中心部が突出，中心部が陥没など）．

④集落の辺縁（滑らか，波状，アメーバの偽足状，不規則なギザギザ，フィラメント状，渦巻き状）．

⑤S型またはR型〔smooth（S）型の集落は辺縁が滑らかで正円形，光沢があり，生理食塩液に浮遊させた場合には平等に混濁する．Rough（R）型の集落は辺縁が不規則，光沢はなく，表面は乾燥し粗雑で，生理食塩液に浮遊させた場合には平等に混濁せず，菌塊や沈殿を生ずるものである〕．一般にS型は特異抗原を有し，R型はそれを欠く．

⑥発育性状〔遊走発育（swarming，培地表面全体に拡散）：*Proteus*, *C. tetani* など．滑走発育（sliding，遊走ではなく集落の周辺に広がった発育）：*Capnocytophaga*, *Vibrio* など．培地に食い込んだ発育（pitting）：*Bacteroides urealyticus* など〕．

⑦その他：色調，溶血性，光沢，粘稠性，独特の臭気など．なかには集落の性状から菌種または菌属が推定できる場合がある（例：*Staphylococcus aureus*, *S. pneumoniae*, *Pseudomonas aeruginosa* など）．

2. 生理学的性状検査

A. 発育条件による検査

a. 酸素要求性

偏性好気性菌，通性嫌気性菌，微好気性菌，偏性嫌気性菌の鑑別や偏性嫌気性菌，微好気性菌の確認培養に用いる．好気的，嫌気的，5～10％炭酸ガス環境の3つの条件で2日間培養する．好気条件のみ発育した細菌を偏性好気性菌，すべての条件で発育した菌を通性嫌気性菌，嫌気条件のみに発育した菌を偏性嫌気性菌とする．微好気性菌は5～10％炭酸ガス環境に最も良好に発育し，他には全く発育しないか，または弱い発育である（例：偏性好気性菌には *P. aeruginosa* など，偏性嫌気性菌には *Peptoniphilus*, *Clostridium*, *Bacteroides*, *Prevotella* など，微好気性菌には *Campylobacter* や *Helicobacter* など．多くの細菌は通性嫌気性菌である）．

b. 温度条件

4℃または42℃における発育試験がある．被検菌を適当な液体培地に接種し，35℃（対象），4℃（冷蔵庫），42℃（恒温水槽内）で培養し48時間まで観察する〔例：*Pseudomonas* 属の *P. putida* と *P. fluorescens* の鑑別，*Listeria monocytogenes*（4℃発育），*Yersinia enterocolitica*（30℃で発育し，35℃，1昼夜の培養ではほとんど発育しない）〕．

c. pH条件

pH9.6のブイヨンでの発育試験がある（*Enterococcus*, *Vibrio*：pH8.2～8.8で発育するので，選択培地に応用されている）．

B. 好塩性と食塩抵抗性試験

細菌のなかには一定の食塩濃度で良好な発育を示し，これより多すぎても少なすぎても発育が劣るものがある．この性質は好塩性と呼ばれ，このテストが好塩性試験である．これには0％，3％，7％，10％と4種の食塩濃度を変えたペプトン水が用いられる．*Vibrio*（*V. parahaemolyticus* と *V. cholerae* の鑑別など）の同定に用いられる．海水由来の *Vibrio* は，増殖に海水（NaClは2.7％）と同程度のNaイオンを必要とし，無塩ペプトン水や食塩が高濃度のペプトン水では発育しないことを利用している．一方，食塩抵抗性を調べる試験では6.5％食塩加ブイヨン培地に発育するか否かを検査する．この試験は *Staphylococcus* や，*Enterococcus* は発育し，*Streptococcus* は発育しない．

C. 色素産生性

細菌のなかには色素を産生する菌種があり，同定に役立つ．培地はTrypticase soy agarなどカゼイン・大豆混合ペプトン培地が用いられるが，特殊な培地を用いる場合もある．好気性菌の色素の産生は好気条件下で，低い温度（27～30℃）が最適である．寒天培地で1夜培養後，培地をさらに1昼夜，室温に放置すると産生されやすい．*P. aeruginosa* は緑色，*Serratia marcescens* は赤色，*S. aureus* は黄色，*Chromobacterium violaceum* は紫色の色素を産生する．

D. 運動性の検査

細菌の運動器官である鞭毛の有無を検査する．①半流動培地を用いる方法，②生鮮標本（懸滴標本を含む），③鞭毛染色などがある（細菌染色法の項216頁参照）．

①が最もよく用いられ，SIM培地が用いられる．この培地に穿刺培養して，穿刺線の部分のみ菌が発育した場合は運動性なし，穿刺線から外側に発育が拡散した場合や培地全体が混濁した場合は運動性ありと判定する．酸素要求度の高いブドウ糖非発酵グラム陰性桿菌では半流動培地を平板培地に分注したガードの平板法が用いられる．②はブラウン運動（同じ位置で振動しているようにみえる）と鞭毛による運動（不規則に動く）を顕微鏡1,000倍で観察する．

E. 溶血性の検査

溶血性は通常，ヒツジ血液寒天培地で検査し，α，β，γの3種類に識別される．α溶血はオキシヘモグロビンがメトヘモグロビンに変化することに起因し，集落の周囲が緑色を呈する．β溶血は集落の周囲が透明になる溶血で，細菌が溶血毒素（ヘモリジン）を産生することによる．

Streptococcus pyogenes の β 溶血は streptolysin O と S の産生による．γ 型は非溶血のことである（例：α 溶血：*S. pneumoniae*, *Aerococcus viridans*，β 溶血：*S. pyogenes*, *Streptococcus agalactiae*, *Escherichia coli*, *Aeromonas hydrophila* など）（微生物の特徴 98 頁参照）．

また，次のような溶血性を調べる特殊な試験法がある．

a. キャンプ（CAMP）試験

ヒツジ血液寒天培地に被検菌を白金線で 3cm 程度画線塗抹し，これに *S. aureus* の β 溶血毒（ヘモリジン）を垂直になるように画線塗抹して培養する．なお，β 溶血毒の代わりにこの毒素を産生する *S. aureus* を接種してもよい．両者の交差した部分で，矢じり状に溶血が増強すれば陽性と判定する（例：*S. agalactiae* などの同定）（微生物の特徴 98 頁参照）．

b. 神奈川現象

我妻変法培地に洗浄したヒト血球およびウマ血球を添加して血液寒天培地を作製し，これに被検菌を接種して培養後観察する．ヒト血球を添加した培地で β 溶血が認められ，ウマ血球添加培地で溶血が認められない場合を陽性とする（例：患者由来 *V. parahaemolyticus*）．

3. 生化学的性状検査

A. オキシダーゼ試験

オキシダーゼ（酸化酵素）は水素を除去する脱水素酵素と，鉄などを補欠分子族とし水素を分子状酸素で酸化して水にする酵素とがある．細菌検査で用いられるオキシダーゼは後者のチトクロームオキシダーゼで，鉄を含み呼吸による代謝系の最終受容体として作用する．検査法は次の 2 法がある．

a. Kovac 法

1%テトラメチル・パラフェニレンジアミン塩酸塩水溶液を濾紙に滴下し，この部分に新鮮培養菌の菌苔をツマヨウジまたはプラスチックエーゼの先に取り，塗りつける．青紫色に着色したら陽性，無色は陰性と判定する．

b. Ewing−Johnson 法

1%ジメチル・パラフェニレンジアミン塩酸塩水溶液，1% α−ナフトールアルコール溶液を等量混合した試薬を集落に滴下する．インドフェノール青が生じ，紫色〜黒色に着色すれば陽性である（例：陽性菌には *P. aeruginosa*, *Vibrio cholerae*, *Neisseria* など，陰性菌には *E. coli* など）．

B. カタラーゼ試験

カタラーゼは過酸化水素を水と酸素に分解する酵素である．検査法はスライドガラスにガラス鉛筆で枠を書き，3%過酸化水素水を 1 滴滴下する．これに被検菌をツマヨウジまたはエーゼに採り，溶かすようにして混ぜ合わせる．陽性の場合は酸素の泡を発する〔例：*Staphylococcus*（陽性）と *Streptococcus*（陰性）の鑑別，*Corynebacterium*, *Propionibacterium*（陽性）などの同定〕．

C. コアグラーゼ試験

コアグラーゼ（coagulase）はヒトや動物の血漿凝固に関与する蛋白で，血漿中のフィブリノーゲンをフィブリンに変化させるときに働くトロンビン様物質とされている．本試験は *Staphylococcus* 属菌の同定に古くから用いられてきた．現在では陽性を示す菌種として，*S. aureus*, *S. intermedius* のほか，*S. hyicus* の一部が挙げられているが，*S. intermedius* と *S. hyicus* はヒト以外の動物由来とされ，ヒトから分離されることはまれな菌種とされている．コアグラーゼはこれら陽性菌の培養液中に検出され，特にブレインハートインフュージョン（BHI）培地での培養が最も形成されやすいといわれている．検査は BHI 0.5mL に被検菌を培養後，これと等量のウサギ血漿を添加し，35℃のフラン器中で 1 時間ごとに凝固物またはフィブリン形成の有無を観察する．24 時間後もこれらの形成がみられなかった場合，陰性と判定する（図 1）．この試験管法で検査するコアグラーゼは遊離コアグラーゼ（free coagulase）とも呼ばれる．

a. クランピング因子（clumping factor）

枠を書いたスライドガラスにウサギまたはヒトの血漿 1 滴をとり，これに先のコアグラーゼ陽性

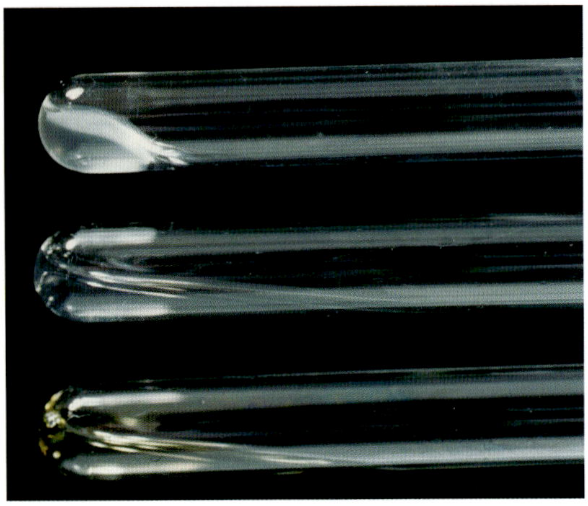

図 1　コアグラーゼ試験

上：陽性，中：陰性，下：対照（生理食塩液）
試験管法によるコアグラーゼ試験である．ウサギ血漿希釈液に被検菌を加え，35℃で観察したもの．凝固がみられたら陽性とする．陰性の場合は観察を続け，24 時間後，最終判定する．24 時間を過ぎると偽陽性となるので注意

菌を混ぜ合わせると，血漿中のフィブリノーゲンに直接作用して 10 秒以内に細菌が凝集塊を形成する（slide coagulase test）．クランピング因子は菌体の表層に存在することから結合コアグラーゼとも呼ばれることがある．先の試験管法によりコアグラーゼ陽性と判定される菌はクランピング因子も陽性である．一方，クランピング因子陽性，試験管法によるコアグラーゼ陰性の菌が存在し，*S. schleiferi* と *S. lugdunensis* で多くみられる．

試験管法によるコアグラーゼ試験は操作が煩雑，培養に長時間を要す，血漿を多く使うなどの問題点があるが，クランピング因子は簡便で迅速性に優れていることから，日常検査ではラテックス試薬を用いた方法が行われている．この方法はラテックスに IgG とフィブリノーゲンを感作したもので，クランピング因子と protein A の両方を検出する方法である（**図 2**）．Protein A は *S. aureus* のみが有する蛋白で，免疫グロブリンの FC 部分と結合することから，ラテックス試薬では陽性となる．なお，ラテックス試薬は protein A をもたないコアグラーゼ陰性菌で，クランピング因子陽性菌（*S. schleiferi*，*S. lugdunensis*）でも陽性になるので，この点に注意する．

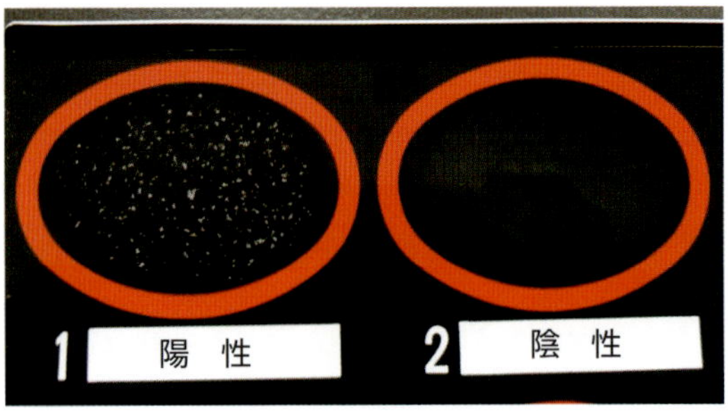

図 2　ラテックス試薬による検査法

最初に生理食塩液を 1 滴滴下し，これに被検菌を懸濁させ，凝集のないことを確認する．もし，凝集がみられたら検査不能である．凝集がみられなかったら，ラテックス試薬を 1 滴滴下し，添付の撹拌用スティックでよく混ぜる．凝集がみられたら陽性，みられなければ陰性と判定する．反応は試薬の添付文書に記載された時間を厳守する

D. 糖分解試験

a. 一糖培地（CTA 培地，BCP 加培地，OF 培地，GAM 培地）

基礎培地に炭水化物を 0.5～1.0％の濃度に添加した培地に被検菌を接種し，35℃，通常は 1～2 日間培養後，判定する．糖分解試験は様々な菌種に用いられており，菌群により用いる基礎培地が異なる．*Streptococcus* や *Corynebacterium* などのグラム陽性菌には① CTA（cystine trypticase agar）培地，腸内細菌科には② BCP 加半流動培地，ブドウ糖非発酵グラム陰性桿菌には③ OF（oxidation－fermentation）培地，嫌気性菌には④ GAM 糖分解用半流動培地が用いられる．①はフェノール赤，②はブロムクレゾール紫（BCP），③は BTB の pH 指示薬が添加されており，いずれも糖が分解されて酸性になり黄変したら陽性である．④は指示薬が添加されていないので，判定時（1 週間培養後）に指示薬を添加して判定する．

ただし，デンプン分解はルゴール液を用いるヨード・デンプン反応（青～黒褐色が陽性，淡黄色は陰性）により判定し，エスクリン分解は培地中に鉄イオンを加えておき，分解によって生じたエ

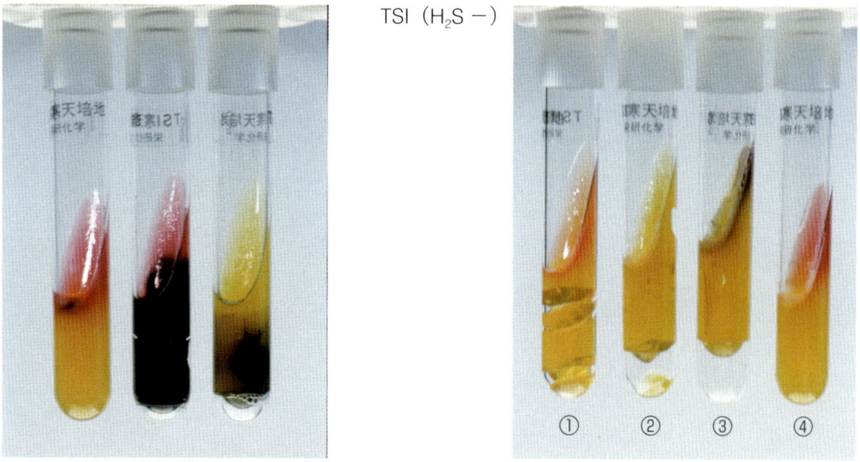

図 3　TSI 培地

硫化水素産生菌（左）　斜面部の赤色は乳糖，白糖非分解（－），黄色は両者の糖，またはどちらか一方の糖を分解（A）．高層部の黄色はブドウ糖の発酵（A），亀裂や隙間はガス産生（G），黒色は硫化水素の産生（B）による．斜面/高層の所見：左（－/AB，*S.* Typhi），中心（－/ABG，*S.* Typhimurium），右（A/AGB, *C. freundii*）
硫化水素非産生菌（右）　①（－/AG, *S.* Paratyphi A），②（A/AG, *E. coli*），③（A/AG, *K. oxytoca*），④（A/A, *S. marcescens*），④の斜面部は下の方は黄色であるが，上部は赤色である．これは糖分解により一旦黄色になったものが，その後，アルカリ化したためである．④の菌種は白糖分解，乳糖非分解である．

スクレチンが鉄イオンと反応し，褐色～黒色を呈したら陽性と判定する．

b. 二糖培地（クリグラー培地）と三糖培地（TSI 培地）

これらの培地は培地の半分を高層に，半分を斜面にした半斜面培地である．クリグラー培地はブドウ糖（0.1％）と乳糖（1％）が添加されている．高層ではブドウ糖の発酵（フェノールレッドが黄変）のほか，硫化水素産生能（黒色），ガス産生能（寒天に亀裂や泡が生じる）が判定でき，斜面では乳糖の分解（フェノールレッドが黄変）が判定できる．TSI 培地はクリグラー培地にさらに白糖（ショ糖）（1％）が添加された培地である．白糖の分解は斜面で観察するが，黄変した場合，乳糖，白糖の両方を分解した場合と，どちらか一方の糖を分解した場合があり，これらは識別できない（図 3）．

E. メチルレッド（MR）試験，フォーゲス・プロスカウエル（VP）試験

MR，VP 試験はともにブドウ糖リン酸ペプトン水に菌を接種してブドウ糖の分解を検査する．VP 試験と MR 試験の結果は同時に陽性となることはほとんどない（*Hafnia alvei* など一部の例外あり）．

a. MR 試験

ブドウ糖を分解して酸（ギ酸，酢酸，乳酸など）が生じた場合を陽性と判定する．方法はこの培地に 4～5 日（最低 2 日以上）菌を培養後，MR 試薬を加え，赤色になれば陽性，黄色は陰性と判定する（例：*E. coli*, *Citrobacter freundii* は陽性，*Enterobacter*, *Klebsiella* は陰性）．判定までに培養日数を要するため，現在は用いられていない．

b. VP 試験

ブドウ糖からアセチルメチルカルビノール（アセトイン）の産生性をみる試験で，先の培地に 1～2 日培養後，VP 試薬を加えて判定する．試薬

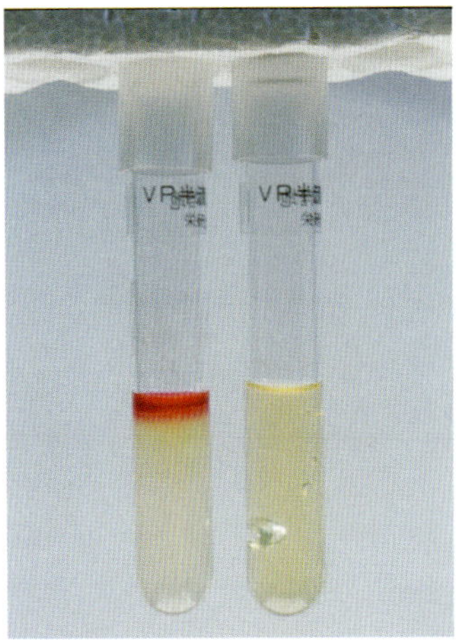

図 4　VP（Voges−Proskauer）試験
VP 半流動培地に菌を接種し，培養後，VP 試薬を添加したもの．左が陽性（*K. oxytoca*），右が陰性（*E. coli*）

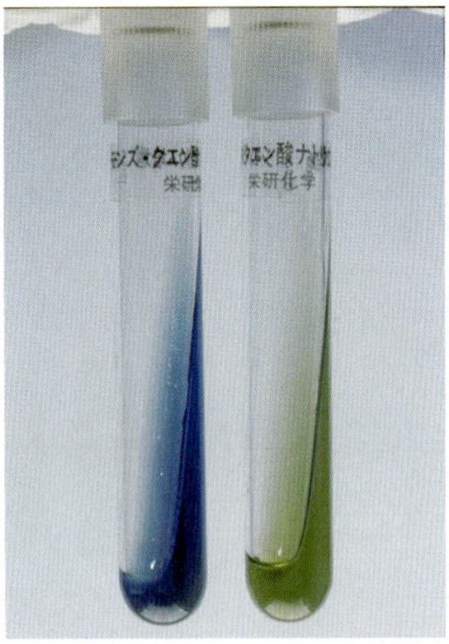

図 5　シモンズのクエン酸塩培地発育試験
シモンズのクエン酸塩培地に菌を接種し，培養したもの．左は陽性（*K. oxytoca*），右は陰性（*E. coli*）

は① 5% α−ナフトールアルコール溶液，② 0.3% クレアチニン加 40% 水酸化カリウム水溶液を用いる．アセトインの検出には培地を強アルカリにして酸化する必要がある．①は酸化を早め，反応を促進させるために用い，クレアチニンは発色を早くする．この試験は陽性反応が現れるまでに時間を要するので，試薬添加後，数分放置して判定する．早いものでは数時間の培養で陽性反応が得られる（**図 4**）（例：*Enterobacter*, *Klebsiella* は陽性，*E. coli*, *C. freundii* は陰性）．

F. ONPG（o−nitrophenyl−β−D−galactopyranoside）試験

乳糖の分解酵素である β−ガラクトシダーゼを検出する検査法である．乳糖が分解されるためにはこの酵素のほかに乳糖が菌体内に取り込まれる必要があり，これは菌体の細胞膜に存在する β−ガラクトシダーゼペルミアーゼが担っている．β−ガラクトシダーゼをもっているが，β−ガラクトシダーゼペルミアーゼを欠く菌は乳糖を菌体内に取り込むことができないので，乳糖添加培地で検査した場合は陰性に判定される．乳糖の類似物質である ONPG はこのような菌でも分解することができ，ガラクトースと黄色の o−nitrophenol とに分解される．本反応の陽性は黄色，陰性は無色である〔例：乳糖分解菌は本試験陽性，*S. marcescens* は乳糖を分解しないが，ONPG 試験は陽性である．*Salmonella* 属（*S. arizonae* を除く）や *Shigella* 属（*S. sonnei* を除く）は乳糖非分解，ONPG 試験も陰性〕．

G. クエン酸塩利用試験

シモンズのクエン酸塩培地とクリステンセンのクエン酸塩培地がある．シモンズのクエン酸塩培地（**図 5**）は自然物質（ペプトン，肉エキスなど）を含まず，化学的に明らかな素材のみを用いたいわゆる合成培地である．炭素源としてクエン酸ナトリウムが，窒素源としてリン酸 2 水素アンモニウムが添加されている．菌が発育し培地がアルカリに変化し BTB により青色に変化した場合を陽性，菌が発育しない場合は陰性とする（例：*Klebsiella*, *Enterobacter*, *Serratia* はこれらの培地に発育する．一方，*E. coli* は炭素源が，*Salmonella* Typhi は窒素源が，*Shigella* は炭素源および窒素源の両方が利用できないため発育しない）．

H. マロン酸塩利用試験

マロン酸塩を炭素源として利用できるがどうか

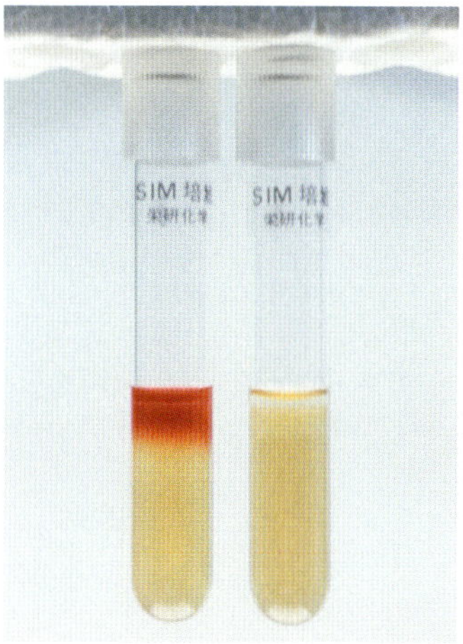

図 6　インドール試験（SIM 培地）
菌を接種し，培養後，コバック試薬を添加したもの．左は陽性（*E. coli*），右は陰性（*E. cloacae*）．培地の黒変は認められないことから硫化水素産生は陰性と判定される

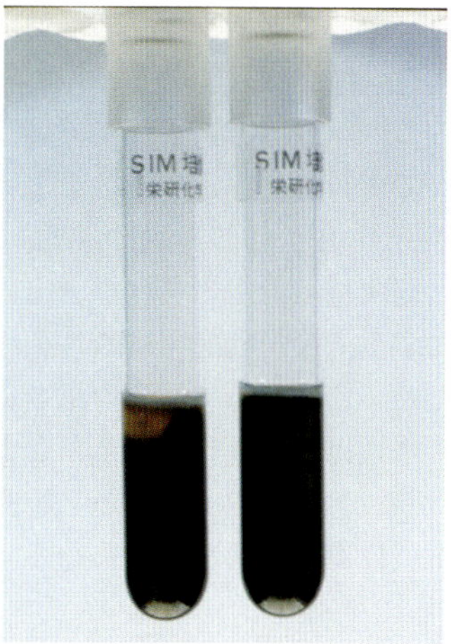

図 7　IPA 反応と硫化水素の産生性（SIM 培地）
IPA 反応は試薬を添加せずに SIM 培地の表層部の色調で判定する．左は表層部の褐色化を認め陽性（*P. mirabilis*），右は褐色調は認めず陰性（*S.* Typhimurium）．黒色化は硫化水素の産生による

を検査する試験で，菌が発育し青色を呈した場合を陽性とする（例：*S. arizonae* は陽性，その他の *Salmonella* は陰性）．

I. インドール試験

トリプトファン分解酵素，トリプトファナーゼの有無を検査する試験である．ペプトン水，SIM 培地，LIM 培地などが用いられる．トリプトファンはトリプトファナーゼにより分解されると，ピルビン酸，インドール，アンモニアを生ずる．インドールの検出にはコバック（Kovac）試薬（イソアミールアルコール 150mL，パラ-ジメチルアミノベンズアルデヒド 10g，濃塩酸 50mL），または Ehrlich-Böhme の試薬が用いられる．インドールは酸性下でパラ-ジメチルアミノベンズアルデヒドによりロスインドールとなり赤色を呈する．方法は菌を接種し，35℃，18～24 時間培養後，試薬を添加して判定する．48 時間以上の培養では偽陰性となる場合がある（図 6）（例：陽性菌は *E. coli, V. cholerae* など，陰性菌には *Salmonella*, *Enterobacter* など）．

J. IPA 試験，PPA 試験

IPA, PPA はアミノ酸からデアミナーゼによる脱アミノ反応から生ずる IPA（indol pyrvic acid，インドールピルビン酸），または PPA（phenyl pyrvic acid，フェニールピルビン酸）を検出する反応である．前者はトリプトファンからトリプトファンデアミナーゼにより，後者はフェニルアラニンからフェニルアラニンデアミナーゼにより生成される．IPA 試験は SIM 培地に菌を培養し，生成した IPA が培地中の鉄イオンと反応して培地の上層部が褐色に着色する．PPA 試験はフェニルアラニン寒天培地に菌を培養し，10％塩化第二鉄水溶液を滴下し，速やかに緑色を呈したら陽性と判定する．これらの試験はどちらか一方を用いればよい（図 7）（例：陽性菌は *Proteus*, *Morganella*, *Providencia*）．

K. アミノ酸脱炭酸試験

アミノ酸から脱炭酸酵素デカルボキシラーゼによりカルボキシル基が離脱し，炭酸ガスとアミンが生ずる．リジン，オルニチン，アルギニンの 3 種のアミノ酸に対し脱炭酸によりリジンからカダベリン，オルニチンからプトレシン，アルギニンからチトルリンが生ずる．この生成物によるアルカリ化を検出する．この試験の基礎培地としては

①メラーの培地，②ファルコウの培地がある．②は腸内細菌科の同定に，①はその他の細菌の同定に用いる．この試験は嫌気条件下で行うので培地はキャップで密封し，判定は培地を混合せず底部の色調を採用する．この試験の原理は複雑である．まず，細菌は培地中のブドウ糖を利用し，培地を酸性にする．脱炭酸酵素は酸性条件下で活性化されるため，この時点で酵素の働きによりアミンが生じ，培地はアルカリ（紫色）となる．培地にはBCPが添加されているので，陽性の場合は紫色から黄色に変わり再び紫色になる．陰性は紫色から黄色に変化し，ここで終了する（**図8**）（例：リジン脱炭酸陽性菌には *E. coli*, *S.* Typhi など，陰性菌には *Shigella*, *C. freundii*, *Enterobacter cloacae* など）．

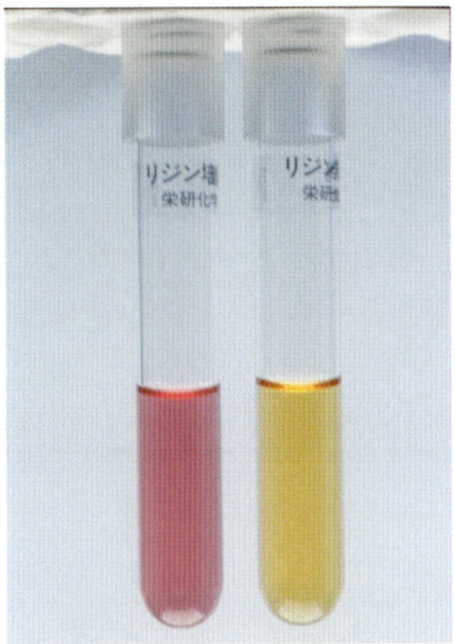

図8　リジン脱炭酸試験
リジン脱炭酸試験用培地に菌を接種し，培養したもの．左は陽性（*E. coli*），右は陰性（*Shigella* spp.）

L. 硫化水素産生試験

硫化水素は，培地中の含硫アミノ酸やチオ硫酸ナトリウムなどの硫黄化合物より発生する．硫化水素は気体であり，目にみえないが，培地中の鉄イオンと反応し，黒色の硫化鉄として観察される．TSI培地，SIM培地では硫化水素産生が観察される．両者はほぼ同じ感度に調整されているが，*C. freundii* ではTSI培地で陰性，SIM培地で陽性と判定される場合がある．これはTSI培地では糖分解により強い酸性となり，硫化水素の産生が抑制されるためと考えられる（例：陽性菌は *Proteus*, *Salmonella*, *Edwardsiella tarda* など，陰性菌は *E. coli*, *Klebsiella*, *Enterobacter* など）．

M. 尿素分解試験

細菌が尿素分解酵素ウレアーゼを産生するかどうかを調べる試験である．尿素培地はラスティジアンの培地（液体培地）とクリステンセンの培地（斜面培地）とがある．培地は尿素が不安定なため，これをより安定に保つことに重点が置かれており，菌の増殖力が弱いことから菌を多量に接種する（例：陽性菌は *Helicobacter pylori*, *Proteus*, *Morganella*, *Y. enterocolitica* など，陰性菌は *Shigella*, *Escherichia*, *Salmonella* など）．

N. 硝酸塩還元試験

硝酸カリウムの添加培地に菌を接種して検査する．菌が硝酸カリウムを還元して亜硝酸塩が生じると，試薬を添加すると暗赤色になる．試薬はスルファニール酸を酢酸水に溶解したものと α-ナフチルアミンを酢酸水に溶解したものを用いる．亜硝酸塩が陰性となった場合は真の陰性と亜硝酸塩からさらに反応が進み，窒素ガスまで分解が進んだことの2通りが考えられる．そこで，亜硝酸塩陰性の場合は亜鉛末を少量（耳かき1杯程度）添加する．真の陰性の場合は残っている硝酸カリウムが還元されて暗赤色になるが，反応が進み，硝酸塩が存在しなければ無色のままである．亜鉛末を添加して無色の場合は硝酸塩還元陽性，暗赤色に着色した場合は陰性と判定する〔例：陽性菌は腸内細菌科のほとんどすべて，*P. aeruginosa*, *Moraxella*（*Branhamella*）*catarrhalis* など〕．

O. DNA分解試験

菌がDNA分解酵素DNaseを産生するか否かをDNA培地に菌を接種して検査する．培養後，集落に1N塩酸を滴下し，集落の周囲が透明で，菌のない培地部分が白濁すれば陽性である．別法としてトルイジン青を用いる方法がある．トルイジン青はDNAと結合し青色を呈するが，DNaseに

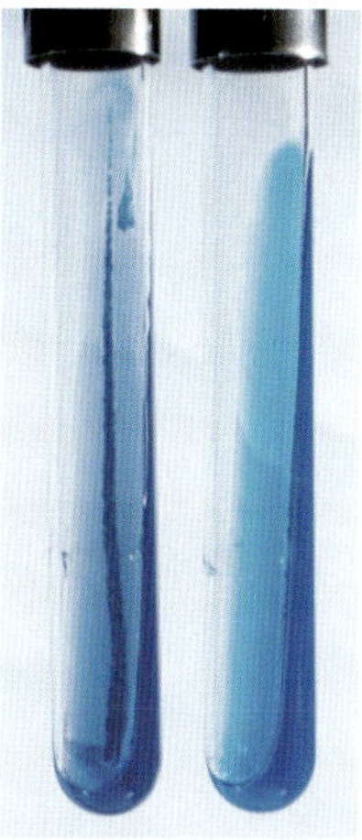

図 9　DNA 分解試験

左は *S. marcescens* を斜面の中心に線状に接種したもの．菌の発育部分は赤紫色に発色していて陽性と判定される．右は菌未接種培地で，青色を呈している

より分解されると赤紫色になる（**図 9**）．トルイジン青はあらかじめ DNA 培地に添加しておく方法と，培地に発育した菌の集落に滴下して検査する方法とがある．グラム陽性球菌や陰性球菌ではトルイジン青により発育が阻害されるので，色素無添加の培地を用いて検査する．グラム陰性桿菌は阻害作用をほとんど受けない〔例：*S. aureus*, *M.*（*B.*）*catarrhalis*, *S. marcescens*, *S. maltophilia* は陽性〕．

P. レシチナーゼ試験，リパーゼ試験

卵黄反応，レシトビテリン反応とも呼ばれる．卵黄寒天に菌を接種し，集落の周囲が白濁すれば陽性と判定する（**図 10**）（例：陽性菌は *Clostridium perfringens*, *Bacillus cereus*, *S. aureus* など）．

リパーゼ試験も同じ培地で検査でき，陽性の場合は集落周囲が虹色に光る（例：*Clostridium botulinum* は陽性）．

Q. 胆汁溶解試験

ブイヨン 2mL にマックファーランド No.1～2 の菌液を調製し，これを 2 等分する．一方に 10%ウシ胆汁末水溶液（または 10%デオキシコール酸ナトリウム水溶液）を 2 滴滴下し，もう一方は対照とする．35℃，30 分保温後，対照の菌液と濁度を比較する．試薬を滴下した方が透明であれば陽性と判定する．*S. pneumoniae* は本反応陽性である．本菌は自己融解酵素オートリジンを産生し，時間の経過とともに自己融解を起こして死滅する．胆汁（デオキシコール酸ナトリウム）は自己融解酵素の働きを促進するため，早く溶菌が起こる．血液寒天培地上の集落に試薬をかけても判定できる．口腔内常在性の α レンサ球菌は溶菌されない．

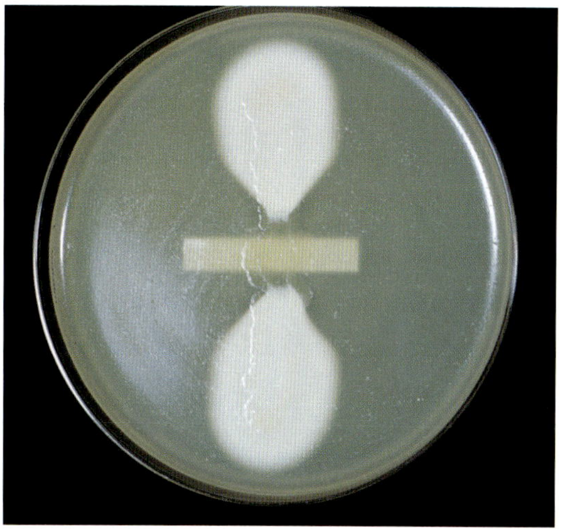

図 10　レシチナーゼ反応（レシトビテリン反応，卵黄反応）

卵黄寒天培地の中央に *C. perfringens* の抗 α 毒素血清を染み込ませた濾紙が沈めてある．この濾紙と直角を成すように被検菌（*Clostridium* 属菌）を接種し，1 夜嫌気培養したもの．濾紙の付近は菌の発育を認めるが，レシチナーゼ反応は阻止されている．濾紙から離れた部分では菌の発育した部分，およびその周辺は培地の白濁を認め，レシチナーゼ反応陽性である．この菌は抗 α 毒素血清で反応が抑制されたことから *C. perfringens* と同定される（毒素抗毒素中和反応）

R. ゼラチン液化能の検査

菌がゼラチナーゼを有するか否かをみる検査である．ゼラチンは 35℃では液化するため，次のように判定する．①ゼラチン培地に菌を接種し，35℃，1～7 日培養後，冷蔵庫で冷却し，液化の有無を観察する．②ゼラチン培地に菌を穿刺培養

後，22～25℃で培養し，7日まで観察する．菌の穿刺線に沿って液化がみられれば陽性である．③コーンの方法：ゼラチン培地に活性炭末を加え，平板培地を作成し，これを短冊型に切りホルマリンで固定して十分流水水洗後，約0.5cm角に切り，水に浸して煮沸消毒し，冷蔵保存しておく．被検菌を生理食塩液に濃厚に浮遊させ，これにコーンのゼラチン片を加え，35℃で培養する．陽性の場合はゼラチンが溶解し，活性炭末が遊離するので容易に判定できる．別法として写真フィルム（未使用，光にさらしたもの）のゼラチン膜を利用して同様に検査することもできる．

S. X，V因子要求性

*Haemophilus*属菌は発育にX因子（ヘミン），V因子（NAD）の両方またはどちらか一方を必要とすることから，これらの菌種の同定に用いられる．以下の2種類の方法が広く用いられている．

a. X，V因子含有ストリップを用いる方法

カゼイン・大豆混合ペプトン培地（Trypticase soy agarなど）はX，V因子をほとんど含まないことから，この培地に被験菌液を塗布し，X，V因子検査用ストリップ（市販品あり）を置き，好気的に培養し（**図11**），**表1**のように判定する．この検査は炭酸ガス環境下で培養を行うと判定しにくくなる場合がある．

b. *Haemophilus*同定用生培地を用いる方法

4分画培地：①X因子のみ含有，②V因子のみ含有，③X，V両因子含有，④ウマ血液寒天培地の4種がセットされている．①～③の要求性の判定は**表1**のように行う．④はウマ血液寒天培地で，β溶血を認めた場合，陽性とする．

X，V因子を要求する菌種は*H. influenzae*と*H. haemolyticus*があるが，前者は溶血性がないのに対し，後者はβ溶血する．また，*H. parainfluenzae*と*H. parahaemolyticus*についても，前者は非溶血，後者はβ溶血する．このように*Haemophilus*属菌の同定にはX，V因子要求性のほかに溶血性の検査が必要になる．*Haemophilus*属菌はヒツジ血液寒天培地に発育しないが，ウサギやウマ血液寒天培地には発育するので，これらが検査に用いられる．

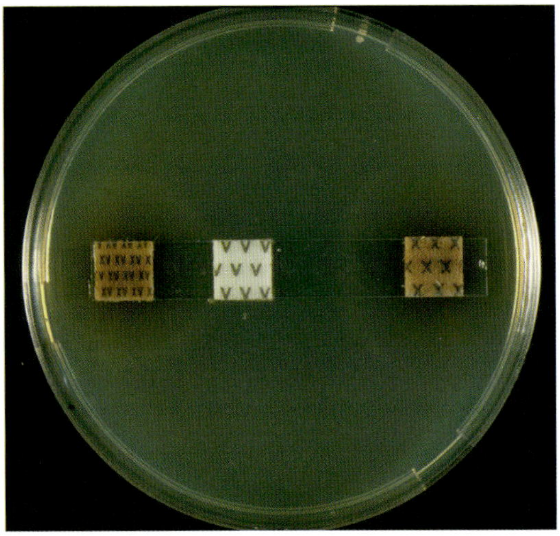

図11　X，V因子要求性検査
指定の寒天培地（Trypticase soy agarなど）に被検菌液を万遍なく接種し，写真のストリップを置いて好気的に培養する．
ストリップは左より，X・V因子含有，V因子含有，X因子含有の濾紙である．写真ではX・V因子の周囲に菌の発育がみられる．また，V因子とX因子の間のX因子に近い部分に弱い発育がみられるが，この部分はX・V両因子が混在するためである

表1　X，V因子要求性の判定法

X，V因子	X因子	V因子含	判　定
＋	－	－	X，V因子要求
＋	－	＋	V因子要求
＋	＋	－	X因子要求

＋：発育，－：非発育
*Haemophilus*属菌はカゼイン・大豆混合ペプトン寒天培地には発育しないはずである．寒天培地培地全体に菌が発育した場合は*Haemophilus*以外の菌が考えられる

T. ポルフィリン試験

*Haemophilus*の同定に用いる．δ-アミノレブリン酸からポルフィリンを合成できるかどうかを検査する．δ-アミノレブリン酸試薬0.5mLに被検菌を濃厚に浮遊させ，35℃，4時間保温後，UVランプ（340nm）を照射し，赤色蛍光がみら

れれば陽性と判定する．インドール試験用のKovac試薬を用いてもよい（陽性は赤色）．X因子（ヘミン）要求株は合成できない（例：*H. influenzae*, *H. haemolyticus* は合成できず，*H. parainfluenzae* は合成できる）．

U. アシルアミダーゼ試験

菌がアセトアミドを分解する酵素アシルアミダーゼを産生するかどうかを検査する．基質にはプロピオン酸アミドを用いてもよい．指示薬にフェノール赤を用いて赤色になれば陽性である（例：*P. aeruginosa*, *B. cepacia* は陽性，*P. putida*, *P. fluorescens* は陰性）．

V. 馬尿酸試験

馬尿酸ナトリウムは馬尿酸分解酵素により加水分解されると安息香酸とグリシンが生ずる．ニンヒドリン試薬によりグリシンを検出（褐色）することにより判定される（例：*S. agalactiae*, *Campylobacter jejuni* などは陽性）．

W. PYR（L-ピロリドニル・β-ナフチルアミド）試験

菌がピロリドニルペプチダーゼを有するか否かを調べる試験である．PYRはピロリドニルペプチダーゼにより加水分解されβ-ナフチルアミドが生成される．これをジアゾ試薬（N, N'-ジメチルアミノシンナムアルデヒド）を滴下し，赤色に発色したら陽性と判定する〔例：*S. pyogenes*, *Enterococcus*, *S. lugdunensis* は陽性．硫化水素産生 *Salmonella*（陰性）と *Citrobacter*（陽性）との鑑別にも用いられる〕．

4. 簡易同定法

A. 同定キットを用いた同定

同定キットは1枚のシートに各種性状検査用の基質がセットされており，少量の菌液を接種することにより多くの性状（約20種）を短時間で効率よく検査でき，菌名の決定は各性状の判定結果を数値に置き換えることにより簡単に得ることができる（図12〜14）．

B. 自動機器を用いた同定

純培養菌を用いて菌種同定と薬剤感受性検査を実施できる機械が日常検査に広く用いられている．これらは得られた結果を各施設の検査システムに自動転送できるという便利な特徴を有している．測定できる菌種の範囲や，測定に要する時間は機械により多少異なる．以下に主な機種の概要を示す．

a. MicroScan WalkAway（マイクロスキャン・ウォーカウェイ）

我が国で最も広く普及しているマイクロプレートを用いる方法で，好気性グラム陽性球菌，グラム陰性桿菌はそれぞれ1枚のマイクロプレートで同定と薬剤感受性検査を実施できる．判定時間は18〜24時間のものと，迅速判定用（≧2時間）のものがある．*Neisseria*/*Haemphilus* 同定用パネルと嫌気性菌同定用パネルは4時間で判定でき，酵母様真菌の同定も可能である．同定の測定原理は比色法と蛍光法による．この方法の最大の利点は接種用菌液の調製にプロンプトシステムが用いられていることであり，これにより1mm以上の集落であれば，ワンズ（細いビニールスティック）の先で細菌を採取して，接種用菌液が比濁せずにできることである（図15）．

b. VITEK 2

この機械は名刺大の薄いプラスチックカードを用いる方法で，同定と薬剤感受性検査は別のカードを用いる．同定の機能はほぼMicroScan WalkAwayと同様である．これらのカードへの接種用菌液はすべて濁度を添付の濁度計で調整しなければならない．しかし，菌液とカードを機械にセットすれば，以後の操作は不要カードの排出まですべて機械が自動で行う．同定の測定原理は比色法である．本機種ではリアルタイムで結果が得られ，機械がデータチェックを行い，異常なしと判断されたものは施設の検査システムに自動転送することができ，酵母様真菌の同定も可能である．また，本機種は廃棄物が少なく，成績が早いことが特徴である（図15）．

このほかにライサス，フェニックスなどの自動機械が用いられている．

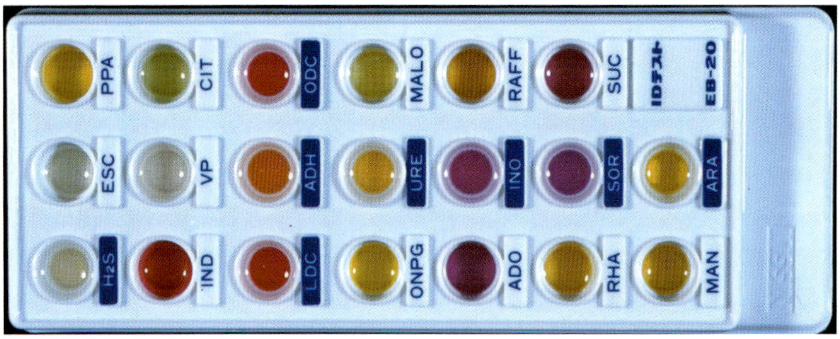

図 12　EB-20 によるブドウ糖発酵グラム陰性桿菌（腸内細菌科など）の同定

新鮮培養菌を用い，マックファーランド No.1 の濁度の菌液を調製し，0.1mL をカップに接種する．青地の部分には流動パラフィンを重層し，37℃ 18～20 時間培養後，判定する．上段（PPA，Cit……）が陽性の場合は 4 を，中段（ESC，VP……）が陽性の場合は 2 を，下段（H_2S，IND……）が陽性の場合は 1 を与える．H_2S，ESC，PPA の 3 つが陽性の場合は 1 ＋ 2 ＋ 4 ＝ 7 となる．このようにして 7 桁の数字を作成し，専用のソフトで検索すると菌名が得られる．

写真は，H_2S，ESC，PPA がすべて陰性であるから（0）となる．次の列の IND は（＋），VP は（－），CIT は（－）であるから 1 ＋ 0 ＋ 0 ＝ 1 となる．このようにしてこの菌のプロファイル番号は 0151413 が得られ，この番号を解析ソフトで検索すると *Escherichia hermannii*（66%），*E. coli*（30%），*E. coli* inactive（4%）が得られた．*E. hermannii* は *E. coli* O157 とよく似た菌種である．この菌株は糞便由来であること，ソルビット陰性の菌株であることから *E. coli* O157 の可能性がある．免疫血清を用いて抗原が一致しないかどうか，Vero 毒素を産生しないかどうかを検査しなければならない．このようにキットによる同定を確実に判定するためには豊富な知識と経験が必要となる場合がしばしばある

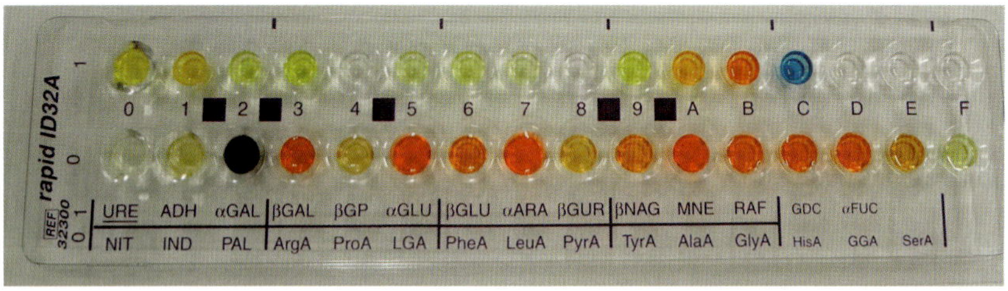

図 13　嫌気性菌の同定キット（rapid ID32A）

純培養菌を用いてマックファーランド No. 4 の濁度の菌液を調整し，各カップに一定量ずつ接種し，さらに尿素のカップには流動パラフィンを重層する．36 ± 2℃ 4～4.5 時間培養後，必要な部位には試薬を滴下後，判定する．プロファイル番号 4537453713 から，*Bacteroides disutasonis* の菌名が得られた

C. 質量分析技術を利用した細菌の同定法

マトリックス支援レーザー脱離イオン化飛行時間型質量分析法（matrix assisted laser desorption/ionization time-of-flight mass spectrometer : MALDI-TOF MS）は従来の同定法と全く異なった原理による細菌の同定法であり，MALDI と TOF MS の 2 種の機能により行われる（**図 16**）．

MALDI のマトリックスとは，試料蛋白の破壊を防ぎ，レーザー光を吸収して試料のイオン化を促進させる物質で，資料に混ぜて用いられる．蛋

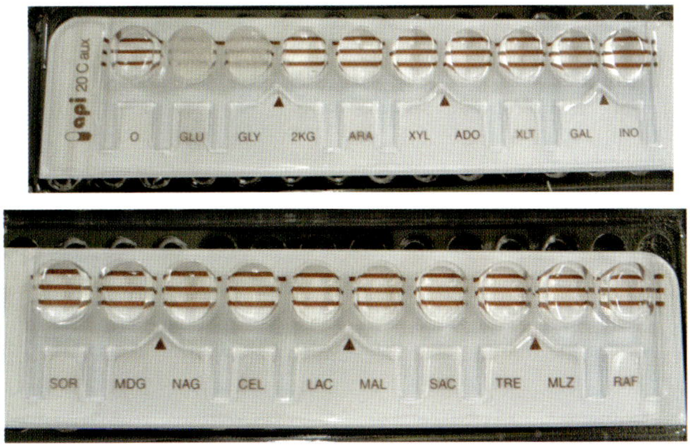

図 14　オキサノグラフ法による酵母様真菌の同定（API20C aux）
オキサノグラフ法による酵母様真菌の同定法である．添付の合成培地に一定濃度の菌液を混合してキットに接種する．キットの下に略号で示した炭水化物を被検菌が炭素源として利用できると菌は発育するが，利用できない炭水化物では発育しない．キットの最初の（0）は炭水化物を含まないので発育陰性の対照である．次の GUL と GLY は菌発育の濁りで茶線がボケてみえ，陽性と判定される．プロファイル番号「6000000」を解析ソフトで調べ，*Geothrichum candidum* と同定される．集落の性状が本菌種に一致しているかどうかの確認が必要である．
注：このキットは実際には上と下が左右の 1 列に連なって配列されている．詳細な観察がしやすいように 2 分して示した

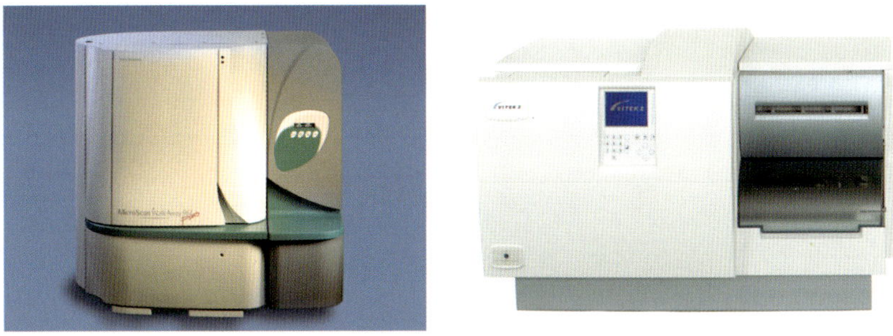

図 15　MicroScan WalkAway（左）と VITEK 2（右）

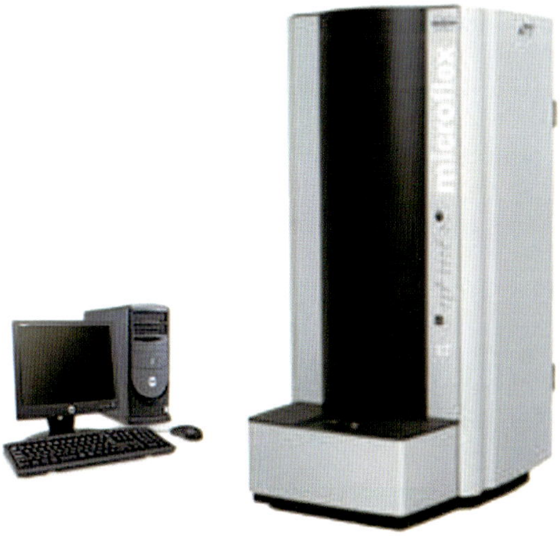

図 16　質量分析装置 MALDI バイオダイバー
写真提供：シーメンスヘルスケア・ダイアグノスティクス

白（乾燥させた菌体）にレーザーを当てると高熱のため，蛋白は気化しイオン化されるが，同時に熱で変性し破壊されてしまう．この蛋白破壊を防ぐ役目もマトリックス試薬が果たしている．

TOF MS とは，飛行時間型質量分析法の略称で，先のイオンの検出系である．すなわち，イオン化させた成分を電位差のある空間におくと，電荷が同じであれば質量の小さい成分が速く，大きい成分が遅く移動（質量電荷比：m/z に応じて移動）する．実際には検出器まで距離のある空間でイオンを飛行させ，検出器に到達する時間差を検出することで質量が測定できる．この飛行時間を質量に換算し，縦軸に相対強度，横軸に質量を表示し，グラフ化したものがマススペクトルと呼ばれる図（**図 17**）である．このマススペクトルの

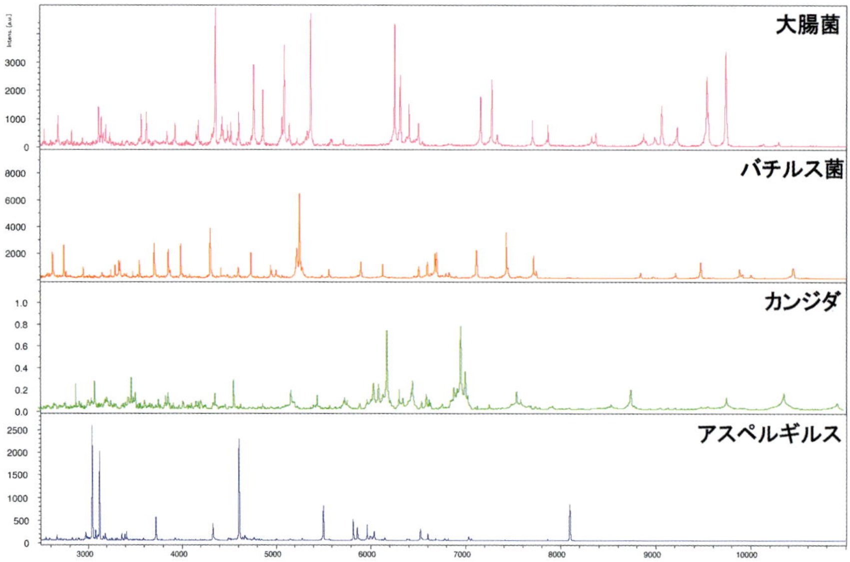

図 17　菌種別にみたマススペクトルパターン
提供：シーメンスヘルスケア・ダイアグノスティクス

ピーク分布図はそれぞれの菌固有のパターンを示すことから菌種の同定に応用できる．

菌株の同定では，各機種のデータベースに登録されている菌種のマススペクトルのパターンと比較し，どの菌種のパターンに一致するかにより菌名が決定される．MALDI−TOF MS の実際は，被検菌の菌体とマトリックス試薬を混ぜ，乾燥させ，器械にかけてマススペクトルを発生させ，これをデータベースと照合させ菌名を得る．これらの操作は約 10 分ででき，コストも 50〜100 円未満とされている．

MALDI−TOF MS による同定法はリボソーム由来の蛋白の違いで同定しているため，16S rDNA の配列相動性が類似性の高い菌種では識別が困難な傾向がみられる．例えば *E. coli* と *Shigella flexneri*, *Mycobacterium tuberculosis* と *Mycobacterium bovis*, *B. cereus* と *Bacillus anthracis*, *Yersinia pestis* と *Yersinia pseudotuberculosis* は鑑別できない．

（小栗豊子）

チェックリスト

□菌種の鑑別・同定に利用されている性状を５つあげ，それぞれの検査法の例を示せ．

□溶血反応が鑑別に有用な菌属をあげ，溶血の種類を説明せよ．

□代表的な生化学的検査法を 10 種類あげ，それぞれを説明せよ．

□臨床材料について最初に行われる検査法は何か説明せよ．

コラム

微生物検査における第三の技術革命！

2002年，田中耕一博士が現役サラリーマン初のノーベル賞受賞者として日本国内で大きな話題になったことは記憶に新しい．間違って混ぜてしまったものから成功したという「生体高分子の同定および構造解析のための手法の開発」の技術が，その10年後には微生物の菌種同定機器MALDI-TOF MSとして実用化されるようになるとは誰も予想しなかった．

MALDI-TOF MSは，菌種に特徴的な蛋白質をマトリックスと混ぜ，レーザーイオン化して質量分析する方法である．臨床検査に要求される「迅速・安価」を満たしている画期的な方法でもある．この技術が，Louis PasteurとRobert Kochが確立した細菌学分野において培地とPCRに続く第三の“技術革命”をもたらしたのである．

「培地」は培養により病原体とその性状を可視化して菌種同定し，「PCR」は菌種に特異的な遺伝子を増やして培養できない菌種の迅速同定を可能にした．第三の技術はまだ歩き始めたばかりであるが，臨床検査の人材難を解決した．培地の需要が2割までに激減したという業界の現状は，この新技術の台頭を如実に物語っている．

III 微生物の検査法

遺伝子検査法

感染症における遺伝子検査は病原因子を的確に，しかも迅速に特定するためのきわめて有効な方法である．臨床微生物検査における遺伝子検査は，以下のような場合に行われている．

①培養が不可能または困難な微生物
　特殊な培養や培養技術が必要な微生物
　培養に長時間を要する微生物
②取り扱いに危険が伴う微生物
③重症感染症など迅速検査が必要な病原体
④微生物の遺伝子型の解析
⑤感染源または伝播経路の解析
⑥薬剤耐性遺伝子や毒素遺伝子の同定

培養法に比べて検査の迅速化と検出感度の向上が期待される．本項では臨床検体からの病原体の遺伝子検査法の原理と実際の応用例について概説する．

1. 遺伝子検査法の種類

遺伝子を用いた技術には様々あるが，臨床微生物学では次の3種の方法が特に重要である．

①特定の遺伝子配列を増幅して検出するPCR（polymerase chain reaction，ポリメラーゼ連鎖反応）法
②プローブを利用して病原体を検出するハイブリダイゼーション法
③ゲノムDNAの制限切断パターンから病原体の型別を行い，伝播経路を特定するパルスフィールドゲル電気泳動（pulse−field gel electrophoresis : PFGE）法

A. 遺伝子増幅法

材料中から遺伝子レベルで微生物の存在を明らかにするためには，その微生物がもっている特定の遺伝子を増やすことが必要となる．遺伝子増幅法は，理論的には検査に用いた材料中に1個の標的遺伝子があれば検出可能である．しかし，実際には検査材料中には増幅反応を阻害する物質（ヘモグロビンやEDTA等）が存在することが少なくないため，ある程度の菌量が必要である．

a. PCR法

PCRには，標的となる配列を認識する一対のプライマー（primer），4種類のデオキシリボヌクレオシド三リン酸（dNTP）（14頁参照），耐熱性DNAポリメラーゼが用いられる．

PCR法は，3つの反応ステップからなる（**図1**）．すなわち，熱変性（denaturation），アニーリング（annealing），そして伸長反応（extension）である．熱変性はDNAを100℃近く（95～100℃）に熱することで2本鎖から1本鎖に解離する反応である．アニーリングは標的DNAに相補的なプライマーを水素結合させる．2つのプライマーの結合によって標的DNAがちょうど挟み込まれた格好になる．その至適温度はプライマーの長さやGC含量等で決まる（GCペアとATペアでは水素結合数が異なるため，通常GC含量が下がればアニーリング温度は低く設定する）が，非特異的反応を抑えるため温度を上げることもある．伸長反応はDNAポリメラーゼが4種のdNTP存在下で鋳型となるDNAの配列に相補ヌクレオチドを72℃で順次結合させ，相補DNA鎖を合成する．

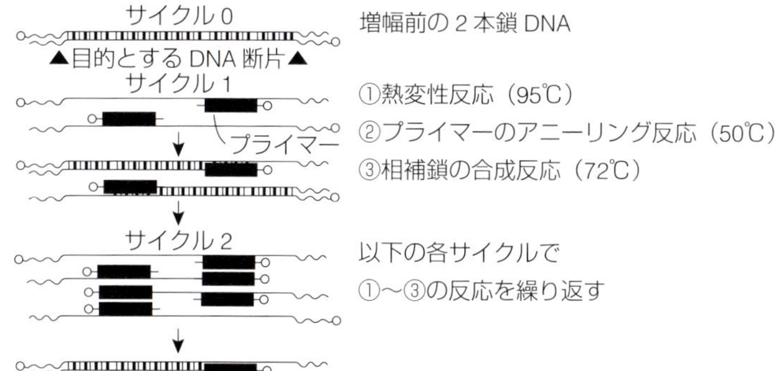

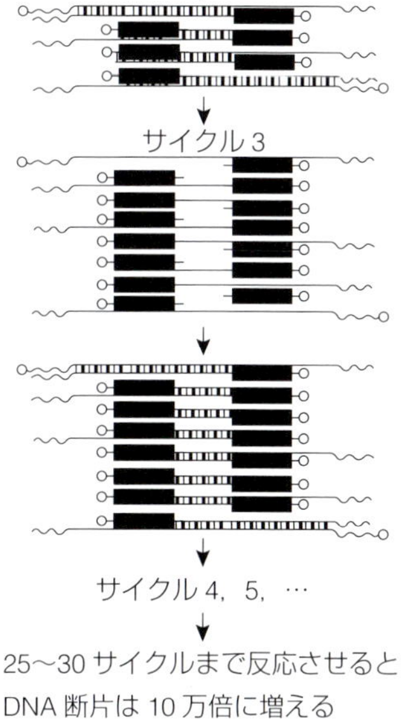

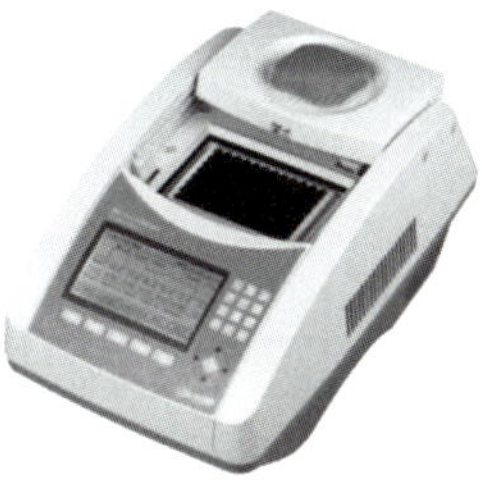

サーマルサイクラー

図 1　PCR 法の原理

サーマルサイクラーを用いて，①熱変性（92℃），②プライマーのアニーリング（50℃），③ DNA 合成（72℃）の温度変化を瞬時に行い遺伝子を増幅させる方法．この反応を 25 サイクル以上繰り返すことで，反応液中の耐熱性 DNA ポリメラーゼにより目的の DNA 断片を合成する．反応液中には，鋳型となる DNA，プライマー，A, T, G, C の 4 種の塩基，耐熱性 DNA ポリメラーゼ，バッファーが含まれる

PCR は以上 3 つのステップを 1 回の反応の組み合わせとして同一のマイクロチューブ内で熱変性（95℃），アニーリング（50℃前後），伸長反応（72℃）を繰り返すことによりプライマーに挟まれた DNA 断片を増やす．実際には，温度と時間を厳密に制御するための DNA 増幅装置（サーマルサイクラー）によって行う．増幅された PCR 産物は，通常アガロースゲルで電気泳動されエチジウムブロマイド染色によって検出される〔例：*E. coli* O157 のベロ毒素遺伝子，MRSA の *mecA* 遺伝子，*V. cholerae* のコレラ毒素，*C. diphtheriae* のジフテリア毒素，*C. tetani* の破傷風毒素，*C. botulinum* のボツリヌス毒素，*M. tuberculosis* の抗結核薬耐性遺伝子（*rpo*B）など〕．

以下に PCR の変法・応用として，臨床検査上重要なものをあげる（**図 2**）．

nested PCR 法　2 組のプライマーを用いる高感度 PCR 法である．1 組目のプライマーは標的 DNA よりやや広い領域（outer primer）を増幅するように設計し，これを用いて最初の反応を行う．次いで，目的の領域を増幅するプライマー（inner primer）を用いて 2 回目の反応を行う．この方法は，感度が高いばかりでなく特異性も高い．汚染（コンタミネーション）による偽陽性を生じやすいので注意を要する．

multiplex PCR 法　複数のプライマーセットを用いて 1 回の反応で複数の標的 DNA を増幅する方法である．例えば，菌種に固有な領域と病原因子を支配する領域とが同時に増幅されれば，菌種の同定（存在）とその病原性の有無を一度で判定することが可能である．病原大腸菌における病原因子（易熱性および耐熱性毒素，Vero 毒素，腸管

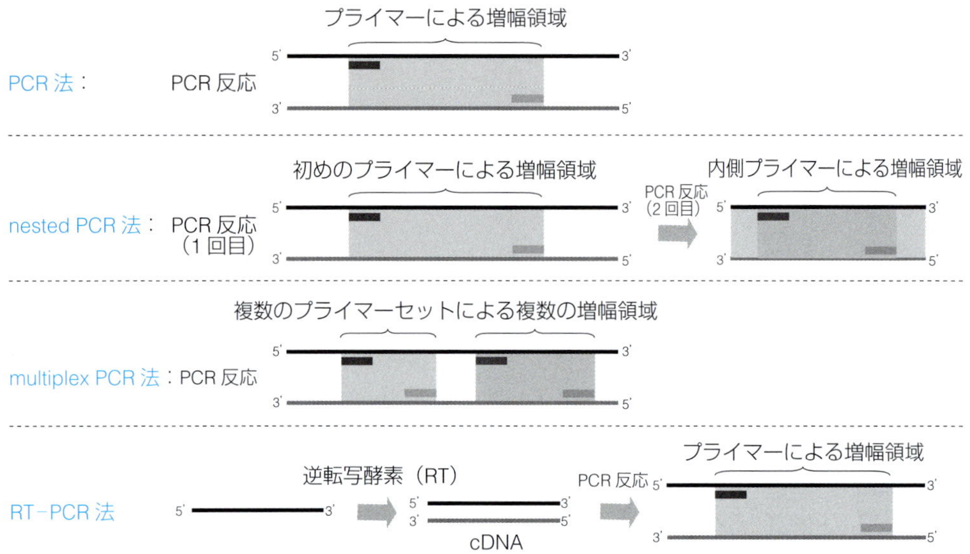

図 2　PCR 法と変法 PCR 法の違い

侵入性プラスミド）の同時検出などにも応用されている．

RT−PCR 法　RNA を対象とする場合，RNA はそのままでは増幅できない．そこで，標的 RNA をいったん逆転写酵素（reverse transcriptase：RT）で相補的な DNA（cDNA）に逆転写した後，この cDNA を対象にして PCR により増幅する．逆転写酵素を利用することから RT−PCR 法と呼ばれている．本法は RNA ウイルスの検出に応用されている．

リアルタイム PCR 法　定量的 PCR（qPCR）法とも呼んでいる．①増幅産物に特異的なプローブを結合させ，その結合プローブ由来の蛍光を経時的に測定する方法（TaqMan プローブ法）や，②2 本鎖 DNA に結合して蛍光を発する物質（サイバーグリーン）を用いる方法（インターカレータ法）がある．リアルタイム PCR 法は，標的遺伝子の増幅を経時的に測定できるため定量性に優れ，また，増幅産物を電気泳動等の開放系で解析する必要がないため，実験室の汚染がないなどの利点を多く有する．

b. LAMP（loop−mediated isothermal amplification）法

本法ではサーマルサイクラーを使わずに DNA を増幅することができる．標的遺伝子の 6 領域に対して 4 種類のプライマーを設定し，鎖置換型 DNA 合成酵素による鎖置換反応を利用して一定温度（65℃付近）で反応させる．鋳型が RNA の場合には，逆転写酵素を利用する．特異的増幅効率が高く，増幅産物の有無で標的遺伝子配列の有無を判定することができる．高価な機器を必要としないという利点がある．

B. ハイブリダイゼーション法

ハイブリダイゼーション（hybridization）とは，相同性をもつ 1 本鎖 DNA または RNA が水素結合によって相補 2 本鎖を形成することである（14 頁参照）．ハイブリダイゼーションは，菌体から直接抽出，あるいは増幅された DNA（RNA）が目的のものかどうかを確認するために用いられる．

本法は，標的領域と相同な配列をもったプローブ（特異プローブ）を作製し，ハイブリダイゼーションにより検出・同定するものである（**図 3**）が，原理的にはプローブの塩基配列と完全に一致したものを検出するだけでなく，ある程度の差異を許容したハイブリダイゼーション条件を適用することも可能である．プローブに用いる領域は，目的によって種に固有な配列を示す領域・多くの

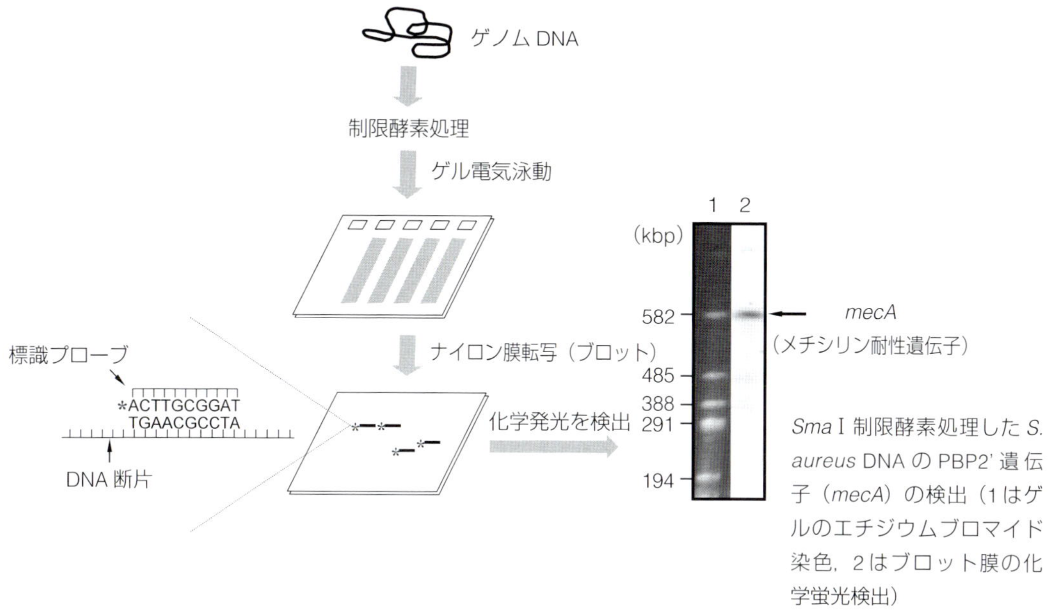

図 3　ハイブリダイゼーションの原理

種で共通に保存されている領域・病原因子遺伝子領域などが用いられる．ただし，本法は検出感度が低い（10^4～10^7CFU 程度の細胞が必要）ため，実際の検査材料からの検出には何らかの増幅方法を組み合わせる必要がある．臨床検査の分野では，以下の液相ハイブリダイゼーションと *in situ* ハイブリダイゼーションが重要である．

a. 液相ハイブリダイゼーション法

本法は，定量性に優れること，多数検体の処理に適することから，微生物検査の分野で広く用いられている．プレートのウエル内にあらかじめ既知の菌種の染色体 DNA を固相化しておき，これに未知の菌から抽出した全染色体 DNA を反応させる方法をマイクロプレートハイブリダイゼーション法といい，これが，遺伝子の相同性（homology）を調べるために用いられている．その相同性が 70％以上であれば，比較した両者は同一の種と判断する目安となる．この方法は，微生物検査の現場では培養に日数がかかり，伝播の危険性がある抗酸菌（*M. tuberculosis* など）の検査に応用されている（図 3）．

b. *in situ* ハイブリダイゼーション法

本手法は，目的の DNA あるいは RNA 断片を検出する場合，細胞内の DNA あるいは RNA を抽出せずにプローブとハイブリダイゼーションを行うことである．*in situ* というのは「元の場所で」という意味である．少ない量の臨床組織検体内の病原体の分布を検出するのに適している．しかしながら，本法は特殊な装置が必要であること，手間がかかること，コストが高いこと等の理由から，微生物学検査の分野ではほとんど使われていない．

C. パルスフィールドゲル電気泳動法（PFGE）

本法は，対象菌株 DNA の制限酵素切断パターンを既知株のパターンと比較して，菌株の類似性を検証することを目的とする細菌学的解析法である．PFGE（図 4）は，分子量の大きい DNA 断片を分離するためのアガロースゲル電気泳動の変法である．数十キロ～数万キロ塩基対までの巨大な DNA 分子を分離することができる．本法では電場方向や強度の切り替えを繰り返すことによって，高分子量 DNA の分離能を高くする．試料調製時には巨大な DNA 分子の物理的な破損を防ぐために，低融点アガロースに細胞を包埋したプラグ（plug）を作製し，そのままの状態で蛋白質分

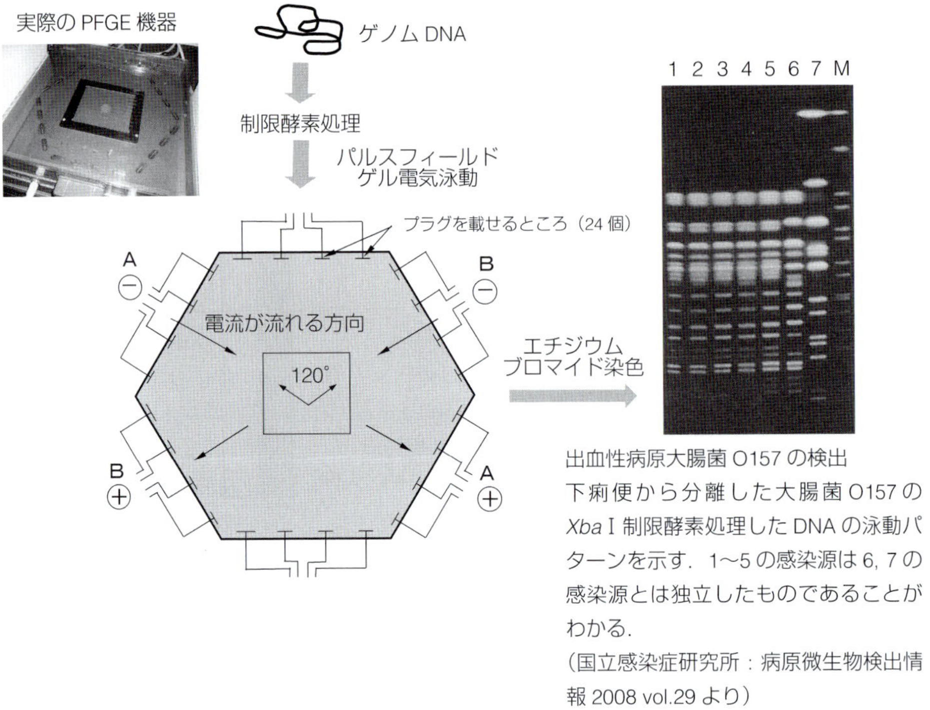

図4　パルスフィールドゲル電気泳動の原理

解や，制限酵素処理を行ってPFGEに用いる．泳動後のゲルはエチジウムブロマイド染色し，紫外線ランプ下で可視化して切断パターンを検出する．本法は，食中毒菌の集団感染（大腸菌O157, サルモネラ菌，黄色ブドウ球菌など）や院内感染（MRSA，MDRPなど）の伝播経路や起因菌株の特定に保健所などで広く利用されている．

D. SNP検出法

一塩基多型（single−nucleotide polymorphism：SNP）は感染症検査分野においても薬剤耐性判定や菌種同定において重要となる．*M. tuberculosis* のリファンピシン耐性にかかわる *rpoB* 遺伝子の一塩基置換，イソニアジド耐性にかかわる *katG*, HBVやHCVの遺伝子タイピング，*M. tuberculosis* の菌種同定などが重要である．SNP検出方法として，例えばcycling法と呼ばれる方法があり，本法では反応の過程でプローブと鋳型DNAにミスマッチがあると，プローブが切断される．この切断プローブの量を検出することで，SNPの有無を調べる方法である．その他，DNAアレイを用いた方法など多様な原理が提唱されている．

2. 遺伝子検査法における注意点

核酸の汚染防止は，偽陽性の結果がもたらされることになるため，遺伝子検査において最も注意しなければならない．PCRなどによって核酸を増幅する際には，特に注意が必要である．核酸の混入原因には検体間の汚染（cross contamination）と，増幅後にその産物を室内にばらまいてしまう汚染の2つがある．前者は手技が上達し熟練すればある程度克服することができる．また，マイクロピペットに用いるピペットチップに綿などが詰めてあるフィルター付きチップを用いるのも有効である．

一方，後者の場合には，いったん汚染が起こるとDNAは安定な物質であるため，完全な除去は困難である．このため，実際の作業には以下のような工夫が必要である．①PCRの前後で使用する器具や試薬類，作業を行う場所を別にする．②

作業は手袋を装着して行う．③作業の前後には，机上やマイクロピペットに10％次亜塩素酸を噴霧し，清拭する．④部屋に紫外線を照射して存在するDNAを変性させる．⑤机の上にラップなどを敷いてから作業する．⑥共通で使用する試薬，バッファー，精製水などは小分けして用いる．⑦遺伝子増幅（PCRに用いる増幅装置）と増幅遺伝子の検出場所は別の部屋とし区分けする．⑧オートクレーブは試薬用と廃棄物用でそれぞれ専用のものを用意し，滅菌の場所も分離する．

また，特にRNAを検査する場合にはRNaseの存在には注意が必要である．RNaseはその抽出の対象となった菌や，細胞，組織に豊富に含まれているが，汗や唾液，皮膚にも存在する．検査の際には必ず手袋を着用する．なお，RNaseは熱にきわめて安定であるので，ピペットチップやマイクロチューブなどはRNaseフリーの製品を使わなければならない．

3. 機器のメンテナンスと精度管理

遺伝子検査では多くの精密機器を使用する．したがって，それらの機器の動作状態の良否は，成績に大きな影響を及ぼす．特にPCRに用いるサーマルサイクラーは温度がきわめて厳密に制御されていなければならない．マイクロチューブが接しているアルミブロック内が所定の温度になっているかチェックが必要である．

また，精度管理も不可欠な項目である．特に増幅を伴う検査は汚染や反応の阻害の有無を監視するために必要となる．汚染のチェックのための陰性コントロール，および阻害反応のチェックのための陽性コントロールは常に並行して行わなければならない．

（森川一也／松村　充）

チェックリスト

□微生物検査において遺伝子検出法を用いる利点を述べよ．

□遺伝子検出法の種類について述べよ．

□ PCR 法の原理について説明せよ．

□ LAMP 法とは何か．簡単に説明せよ．

□検体から病原体の遺伝子検出を実施するにあたり注意すべき点を述べよ．

III 微生物の検査法

抗原検査法

抗原検査は，感染症の原因となる病原微生物を特定したり，その存在を確認するために行われる．抗原は，病原体そのものを検出する場合，鞭毛や殻の蛋白質や遺伝子など病原体の構成物を検出する場合，毒素など代謝産物を検出する場合がある．

感染症の原因となる病原体は，細菌，ウイルス，真菌（カビ）があり，原虫や寄生虫なども含まれる．したがって，検出方法は対象となる微生物により違ってくる．調べる検体は，血液をはじめ，感染を受けた臓器の分泌液，尿，便，痰，胃液，髄液，膿などの体液が対象となる．正確な結果を得るために，適切な部位から適切な検体採取と，検査するまでの運搬方法や保存条件に細心の注意が必要である．

抗原検査法には，顕微鏡による形態学的方法，免疫学的方法，分子生物学的方法があり，**表1**に検体中の抗原検査法をまとめた．本項では，特異的な方法である免疫学的方法に的をしぼって解説し，抗原の形態学的方法と分子生物学的方法は他項にゆずる．この免疫学的検査法は抗原抗体反応に基づいている．抗原と抗体は表と裏の関係にあるため，抗原検査と抗体検査の両方の検査法として利用されている（「抗体検査法」289頁参照）．

表1　検体中の抗原検査法

抗原検査法の種類	原理	方法	対象微生物（例）
形態学的検査法（「細菌染色法」216頁参照）	染色により直接に顕微鏡観察する	・光学顕微鏡 ・位相差顕微鏡 ・暗視野顕微鏡 ・蛍光顕微鏡 ・電子顕微鏡	一般細菌，真菌 *Campylobacter*，*V. cholerae*，原虫など レプトスピラ，スピロヘータなど 結核菌 ウイルス一般
免疫学的検査法	凝集反応，沈降反応，抗原抗体反応を利用して反応物を検出する	・沈降反応による検査法 ・赤血球凝集反応による検査法（HA） ・ラテックス凝集法（RPLA） ・イムノクロマト法（ICA） ・標識抗体法（ELISA，EIA，RIA，FA）	化膿性レンサ球菌の型別など O抗原（LPS），K抗原（莢膜），H抗原（鞭毛）の型別，細菌一般 ウイルス一般 嫌気性菌，*Legionella*，*H. pylori*など，ウイルス一般 培養困難な細菌，ウイルス一般，真菌
分子生物学的検査法（「遺伝子検査法」278頁参照）	特定遺伝子の一部を増幅したり，核酸の相補的複合体の形成を検出する	・PCR法（遺伝子増幅法） ・核酸ハイブリダイゼーション法	培養できないか培養困難な細菌，毒素産生菌，ウイルス一般

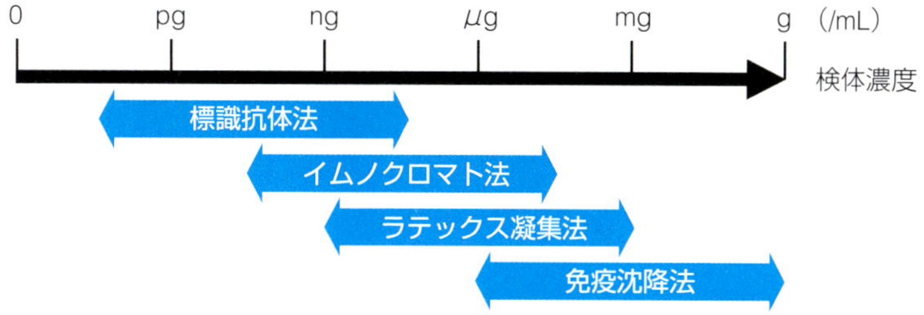

図１　各抗原検出法の測定範囲の目安

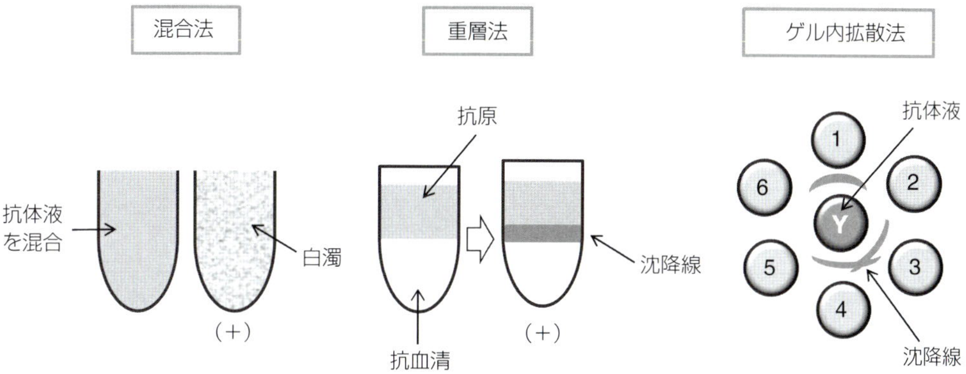

図２　沈降反応による検査法

混合法：抗原があれば，抗体と反応して混合液が白濁する（＋）
重層法：抗原があれば，抗体と反応して重層した境界に白い沈降線が出る（＋）
ゲル内拡散法：抗原があれば，中央のゲル穴からゲル中に拡散した抗体（Y）と反応して境界に白い沈降線が出る（＋）

免疫学的抗原検査法には，沈降反応を利用した検査法，凝集反応を利用した検査法，ラテックス凝集法，イムノクロマト法，標識抗体法があり，これらの方法の原理と応用について解説する．実際の免疫学的検査法は，抗原の種類によって測定原理を使い分けることで，より効率的な検査が可能となる．検出感度は各検出法により異なる．その測定範囲の目安を**図１**に示す．

1. 沈降反応による検査法

可溶性の抗原が特異抗体と結合すると，肉眼で観察可能な沈降物を生じる反応を「沈降反応」という．この反応は抗原や抗体の定量や定性に利用され，混合法，重層法，ゲル内拡散法がある．

チューブ内の液相で行われる混合法は，沈殿物の濁度を測定して判定される．重層法は，試験管内の抗血清上に抗原を重層すると，両液の境界面に抗原と抗体が結合した白い沈殿物が形成される．この沈殿物を目視することにより検出する測定系である（**図２**）．化膿性レンサ球菌の型別決定，梅毒や炭疽の菌同定などに用いられている．ゲル内拡散法はオクタロニー法とも呼ばれ，抗原と抗体とを寒天，アガロースなどのゲル内で向かい合って拡散させながら，ゆっくり反応させて目にみえる沈降線を作らせる方法である．

2. 赤血球凝集反応による検査法（HA）

細菌や赤血球などの浮遊細胞の表面には抗原（蛋白質など）があり，抗血清中にはそれに対する抗体が多数存在する．抗体や抗原の粒子自体はとても小さいので，肉眼で確認することはできないが，粒子同士が多くの抗体を介してつながる

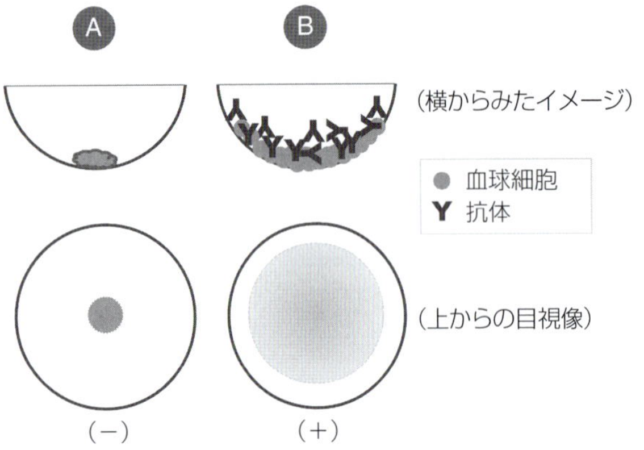

図３　赤血球凝集反応による検査法の原理
A：抗原がないと血球細胞は下に沈む（−）
B：抗原があれば血球細胞は抗体を介してつながり広がって沈む（＋）

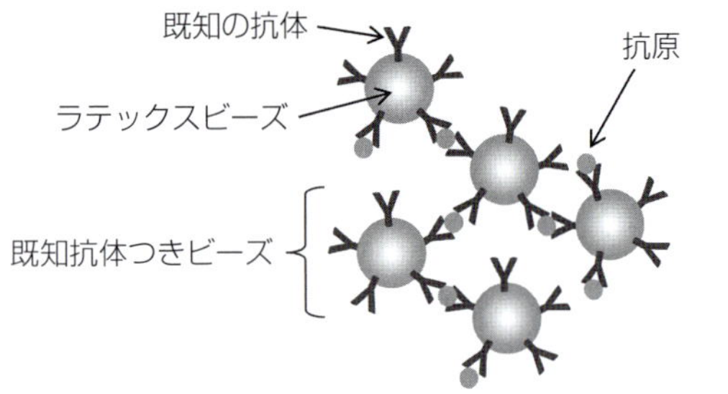

図４　ラテックス凝集法の原理
①既知抗体を固定したラテックスビーズを準備して被検液を混ぜる．②室温で 1〜60 分間反応し静置する．③抗原があればビーズ粒子が凝集して広がりのある沈殿を作るので、これを目視で検出する（＋）

と，肉眼でも確認できる大きさの凝集塊が生じる．これが凝集反応であり，抗原の検出に利用されている．原理は抗体検査法（図 5，293 頁参照）と同じである．

蛋白質などの可溶性の抗原を，赤血球などの表面に吸着させても同じように凝集反応が起きる．これを受身赤血球凝集反応（PHA）という．赤血球凝集反応による検査法は，この凝集塊を検出した場合を陽性と判定する（**図 3**）．また，スライドガラス上で 1 滴の試料を用いて反応を行う場合は，載せガラス凝集試験と呼んでいる．

細菌の O 抗原（LPS），K 抗原（莢膜），H 抗原（鞭毛）の型別を判定するために用いられる．簡便なので細菌検査に広く利用されている．

3. ラテックス凝集法（RPLA）

特異的な抗体を固定したラテックス粒子を用いて，液相中で抗原物質を凝集させる測定系である．免疫複合体の形成により，このラテックス粒子が凝集する性質を利用し，目視，濁度の増加，粒子量の確認により凝集測定を行う方法である（**図 4**）．多くの抗原検出に応用されている．

4. イムノクロマト法（ICA）

セルロース膜上に滴下した標的抗原が，試薬を溶解しながらゆっくりと流れる毛細管現象を利用した，抗原抗体反応に基づいた測定系である．原理は，被検体中の抗原が検体滴下部にあらかじめ準備された金コロイド等で標識された抗体（標識抗体）と免疫複合体を形成しながらセルロース膜上を移動し，セルロース膜上にあらかじめ用意された二次抗体（捕捉抗体，またはキャプチャー抗体）上に免疫複合体がトラップされ呈色する．これを目視により定性的に判定する（**図 5**）．コントロールラインにもコントロール抗体を置いて，抗原なしの標識抗体の呈色を確認する．キットが室温保存であり，測定機器を必要としない簡便な検査法のため，培養困難な細菌・ウイルスの抗原検出に広く応用されている．

5. 標識抗体法

マイクロビーズやチューブ等の担体に非標識抗体（キャプチャー抗体）を固定し，標識物質により標識された標識抗体（トレーサー抗体，または二次抗体）との間で標的物質をサンドイッチ状に挟み込み免疫複合体を形成させ，標識物質の量より標的抗原を定量的に検出する（**図 6 左**）．

標識物質は多種類あり，ラジオアイソトープ（RI）を標識している系を RIA 法，ペルオキシダーゼ等の酵素を標識している系を酵素免疫測定法（EIA），ルミノール等の化学発光物質を標識している系を化学発光免疫測定法（CIA），蛍光発光

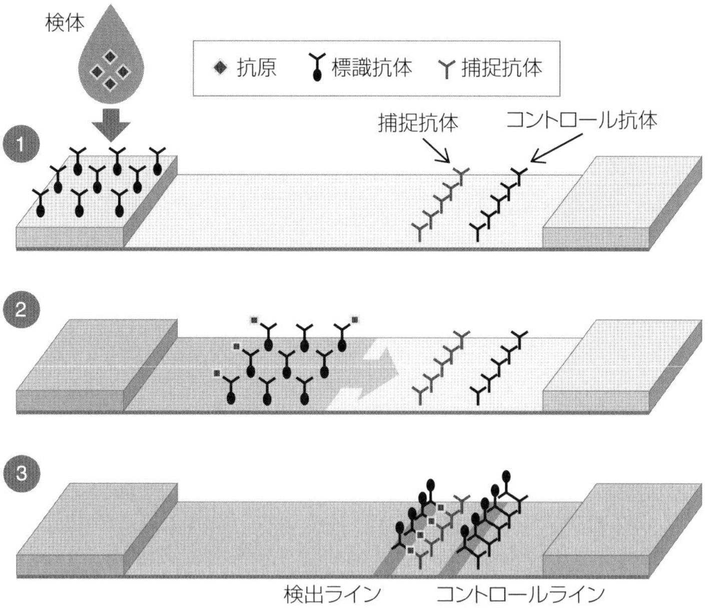

図５　イムノクロマト法の原理

①被検試料を滴下して金コロイド抗体溶液（キット）と混和し反応を開始する．②金コロイド標識抗体が目的抗原を捕捉して免疫複合体を形成しながら，免疫複合体が移動展開する．③判定ライン（捕捉抗体）とコントロールライン（抗原なしのコントロール抗体）に到達すると金コロイドのワインレッドが凝集し赤く発色する．この赤の捕捉ラインを目視判定する（＋）

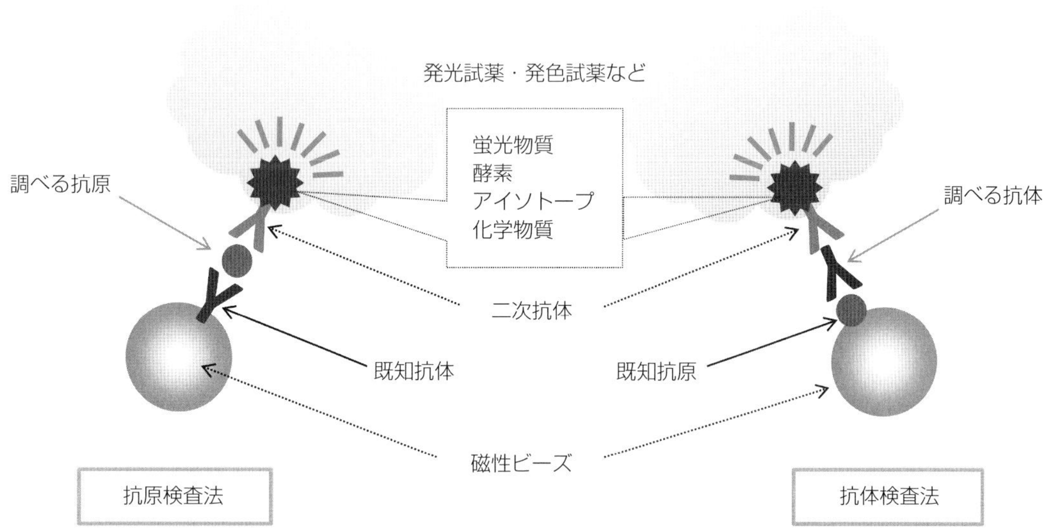

図６　標識抗体法の原理　―抗原検査と抗体検査の違い

①被検液に既知抗体を固定した磁性ビーズを加えて，免疫複合体を形成する．②免疫複合体に反応する抗体（二次抗体）を加えて二次免疫複合体を形成する．③二次抗体が蛍光物質で標識されていれば蛍光を，酵素で標識されていれば酵素の発色などを計測判定する．標識には蛍光物質，酵素，アイソトープ，化学物質などが利用される．左右の図に抗原検査法と抗体検査法の違いを示す

物質を標識している系を蛍光免疫測定法（FIA）と呼んでいる．最も検出感度が高い方法である．抗原を検出する場合は磁気ビーズに既知抗体を，抗体を検出する場合は磁気ビーズに既知抗原を吸着させた担体を用いることが異なるだけで，標識物質等は同じ手法を用いている（図6右）．培養困難な細菌類，クラミジア，ウイルス，毒素類などの検出に応用されている．

現在，様々な感染症迅速診断キットが市販されており，簡便で判定に大きな装置を必要としないため，小規模診療施設においても病原微生物の診断に広く利用されている．

（太田敏子）

チェックリスト

□標識抗体法の原理を説明せよ．
□免疫沈降法，ラテックス凝集法，標識抗体法のなかで検出感度が最も高いのはどれか．

III 微生物の検査法

抗体検査法

微生物学領域における検査法の基本は，病原微生物の直接的な証明である．しかしながら，クラミジア，リケッチアあるいはマイコプラズマなど一部の細菌やウイルスは，分離・培養に煩雑な操作が必要であったり培養が困難であったりするので，通常，これら病原微生物の直接的な証明はほとんど行われていない．このような場合，これら病原微生物がヒト体内に侵襲する際に生じる特異的な抗体を検出することにより病原微生物の存在を間接的に証明している．この方法は，抗体検査法と呼ばれ，抗原検査法と並んで微生物の感染を察知する上で有用な方法である．

しかしながら，検査材料としては血清が主な対象であり，抗原検査法に比べ汎用性は乏しい（「抗原検査法」284 頁参照）．また抗体検査法は，時間が必要な分離・培養法に比べて，迅速に結果が得られるという利点がある一方で，感染した病原微生物に対する抗体が出現するまでには一定の時間が必要であり，感染初期には見落とす可能性がある．また抗体価が低い場合には非特異的な反応との区別がしにくい．それゆえに，一般的には急性期ならびに回復期のそれぞれより血清を採取し（ペア血清という）回復期血清において有意な抗体価の上昇（4 倍以上）を証明する必要がある．麻疹ウイルス，風疹ウイルス，HIV や HTLV などの抗体検査にはペア血清ではなく単一血清検体を用いるが，この場合，麻疹ウイルスや風疹ウイルスなどの特異抗体の証明は感染既往歴，HTLV や HIV など一部の慢性ウイルス性疾患においては感染状態にあることを意味している．単一血清検体を用いて急性感染を診断する場合には，感染初期に上昇を認める IgM の測定が有効である．血清以外の検査材料としては，*Helicobacter pylori* 感染の診断において非侵襲的手法として尿中の抗体検査法が確立され，すでに実用化されている．

抗体検査法には酵素抗体免疫測定法（ELISA），間接蛍光抗体法，ウェスタンブロット法，受身凝集反応（間接凝集反応），赤血球凝集阻止試験，補体結合反応ならびにウイルス中和試験がある．それぞれの原理と感染症診断への応用について順次解説する（**表 1**）．

1. 酵素抗体免疫測定法

微生物抗原を吸着させた U 底または平底マイクロタイタープレートに，血清検体を添加し反応させる．次いで，ペルオキシダーゼあるいはアルカリホスファターゼなどの酵素で標識した抗ヒト免疫グロブリン抗体を反応させた後，標識した酵素に対する基質を加え色調の変化から血清中の抗体価を測定する（**図 1**）．本法は，固相化抗原の種類を変えることにより，様々な感染症の診断に応用可能である．感度が高く，一度に多量の検体を処理でき，自動化に向く．それゆえに，スクリーニング検査法として広く用いられている．HIV に対する抗体スクリーニングキット（HIV セルフチェック）のように自宅で簡単に検査ができる市販キットもあるが，一般的には測定時にマイクロプレートリーダーなどの特殊な機器が必要である（**図 2**）．細菌感染症に対する血中抗体価測定キットとしてはイムノカードマイコプラズマ抗体（マイコプラズマ），マイコドット（結核菌群），そ

表1　抗体検査法

検査法名称	原理	対象となる主な病原体（キットが市販されているもの）
酵素抗体免疫測定法	微生物抗原を吸着させたU底，または平底マイクロプレートに患者血清を添加し反応させる	マイコプラズマ，*C. pneumoniae*，HIV，HTLV-1，ヒトパルボウイルスB19，ムンプスウイルス，麻疹ウイルス，風疹ウイルス，水痘・帯状疱疹ウイルス，単純ヘルペスウイルス，サイトメガロウイルス，EBウイルス
間接蛍光抗体法	スライドガラスに塗抹した感染細胞を用いる	*C. pneumoniae*，ヒトヘルペスウイルス6型，EBウイルス
ウェスタンブロット法	微生物や感染細胞を分子量ごとに展開した膜上で患者血清と反応させる	HIV，HTLV-1
受身凝集反応	赤血球やゼラチンに抗原をあらかじめ吸着させ，患者血清と反応させ，単体粒子の凝集を観察する	*T. pallidum*，麻疹ウイルス，風疹ウイルス，HIV，HTLV-1
赤血球凝集阻止試験	主にウイルスに対する抗体価を測定するためのもので，一部のウイルスが赤血球凝集能をもつことを利用し，その抗体が存在する際，血球凝集は阻害される	アデノウイルス，日本脳炎ウイルス，風疹ウイルス，インフルエンザウイルス，パラインフルエンザウイルス，ムンプスウイルス，麻疹ウイルス，狂犬病ウイルス，エンテロウイルス，レオウイルス
補体結合反応	抗原抗体複合体存在下での補体の消費・失活を利用し，感作血球の溶血性の変化を観察する	*T. pallidum*，ブルセラ，リケッチア，アデノウイルス，インフルエンザ（A型，B型），RSウイルス，ロタウイルス，レオウイルス，コクサッキーウイルス（A群，B群），ポリオウイルス，ムンプスウイルス，水痘・帯状疱疹ウイルス，単純ヘルペスウイルス，サイトメガロウイルス，日本脳炎ウイルスなど
ウイルス中和反応	ウイルスの感染細胞への吸着や増殖阻害を観察するもの	麻疹ウイルスなど

してヒタザイムCニューモニエ（*Chlamydophila pneumoniae*）などが市販されている．ウイルス感染症に対する血中抗体価測定キットとしては肝炎ウイルス関連のものが数多く市販されている．

2. 間接蛍光抗体法

この方法ではスライドガラスに塗抹した真菌，細菌またはウイルス感染細胞を使用する．まず希釈した血清検体を反応させ，さらに蛍光色素（FITCなど）で標識した抗ヒト免疫グロブリン抗体と反応後，蛍光顕微鏡を用いて観察を行う（図3）．本法は，蛍光ラベルした二次抗体の種類を変えることにより，検体中に存在するIgA，IgGそしてIgMを容易に区別して検出することが可能である．簡便で，しかも特異性に優れた方法であり，汎用性は高いが，一部の市販品を除いて菌体抗原やウイルス感染細胞を調整する必要がある．HIV感染症の確認検査に用いられている．また*C. pneumoniae*感染症の疫学動向調査に広く用いられている．スライドガラスへの塗抹抗原としては感染粒子（EB）を使用するが，判定には熟練を必要とするので，慣れるまでには陰性ならびに陽性コントロール血清も同時に検査する必要がある．

3. ウェスタンブロット法

病原体の構成蛋白分子とその病原体に対する血清特異抗体との反応性をみる上で，きわめて有用な手法である．微生物や感染細胞をSDS（界面活性剤）存在下で変性後，ポリアクリルアミドゲ

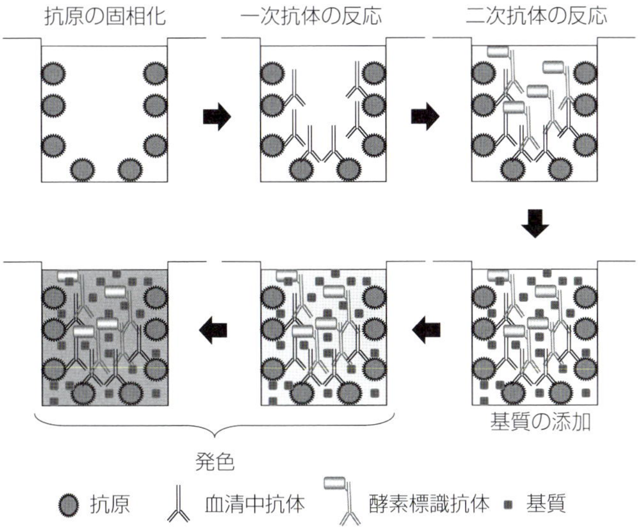

図1　ELISA の基本原理

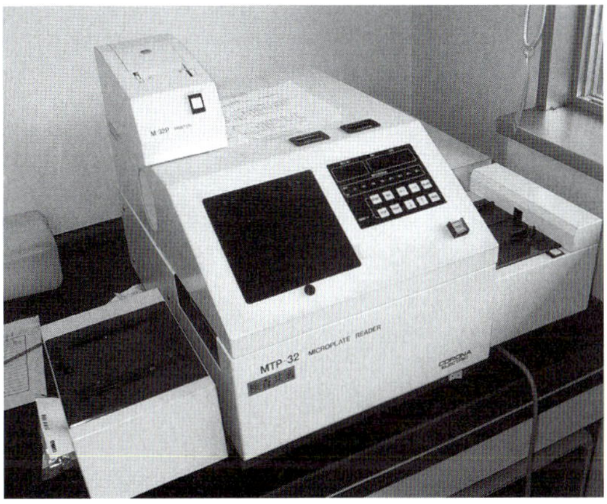

図2　マイクロプレートリーダー

ルにて電気泳動（SDS-PAGE という）を行い，ゲル上で分子量ごとに分離する．その後，ゲル上で分離した蛋白分子をニトロセルロース膜に転写し，血清検体中抗体と反応させる．反応後は，ELISA と同様に発色させることで病原体蛋白分子と特異的に結合した抗体を検出する（図4）．操作が煩雑なため一般検査には利用されていないが，信頼性が高い優れた方法であり汎用性はきわめて高い．HIV 感染症における確認検査に利用されている．

4. 受身凝集反応（間接凝集反応）

赤血球やラテックスあるいはゼラチンなどの粒子（これを担体という）に，細菌やウイルスなどの抗原をあらかじめ吸着させ（感作という），被検血清と反応させると，血清中抗体が抗原を架橋することにより担体粒子は凝集を示す．これを肉眼的に判定することで特異的な抗体の有無を検出する方法である（図5）．担体として用いる粒子の種類により，受身赤血球凝集反応，受身ラテックス凝集反応および受身ゼラチン凝集反応と名称が異なる．感度は低いが特別な装置を必要とせず，操作が簡便であり汎用性は高い．受身ゼラチン凝集反応は HIV 感染症におけるスクリーニング検査に利用されている．梅毒トレポネーマの特異的血清診断法として菌体抗原をホルマリン固定後ヒツジ赤血球に吸着させ，被検血清との間で凝集反応を行う TPHA（*Treponema pallidum* hemagglutination）試験がある．図5に *T. pallidum*（TP）抗体の検出および抗体検査法（受身ゼラチン凝集反応）を示す．

5. 赤血球凝集阻止試験

血中ウイルス抗体価を測定するための一般的な方法である．インフルエンザウイルスなど一部のウイルスは赤血球を凝集させる赤血球凝集素

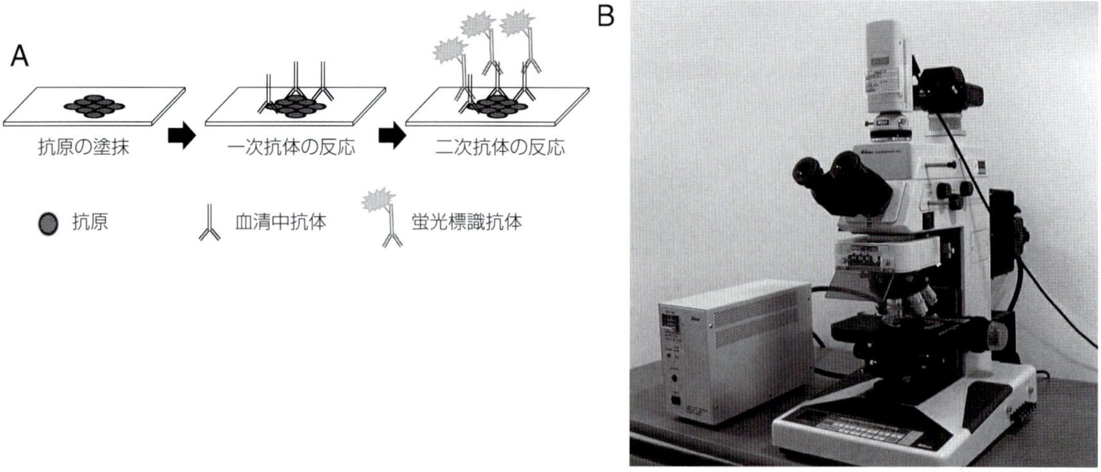

図3　間接蛍光抗体法の原理（A）と蛍光顕微鏡（B）

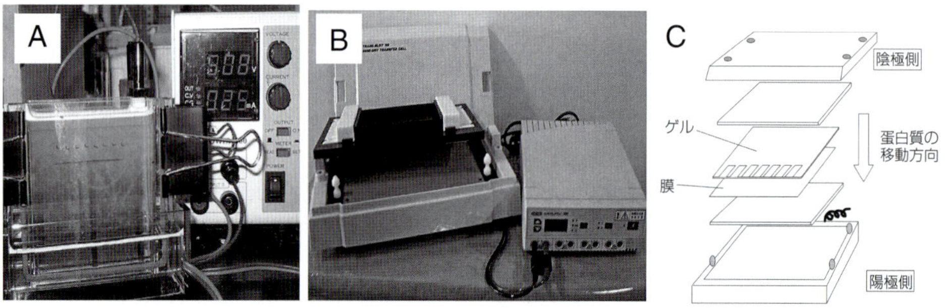

図4　電気泳動と転写装置ならびにウェスタンブロット法の原理
A：ポリアクリルアミドゲル電気泳動，B：蛋白転写装置，C：転写装置は上部が陰極そして下部が陽極となり，間に挟み込んだゲル中蛋白質は膜に移動・転写される

（HA）をもつことが知られている（**表2**）．この凝集能はHAに対する特異抗体（HI）により阻害される．すなわち赤血球，ウイルス，血清検体を反応させ，赤血球凝集の有無を判定することで血清中に存在するウイルスに対する特異抗体価を測定することができる（**図6**）．この方法では凝集が起こらない場合にのみ特異抗体が存在することになる．正常血清中には反応時にウイルス特異抗体と同じような挙動を示す分子（インフルエンザなどでは感染標的細胞表面に存在するウイルス受容体がとれて血中に流れ込んでいる場合など）や使用する血球を凝集させる自然凝集素が存在する場合が多い．前者は非働化処理（56℃ 30分間）で，後者は血球による吸収操作により除去できる場合が多い．前者には耐熱性の分子も存在するので，RDE（receptor destroying enzyme：コレラ菌など細菌培養液に存在する酵素），過ヨウ素酸カリウム，カオリン，トリプシン，アセトンまたは硫酸デキストランなどの処理が必要な場合がある．ただし，標的となるウイルスにより，HI反応に用いる血清の処理方法は異なる（**表2**）．

6. 補体結合反応

抗原抗体複合体の存在下では，補体はその複合体に結合し消費され，活性は失われる．本法はこの現象を応用したものである（**図7**）．あらかじ

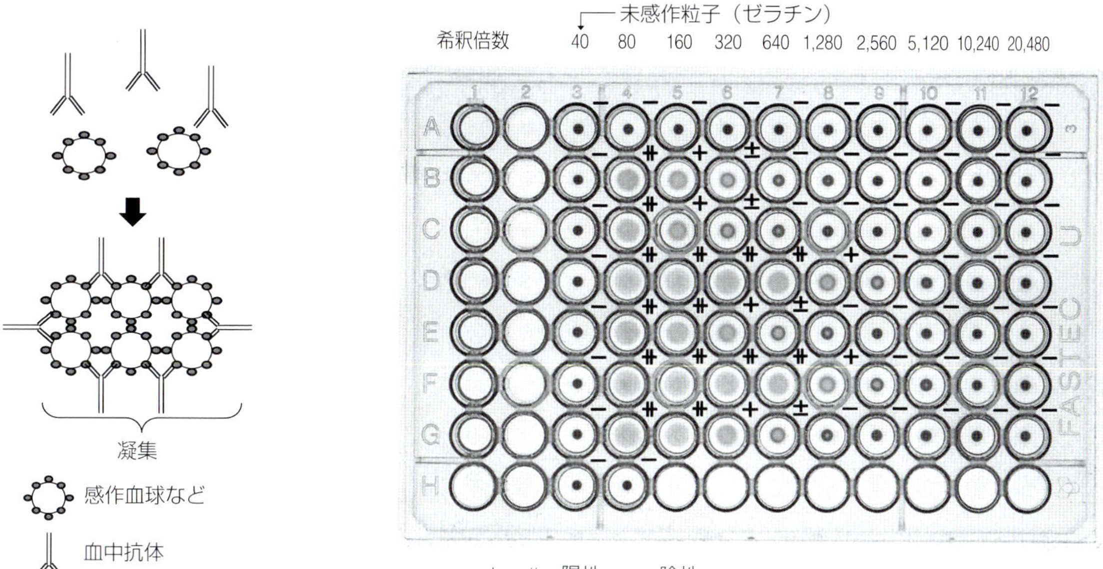

＋～卄：陽性，－：陰性

図 5　受身凝集反応の原理と TPPA 試験結果（セロディア-TP・PA，富士レビオ）

表 2　赤血球凝集素をもつウイルスと凝集血球の種類ならびに血清の前処理方法

ウイルス	赤血球	反応温度	インヒビター処理
インフルエンザ A, B	ニワトリ，ヒト O 型，モルモット	4℃，室温	RDE*，過ヨウ素酸カリウム
インフルエンザ C	ニワトリ	4℃	不要
パラインフルエンザ	ニワトリ，ヒト O 型，モルモット	室温	RDE
ムンプス	ニワトリ，ヒト O 型	室温	RDE
風疹	1 日齢雛	4℃，37℃	カオリン
麻疹	ミドリザル	37℃	カオリン
コロナ	ニワトリ，マウス	37℃	非働化（56℃ 30 分）
日本脳炎	1 日齢雛	37℃	カオリン，アセトン
ワクシニア	ニワトリ	室温，37℃	非働化（56℃ 30 分）
コクサッキー	ヒト O 型	4℃，37℃	カオリン
エコー	ヒト O 型	4℃，37℃	カオリン

*：receptor destroying enzyme（受容体破壊酵素）

め溶血素（抗赤血球抗体）で感作した赤血球と標的となる微生物抗原ならびに血清検体を反応させ，補体を添加する．血清検体中に標的抗原に対する特異抗体が存在しない場合，抗原抗体複合物が作られず，補体が消費されないので，補体は赤血球上の溶血素に結合し溶血が起こる．一方，血清検体中に特異抗体が存在する場合には，補体は抗原抗体複合物と結合し消費されるので，溶血素で感作した赤血球は溶血しない．したがって，この方法では溶血が起こらない場合に陽性と判定する．梅毒（ワッセルマン反応），ブルセラ症，リケッチア症，そして各種ウイルス性疾患などの補助的な診断法として用いられている．

7. ウイルス中和試験

ウイルスの感染細胞への吸着や増殖を阻害する

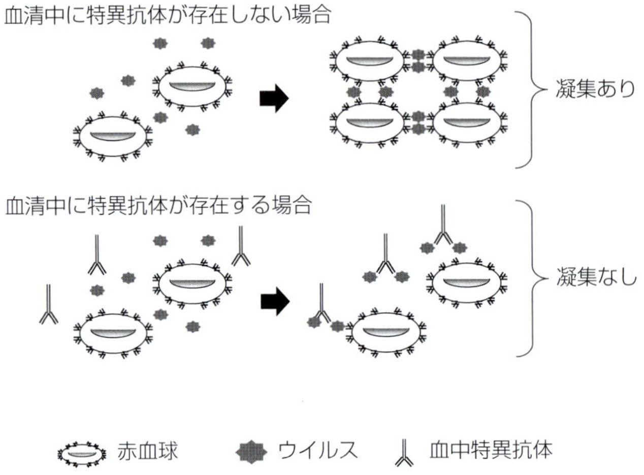

図6　赤血球凝集阻止反応の原理

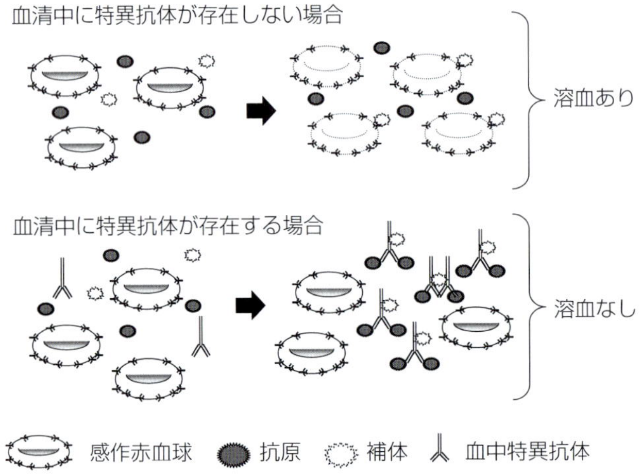

図7　補体結合反応の原理

働きのある中和抗体を測定する方法である．ウイルス粒子と希釈した血清検体を反応後，細胞へ感染させ細胞変性効果（CPE）やプラークの形成を観察する．また動物に接種し生死判定を行う方法である．本法は，特異性が高い優れた方法であるが，検査方法が煩雑（生細胞や動物を必要とするなど）であり，一般検査には向かない．

（松尾淳司／山口博之）

チェックリスト

□酵素抗体免疫測定法（ELISA）の手順と特徴を述べよ．
□赤血球凝集阻止反応の原理を説明せよ．

IV 感染症の検体検査

呼吸器感染症

呼吸器は空気の通り道である気道（鼻腔，咽頭，喉頭，気管，気管支，細気管支）と実際のガス交換の場所である肺胞領域（呼吸細気管支，肺胞道，肺胞嚢）から構成される．さらに，気道は鼻腔から声門までの上気道と，気管から終末細気管支までの下気道とに分けられる．下気道は，気管から 2 分岐しながら末梢へ向かい，22～23 回の分岐後に肺胞領域に移行する．また，肺は臓側胸膜に包まれた状態で胸腔内に位置しており，胸壁を覆う壁側胸膜との間に空間が存在し，わずかな胸水が貯留することによって円滑な呼吸運動を可能にしている．この空間を胸膜腔と呼んでいる．**図 1** に呼吸器系の解剖学的な構造について示す．

1. 呼吸器感染症の特徴と原因微生物

呼吸器感染症は，解剖学的な構造に従い，上気道感染症，下気道感染症，胸膜感染症に分けられる．**表 1** に代表的な疾患を示す．

A. 上気道感染症

a. 普通感冒

最も一般的な感染症で，誰もが年数回程度罹患する．鼻腔から咽頭，喉頭にかけて軽度な炎症を起こし，鼻炎症状として，くしゃみ，鼻汁，鼻閉，咽頭炎症状として咽頭痛，喉頭炎症状として嗄声などをきたす．発熱は軽度で，37℃台のことが多い．

1）原因菌

多くはウイルスで，80%以上を占めるといわれている．その他に，*Mycoplasma pneumoniae*（肺炎マイコプラズマ），*Chlamydophila pneumoniae*（肺炎クラミドフィラ）などがある．ウイルスでは，ライノウイルス，コロナウイルス，パラインフルエンザウイルス，アデノウイルス，エコーウイルス，エンテロウイルスなどが多い．

2）診断と検査

診断は臨床症状と理学的所見からなされ，通常は原因菌の探索は行われない．細菌感染や肺炎との鑑別のために，末梢血白血球数，白血球分画，CRP や胸部 X 線撮影が行われることもある．

b. インフルエンザ

普通感冒と同様に，かぜ症候群に分類されるが，臨床的には以下の点で普通感冒と大きく異なる．初期症状として，38℃以上の高熱，悪寒，全身倦怠感，筋肉痛，関節痛などの全身症状が強い．迅速診断キットにより原因菌の存在を簡便に診断でき，抗ウイルス薬を用いた原因治療が可能である．

1）原因菌

インフルエンザウイルスは A，B，C 型の 3 つのタイプがあるが，流行するのはほとんどが A，B 型である．C 型については臨床的にも不明な点が多い（192 頁参照）．

A 型には亜型があり，ヘマグルチニン（H）とノイラミニダーゼ（N）の抗原性の違いにより番号が付されている．20 世紀には 3 度にわたり新型ウイルスが出現し，世界的に大きな被害をもたらした．1918～1919 年のスペインかぜ（H1N1），1957～1958 年のアジアかぜ（H2N2），1968～1969 年の香港かぜ（H3N2）であり，特にスペインかぜでは全世界で約 5000 万人が死亡したとされている．

表 1　呼吸器感染症

上気道感染症

普通感冒，インフルエンザ，ヘルパンギーナ，咽頭結膜熱（プール熱），手足口病，急性咽頭扁桃炎，急性副鼻腔炎，ジフテリア，百日咳

下気道感染症

1）急性気管支炎，急性細気管支炎，慢性気道感染症
2）肺炎：市中肺炎，院内肺炎，肺化膿症
3）抗酸菌感染症：結核，非結核性抗酸菌症
4）真菌感染症：アスペルギローマ，慢性進行性肺アスペルギルス症，侵襲性肺アスペルギルス症，肺クリプトコッカス症，接合菌症，ニューモシスチス肺炎

胸膜感染症

化膿性胸膜炎（膿胸），結核性胸膜炎

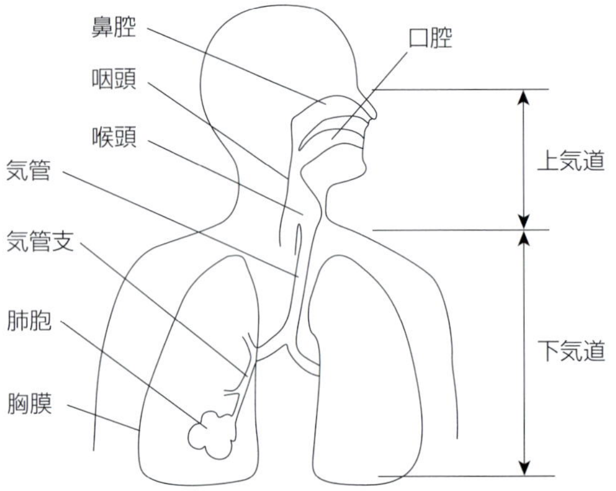

図 1　呼吸器系の解剖学的構造

一方，1997 年に香港でトリ型のウイルス（H5N1）が初めてヒトに感染した．その後，2003 年から東南アジア，中国，中東を経て，アフリカへ拡大し，2015 年においてもエジプトでヒトへの感染例が報告されている．一時は，新型インフルエンザとして世界的大流行（パンデミック）を起こすのではないかと懸念されていた．

2009～2010 年に新型ウイルスによるパンデミックが発生したが，懸念されていた H5N1 亜型ではなく，メキシコでブタの間で流行していた H1N1 亜型の新型ウイルス（H1N1pdm09）によるものだった．現在，季節性インフルエンザとして流行しているのは，A 型の香港型（H3N2）と新型（H1N1pdm09），そして B 型である．**表 2** に 20 世紀以降の A 型インフルエンザ流行の歴史を示す．

2）診断と検査

臨床症状と理学的所見から疑われるときには，迅速診断キットを用い，ウイルス抗原を検出することで簡便に診断できる．診断キットは，イムノクロマトグラフィを用いてウイルス抗原を検出するもので，鼻腔ぬぐい液や鼻腔吸引液，咽頭ぬぐい液を検体として，10～15 分程度で A 型と B 型を同時に診断できる．二次的に細菌感染症を合併することがあるため，必要があれば喀痰などの細菌学的検査も実施する．

c. その他

ウイルスが原因で起こるものとして，ヘルパンギーナ（コクサッキーA ウイルス），咽頭結膜熱（アデノウイルスが原因で，プール熱とも呼ばれる），手足口病（コクサッキーA ウイルス，エンテロウイルス）がある．細菌感染では，*Streptococcus pyogenes*（A 群溶血性レンサ球菌）や *Staphylococcus aureus*（黄色ブドウ球菌），*Haemophilus influenzae*（インフルエンザ菌），嫌気性菌による急性咽頭・扁桃炎が重要である．耳鼻咽喉科領域感染症として急性副鼻腔炎があるが，これらは *H. influenzae, Streptococcus pneumoniae*（肺炎球菌），*Moraxella catarrhalis* が原因のことが多い．

特殊な感染症として，ジフテリアや百日咳がある．ジフテリアは *Corynebacterium diphtheriae*（ジフテリア菌）の感染によって起こる上気道感染性疾患である．扁桃や咽頭，喉頭に偽膜を形成し，犬吠様咳嗽（がいそう）を呈する（真性クループ）ことが特徴

表2　A型インフルエンザ流行の歴史

流行年	名　称	流行地	ウイルス亜型
1918～1919	スペインかぜ	パンデミック	H1N1
1957～1958	アジアかぜ	パンデミック	H2N2
1968～1969	香港かぜ	パンデミック	H3N2
1977～1978	ソ連かぜ	パンデミック	H1N1
1997	高原病性鳥インフルエンザ	香港	H5N1
2003～	高原病性鳥インフルエンザ	東南アジア，中国，中東，アフリカ	H5N1
2009～2010	新型インフルエンザ	パンデミック	H1N1pdm09
2013	鳥インフルエンザ	中国	H7N9

である．偽膜による気道閉塞で死に至ることもある．また，増殖した菌から産生されるジフテリア毒素によって心筋炎や末梢神経麻痺が起こり，突然死する場合もある．現在，我が国では，トキソイドワクチンの接種により罹患数は激減している．診断は偽膜からの *C. diphteriae* の分離同定によって行われる．

百日咳は *Bordetella pertussis*（百日咳菌）感染によって起こり，最初はかぜ症状から始まり（カタル期），次第に特有な発作性痙攣性咳嗽と吸気性笛声（whoop）が続く（痙咳期）．激しい発作は2～3週間で認められなくなり，その後，回復する（回復期）．通常は小児の疾患であるが，近年成人の百日咳が増加し，問題となりつつある．診断には鼻咽頭からの *B. pertussis* の分離同定が必要であるが容易ではなく，実際には血清診断が行われることが多い．

B. 下気道感染症

a. 急性気管支炎

かぜ症候群に続いて起こることが多い．鼻炎，咽頭・喉頭炎症状の後，急激に咳嗽，喀痰が出現する．細菌感染の場合は膿性痰がみられるが，*M. pneumoniae* や *C. pneumoniae*，ウイルス感染では咳嗽のみの場合が多い．特に *M. pneumoniae* 感染では頑固な咳嗽を特徴とする．

1）原因菌

ウイルスではライノウイルス，インフルエンザウイルス，アデノウイルス，RSウイルスなどが原因となり，特に乳幼児の急性細気管支炎ではRSウイルスが多い．細菌では *S. pneumoniae*，*H. influenzae* が多く，他に *M. pneumoniae* や *C. pneumoniae* も重要である．

2）診断と検査

臨床症状や理学的所見から診断を行う．胸部X線写真では異常を示さない．膿性痰がある場合は喀痰のGram染色，細菌培養検査によって原因菌を推定し，夜間の頑固な咳嗽など *M. pneumoniae* 感染が強く疑われる場合は血清抗体価の測定を実施する．

b. 慢性気道感染症

慢性気管支炎，肺気腫，気管支拡張症，肺結核後遺症など，呼吸器に慢性的な基礎疾患（慢性呼吸器疾患）を有するために，肺内における局所的な感染防御能が低下し，持続的な下気道感染が存在する状態である．慢性気管支炎と肺気腫は，それぞれ臨床症状，病理学的所見から定義された疾患であるが，ともに喫煙との関係が深く，呼吸機能検査において閉塞性換気障害をきたすことから，慢性閉塞性肺疾患（chronic obstructive pulmonary disease : COPD）とも呼ばれる．

慢性的に続く咳嗽と喀痰を主要症状とする．喀痰は初期には粘液性であるが，持続的な感染によって次第に膿性へと変化し，末梢気道の閉塞とともに呼吸困難感が増強する．しばしば，かぜ症候群を契機として症状の悪化がみられ，気管支に定着している細菌の急激な増殖が深く関係する．末期には換気障害の増強に伴って，慢性呼吸不全の状態に陥る．

1）原因菌

慢性気道感染症では，比較的安定した状態でも下気道の持続的な細菌感染が認められる．主要なものとして，病初期は *H. influenzae* や *S. pneumoniae* が重要であるが，繰り返す感染性急性増悪に対して抗菌薬治療を繰り返すうちに，末期には *Pseudomonas aeruginosa*（緑膿菌）への菌交代がみられることが多い．*P. aeruginosa* への菌交代が起きると予後が不良になる．

臨床経過のなかで，発熱や咳嗽，喀痰，呼吸困難の悪化がみられる場合があり，これを急性増悪と呼ぶ．心不全など感染症以外の要因も原因となるが，感染によるものが最も重要であり，原因菌としては細菌，ウイルス，*C. pneumoniae* などがあげられる．細菌のなかでは *H. influenzae*，*S. pneumoniae*，*M. catarrhalis* が重要であり，終末期になると *P. aeruginosa* が検出されることが多くなる．

2）診断と検査

発熱や咳嗽，膿性痰の増加，呼吸困難の増悪，理学的所見などから疑われる．胸部X線写真やCT写真，末梢血白血球数，白血球分画，血沈，血清CRP値，動脈血液ガス分析，そして喀痰の塗抹・培養検査が行われる．Gram染色は簡便で迅速な起炎菌の推定法として重要である．喀痰の膿性部分から作製した塗抹標本から好中球に貪食された細菌が多数検出されれば原因菌と想定され，さらにGram染色所見と培養結果が一致すれば，その可能性が高まる．また，このような患者では長期に抗菌薬が使用されており耐性菌が多いため，薬剤感受性試験が必要となる．迅速で確実な治療を実施するためにも，検査室と臨床サイドの十分な情報交換が重要である．

c. 肺炎

病原微生物が肺胞腔へ侵入し増殖・定着すると，生体防御反応として肺胞腔内に滲出液が貯留し，好中球などの炎症性細胞が集積することで炎症反応が起こる．このような状態が肺炎であり，広範囲に拡大するとガス交換が妨げられ，呼吸機能が障害される．細菌が原因の場合は肺実質である肺胞腔内が炎症の中心であるが，細菌でも *Legionella* spp. の場合，あるいは *M. pneumoniae*，*C. pneumoniae*，ウイルスでは肺胞周囲の間質に病変が認められる．特に後者は，非定型（異型）肺炎と呼ばれる．

肺炎を発症した場所や状況によって市中肺炎と院内肺炎に分類される．これまでは市中肺炎は健常者で上気道感染に引き続いて発症する場合が多かったが，近年は人口の高齢化や免疫低下宿主の増加に伴い，何らかの基礎疾患を有する場合が多くなった．院内肺炎は病院に入院後48時間以降に発症するものと定義されており，患者背景や原因菌が市中肺炎と大きく異なっている．本症の患者には様々な基礎疾患があり，多くの薬剤が投与されているために病態が複雑であり，耐性菌感染や日和見感染の頻度も多くなるとともに治療に抵抗性を示し，重症化しやすい．

肺炎は，我が国の死亡原因の第3位を占め，特に高齢者ではその頻度がより高く，65歳以上では死亡原因に占める割合が急激に増加する．

基本的な症状は，発熱，倦怠感，食欲不振などの全身症状と咳嗽，喀痰，胸痛，呼吸困難などの呼吸器症状であるが，原因となる微生物や患者背景によって異なる．

1）原因菌

細菌，ウイルス，真菌などが原因となる．市中肺炎と院内肺炎では原因菌が異なり，臨床上重要である．

市中肺炎では，*S. pneumoniae* が最も多く，次いで *M. pneumoniae* または *H. influenzae* となっている．*M. pneumoniae* は小児や若年成人，*C. pneumoniae* は高齢者の場合が多い．*Klebsiella pneumoniae*（肺炎桿菌）は大酒家に多く認められる．特殊な状況として，温泉旅行後や循環式風呂を使用後の肺炎では *Legionella* spp. を，高齢者や寝たきり患者などで誤嚥性肺炎が疑われる場合には嫌気性菌を，病気の鳥類との接触後の肺炎では *Chlamydophila psittaci* を考慮する．近年では，市中肺炎でも薬剤耐性の *S. pneumoniae* や *H. influenzae* の関与や，免疫抑制剤投与やAIDSなど極度な免疫不全を背景にもつ患者では *Pneumocystis jirovecii* やサイトメガロウイルスのような日和見病原菌の

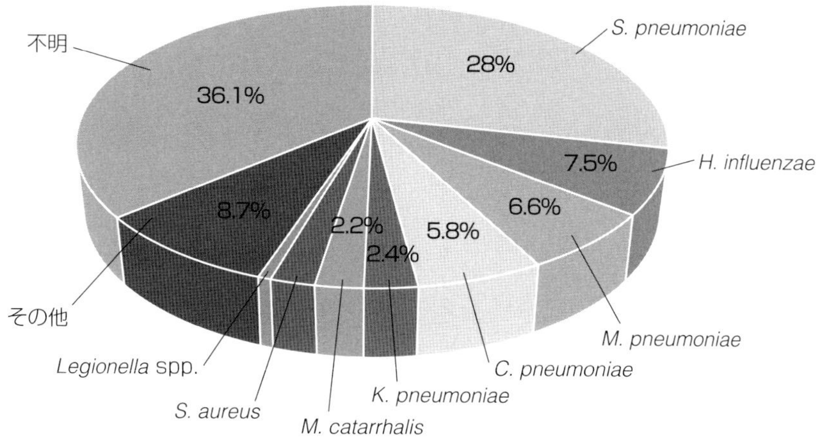

図 2　市中肺炎の原因菌

（石田直ほか：日呼吸会誌 40：929-935，2004 から作成）

関与を想定する場合もある．**図 2** に市中肺炎の主な原因菌の頻度を示す．

院内肺炎では様々の病原微生物が原因となりうる．細菌では，グラム陽性球菌の *S. aureus*，グラム陰性桿菌の *P. aeruginosa*，*K. pneumoniae*，*Enterobacter* spp.，*Stenotrophomonas* spp.，*Serratia* spp.，*Acinetobacter* spp.，*Escherichia coli*（大腸菌）など多岐にわたるが，市中肺炎で多くみられる *S. pneumoniae*，*H. influenzae*，*M. pneumoniae*，*C. pneumoniae* の頻度は少ない．近年では薬剤耐性化傾向が著しく，特に ICU ではメチシリン耐性黄色ブドウ球菌（MRSA）や多剤耐性緑膿菌（MDRP）の分離頻度が増加しており，問題となっている．また，血液悪性疾患や骨髄移植，臓器移植患者では極度に免疫状態が低下しているため，*Aspergillus* spp.，*P. jirovecii*，サイトメガロウイルスのような日和見病原菌が原因菌として重要になる．

2）診断と検査

発熱，倦怠感，食欲不振などの全身症状に加えて，咳嗽，喀痰，胸痛，呼吸困難などの呼吸器症状，理学的所見から疑い，胸部 X 線や CT 所見から診断する．細菌感染の関与，炎症反応の程度について判断するために末梢血白血球数，白血球分画（好中球増加，核の左方移動），血清 CRP を測定する．特に膿性痰がある場合には，膿性部分から Gram 染色を行い原因菌を推定することがきわめて重要である．同時に，細菌培養を行い原因菌の同定に努める．レジオネラ肺炎が疑われる場合には，喀痰検査では Gram 染色の代わりに Giménez 染色を実施するとともに，B-CYE α 培地のような適切な培地を選択する必要がある．また，誤嚥性肺炎のような嫌気性菌感染が疑われる場合には，口腔内常在菌の汚染を避ける目的で経皮的肺吸引検体が用いられる場合がある．

人工培地での培養が容易でない，あるいは困難な病原微生物（*M. pneumoniae*，*C. pneumoniae*，*C. psittaci*，ウイルス）では血清抗体価の測定が行われる．急性期と回復期のペア血清で 4 倍以上の変動がみられた場合に陽性と判定する．また，レジオネラ肺炎でも菌検出は容易でないため，血清抗体価の測定が有用とされている．

近年では，*S. pneumoniae* およびレジオネラ肺炎で尿中抗原測定が行われている．本検査はイムノクロマトグラフィの原理で尿中に存在する抗原を検出するものであり，迅速性，感度，特異度に優れている．また，真菌感染，特にアスペルギルス肺炎では早期診断が困難なため，補助診断として血清中の β-D-グルカンやガラクトマンナン抗原の測定が行われる．ニューモシスチス肺炎では，血清 β-D-グルカンとともに，間質性肺炎で上昇する KL-6 が高値を示すことが知られている．このように，一部の原因菌では，微生物学的検査に加えて補助的診断法が確立している．

d. 肺化膿症

肺組織が化膿性病変により破壊された状態である．気管支と交通すると空洞が形成され，特徴的な胸部X線所見を呈する．意識障害や気管内挿管，気管切開，慢性歯周炎などを背景とし誤嚥によって発症する場合や，急性肺炎に続発する場合がある．前者では嫌気性菌が原因となることが多く，後者では *K. pneumoniae*，*S. aureus* などが代表的である．原因菌の決定のためには，口腔内常在菌が混入する喀痰は適切でなく，経気管吸引法（transtracheal aspiration : TTA）や気管支鏡下に採取された喀痰，経皮的肺吸引検体が推奨される．

e. 結核

結核は，かつては罹患数が多く，有効な治療法もなく死に至る病として恐れられていたが，1950年頃から優れた抗菌薬（抗結核薬）の開発によって罹患数が順調に減少し，一時は過去の病気と考えられた時期もあった．しかし，1977年頃からその減少速度が鈍化し，1997年からついに増加に転じた．このような状況から1999年には「結核非常事態宣言」が出され，その後は再び減少している．このように，結核は代表的な再興感染症の1つである．

1）原因菌

Mycobacterium tuberculosis（結核菌）が肺胞に侵入することで感染する．本菌は細胞内増殖菌であり，肺胞マクロファージ内で増殖し，感染局所と所属リンパ節に病巣（初期変化群）を形成する．通常は，この段階で免疫によって感染が制御されるため，感染しても発病せず休眠状態に移行する．この状態を潜在性結核感染症（latent tuberculosis infection : LTBI）と呼び，結核の発病を抑えるために積極的に治療がなされるようになってきた．数年～数十年後に老化，糖尿病，腎不全，肝硬変，悪性疾患，AIDSなどで免疫能が低下すると活動を停止していた結核菌が再活性化され，発病する（内因性再燃）．これは二次結核症と呼ばれ，多くの症例はこのような発病形式をとる．一方，結核感染者の約5％程度で，初期変化群にとどまらずそのまま発病する場合があり，一次結核症と呼ばれる．

結核の90％は肺結核であり，発熱，倦怠感などの全身症状に加え，咳嗽，喀痰，血痰，胸痛などの呼吸器症状を訴える．10％程度は肺外病変を示す．結核菌が血行性に播種性感染すると，肺内に粟粒状に病変が形成されるとともに全身感染を起こし重症化する．これは粟粒結核と呼ばれる．

2）診断と検査

臨床症状，理学的所見，胸部X線およびCT所見から疑われる場合に，喀痰塗抹および培養検査が実施される．塗抹染色はZiehl−Neelsenまたは蛍光染色で行われる．肺内に空洞病変を有するなど喀痰への排菌量が多い場合には塗抹検査によって診断される．しかし，非結核性抗酸菌症との鑑別のために，培養検査や以下に述べる核酸検査が必要となる．塗抹検査で検出されない場合には培養結果を待つ必要がある．小川培地を用いた従来の培養検査では2～8週間かかるために，迅速化のためにmycobacteria growth indicator tube（MGIT）を用いた培養法が用いられるようになった．培養で増殖した菌の同定のためには，イムノクロマトグラフィ法（キャピリアTB®），DNAプローブ法（AccuProbe®），DNA−DNAハイブリダイゼーション（DDHマイコバクテリア®）法が実用化され，迅速化および簡便化に役立っている．迅速診断法として，喀痰など呼吸器検体を用いたPCRによる遺伝子検査も行われる．また，抗結核薬に対する感受性は治療の成否を決するため，増殖した菌の薬剤感受性試験も重要となる．

補助的診断法として，従来ツベルクリン皮内反応が行われてきたが，特異性の問題からインターフェロンγ放出試験（interferon−γ−releasing assay : IGRA）が行われるようになった．これは，結核菌感染によって誘導された細胞性免疫を，末梢血中のT細胞を結核菌特異抗原で刺激することで産生されるinterferon−γをELISAまたはELISPOT法により検出するものである．感度，特異度に優れており，LTBIの診断にも用いられる．

f. 非結核性抗酸菌症

結核菌以外の抗酸菌による感染症である．水系や土壌中など自然環境に存在し，気道を介して感染する．Ernest Runyon によりⅠ～Ⅳ群に分類され，多くの菌種が存在するが，Ⅲ群の *Mycobacterium avium–intracellulare* complex（MAC）が原因となることが多く 80％以上を占め，次いでⅠ群の *M. kansasii* で約 10％とされている．結核菌と異なり，ヒトからヒトに感染することはなく隔離の必要はない．近年，基礎疾患のない中高年女性に多くみられる非結核性肺抗酸菌症が増加しており，その多くで MAC 菌が原因となる．

診断は，自覚症状，理学的所見，胸部 X 線および CT 所見に加え，喀痰，気管支洗浄液などの呼吸器検体の塗抹・培養検査にて行われる．方法は結核菌と同様であり，核酸検査などで同定される．画像所見では結核と類似する場合もあり，その鑑別としても重要である．

g. 真菌感染症

呼吸器感染症を起こす真菌には，*Aspergillus fumigatus*，接合菌，*Cryptococcus neoformans*，*P. jirovecii* などがある．いずれも，免疫低下をきたした患者に発症するが，*C. neoformans* では明らかな免疫低下のない患者に肺病変を形成することがある．一方，糖尿病，血液悪性疾患，AIDS など細胞性免疫の低下状態では，病変は肺全体に拡大するとともに，中枢神経系へ播種性感染し髄膜炎を起こす．*A. fumigatus* による肺感染症では，結核性遺残空洞内で腐生増殖し真菌球を形成するアスペルギローマから，高度な好中球減少を背景に急速に進行する侵襲性肺アスペルギルス症，慢性の経過をたどり増悪寛解を繰り返す慢性進行性肺アスペルギルス症がある．患者の免疫状態の違いにより異なった病態を示す．接合菌は肺を含め難治性の真菌感染症を起こす．*P. jirovecii* は，免疫抑制剤投与，AIDS など細胞性免疫低下を背景に重症の間質性肺炎を起こす．呼吸困難が強く，早期に診断し治療を開始することが重要である．

1）診断

免疫低下などリスク要因が存在し，抗菌薬不応性の場合に疑われ，自覚症状，理学的所見，画像所見，血液検査，微生物学的検査などを総合して診断される．原因真菌が同定されないことも多く，補助診断として血清中の β–D–グルカンや真菌抗原のガラクトマンナン（*A. fumigatus*），グルクロノキシロマンナン（*C. neoformans*）が測定される．β–D–グルカンは真菌感染症の補助診断として有用であるが，*C. neoformans* では上昇しない．*P. jirovecii* には栄養体とシストが存在し，前者は Giemsa 染色，後者は Grocott 染色あるいはトルイジンブルーO 染色で検出される．喀痰や気管支肺胞洗浄液が検体となる．*C. neoformans* では墨汁染色が用いられる．接合菌は *A. fumigatus* と類似した糸状菌であるため，鑑別が難しい場合も少なくない．主な呼吸器真菌感染症の診断を表3にまとめた．

C. 胸膜炎

病原微生物が胸膜に感染することで起こり，細菌，結核菌，ウイルス，真菌，寄生虫が原因となる．細菌性の場合は胸膜腔に膿性滲出液が貯留するため化膿性胸膜炎（膿胸）とも呼ばれ，多くは嫌気性菌が原因となる．発熱，倦怠感などの全身症状と，胸痛，咳嗽，喀痰などの呼吸器症状を訴える．臨床症状，理学的所見，胸部 X 線写真，胸部 CT 写真，胸水検査によって診断される．原因菌を同定するためには胸水検査が重要である．膿性の場合は細菌性感染を疑い，Gram 染色と細菌培養を実施する．多数の好中球と細菌の貪食像が観察される．結核性ではリンパ球が優位に増加しており，胸水中のアデノシンデアミナーゼ（ADA）が上昇する．しかし，胸水からの結核菌検出率は低い．

2. 検体の採取と取り扱い

A. 上気道からの材料の採取と保存

上気道は鼻腔，咽頭，扁桃が主であるが，口腔内や歯科領域も含まれる．上気道には常在菌が存在し，採取にあたっては混入を避けることができない．材料は，一般的には滅菌綿棒で擦過し採取する．偽膜は出血させないようにその一部を剥がすか，滅菌綿棒で表面を擦過する．なお，*B. pertussis* の検査を行う場合は鼻咽喉を滅菌綿棒で

表3　呼吸器真菌感染症の診断

どのような患者がハイリスクか？

基礎疾患（結核遺残空洞，糖尿病，膠原病，慢性腎不全，悪性疾患，HIV 感染症など），遷延する好中球減少，免疫抑制剤投与，低栄養など

どのような場合に疑うか？

抗菌薬不応性発熱，血痰など呼吸器症状，髄膜刺激症状，胸部 X 線異常など

どのような検査を実施するか？

1）補助診断法

①画像検査 : 胸部 X 線，胸部 CT（アスペルギルス症ではハローサイン，エアークレッセントサインなど）

②血清診断 : β-D-グルカン，真菌抗原（ガラクトマンナン，グルクロノキシロマンナン），アスペルギルス沈降抗体など

③遺伝子検査 : PCR

2）確定診断法

①真菌学的検査 : 呼吸器検体からの真菌の検出（塗抹，培養）

②病理組織学的検査での真菌の証明

擦過する．

採取後は，直ちに塗抹および培養を行うべきであるが，やむを得ず保存する場合は，チャコール加アミー輸送培地など市販の採取綿棒・容器を使用し，冷蔵庫で保管する．ただし，*B. pertussis*, *Neisseria meningitidis*（髄膜炎菌）や *Neisseria gonorrhoeae*（淋菌）を目的とする場合は，直ちに培養を行う必要がある．

B. 下気道からの材料の採取と保存

喀痰は早朝痰が最適で，必ずうがいをさせてから強い咳をしてもらい，滅菌容器に喀出する．なお，喀出できない場合は誘発採痰を行う．また，喀出が困難な場合は TTA や気管支鏡下採痰などが用いられる．抗酸菌検査などでは，気管支洗浄液も用いられる．

採取後は，直ちに塗抹および培養を行うべきであるが，やむを得ず保存する場合は冷蔵庫で乾燥を防ぎ保管する．ただし，*S. pneumoniae* や *H. influenzae* は急速に死滅するので数時間以内には培養を行う必要がある．

3. 検査手順

A. 上気道からの材料（図3）

a. 塗抹・鏡検

綿棒をスライドガラスに塗布し，乾燥後に Gram 染色を行う．ただし，常在菌も多数存在するため解釈は難しく，優勢な菌の存在と炎症細胞の有無を確認する．なお，*C. diphtheriae* の確認として偽膜の異染小体染色を行うが，臨床的に強く疑う場合のみ実施する．

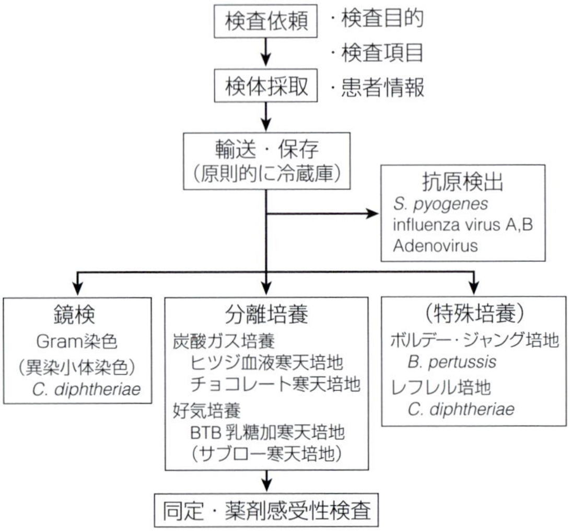

図3　上気道（咽頭粘液）検査の流れ

b. 培養検査

基本的にヒツジ血液寒天培地およびチョコレート寒天培地を使用し，炭酸ガス培養を行う．また，必要に応じて BTB 乳糖加寒天培地，サブロー寒天培地や各種の選択培地を用いる．なお，鼻腔における MRSA 保菌検査の場合は MRSA 選択

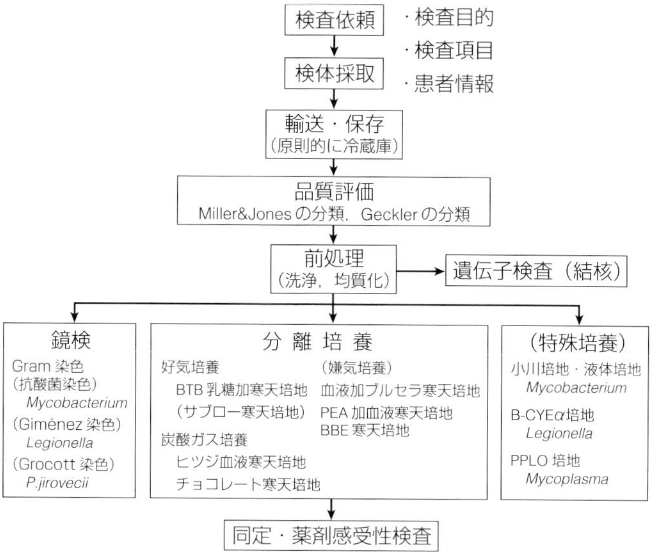

図4　喀痰検査の流れ

培地のみの使用でよい．

c. 同定検査

常在菌であるα-*Streptococcus*, *Neisseria*, *Corynebacterium*などは集落の肉眼的観察およびGram染色などにより判断する．病原性が考えられる*S. pyogenes*, *N. meningitidis*, *N. gonorrhoeae*, *B. pertussis*, *C. diphtheriae*, *M. pneumoniae*などは，生化学的性状や抗血清を用いて同定する．

なお，下気道感染症の原因菌となりうる*S. pneumoniae*, *H. influenzae*もしばしば分離されるが，小児や喀痰検査が依頼されていないなど必要な場合は同定を行う．

d. 薬剤感受性検査

*S. pyogenes*は抗菌薬に感受性が高く，ペニシリンで治療できれば薬剤感受性検査は不要である．

e. 迅速抗原検査

*S. pyogenes*やインフルエンザウイルスA，B型，アデノウイルスなどの迅速抗原検出キットが市販されている．

B. 下気道（喀痰）の検査（図4）

a. 品質管理

採取された喀痰が検査に適切か否か品質管理を行う．品質管理には，肉眼的な観察によるMiller & Jonesの分類と顕微鏡下で行うGecklerの分類が一般的である（**表4**）．

1）Miller & Jonesの分類

M1およびM2の材料は，唾液など口腔・上気道分泌物の可能性が高いため，下気道感染（肺炎）の検査に適さない．P2，P3が良好な喀痰である．

2）Gecklerの分類

好中球と扁平上皮の数により判定する．1～3群の材料は唾液など口腔・上気道分泌物の可能性が高いため，下気道感染（肺炎）の検査に適さない．扁平上皮の少ない4群や5群が良好であるが，好中球減少の患者においては6群も良好な喀痰である．

なお，両者の結果を併せて判断し，報告書にも記載する．

b. 喀痰の前処理

1）喀痰の洗浄

喀痰の表面を覆っている唾液や上気道粘液（常在菌）を取り除くため，L字型白金耳などで滅菌生理食塩水を用いて3回以上洗浄する．

2）喀痰の均質化

喀痰は粘稠性で塗抹や培養に不都合であるため，液状化して均質化した喀痰を用いる．喀痰溶解剤として，*N*−アセチル−L−システイン（NALC），プロテアーゼなどがある．また，抗酸菌検査の培養や核酸検出には同時に常在菌を死滅させる水酸化ナトリウムを加えたNALC−NaOH法を用いる．

c. 塗抹・鏡検

Gram染色を行い，常在菌と検出される可能性のある主な病原菌を考慮し，*S. pneumoniae*，*H. influenzae*，*M. catarrhalis*，*Nocardia*，*Aspergillus*など菌種の推定が可能な場合がある．また，好中球による貪食の有無についても観察する．さらに，好中球の鮮度について，核と細胞質がしっかりした形状を保っている新鮮な細胞と裸核や細胞質の変性が著しい古い細胞なども観察することにより，治療判定に役立つこともある．ここでは，倍率を100倍にしてGecklerの分類を行う．

d. 培養検査

基本的にヒツジ血液寒天培地，チョコレート寒天培地およびBTB乳糖加寒天培地を使用する．また，必要に応じてサブロー寒天培地（真菌），B−CYEα寒天培地（*Legionella*）やPPLO培地（*Mycoplasma*）などの培地を用いる．なお，常在菌を避けて採取された喀痰で必要に応じて嫌気培養を行う場合がある．

また，定量培養を行い，菌数が10^6〜10^7cfu／mL以上であれば起炎菌の可能性が高いとされている．

e. 同定検査

常在菌であるα−*Streptococcus*，γ−*Streptococcus*，*Neisseria*などは集落の肉眼的観察およびGram染色などにより判断する．病原性が考えられる菌種，MRSAや*P. aeruginosa*などのグラム陰性桿菌が優位であれば同定を行う．

f. 薬剤感受性検査

病原性が考えられる菌種で，菌数が多ければ薬剤耐性菌検出も考慮して薬剤感受性検査を行う．

表4　喀痰の品質評価

1. 肉眼的評価　Miller & Jonesの分類
   - M1：唾液，完全な粘液性
   - M2：粘液痰のなかに膿性痰少量が含まれる
   - P1：膿性痰で膿性部分が1/3以下の痰
   - P2：膿性痰で膿性部分が1/3〜2/3の痰
   - P3：膿性痰で膿性部分が2/3以上の痰

2. 顕微鏡下評価法　Gecklerの分類（/1視野，100倍）

1群：	扁平上皮＞25	好中球＜10
2群：	〃　＞25	〃　10〜25
3群：	〃　＞25	〃　＞25
4群：	〃　10〜25	〃　＞25
5群：	〃　＜10	〃　＞25
6群：	〃　＜25	〃　＜25

特に，ペニシリン耐性肺炎球菌（PRSP），MRSA，MDRPは五類感染症に指定されている．その他に，β−ラクタマーゼ陰性ペニシリン耐性インフルエンザ桿菌（BLNAR），基質拡張型β−ラクタマーゼ（ESBL），多剤耐性結核菌（MDR−TB）などがある．

（川上和義／長沢光章）

チェックリスト

□呼吸器の解剖学的な特徴を説明せよ．
□呼吸器の感染防御機構について記述せよ．
□呼吸器感染症の原因微生物を述べよ．
□市中肺炎と院内肺炎の背景因子を説明せよ．
□上気道（咽頭粘液）の細菌検査の流れを説明せよ．
□喀痰細菌検査の流れを説明せよ．
□喀痰の肉眼的品質評価法（Miller & Jonesの分類）を説明せよ．
□喀痰の顕微鏡的品質評価法（Gecklerの分類）を説明せよ．
□喀痰の前処理が，なぜ必要か説明せよ．
□下気道検査の流れを説明せよ．

IV 感染症の検体検査

皮膚感染症

皮膚は表層から表皮，真皮，皮下組織の3層構造を呈する．表皮は細胞が多層に重なって平均の厚さ0.2mmのシート状構造で，表面から角層，顆粒層，有棘層，基底層に分けられ，角化細胞，メラノサイト，ランゲルハンス細胞などから構成される．真皮は表皮の15〜40倍の厚さがあり，主に間質成分からなり，そのなかに包み込まれるように，線維芽細胞，脈管，神経および皮膚附属器などの細胞成分が存在する．皮下組織は真皮と筋膜の間に位置し，脂肪細胞からなる（**図1**）．

皮膚は外界と接しているため，皮表には主として好気性菌，毛包や脂腺などには好気性菌，嫌気性菌が生息している．ヒト皮膚から分離される菌は常在菌と通過菌に分けられる．通過菌が皮膚感染症を発症させるが，宿主の条件次第では常在菌も感染症を発症させうる．皮膚細菌叢は口腔や消化管などの複雑な細菌叢に比べると，単純で限られた菌種で構成されている（**表1**）．

1. 皮膚感染症の特徴と原因微生物（表2）

A. 一般細菌感染症

a. 毛包性膿皮症（毛包炎）

Staphylococcus aureus（黄色ブドウ球菌）や*Staphylococcus epidermidis*（表皮ブドウ球菌）などが原因で起こる毛包の感染症．毛包の開口部付近に限局する浅在型，毛包全体が炎症を起こす深在型，また侵される毛包の数により単発型，多発型に分けられる．起炎菌は毛包から排出された膿を検体として培養し同定する．治療はセフェム系，ペニシリン系あるいはマクロライド系抗菌薬の内服およびテトラサイクリン系やキノロン系抗菌薬の外用などが行われる．

①浅在性毛包炎

毛包に一致した紅色帽針頭大の丘疹あるいは膿疱である．周囲に紅暈をもち，軽度自発痛や圧痛を有する．

②癤（せつ）

炎症は毛包下部，毛包の周囲にまで及び，毛包に一致した紅色の結節で自発痛を伴う．病初期は浸潤を伴う発赤腫脹だが，やがて頂点に膿栓を伴う結節となる．膿栓が排出されると排膿し治癒する．抗生物質のない時代には顔面の癤は髄膜炎に進展することがあり，面疔として恐れられた．

③癰（よう）

複数の毛包が同時に侵されると鶏卵大の紅斑腫脹局面となり，そのなかに多数の膿栓を伴う．疼痛，局所熱感が強い．

④尋常性毛瘡

成人男性の須毛部（口ひげ，顎ひげ，頬ひげ）に生じた慢性の毛包炎．主に上口唇に紅暈や痂皮を伴う膿疱が多発する．

b. 汗腺性膿皮症

*S. aureus*などの感染による多発性汗腺膿瘍や化膿性汗腺炎などがある．多発性汗腺膿瘍はエクリン汗腺の急性感染症で夏季に乳幼児の頭部，顔に好発する．化膿性汗腺炎はアポクリン腺の慢性感染症で成人女性の腋窩部などに好発する．一般的に毛包炎や癤より深い．診断および治療は毛包炎と同様に行う．

c. その他の膿皮症

①伝染性膿痂疹（とびひ）

夏季に乳幼児の湿疹や虫刺症の掻破部位あるい

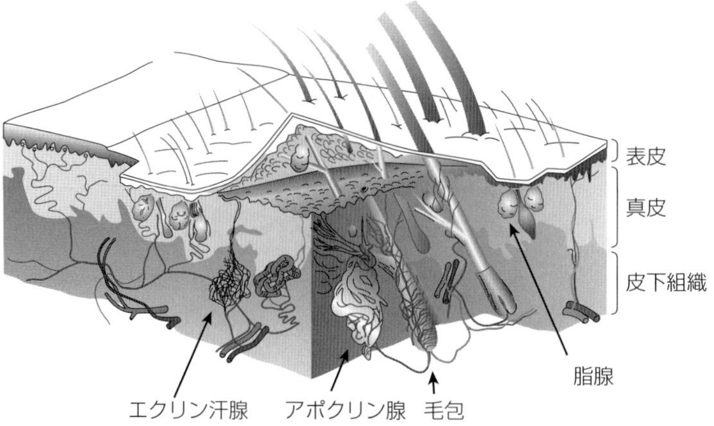

図 1　皮膚の構造模式図

皮膚は表層から表皮，真皮，皮下組織の 3 層からなる．さらに毛器官や汗腺などの付属器や脈管，神経が存在する．

(Montagna W *et al.* : Atras of Normal Human Skin. p5, Springer-Velag, New York, 1992 を改変）

表 1　皮膚の常在菌

細菌	好気性菌	グラム陽性菌	球菌	*Micrococcus*	
				Staphylococcus aureus	
				CNS（coagulase−negative staphylococci）	
			桿菌	*Corynebacterium minutissimum*	
				C. xerosis	
				C. lipophilicus または *C. jeikeium*	
				Brevibacterium epidermidis	
		グラム陰性菌	球菌	*Acinetobacter*	
			桿菌	*Escherichia coli*	
				Klebsiella	
				Enterobacter	通過菌
				Proteus	通過菌
				Pseudomonas	
				その他	
	嫌気性菌	グラム陽性菌	桿菌	*Propionibacterium acnes*	
				P. avidum	
				P. granulosum	
真菌				*Malassezia furfur*	
				Candida	

は擦過傷などに *S. aureus* が感染し発症する．顔，四肢，体幹などに紅暈を伴った水疱を生じ，容易に破れてびらんとなり，痂皮（かさぶた）を付着する．水疱内の細菌が他部位に感染し，あたかも「飛び火」するように新しい病変を作る．*S. aureus* の産生する exfoliative toxin が表皮浅層の細胞接着を解離させるために水疱を生ずる．*Streptococcus* が原因で起こる場合は厚い痂皮を付着することが多い（痂皮性膿痂疹）．治療は感受性のある抗菌薬の全身投与が必要．局所はシャワー入浴で清潔に保ち，汚い手で掻かない，他児との接触を避けるように注意する（**図 2**）．

②ブドウ球菌性熱傷様皮膚症候群（SSSS）

伝染性膿痂疹や鼻咽頭粘膜に感染した *S. aureus* の産生する exfoliative toxin が流血中に入り全身広範囲の皮膚に水疱を生ずる．したがって，この

表2　皮膚感染症と主な病原体

一般細菌感染症	毛包炎	*S. aureus*
	汗腺性膿皮症	*S. aureus*
	伝染性膿痂疹	*S. aureus*
	ブドウ球菌性熱傷様皮膚症候群	*S. aureus*
	丹毒	*S. pyogenes*
	蜂窩織炎	*S. aureus*
	爪囲炎	*S. aureus*
	臀部慢性膿皮症	*S. aureus*
	熱傷二次感染	*P. aeruginosa*, *S. aureus*
	外歯瘻	*S. mutans*
抗酸菌感染症	尋常性狼瘡	*M. tuberculosis*
	皮膚腺病	*M. tuberculosis*
	非結核性抗酸菌症	*M. avium*, *M. marinum*
	ハンセン病	*M. leprae*
真菌感染症	皮膚糸状菌症	*T. rubrum*, *T. mentagrophytes*
	カンジダ性間擦疹	*C. albicans*
	癜風	*M. furfur*
	スポロトリコーシス	*S. schenckii*
	黒色真菌症	*F. pedrosoi*, *E. jeanselmei*
ウイルス感染症	単純疱疹	ヒトヘルペスウイルス 1，2 型
	帯状疱疹	水痘・帯状疱疹ウイルス
	尋常性疣贅	ヒトパピローマウイルス
	伝染性軟属腫	ポックスウイルス
虫	疥癬	ヒトヒゼンダニ
	シラミ	アタマジラミ，ケジラミ

水疱は無菌性である．10 歳以下の小児に好発．発熱とともに口囲，眼瞼に発赤を認め，次いで体幹の間擦部などに紅斑，熱傷様のびらんを生ずる．治療は輸液などの全身管理とともに，*S. aureus* に感受性のある抗菌薬の点滴を行う．

③丹毒（たんどく）

主に *S. pyogenes* による真皮の化膿性炎症．悪寒，発熱を伴って顔や四肢に境界明瞭，圧痛，熱感を伴う紅斑が出現する．抗菌薬の全身投与が必要である．不十分な治療で局所再発を繰り返すことがある．

④蜂窩織炎（ほうかしきえん）

真皮深層から脂肪組織にかけての広範囲の急性化膿性炎症．悪寒，発熱を伴って顔や四肢に境界不明瞭，自発痛，熱感を伴う紅斑が出現する．中央が膿瘍となることもある．膿瘍があれば，切開や穿刺などで膿を排出させ，培養により起炎菌の同定を行う．小外傷，足白癬などに続発することが多い．抗菌薬の全身投与が必要である．

⑤爪囲炎（そういえん）

爪郭の小外傷や陥入爪から細菌が侵入し発症する．爪周囲から指末節に激しい疼痛を伴う腫脹，紅斑を認める．治療は抗菌薬の全身投与と局所冷却．膿瘍を認めれば切開排膿も行う．

d. 慢性膿皮症

毛包や汗管が閉塞した結果，嚢腫様病変，さらにその内容物に対する炎症が生じ，やがて嚢腫壁が破れ，細菌が真皮内に侵入すると細菌感染が成立する．

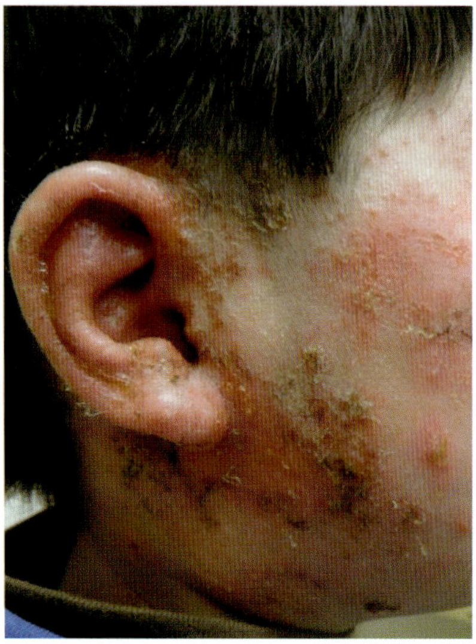

図2　伝染性膿痂疹

小児の顔面から耳介に痂皮（かさぶた），びらん，紅斑を認める

①臀部慢性膿皮症

腰臀部から大腿後面上部にかけて膿瘍，瘻孔（ろうこう）を伴う大きな浸潤局面を形成する．中年男性に好発．抗菌薬への反応が悪く，切開排膿のみでは再発を繰り返すため，外科的に切除し植皮を要することもある．

②膿瘍性穿掘性頭部毛包周囲炎

主として男性の被髪頭部に生ずる深在性毛包炎である．圧痛のある結節で始まり，やがて膿瘍となり，皮膚表面に排膿あるいは隣接した膿瘍が皮下で交通し複雑な瘻孔を形成する．皮膚表面は凹凸不整で脱毛斑となり，真皮は硬いケロイド様の結節となる．難治で抗菌薬に反応しないため，外科的に切除し植皮を要することもある．

e. その他：熱傷二次感染

組織の損傷が真皮深層から皮下に及ぶ熱傷では二次感染の制御が重要である．熱傷直後は皮膚表面の細菌は死滅し無菌状態であるが，皮膚の感染防御機構も破綻しているため，時間の経過とともに壊死組織下で細菌増殖が起こる．通常の皮膚感染症と比較し，*Pseudomonas aeruginosa* や *Candida* が多く検出される．また受傷直後から抗菌薬の全身投与が行われることが多く，MRSA などの耐性菌も高率に分離される．抗菌薬を含めた全身管理とともに，局所的には壊死組織の除去（デブリードマン）を早期に行うことが重要である．

B. 抗酸菌感染症

ヒトに感染する抗酸菌には，主に皮膚結核を起こす結核菌として *Mycobacterium tuberculosis*（ヒト型菌）と *Mycobacterium bovis*（ウシ型菌），ハンセン病を起こす *Mycobacterium leprae*，非結核性抗酸菌（従来は非定型抗酸菌と呼ばれていた）などがある．

a. 皮膚結核

①尋常性狼瘡

皮膚以外の結核病巣から血行性またはリンパ行性に生ずる．顔や頸部に赤褐色の小丘疹が発生，やがて融合して局面となる．中央は瘢痕となる．皮膚病理組織検査や生検組織の培養や PCR 法による結核菌同定などにより診断する．

②皮膚腺病

肺，リンパ節，骨および腱などの結核病変が連続性に皮膚に波及して発症する．無痛性の皮下硬結を生じ，やがて拡大軟化し，膿瘍となると自潰し瘻孔，または潰瘍を形成する．頸部に多いが，腋窩や陰股部にも生ずる．潰瘍面からの分泌液の塗抹や小川培地での培養，また PCR 法による結核菌 DNA の検出で診断する．

b. 非結核性抗酸菌症

ヒトに対して病原性をもつものは約 30 種であるが，いずれもヒトからヒトへの感染はないとされている．皮膚病変を起こす非結核性抗酸菌で本邦において頻度が最も高いものは，*Mycobacterium marinum* である．淡水海水に生息するため，魚を扱う職業や熱帯魚を飼育する人に好発する．外傷部位などに紅色丘疹を生じ拡大するとともに結節潰瘍となる．膿汁の塗抹，培養で診断する．ミノサイクリンやリファンピシンの内服で治療する．

C. 真菌感染症

皮膚や粘膜に常在する菌が増殖して発病する内因性感染症（カンジダ症とマラセチア感染症）と

人工環境，自然環境，動物などから感染する外因性感染症（糸状菌，スポロトリコーシスなど）がある．真菌に対する防御機構は前述した防御機構のほかに，ヒトの高い体温，真菌が皮膚内に侵入するのに必要なプロテアーゼを阻害するプロテアーゼインヒビターなどがある．

a. 皮膚糸状菌症（白癬）

皮膚糸状菌による皮膚，爪，毛の感染症である．皮膚糸状菌はケラチンを栄養として使用できる *Trichophyton rubrum*，*T. mentagrophytes*，*Microsporum canis*，*Epidermophyton floccosum* など 40 種あまりの菌からなる．病型は，皮疹の発生部位により以下の 5 つに分類されている．

①頭部白癬
②足白癬・手白癬（みずむし）：毛の生えていない足底足縁，趾間および掌，指に生じたもの．この中で掌蹠に生じ角質肥厚の著しい型を角質増殖型と分類する
③爪白癬
④生毛部白癬：顔面も含め生毛のある部位に生じたものは体部白癬（たむし）と分類し，このなかで鼡径部から陰部に生じたものを股部白癬（いんきんたむし）あるいは頑癬と称する
⑤深在性白癬：白癬菌が増殖し肉芽腫を作る白癬性肉芽腫，白癬性膿瘍などの深在性白癬とケルスス禿瘡（とくそう），白癬性毛瘡など

診断には，KOH 直接鏡検や培養による病原菌の検出が重要である．白癬に類似の皮膚疾患，爪疾患は多数あり，視診のみで診断するのは困難である．また「みずむし」「たむし」と自己診断し市販薬塗布や民間療法をすでに行った後，受診する患者では種々の二次的変化を伴っている．すなわち掻破による炎症反応，細菌による二次感染，外用薬による接触皮膚炎などが病変の主体で病原菌が検出されないことも多い．治療は抗真菌外用薬の塗布．爪白癬や深在性真菌症では抗真菌内服薬が必要である．

b. カンジダ症

Candida は健常人の口腔，皮膚，糞便などから培養で検出される常在真菌で *Candida albicans*，*C. tropicalis*，*C. krusei* などがある．ステロイド，抗菌薬，免疫抑制剤などの投与や皮膚の多汗などの諸因子により皮膚や粘膜の *Candida* が増殖しカンジダ症を発症する．診断には病変部の鱗屑や白苔を KOH で融解，鏡検し菌を確認する．抗真菌薬の外用や内服が必要である．

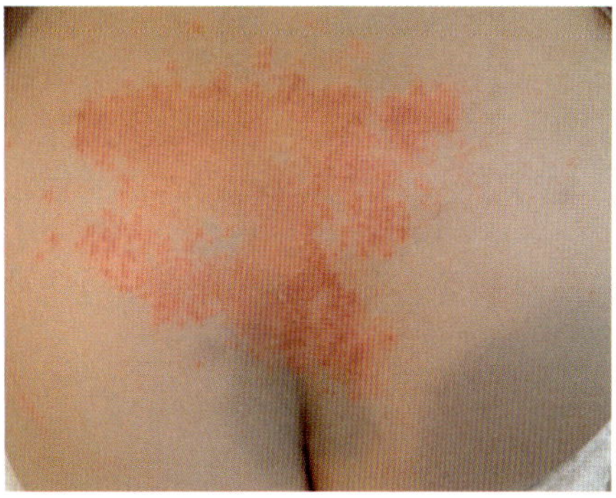

図 3　皮膚カンジダ症
乳児の臀部に膿疱，鱗屑を認める

①カンジダ性間擦疹
陰股部，腋窩，肛囲などの間擦部に紅斑，膿疱，びらんなどを生ずる．瘙痒，疼痛などを伴う．夏季，多汗の人に好発する（**図 3**）．
②カンジダ性指間びらん症
指間に境界明瞭な紅斑とびらんを生じ周囲皮膚は白色に浸軟する．水仕事をする人の利き手第 3 指間に好発する．
③カンジダ性爪囲爪炎
爪囲が発赤腫脹し，圧迫にて疼痛や排膿を認める．水仕事に従事する人に多い．慢性に経過すると，爪の変形もきたす．

c. マラセチア感染症

皮膚常在菌である *Malassezia furfur* が増殖し病変を作る．代表疾患の癜風（でんぷう）では境界明瞭な円形の褐色斑または脱色素斑を多数，体幹に認める．メスなどでこするとカンナ屑のように多量の微細な鱗屑を認める．これをパーカーインク KOH で融解し鏡検すると菌糸と胞子が認められる．夏季に多汗の人に好発する．抗真菌外用薬で治療する．

d. スポロトリコーシス

土壌に生息する *Sporotrix schenckii* が小外傷から真皮内に感染し，発症する．淡紅色の小結節で

始まり浸潤の強い結節となり自潰，潰瘍化する．皮疹が初発部位に留まる固定型，リンパ管に沿って上行するリンパ管型，全身に汎発する播種型がある．鱗屑（りんせつ），痂皮または生検組織の培養により菌を同定することにより診断する．治療は抗真菌薬内服，必要により温熱療法も併用する．

e. 黒色真菌感染症

メラニン色素を産生して培地上で黒色にみえる黒色真菌（*Fonsecaea pedrosoi*，*Exophiala jeanselmei* など）による感染症．腐木や土壌中に棲息する同菌が小外傷から真皮内に感染し発症する．*F. pedrosoi* などの感染では四肢，顔などの露出部に紅色丘疹として初発し表面疣状あるいは鱗屑を伴った隆起性局面となる．鱗屑の鏡検や生検病理標本で大型の胞子が認められ，黒色分芽菌症と呼ばれる．一方，*E. jeanselmei* などは皮下膿瘍を作ることが多い．組織内には胞子ではなく菌糸が増生しているため，黒色菌糸症と呼ばれる．いずれも抗真菌薬の内服が必要で，ときに外科的切除を要することもある．

D. ウイルス感染症

皮膚のウイルス感染症には，表皮細胞でウイルスが増殖し，水疱や腫瘍を形成するウイルス性皮膚疾患（局所感染）と，ウイルス性全身感染症に伴って皮疹を呈するウイルス性発疹症（全身感染）とがある．

a. ヘルペスウイルス感染症（178 頁参照）

①単純疱疹

ヒトヘルペスウイルス 1 型（HHV−1）または 2 型（HHV−2）による感染症．1 型は口唇など主に上半身に 2 型は外陰部など下半身に多い．初感染の多くは不顕性感染だが，神経節に潜伏感染し，免疫抑制やストレスなどによりウイルスが再活性化，皮疹が再発する．

口唇ヘルペスでは，口唇周囲にぴりぴり感や掻痒を認め，数日後に紅斑と小水疱が出現．膿疱，びらん，痂皮となって 1 週間で治癒する．水疱内容をプレパラートに塗抹し Giemsa 染色し，ウイルス性巨細胞を確認し診断する．血清学的にはウイルス抗体価の上昇で診断する．抗ウイルス薬の内服および外用で治療する．接触により容易に感染するため注意が必要である．

②帯状疱疹

水痘・帯状疱疹ウイルス（HHV−3）による回帰感染で発症する．

水痘罹患後，神経節に潜伏感染していたウイルスが再活性化し発症する．片側一定の神経領域の神経痛様疼痛で始まり，数日後に同部位に紅暈を伴う小水疱を認めるようになる．水疱は中央にくぼみがあり数日で膿疱，さらに痂皮となる．神経痛は皮疹軽快とともに軽減するが，年余に及ぶこともある（疱疹後神経痛）．抗ウイルス薬の内服または点滴静注．重症化しウイルス血症となると飛沫感染で未感染者に水痘として伝染することがある．

③水痘（みずぼうそう）

水痘・帯状疱疹ウイルス（HHV−3）による初感染．飛沫による経気道感染後 10〜20 日の潜伏期を経て発症する．発熱とともに全身皮膚および口腔内に紅斑と小水疱を認め，やがて痂皮を生ずる．まれに肺炎，脳炎を合併することがあり，特に免疫不全患者では注意が必要である．

b. パピローマウイルス感染症（183 頁参照）

ヒト乳頭腫ウイルス（HPV）は 100 種以上に分類されているが，皮膚では，2, 4, 7 型などが尋常性疣贅を，3，10 型などが青年性扁平疣贅を 6, 11 型などが尖圭コンジローマを起こす．

①尋常性疣贅（ゆうぜい）

帽針頭大の小丘疹で始まり，増大すると表面は疣状局面を呈する．手足など小外傷を負ったところなどに多発することが多い．足底では平坦な顆粒状角化を示し，鶏眼（ウオノメ）や胼胝（タコ）と間違えやすい．液体窒素で凍結療法を行う．

②青年性扁平疣贅

青少年の顔面や手背などに好発．扁平に隆起する常色〜淡褐色の円形から多角形の小結節で，ときに瘙痒を認める．治療は液体窒素で凍結療法を行う．

③尖圭コンジローマ

陰茎冠状溝，包皮，肛囲などに多発する乳頭状

〜カリフラワー状の小結節．常色，淡褐色あるいは浸軟して白色調を呈する．性感染症（STD）として感染することが多い．治療は液体窒素で凍結療法を行う．

c. その他のウイルス感染症

①伝染性軟属腫（水いぼ）（187 頁参照）

アトピー性皮膚炎や湿疹により角層に亀裂を生じた部位にポックスウイルスの伝染性軟属腫ウイルスが感染することにより起こる．小児の体幹に中心臍窩を伴う米粒大から豌豆大までの結節が多発する．掻破などにより自己接種し多発することが多い．治療は水いぼ用ピンセットで摘除．この際，排出される白色粥状物を確認することは診断に有用である．

E. 虫が関与する感染症

a. 疥癬

疥癬は，ヒトヒゼンダニ（*Sarcoptes scabiei*）の皮膚内寄生によりアレルギー反応をきたし，感染部皮膚に激痒を伴う丘疹，結節を生ずる疾患である．ヒゼンダニは，ヒトからヒトへ直接接触感染あるいは寝具衣類を介して感染し，皮膚角層内にトンネルを作り 1 日数個の卵を産む．卵は 3〜4 日で孵化，幼虫を経て約 2 週で成虫となり，さらに 2 カ月間にわたって卵を産み続け増殖する．老人保健施設，長期療養病棟などで集団発生が数多く報告され，院内感染の観点から深刻な問題となっているケースも少なくない．診断は病巣部の角層をピンセットや眼科用クーパーで採取し，KOH で角層を融解した後，顕微鏡下で成虫や虫卵を確認する．駆虫剤イベルメクチンの内服，クロタミトンの外用などで治療される（図 4）．

b. シラミ

頭に寄生するアタマジラミは体調 3mm 程度，後頭部に好発，寄生後 1 カ月ほどで頭皮の掻痒や湿疹変化を認める．毛髪に白色の卵が付着している．幼児や学童に流行することがある．ケジラミは体長 1mm 程度で主に陰毛に寄生する．毛幹の根元に灰白色の卵を認める．STD として感染することが多い．白色の卵の付着した毛を切りルーペや顕微鏡で観察すると，楕円形の卵がしっかりと毛に固着しているのが観察される．

c. ツツガムシ

ツツガムシはダニの一種．体長は成虫で 1mm，幼虫では 0.2mm である．野ネズミや鳥などに吸着して吸血し成長する．つつが虫病は *Orientia tsutsugamushi* を保有するツツガムシ幼虫が刺咬・吸血することにより感染し発病する．10〜14 日の潜伏期の後，悪寒戦慄を伴う高熱，倦怠感，関節痛，筋痛，食欲不振，さらに数日後に淡い点状紅斑が多発する．ペニシリン系，セフェム系，アミノグリコシド系抗菌薬は無効だが，テトラサイクリン系またはクロラムフェニコール系抗菌薬が有効．診断，治療が遅れると，重要臓器の血管が障害され多臓器不全となり死亡することもある．診断には本症に特徴的な中央に焼痂を伴う刺し口（図 5）をみつけることが重要である．

2. 検体の採取と取り扱い（図 6）

A. 細菌感染症

皮膚感染症の診断と治療において起炎菌を特定し，適切な抗菌薬を選択することはきわめて重要である．そのための第一歩が皮膚感染巣からの良質な検体採取である．

検体の採取に当たって最も重要なことは，起炎菌が多く含まれる十分量の検体を採取することである．さらに常在菌や消毒薬の混入を避ける必要がある．発病初期の抗菌薬投与前に検体を採取，また抗菌薬がすでに投与されている場合は薬剤血中濃度の低い時期に採取する．伝染性膿痂疹や熱傷二次感染など，びらんや潰瘍を呈する場合は，表面の膿汁や分泌物を滅菌ガーゼで軽くふき取った後，滅菌綿棒で擦過する．膿が少量の場合は，滅菌生理食塩水で湿らせた綿棒で擦過し検体を採取する．癤や汗腺膿瘍など真皮内に病巣が存在する場合は表面を洗浄した後，18G 注射針で穿刺吸引により，あるいは切開し滅菌綿棒を挿入するなどして膿を採取する．綿棒は嫌気ポーターなど輸送用培地の寒天面に乾燥しないように付着させて保存する．

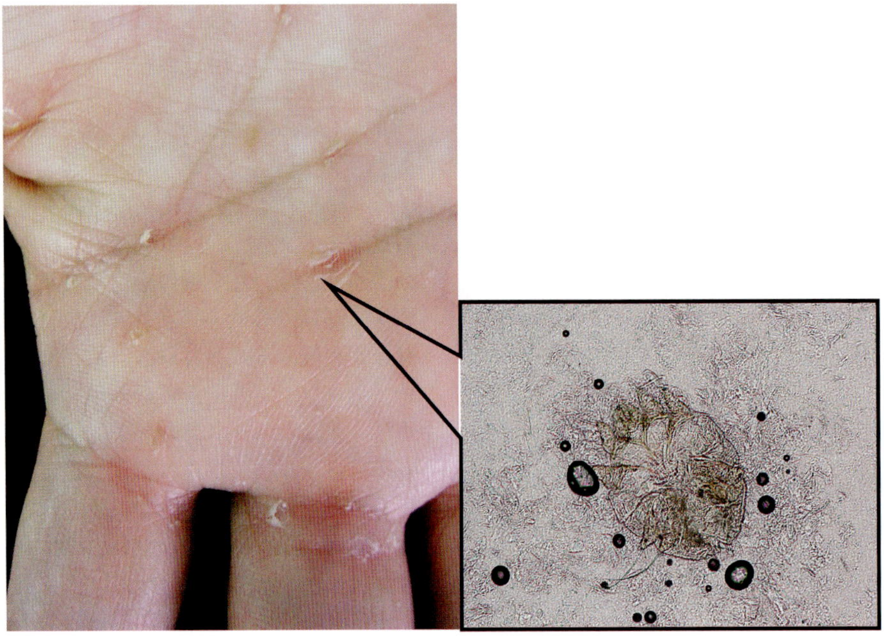

図 4　疥癬

手掌のしわに沿って，鱗屑を伴った紅斑や丘疹を認める．鱗屑をピンセットや眼科用クーパーで切除し，KOH で融解すると虫体が観察される．

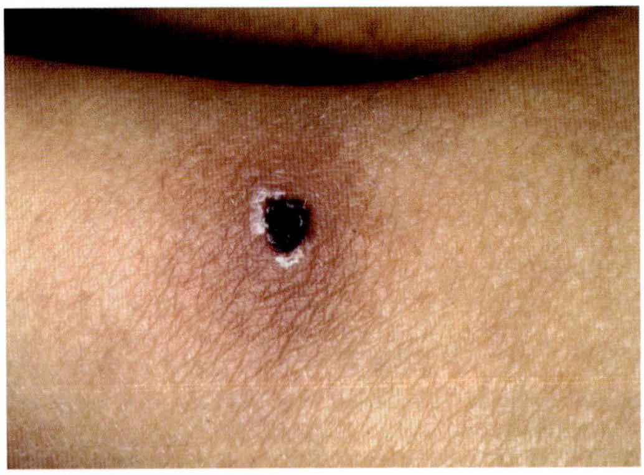

図 5　つつが虫病の刺し口

B. 抗酸菌感染症

潰瘍のない結節病変では，局所麻酔下に病変部をメスで切除，病変中央部を半割し，それぞれ病理組織と細菌検査に供する．潰瘍病変では表面を洗浄し，潰瘍底の壊死組織を採取する．膿瘍では表面を洗浄，消毒し，18G 注射針で穿刺吸引検体を採取する．

生検組織，壊死組織または膿汁から塗抹標本を作製し，Ziehl−Neelsen 染色を行う．

皮下膿瘍を作る非結核性抗酸菌症では，真菌感染症との臨床的鑑別が困難なことも多いので抗酸菌，真菌の両者を念頭に検体検査を行う必要がある．

C. 真菌感染症

足白癬や体部白癬などの表在性皮膚病変では，辺縁の鱗屑または水疱や膿疱蓋をピンセットでつまみ取る．爪白癬では肥厚した爪甲下角質増殖部の爪床に近い部分をメスで削る．あるいは白濁した爪体にドリルで穴を開け，爪甲下のもろい組織を掻き出す．ケルスス禿瘡や頭部白癬では，容易に抜ける毛の根部を採取する．スポロトリコーシスなどの深在性真菌症では生検組織の一部を細切し真菌培養を行う．

D. ウイルス感染症

ヘルペスの水疱病変では水疱を眼科用クーパーで切除，ピンセットでつまんで水疱の内側をスラ

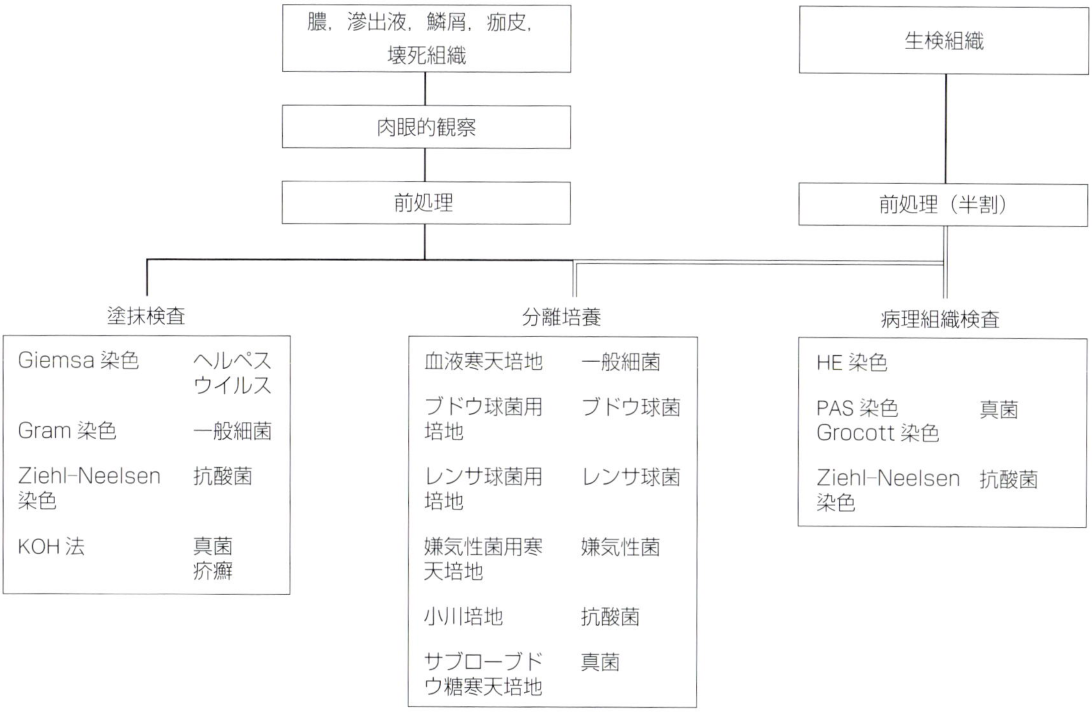

図6　皮膚感染症の検査手順

イドガラスに軽くたたきつけ細胞を塗抹する．自然乾燥させて次項で述べる染色によりウイルス性巨細胞やウイルス抗原を検出する．

E. 疥癬

疥癬トンネルに沿って，眼科用クーパーや異物ピンセットで角層をつまみ取るような要領で検体を採取する．

3. 検体検査と注意点

A. 細菌感染症

a. 塗抹検査

膿汁，分泌物は綿棒でスライドガラスに薄く塗抹する．自然乾燥し火炎固定，あるいはメタノールで固定し，Gram 染色を行う．

b. 培養検査

血液寒天培地とブドウ球菌用培地で培養する．皮下膿瘍など非開放性病巣由来の検体では血液寒天培地は2枚用意し，1枚は嫌気培養を行う．なお，嫌気培養にはヘミン・ビタミンKを含んだ血液寒天培地を用いる．

B. 抗酸菌感染症

a. 塗抹検査

膿汁，分泌物，生検組織から塗抹標本を作製し，蛍光染色と Ziehl–Neelsen 染色を行う．

b. 培養検査

膿汁はそのまま，生検標本はホモジネートして1％小川培地に接種し，30℃と37℃で培養する．*M. marinum* は発育可能温度が低く，30℃前後の培養を要する．液体培地を用いた自動測定培養システムも開発されたが，温度が固定されているため発育温度の低い菌の培養には不向きである．

c. 病理組織検査

抗酸菌感染症では肉芽腫病変を形成することが多く，HE 染色で形態学的に確認し，Ziehl–Neelsen 染色で菌体を探す．

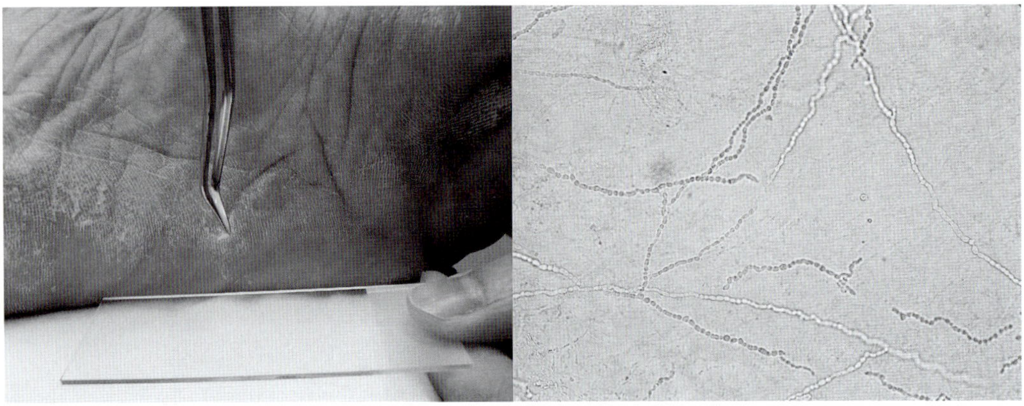

図 7　白癬の検体採取

皮膚から遊離していない鱗屑の辺縁をピンセットでつまみ取りスライドガラス上に載せる．隔壁のある太い菌糸が観察される．

C. 真菌感染症

a. 直接鏡検法

スライドガラスに検体を載せ，10〜20％ KOH を滴下しカバーガラスをかけて，50℃程度で 10 分ほど加温し，角層を十分に融解させる．鏡検の際にはコンデンサーを下げて暗視野として観察する．糸状菌では隔壁のある比較的太い菌糸（図 7）と分節胞子がみられる．*Candida* では比較的細い仮性菌糸と分芽胞子がみられる．パーカーインク KOH，ズームブルー，ラクトフェノールコットンブルーなどを用いると菌要素の鑑別が容易になる．

b. 培養検査

鱗屑や生検組織はできるだけ細かく細切し，サブローブドウ糖寒天培地に接種する．検体が汚染されているときはシクロヘキサミド・クロラムフェニコール添加培地を用い 25℃にて好気培養を行う．*Aspergillus* や *Mucor* など常在真菌感染症では同一部位から数カ所，数回培養し，陽性のときに感染症とする．

c. 病理組織検査

スポロトリコーシスや黒色真菌症などの深在性真菌症では，病理組織 HE 染色で肉芽腫形成を，また PAS 染色や Grocott 染色で菌要素を確認する．

D. ウイルス感染症

a. 塗抹検査

スライドガラスに塗抹し風乾した検体は Giemsa 染色を行う．200〜400 倍の顕微鏡で変性したケラチノサイト（多核巨細胞）を確認する．

b. ウイルス抗原検査

スライドガラスに塗抹風乾し，アセトン固定した標本を蛍光でラベルしたモノクローナル抗体で染色し，抗原を検出する．あるいは生検組織を各種ウイルス抗体で染色し検出する．

E. 疥癬

スライドガラスの上に載せて 10〜20％ KOH 液を垂らしカバーガラスで覆う．角層を十分に融解させた後，虫体や卵を確認する．

（市來善郎／北島康雄／澤村治樹）

チェックリスト

□皮膚感染症の原因微生物を述べよ．
□皮膚の常在微生物の種類とその役割について説明せよ．
□皮膚の解剖学的な特徴について説明せよ．
□皮膚の感染防御機構の概要を説明せよ．
□皮膚検体の微生物検査の流れを説明せよ．
□皮膚真菌症の直接鏡検法について述べよ．
□皮膚抗酸菌症の検査手順について述べよ．
□ダニやシラミを介した皮膚感染症について説明せよ．

IV 感染症の検体検査

尿路感染症

尿路とは上部尿路（腎と尿管）と下部尿路（膀胱と尿道）の総称である（**図 1**）．尿中には尿素や耐性物質が存在し，尿は細菌の増殖を容易には許さない．また，尿路上皮細胞上に存在するプロテオグリカンや尿中にわずかに存在する分泌型 IgA も細菌の付着や増殖を防ぐ重要な因子である．しかしながら，結石や腫瘍，カテーテルなどによる尿路上皮表面の傷害は尿路感染症（urinary tract infection : UTI）を容易に成立させる．UTI は呼吸器感染症と並んで頻度の高い感染症である．そのほとんどは外尿道口から微生物が膀胱，腎盂内へと侵入し増殖する上行性感染であり，尿路基礎疾患がない UTI を単純性尿路感染症といい，何らかの基礎疾患が原因となる UTI を複雑性尿路感染症と呼ぶ．単純性は急性の病型をとることが多く，急性単純性尿路感染症となり，複雑性は慢性複雑性尿路感染症となる．また，上行性尿路感染症の多くは腎盂腎炎となり，下部尿路感染症の多くは膀胱炎となる．

男性で 10～20%，女性で 40～50%において UTI の既往を有する．尿路感染症は，小児期，性的活動期，高齢期に多い．小児期では，先天性奇形を基礎疾患とする複雑性尿路感染症が多い．性的活動期の女性は単純性膀胱炎や単純性腎盂腎炎が起こりやすい．高齢者では，後天性尿路異常を有する基礎疾患が原因で発症する複雑性尿路感染症が多い．

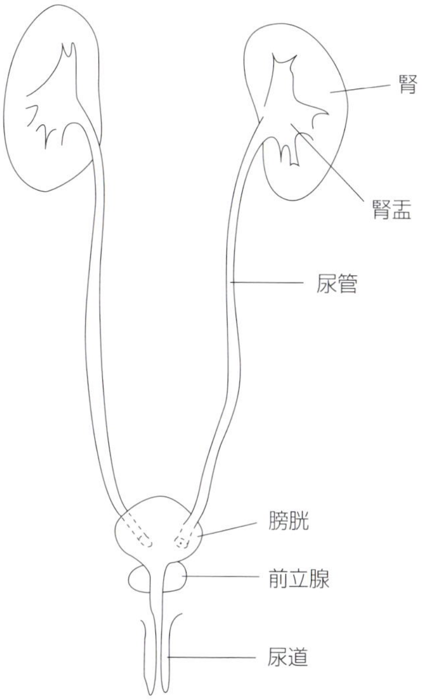

図 1　泌尿性器（男性）

1. 尿路感染症の特徴と原因微生物

A. 原因菌

単純性尿路感染症の起因菌の多くは *Escherichia coli* で，次に *Klebsiella pneumoniae*, *Proteus mirabilis* などのグラム陰性桿菌が多い．複雑性尿路感染症での起因菌は多岐にわたり，グラム陽性菌では *Staphylococcus* 属菌や *Enterococcus* 属菌，グラム陰性菌では *E. coli*, *K. pneumoniae*, *P. mirabilis* 以外にも *Pseudomonas aeruginosa* や *Enterobacter* 属菌，*Citrobacter* 属菌も分離される．

B. 診断と検査

症候，尿検査所見，尿培養所見が重要である．細菌による UTI は非特異的炎症であり，単純性，複雑性ともに膿尿と細菌尿を呈する．尿検査では，採尿法が重要であり，尿感染症では中間尿，性感染症の男性尿道炎では初尿が診断に適する．膿尿は尿沈渣法では白血球5個/強拡大以上，10個/μL以上をいい，中間尿中に細菌が10^5CFU（colony forming unit）/mL以上存在すればUTIの原因菌と決定することができるが，10^4CFU程度の場合は，病態や尿沈渣の成績と合わせて判断する必要がある．

2. 尿路感染症

A. 単純性腎盂腎炎

腎盂，腎杯，腎実質に及んだ細菌感染症を腎盂腎炎と呼ぶ．通常，膀胱炎が先行する上行性感染症である．

a. 症状

発熱，患側の腰痛，側腹部（costovertebral angle：CVA，肋椎角）痛に加えて悪心・嘔吐などの消化器症状を伴うことも少なくない．

b. 原因菌

E. coli のことが多く，*Klebsiella* 属菌や *Proteus* 属菌などのグラム陰性桿菌も原因となる．

B. 単純性膀胱炎

a. 症状

頻尿，排尿痛，尿混濁が3大主徴である．排尿痛は排尿終末時に強いことが多い．その他，下腹部不快感，下腹部痛，膀胱部の圧迫感や鈍痛などがみられる．発熱は伴わない．男性の場合は複雑性膀胱炎の場合が多く，基礎疾患の検索を行わなければならない．

b. 原因菌

E. coli が原因菌全体の約80％を占め，*Klebsiella* 属菌と *Proteus* 属菌などのグラム陰性桿菌を加えると約90％となる．また，*S. saprophyticus* も原因となる．この菌の感染は性的活動期の女性に多く，また性行為と関連する場合が多い．

C. 複雑性尿路感染症

尿路の基礎疾患に基づくUTIを複雑性尿路感染症と呼ぶ．小児期には，先天性水腎症，重複腎盂尿管，尿管異所開口などの尿路奇形が基礎疾患として多い．高齢者男性では前立腺肥大症，前立腺癌，膀胱腫瘍などの腫瘍性疾患が多い．女性では，神経因性膀胱が最も多い基礎疾患である．繰り返す腎盂腎炎では尿管膀胱逆流症が基礎疾患であることがある．また尿路へのカテーテル留置でも起こすことがある．

a. 症状

症状がないことも多く，あっても軽い腰痛や不快感などの症状の場合が多い．ときに急性増悪を起こし，発熱や患側の腰痛，側腹部痛などの急性腎盂腎炎症状や排尿痛，頻尿などの急性膀胱炎症状がみられることがある．

b. 原因菌

E. coli，*Enterococcus* 属菌，*P. aeruginosa* が3大原因菌である．その他のグラム陰性桿菌や *S. epidermidis*，MRSAなども原因となる．抗菌化学療法を繰り返すうちに菌交代が生じ，より耐性度の強い細菌が主体となる現象がみられる．

D. 尿路性器結核

結核の多くは経気道的に肺に感染し，肺結核となる．肺より血行性に腎に至り，腎結核となる．数年から数十年潜伏した後，腎皮質，髄質から腎乳頭の乾酪壊死を起こす．さらに尿流に沿って，尿管，膀胱，尿道に結核病巣を形成することがある．これを尿路結核という．精巣上体，前立腺にも結核病巣を形成することを性器結核という．

a. 症状

無症状のことが多いが，血尿を呈することがある．水腎症を起こし，腰背部痛や腎部痛を起こすことがある．膀胱に病変があれば膀胱炎症状を呈する．尿所見は無菌性膿尿が重要な所見である．

b. 原因菌

M. tuberculosis を証明するには抗酸菌染色（Ziehl−Neelsen染色）や抗酸菌培養が必要である．Polymerase chain reaction（PCR）法による検査も可能である．

表1　前立腺炎のためのNIH分類

病型分類	定義
カテゴリーⅠ（急性細菌性前立腺炎）	急性細菌感染としての症状・所見
カテゴリーⅡ（慢性細菌性前立腺炎）	慢性・再発性細菌感染症としての症状・所見
カテゴリーⅢ（慢性非細菌性前立腺炎／骨盤内疼痛症候群）	明らかな細菌感染としての所見のないもの
カテゴリーⅢA（炎症性）	精液，前立腺圧出液，ないしは前立腺マッサージ後，尿中に白血球を有意に認めるもの
カテゴリーⅢB（非炎症性）	精液，前立腺圧出液，ないしは前立腺マッサージ後，尿中に白血球を有意に認めないもの
カテゴリーⅣ（無症候性・炎症性前立腺炎）	無症候性，前立腺生検による偶発的診断あるいは他の疾患の精査中に採取した前立腺液中に白血球を有意に認めるもの

E. 前立腺炎

前立腺炎は多い疾患であるが，その病態はいまだに不明な点が多い．様々な病態が混合しているものと考えられ，前立腺炎症候群ともいう．前立腺炎の原因には細菌性と非細菌性とがある．現在ではNational Insititutes of Health（NIH）が提唱した新しい病型分類が活用されている（**表1**）．細菌感染経路は前部尿道から上行性に細菌が侵入し，前立腺管へ入る．また血行性，リンパ行性，膀胱炎から下降して前立腺へ達することもある．感染の誘因として前立腺のうっ滞やうっ血をきたす会陰部の圧迫や刺激，過度の飲酒，性交などがあげられる．他に，経尿道的医療行為，下部尿路通過障害や糖尿病なども誘因となる．

a. 症状

高熱，悪寒，全身倦怠感などの全身症状と排尿痛，尿意切迫感，頻尿，排尿困難，会陰部不快・疼痛などの局所症状に分かれる．

b. 原因菌

原因菌の約6割は *E. coli* で，他のグラム陰性桿菌が2割，残り2割がグラム陽性球菌である．

F. 精巣上体炎

a. 症状

急性の主な症状は，陰嚢内容の有痛性腫大，発熱である．通常，精巣上体の感染は尾部に始まり，圧痛がある．進展すると体部から頭部へと精巣上体全体に炎症が及び，精巣に波及することがある．

b. 原因菌

E. coli，*Proteus* 属菌，*Staphylococcus* 属菌，*Enterococcus* 属菌に起因するものと *Chlamydia trachomatis* に起因するものに分けられる．30〜40歳を境にして，中高年層では前者によるものが多く，青年層では後者によるものが多い．前者は下部尿路の器質性あるいは機能性通過障害を，後者は性感染症（sexually transmitted disease : STD）を背景にした尿路感染症の延長上にあると考えられる．

G. 精巣炎

a. 症状

精巣の腫大，疼痛をきたし，高熱，悪寒などの全身症状を呈す．約50%は造精機能障害を残す．

b. 原因微生物

多くはウイルス感染症で，全身性の一部分の症状として起こる．*Mumps virus* による耳下腺炎が多い．耳下腺炎の発症4〜6日後に片側または両側性に起こる．

H. 淋菌性尿道炎

a. 症状

外尿道口の発赤や膿性尿道分泌物などが主症状であり，潜伏期は2〜7日である．

b. 原因菌

Neisseria gonorrhoeae によるSTDで，尿道炎，急性前部尿道炎として発症する．

c. 診断と検査

尿道分泌物や初尿検体での多数の多核白血球と白血球に取り込まれたグラム陰性双球菌を Gram 染色で認める．淋菌の検出には Gram 染色以外に PCR 法，DNA プローブ法，酵素免疫法などがある．

I. 非淋菌性尿道炎

a. 症状

潜伏期は 1〜4 週間で，症状は淋菌性と比較して穏やかで，無症候性のものも少なくない．

b. 病因菌

N. gonorrhoeae 以外の原因による STD 性尿道炎，*C. trachomatis* が原因の約 50％を占める．その他，*Mycoplasma genitalium*，*Ureaplasma urealiticum*，*Mycoplasma hominis*，*Trichomonas vaginalis* などが検出される．淋菌性の約 20％にクラミジアの混合感染が認められる．

c. 診断と検査

C. trachomatis の検出は，細胞培養法の他に蛍光抗体法，PCR 法，DNA プローブ法，酵素免疫法などがある．クラミジア以外の微生物の検出は必ずしも一般的ではない．

J. 性器ヘルペスウイルス感染症

主に単純ヘルペスウイルス（Herpes simplex virus : HSV）2 型が原因で，性器や臀部の周辺に水泡性や潰瘍性病変ができる．性的な接触によってウイルスが感染する，STD の 1 つである．

K. 尖圭コンジローマ

ヒト乳頭腫ウイルス（human papilloma virus : HPV）の感染により外陰部にできるイボ（疣贅）である．STD の 1 つである．

L. その他重要な尿路感染症

a. 腎乳頭壊死

腎乳頭の壊死，脱落をきたす劇症急性炎症で菌血症を伴う重篤な感染症である．糖尿病やフェナセチンなどの鎮痛剤乱用で生じることがある．

b. 膿腎症

腎盂尿管移行部や尿管の狭窄，腎尿管結石などの尿路の閉塞に基づく水腎症に感染を伴うと，重症の腎盂腎炎を起こす．

c. 腎膿瘍

腎の感染において腎実質中に膿性分泌物が貯留し，膿瘍を形成した状態である．

d. 逆流性腎症

尿管膀胱逆流症に伴う腎盂腎炎を繰り返し，腎実質の破壊がみられる．腎不全や腎性高血圧の原因となる．

e. 出血性膀胱炎

肉眼的血尿を主訴とする非細菌性膀胱炎であり，多くはウイルス感染またはウイルス感染に伴うアレルギー性炎症である．

f. 膀胱マイコプラキア

病理学的に Michaelis−Guttman 小体を有する慢性肉芽腫性炎症をいう．*E. coli* が関与している．

3. 採尿法の種類およびその方法

UTI の診断には，尿中の白血球数および細菌数を検査することが基本となる．通常，腎盂，尿管および膀胱内の尿は無菌であるが，尿道および外陰部には常在菌が存在しているため，適切な採尿を行わなければ，これらの常在菌の混入により，正確に UTI を診断することが困難となる．したがって，検体を採取するうえでは，その採尿法および検体の取り扱いを正しく理解し実施されなければならない．

A. 尿の採取時期

採尿時期は，膀胱内に貯留した尿中に細菌が存在した場合，就寝中に最も細菌数が多くなること，また，細菌による硝酸塩から亜硝酸塩への還元反応検査および白血球数の測定に適していることから，早朝第一尿が望ましいとされる．しかし，排尿ごとに細菌数は減少していくことから，前回の排尿時より 2 時間以上の間隔を空けるようにする．また，採尿時にすでに抗菌薬が投与されている場合は，尿中に高濃度の抗菌薬が移行しているため，可能な限り 24 時間以上抗菌薬投与を

表2　検体採取法の特徴

採取尿検体		対象症例	対象疾患	利点	欠点
自然排尿	初尿	男性	尿道炎	尿道炎の診断	
	中間尿	男性・女性	尿路感染症	簡便 非侵襲的	外陰部の炎症あるいは常在菌の混入（女性）
カテーテル尿（導尿）		主に女性	尿路感染症	正確な診断	侵襲的 費用対効果
経皮的膀胱穿刺尿		主に小児	尿路感染症	正確な診断	侵襲的 費用対効果

表3　中間尿の採取法

	男性	女性
手指の消毒	・石鹸でよく洗う	・石鹸でよく洗う
局所の消毒	・包皮を反転させ，亀頭を露出させる ・ペニス先端を石鹸水で洗浄，水洗する．または消毒綿を用いてもよい ・滅菌ガーゼで清拭する	・便座に座り，両足を大きく開く ・外尿道口を石鹸水で洗浄，水洗する．または，消毒綿を用いてもよい（尿道口から陰唇部を経て外側に拭く） ・滅菌ガーゼで清拭する
採尿	・出始めの尿は排尿する ・排尿を止めずに中間部分の尿を排尿コップに採取する ・終わりの尿はコップに採らずに排尿する	・片方の手で陰唇部を開いたまま採尿する ・出始めの尿は排尿する ・排尿を止めずに中間部分の尿を排尿コップに採取する ・終わりの尿はコップに採らずに排尿する

中止した後に採取するか，中止できない場合は次回の投与前に採尿する．

B. 採尿方法

UTI 診断のための採尿法は，男性では中間尿，女性ではカテーテル尿採取が原則である．ただし，適切な手順で採取されれば，女性の場合でも中間尿で差し支えない．採尿には大きく分けて，自然排尿，カテーテルおよび経皮的採取の3つの方法がある．その主な特徴を**表2**に示す．

a. 自然排尿

採尿時に検者が患者に処置を行うことなく，患者が任意に排尿したものである．

初尿　男性の *N. gonorrhoeae* および *C. trachomatis* による尿道炎の診断に有用である．通常，尿道炎の診断には外尿道口から排出している分泌物をスワブ（綿棒）で採取し検体とするが，尿を検体とする場合は，可能な限り早朝第一尿の出始めの尿を10〜20mL 程度採取する．

中間尿　本方法は患者に侵襲性を伴わず，きわめて簡便であるものの，適切な採取手順で採尿されなければ，常在菌による汚染がある程度認められることに注意を要する．そのため，尿道常在菌を初尿の排出の勢いにより洗い流した後に採取するため，膀胱内には少なくとも150mL 以上の尿を貯留しておくことが必要である．本方法は患者自身が採取することから，採尿前の清拭および採尿法の手順等について十分な説明と指導が必要である（**表3**）．

全尿　畜尿法により排泄されたすべての尿を用いるもの．

分杯尿　排尿時に，前半と後半で2つのコップに分けて尿を採取する方法．尿路内における出血や炎症部位の推定に有効である．

b. カテーテル尿（導尿）

女性において外陰部や外尿道口の細菌の混入を

避けるためには最も適している方法であるが，男性では自然排尿による採尿不可能な例を除いて行われない．その理由として，カテーテルによる痛みを伴うことや尿道を痛めることにより血液が混入する可能性があることが挙げられる．中間尿で代用できるのであれば，積極的に行うものではない．

膀胱留置カテーテル尿（バルーンカテーテル，フォーリカテーテル）　一時的に導尿カテーテルを行うときにはできるだけ細いカテーテルを用いる．バルーンカテーテルが留置されている例では，一時的にクランプして膀胱に尿をため，尿採取ポート消毒後，注射針つきシリンジで無菌的に5～10mL を採尿する．長期間留置したカテーテルの尿や導尿バッグに貯留した尿には細菌が増殖しているため検査には使用できない．

c. 経皮的穿刺尿

穿刺法による採尿は混入感染が最も少ない方法であるが，手技の特殊性や患者に与える負担を考慮すると，適応症例を厳選する必要がある．

膀胱穿刺法　腹部エコーで膀胱内に尿が貯留していることを確認後，恥骨上部を消毒し，針を刺して膀胱内の尿を採取する．皮膚消毒をした後，恥骨上部の正中線上 1～2cm のところを水平面に対して垂直に穿刺する．軽く陰圧をかけながら針を2～4cm 刺入し，尿の逆流を認めたら速やかに吸引採取する．本方法は無菌的に膀胱内の尿を採取することが可能であり，膀胱内の細菌数を最も確実に把握できる採取方法である．主に新生児や乳児および排尿障害が下部の尿道狭窄や閉鎖によって生じている症例を対象に行われる．

腎盂穿刺法　超音波ガイドライン下腎盂穿刺を行い腎盂内尿を直接採取する．尿管狭窄や閉塞があって，患側の上部から尿の流出が低下している症例に適応されることがある．

C. 検体の取り扱い

尿中には糖や蛋白が含まれているため，採尿後，検体を常温に放置すると UTI の起因菌のみならず，採尿時に混入した常在菌の増殖が速くなる．それゆえに，細菌数が採尿時より増加し，UTI の診断に影響を及ぼす．したがって，採尿後は可能な限り速やかに検査室へ提出し検査を進める．検査室にて直ちに培養検査ができない場合は，冷蔵にて保存する．室温にて放置せざるを得ない場合には 2 時間以内とすべきである．やむを得ず検査室に検体を届けられない場合は，採尿後 10 分以内に冷蔵庫に保存し，冷蔵保存の時間は 24 時間以内とする．また，冷蔵保存の不可能な場合には，24 時間の室温保存が可能な，保存剤入りの真空採尿容器（ユーリン・カルチャー・キット）が市販されている．

N. gonorrhoeae は冷蔵庫内（すなわち 4℃での保存）では，速やかに死滅するため，本菌の検出を目的とした検体は，30℃以下に冷やさないようにして直ちに検査室へ届けることが必要である．検査室にて直ちに分離培養が不可能な場合には，フラン器内にて保存することが必要である．なお，保存剤入りの真空採尿容器での保存は不適とされている．

4. 細菌尿の検査法

A. 尿の検査法の流れ

一般的な尿検査法のフローチャートを**図 2** に示す．

a. 検査材料の肉眼的観察

肉眼的に濁りを認める尿材料では，白血球等による膿尿および無漿性塩類の析出が考えられる．

b. 塗抹検査

尿の塗抹検査では細菌尿および炎症細胞の有無，細菌の Gram 染色性と形態の観察による菌種の推定が可能であり，迅速報告として有用である．また，それらの結果を考慮し，その後の菌の分離培地の選択の目安になる．

Gram 染色　被検尿をよく混和し，スライドガラス上に 1 白金耳の尿を塗抹し Gram 染色を行う．菌の概数を知るためには尿を遠心せず原尿を用いる．鏡検において油浸レンズ（倍率 1,000 倍）にて各視野に 1 個以上の細菌を確認できれば，少なくとも 10^5CFU/mL 以上の細菌数が推定される．また，Gram 染色による白血球の存在の確認は炎症所見の性状として有用である．*N. gonorrhoeae*

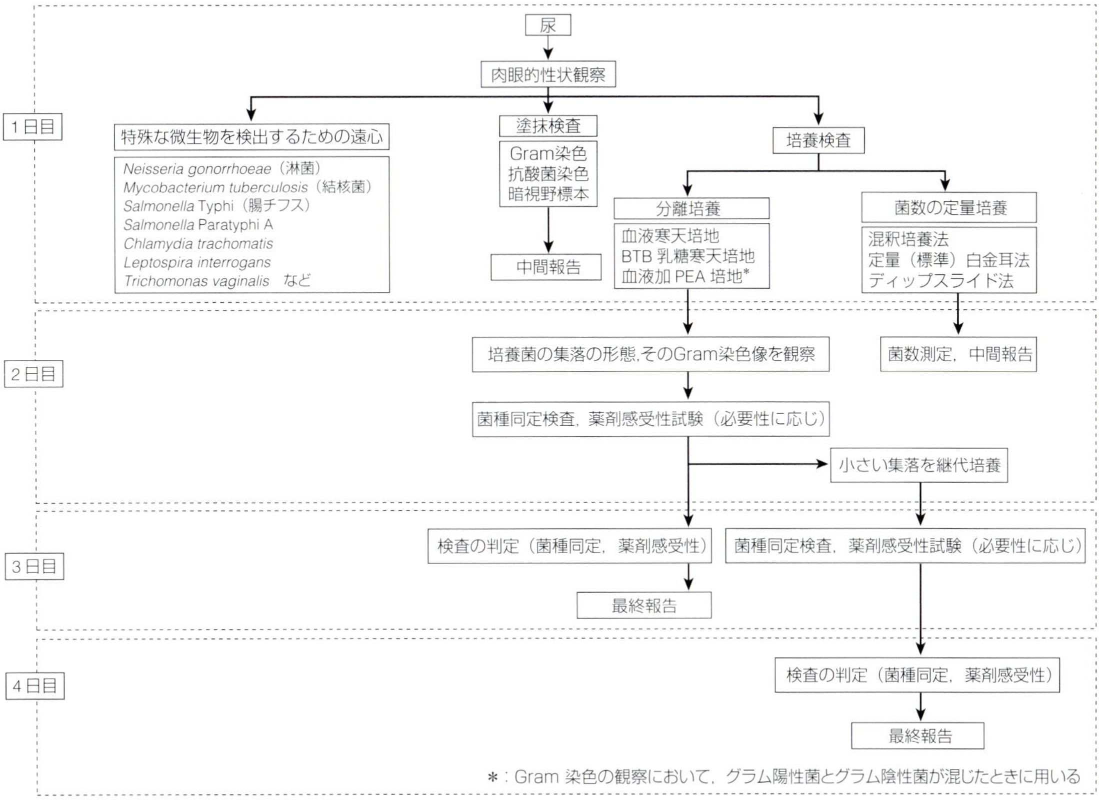

図2　尿検査法のフローチャート

の検出を目的とする場合は，遠心後の尿の沈渣を用いる（本菌を推定確認するための他の染色法としてレフレルのメチレン青液による単染色を併用するとよい）．

生鮮標本　膿尿における白血球数の測定，その他の尿中の成分や腟トリコモナスの有無を確認することが可能である．膿尿における白血球の計算法として計算盤法および尿沈渣の鏡検法があり，これらの方法において有意な白血球数は，それぞれ10個/μL以上および5個/HPF（high power field）以上である．また，膿尿および細菌尿を対比させた臨床的な解釈を**表4**に示す．これらの評価はUTIにおける補助診断の1つとなりうる．

抗酸菌染色　被検尿が膿尿であるにもかかわらず，細菌が確認されない場合には結核菌を含む抗酸菌を考慮し，臨床医と連絡を取り合い抗酸菌染色を行う．

暗視野鏡検　本法は *Leptospira* の検出に有用である．

B. 培養検査

a. 定量培養法

定量培養法には，標準白金耳画線培養法，ディップスライド法，混釈培養法，希釈尿平板接種法がある．本項では，定量性にやや欠けるが，簡便法としてよく用いられる標準白金耳画線培養法とディップスライド法について説明する．混釈培養法と希釈尿平板接種法は定量性に優れているが，操作が煩雑である（233頁参照）．定量培養用の寒天培地には非選択培地が用いられ，さらに *Proteus* 属菌のスウォーミングを抑制する培地を用いる（BTB 乳糖加寒天培地，LED 寒天培地および CPS ID3 寒天培地などがある）．

標準白金耳画線培養法　尿を希釈することなく，

表 4　膿尿および細菌尿の結果から推定される臨床的意義

膿尿	細菌尿	解釈
＋	＋	・UTI の可能性が高い
＋	−	・抗菌薬が投与された尿培養は陰性のことがある ・特殊な微生物*による感染症では，通常の尿培養検査は陰性である ・採尿法が不適切
−	＋	・アルカリ尿による白血球の破壊 ・採尿法および尿保存法が不適による汚染菌の混入
−	−	・UTI の可能性はきわめて低い

＊：*Chlamydia*，*Mycoplasma* および結核菌など，検査部に依頼をしなければ通常の検査では行わない微生物

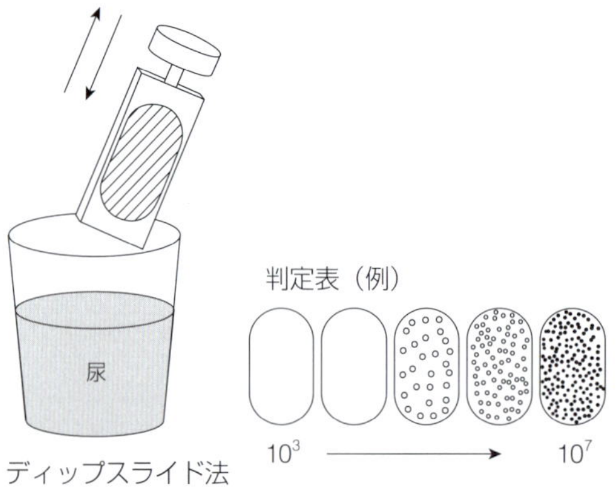

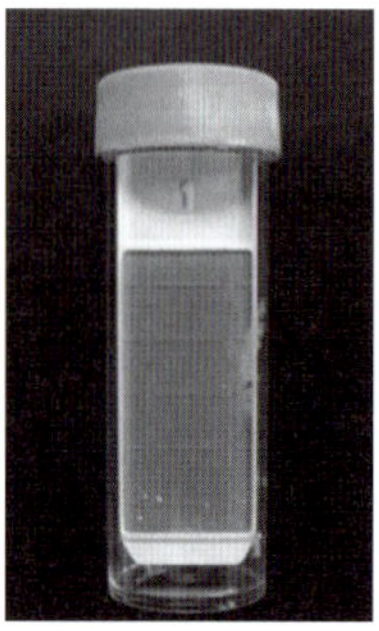

図のように尿に浸してケースに納め，35℃1 昼夜培養し，付属の判定表と比較して菌数を決定する．

図 3　ディップスライド法

尿中細菌数を測定できる半定量法として用いられている．尿をよく混和し，10 μL，5 μL および 1 μL のいずれかの市販されている標準白金耳を用い，気泡に気をつけて尿を的確に採る．その白金耳を平板培地の中央上から下に向かって画線し，別の 2 μL 用の白金耳を用いて，その線に対して水平に一定の間隔で密に画線を展開する．一夜培養後，その培地上に発育した菌の集落数をカウントする．基本的に 1 個の菌の存在に対して培養後の 1 集落と考える．臨床への報告は 1mL 中の菌数に換算する．すなわち，10 μL，5 μL および 1 μL の標準白金耳に対して培養後の集落数をそれぞれ，100 倍，200 倍および 1,000 倍することにより 1mL 中の細菌数であったと報告する．

ディップスライド法　簡易定量培養法として用いられている．本方法は細菌を培養するために 2〜3 種類の培地がスライド上に固定されている．その培地の種類はそれぞれの培養の目的に応じて，非選択培地（細菌数測定用）および選択培地（グラム陰性桿菌用や酵母様真菌用）を用いている．使用方法はスライドの培地部分を被検尿に 1〜2 秒程度浸すか，あるいは尿量が少ない場合にはピペットなどを用いて被検尿を直接スライドに振りかける．余分な尿は管壁で落とし，そのスライドをもとの容器に納め密閉後培養する．細菌数の測定はキットに添付されている判定表と比較して行う（**図 3**）．

b. 分離培養検査

UTI の起因菌の多くは *E. coli* をはじめとする腸内細菌科や *P. aeruginosa* などのグラム陰性桿菌であるが，*Staphylococcus* 属菌，*Enterococcus* 属菌および *Streptococcus* 属菌などのグラム陽性球

表 5　UTI における主な病原菌の検出頻度

	グラム陰性桿菌	グラム陽性球菌	そのほか
高	*Escherichia coli*	*Enterococcus* spp.	*Candida* spp.
↓	*Klebsiella* spp.	コアグラーゼ陰性ブドウ球菌	
	Pseudomonas aeruginosa	*Staphylococcus aureus*	
	Proteus spp.	*Streptococcus agalactiae*	
	Enterobacter spp.	その他の *Streptococcus*	
	Serratia spp.		
低	その他の非発酵グラム陰性桿菌		

表 6　尿培養使用培地一覧

培地	目的と特徴	培養条件
血液寒天培地	非選択性でほとんどの菌が発育	35℃・炭酸ガス
チョコレート寒天培地	非選択性でほとんどの菌が発育 *Neisseria* 属，*Haemophilus* 属	35℃・炭酸ガス
血液加 PEA 寒天培地	グラム陰性桿菌の発育を抑制	35℃
BTB 乳糖寒天培地	グラム陽性球菌の発育を抑制	35℃
マッコンキー寒天培地	グラム陽性球菌の発育を抑制	35℃
CPS ID 3 寒天培地	非選択性でほとんどの菌が発育 発色合成酵素基質を含む	35℃
サブロー寒天培地	真菌	30℃
クロモアガー・カンジダ寒天培地	*Candida* 属	30℃
サイアー・マーチン寒天培地	*Neisseria gonorrhoeae*	35℃・炭酸ガス
SS 寒天培地	*Salmonella* 属	35℃

菌も検出される．検出頻度の高い菌を**表 5** に示す．したがって，分離培地としては，非選択性で幅広い発育支持力をもつ血液寒天培地と BTB 乳糖寒天培地（またはマッコンキー寒天培地や CPS ID 3 寒天培地）を併用する．

塗抹鏡検でグラム陰性桿菌とグラム陽性球菌が混在して認められた場合には，グラム陰性桿菌の発育を阻止する血液加フェニルエチルアルコール寒天培地（PEA 寒天培地）を併用する．*Proteus* 属菌が混在するときや，グラム陽性球菌の割合がグラム陰性桿菌に比較して極端に少ないときに特に有効である．まれに *Haemophilus* 属菌が検出されることもあるので *Haemophilus* 属菌に対して発育支持力のあるチョコレート寒天培地が勧められる．選択性がなく，*Proteus* 属菌の遊走を阻止する CLED 寒天培地も有用であるが，*Streptococcus* 属菌の発育が弱いため，血液寒天培地との併用が望ましい．CPS ID 3 寒天培地は数種類の発色合成酵素基質を含み，腸内細菌科や *Enterococcus* 属菌を色調で推定同定できる．ただし，所定の色調以外に呈色するものもあり，注意を要する．塗抹標本の成績から必要に応じて，真菌分離培地（サブロー寒天培地やクロモアガー・カンジダ寒天培地），サイアー・マーチン寒天培地，トリコモナス培地（浅見培地）等を加える．培養条件等は**表 6** に示す．

C. 化学的検査法

細菌尿を検出する目的で化学的反応を用いた方法が開発され市販されており，迅速性，簡便性および安価である点においては優れているものの，感度と特異度がいずれも低いことが指摘されている．本方法はスクリーニングとして用いられ，UTI を診断するための補助検査の 1 つである．

a. 尿中亜硝酸塩試験

原理　細菌が尿中の硝酸塩を亜硝酸塩に還元する．

測定　迅速かつ簡易的に行える試験紙が市販され

表 7　尿検査における特殊な微生物の検査

微生物	塗抹検査	培地・培養法
Mycobacterium	Ziehl−Neelsen 染色，蛍光染色	抗酸菌培養（液体培地，固形培地を使用）
Neisseria gonorrhoeae	Gram 染色，単染色（メチレン青液）	サイアー・マーチン寒天培地，チョコレート寒天培地を用いて炭酸ガス培養を行う
Salmonella	Gram 染色	SS 寒天培地，DHL 寒天培地，セレナイト液体培地
Leptospira	暗視野鏡検，Fontana 鍍銀法	コルトフ培地
Ureaplasma		PPLO ブイヨン，PPLO 寒天培地
Mycoplasma		PPLO ブイヨン，PPLO 寒天培地
Chlamydia	蛍光抗体法	HeLa 細胞を用いた組織培養
Trichomonas vaginalis	生鮮標本	浅見培地

表 8　尿培養結果の解釈

患者背景および尿検体の種類	有意性あり	有意性なし	分離菌の有意性を示唆する付加データ
膀胱炎を伴う女性，中間尿	病原菌：$>10^2$CFU/mL，LE(＋)	病原菌量≦汚染菌量	
腎盂腎炎を伴う女性，中間尿	病原菌：$>10^5$CFU/mL，LE(＋)	病原菌量≦汚染菌量	Gram 染色において好中球および単球中に病原菌が認められる
無症候性細菌症，中間尿	病原菌：$>10^5$CFU/mL，LE(−)	病原菌：$<10^5$CFU/mL，病原菌量≦汚染菌量	治療・処置が必要な場合は再検査をする
尿路感染症を伴う男性，中間尿	病原菌：$>10^3$CFU/mL，LE(＋)	病原菌：$<10^3$CFU/mL，病原菌量≦汚染菌量	Gram 染色において好中球および単球中に病原菌が認められる
全患者，ストレートカテーテル尿	病原菌：$>10^2$CFU/mL，症候性患者：LE(＋)	病原菌：$<10^2$CFU/mL，LE(−)	Gram 染色において好中球および単球中に病原菌が認められる
全患者，留置カテーテル尿	病原菌：$>10^3$CFU/mL，複数の病原菌存在の可能性	無症候性患者において細菌尿が認められた場合，LE(＋)または LE(−)	症候のない患者においては，培養検査は実施しない

LE : leukocyte esterase（白血球エステラーゼ）

Thomson RB Jr. : Specimen collection, transport, and processing, Bacteriology, p291-333, Murray PR *et al.* eds., Manual of Clinical Microbiology, 9th ed., ASM Press, Washington DC, 2007 を一部改変

ている．通常，硝酸を亜硝酸に還元するためには一定時間を要し，本検査を実施するための採尿時期は早朝第一尿を用いることが望ましい（膀胱内に最低 4 時間は貯留している尿を検査に用いる）．

注意点　グラム陰性桿菌の検出にある程度の有用性が認められるが，*Enterococcus* 属や他の一部の UTI 病原菌では硝酸塩を還元しない．尿中の共存物質の影響としてアスコルビン酸（ビタミン C）により偽陰性を生じる．また，尿中の細菌に対して適切な抗菌薬投与を受けている患者の尿においては，菌の増殖が認められないため，本試験は陰性となる．

b. 尿中エステラーゼ試験

原理　炎症所見の指標となる好中球のもつエステラーゼ活性を測定する．

測定　迅速かつ簡易的に行える試験紙が市販されている．

注意点　尿中の共存物質の影響としてホルムアルデヒドにより偽陽性となり，高度な糖尿，高比重尿，高シュウ酸尿およびセフェム・テトラサイク

リン系抗菌薬により偽陰性を生じる．無症候性の多くの患者は，尿中の白血球の数が有意に少ないため陰性となる．また，女性においてはたとえ陽性反応であっても，膀胱炎の炎症を反映しているとは限らず，腟内の炎症反応である可能性があることを考慮しなくてはならない．

D. 特殊な微生物の検査

尿検査における特殊な微生物の検査法を表7に示す．これらの微生物は通常の検査法では検出が困難であることから，その目的の微生物を考慮した検査法を追加する必要がある．

E. 同定検査および抗菌薬感受性検査

通常，原尿のGram染色の鏡検において油浸レンズ（倍率1,000倍）にて各視野に1個以上の細菌を確認できれば，少なくとも定量培養では10^5CFU/mL以上の細菌数が推定される．しばしば女性から中間尿法を用いて採尿された尿の塗抹鏡検にて，デーデルライン桿菌と推定される菌が観察され，培養では発育が認められないことがあるが，本菌は腟内や尿道における常在菌であり採尿時の汚染であることが多い．したがって，適切に採尿された尿検査の再依頼が必要である．同定検査法は他の検査材料と同様に行っていく．また，分離された菌の集落が著しく小さい，あるいは細菌数の少ないものは固形培地に純培養を兼ねて増菌培養を行う．

患者の性別，疾患，各採尿法における細菌数およびその臨床的な有意性の解釈を表8に示す．中間尿法で採取した尿は，尿道における常在菌の混入のリスクが高いため，たとえ病原菌が検出されても常在菌の菌数との対比がUTIの診断において重要な因子となる．抗菌薬感受性試験は，検出された病原菌が臨床的に有意であると推定された菌株について行う．

（桶川隆嗣／岡崎充宏）

チェックリスト

- □尿路の構造学的な特徴を説明せよ．
- □尿路感染症に対する防御機構について述べよ．
- □単純性尿路感染症と複雑性尿路感染症の違いについて説明せよ．
- □尿路感染症の原因微生物を述べよ．
- □尿路感染症検査のための採尿方法について述べよ．
- □尿路感染症の細菌検査における定量培養法の重要性について説明せよ．
- □尿路感染症の判定基準について説明せよ．

IV 感染症の検体検査

生殖器感染症

生殖器の感染症では男女の生殖器の構造的な差異を考慮する必要がある．また，性行為に伴う性感染症（sexually transmitted disease：STDまたはsexually transmitted infection：STI）では，セックスパートナーの検査や治療も必要になる．STDは個人の問題であるとともに社会的問題でもある．腹痛，発熱，帯下などの症状の原因検索のための検査のみではなく，挙児希望のための不妊症スクリーニングや，妊婦健診での初期スクリーニングなどの機会に，偶然に感染が判明することもある．このように各症例の背景を念頭に検査を施行し，結果を判断しなければならない．

1. 生殖器感染症の特徴と原因微生物

A. 生殖器の構造と感染経路

女性の生殖器の構造を**図1**に，また，男性の生殖器の構造を**図2**に示す．女性では，外界と腹腔内が交通しており，生殖器の感染は腹腔内へ波及しやすい．男性では，精路と尿路とが合流して陰茎のなかの尿道につながるため，精路感染と尿路感染とを合併しやすい．

女性生殖器（**図1**）の部位別に発生する病変をみてみると，①外陰（性器ヘルペスウイルス，尖圭コンジローマ，カンジダ外陰炎，毛ジラミなど），②腟（カンジダ腟炎，トリコモナス腟炎，細菌性腟症など），③バルトリン腺（細菌性バルトリン膿瘍など），④子宮腟部〔ヒトパピローマウイルス（*Human papillomavirus*：HPV）感染症など〕，⑤子宮頸管部（クラミジア頸管炎など），⑥子宮内膜（細菌性子宮内膜炎など），⑦卵管（細菌性卵管炎，クラミジア卵管炎など），⑧骨盤腔，ダグラス窩（細菌性骨盤腹膜炎・ダグラス窩膿瘍，クラミジア性骨盤腹膜炎など），⑨卵巣（細菌性卵巣膿瘍など），⑩上腹部（クラミジア性肝周囲炎＝Fitz−Hugh−Curtis症候群など）に分類される．通常，カンジダ，トリコモナスなどは，腟外陰炎を起こすが，子宮内膜炎や卵管炎を起こすことはまれである．これに対してクラミジアなどは子宮頸管から侵入し，上行性感染を起こしやすい．

男性生殖器（**図2**）の部位別に発生する病変をみてみると，①陰茎，陰嚢皮膚（性器ヘルペスウイルス感染症，カンジダ皮膚炎など），②亀頭（尖圭コンジローマなど），③尿道（淋菌性尿道炎など），④前立腺，⑤精嚢，⑥精管，⑦精巣上体（いずれも，細菌性，クラミジア感染など），⑧精巣（ムンプスウイルスによる精巣炎など）に分類される．

B. 性行為を介した感染症

STDは性行為を介して伝播する感染症である．細菌（クラミジアやマイコプラズマを含む），ウイルス，真菌，原虫，寄生虫等，現在，30種以上の微生物による多種多様な感染症が知られている．

STDの発生動向調査は，厚生省結核・感染症サーベイランス事業により1987年に開始され，1997年までは5種（淋病様疾患，性器クラミジア感染症，性器ヘルペスウイルス感染症，尖圭コンジローマ，トリコモナス症）が対象であったが，1998年からは梅毒様疾患が追加された．ヒト免疫不全ウイルス（human immunodeficiency virus

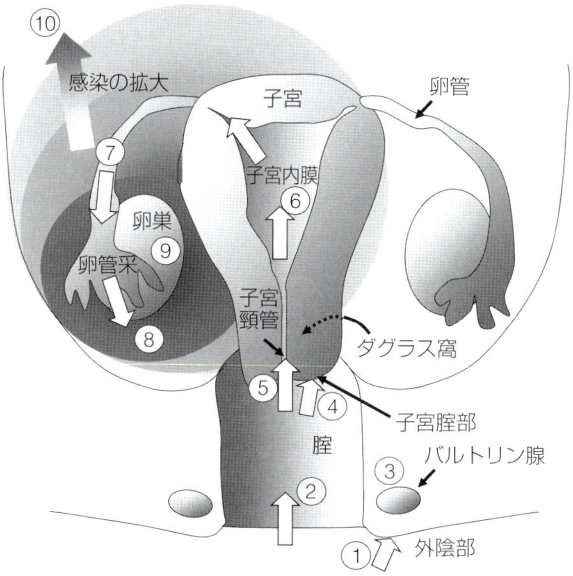

図１　女性生殖器と感染の進展

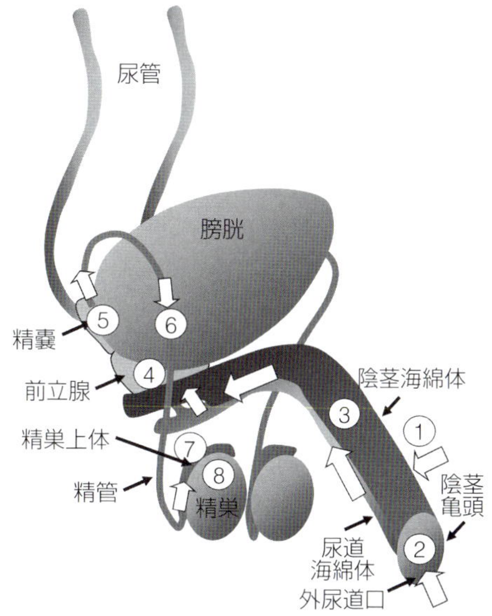

図２　男性生殖器と感染の進展

: HIV）感染症に関しては，1999 年の「後天性免疫不全症候群に関する特定感染症予防指針」では「エイズ発生動向調査」の強化が提唱された．

2015 年現在，定点医療機関は 980 である．患者数を表１に示す．各疾患とも，男性では 20〜30 歳代が中心であるが，女性では若年層にシフトし 20 歳代が中心である．1999〜2000 年に女性の比率が上昇したのは，定点の産婦人科の比率が上昇したことも要因であるが，それにもまして女性患者が増加していると考えられる．

HIV 感染症も含め各種の STD のデータは，現在，国立感染症研究所感染症疫学センターで集計された感染症サーベイランス事業（infectious disease surveillance : IDS）患者発生情報をインターネット上からも入手できる．この統計データは，厚生労働省結核感染症課および全国地方自治体衛生主管部局が実施している感染症サーベイランス事業において，保健所，地域医師会，病院，診療所，医院の協力により設定されている約 4,000 余りの感染症サーベイランス定点から報告された患者発生数を集計したものである．

表１　STD の患者数

	男	女
性器クラミジア感染症	11,670	12,780
性器ヘルペスウイルス感染症	3,540	5,434
淋菌感染症	6,905	1,793
尖圭コンジローマ	3,589	2,217
梅毒	1,934	763

2015 年現在

2. 各種の生殖器感染症と検体の採取

A. 性器クラミジア感染症

Chlamydia trachomatis によって起こる性器クラミジア感染症はサーベイランスされている性感染症のなかでは最も罹患率が高い．子宮頸管炎を起こし，帯下の異常がみられる場合もあるが，自覚症状に乏しいため医療施設を受診せず発見されにくい．腹腔内へ進展し卵管周囲炎などにより卵管の癒着，閉塞を起こし不妊症の原因となる．不妊症患者のスクリーニングとしては，既往感染に伴う卵管異常の可能性も検索するため，血清中の抗クラミジア抗体 IgG，IgA 値を測定する．しかし，帯下の異常がみられる場合，腹痛や発熱の発症直後の場合，早産予防の観点で妊婦の子宮頸管の感染を調べたい場合などでは，子宮頸管擦過に

より，核酸増幅法や酵素免疫検出法での診断のために検体を採取する．また，検査法の改良により感度が上昇し，腟分泌物や尿でも検出可能となっている．

Neisseria gonorrhoeae および *C. trachomatis* 同時核酸増幅同定精密検査は保険適応となっており，帯下が多いなど，STD を疑う場合は 1 本の綿棒で採取して両者の検査に提出可能である．近年の性行為の多様性を反映し，オーラルセックスによる咽頭への感染にも配慮する必要があり，この場合は咽頭を擦過して検体を採取する．

従来は，クラリスロマイシン，レボフロキサシンなどの 7〜14 日間の内服治療が行われていたが，現在は治療の中断が起こりにくいアジスロマイシンの 1 回投与が普及している．

B. HPV 感染症

a. 尖圭コンジローマ

HPV により起こる外陰部，会陰部，肛門に突起状の小丘疹を形成する疣贅性疾患であり，診断は肉眼的に行われる．女性では，ときに外陰部のみではなく腟粘膜や子宮腟部に病変が発生する場合もある．細菌による二次感染が起きると悪臭を放つ．感染成立には，基底部の細胞への感染が必要であり，性交により表皮の損傷が起こる皮膚粘膜移行部に起こりやすい．感染後の潜伏期間は 3 週間から数年とされ，平均約 3 カ月である．症状は軽度の掻痒感くらいであり，病変の触知により，医療機関を受診する場合が多い．

男性では陰茎の包皮や亀頭の冠状溝，肛門周囲などに病変がみられることが多い．症状はほとんどないが，増大すると性交時に出血する．子宮頸部や腟の病変は自覚症状はなく，子宮頸癌検診での細胞診異常を契機に発見されることもある．治療は外科的切除が行われる．

b. 子宮頸部 HPV 感染症

子宮頸部の HPV 持続感染から子宮頸癌が発生することが知られている．子宮頸癌患者の約 8 割は発展途上国に集中しており，世界で毎年約 47 万人が新たに発病し，約 23 万人が死亡すると推定されている．これに関与している HPV 感染は，世界的に 10〜20 歳代の女性で感染が急増しており，クラミジア感染症を上回っている可能性がある．HPV 感染の一部は，cervical intraepithelial neoplasia : CIN〔異形成（dysplasia）や上皮内癌（carcinoma *in situ* : CIS）〕から浸潤癌（invasive cancer）へと進行する．全 HPV 感染例の 1〜3％が高度異形成（severe dysplasia）となり，その約 1/4 が子宮頸癌になるとされる．男性でも陰茎癌と関連するとされるが，発生頻度は低い．10〜20 代前半までは，女性が男性の 2 倍以上の罹患率とされる．子宮頸癌の女性のセックスパートナーの精液中に子宮頸癌と同型の HPV が高率に存在しており，前立腺で HPV が持続感染している可能性が指摘されている．前立腺癌や前立腺肥大症の摘出標本の約 20％に HPV が検出されるという報告もある．

HPV は感染してもウイルスに対する抗体価が上昇しにくいため，血清型の判定は困難であり，遺伝子の塩基配列から型の判定が行われる．現在，80 種類以上の型に分類されており，皮膚型（HPV1, 5, 8, 14, 20, 21, 25, 47 型など）は，手や足などの皮膚に感染し乳頭腫を形成する．また，性器・粘膜型は，尖圭コンジローマや子宮頸部の軽度な上皮内腫瘍に関連する low risk 型（6, 11, 41, 42, 43, 44 型），子宮頸部の高度前癌病変や子宮頸癌組織内から検出される high risk 型（16, 18, 31, 33, 35, 39, 45, 51, 52, 56, 58, 59, 68, 70 型）に分類される．

従来の細胞診による子宮癌検診に，この HPV の DNA 検査をどのように組み込むかに関して，現在，検討されている．従来の細胞診に比較して，HPV の DNA 検査は子宮頸部中等度異形成（CIN2）以上の検出感度が高いが，特異性は低いとされる．HPV 陽性が持続する場合には拡大鏡診を受けるべきである．近年，子宮頸癌の原因の約 70％を占める 16 型と 18 型の 2 種の HPV，あるいは 6 型，11 型も加えた計 4 種の HPV に対するワクチンが実用化されている．

C. 淋菌感染症

典型的な淋菌性子宮頸管炎では，膿汁，粘液様の分泌物が付着するが，特徴的な症状に乏しい場合が多い．バルトリン腺炎では膿瘍を形成し，疼痛が強い．上行性感染により骨盤腹膜炎を起こすと半数程度に発熱や腹痛がみられる．女性では，腟内に感染を起こしても無症状のことが多いため治療されず，男性の淋菌感染症の感染源となる．オーラルセックスのため咽頭の淋菌感染症も増加している．やはり，自覚症状に乏しいため，感染の可能性が疑われた場合は，積極的に検査すべきである．

男性の淋菌性尿道炎では，感染後2〜7日の潜伏期間の後，排尿痛，尿道分泌物が増加する．多量の黄白色膿汁様の特徴的な分泌物がみられる．上行性感染による精巣上体炎は片側性のことが多いが，両側性に起こすと治療後に無精子症を起こすことがある．この場合，陰嚢内容は手拳大に腫大し疼痛が強い．

淋菌感染症は，いわゆるAIDSショック（日本でのAIDS患者発生に伴う報道やキャンペーンが行われた）により1990〜1995年には減少したが，その後は上昇傾向にある．1回の性交で約30%に感染が伝播される．性行動の多様化とともに，増加の原因となっているのは*N. gonorrhoeae*の多剤耐性化である．

D. 性器ヘルペスウイルス感染症

初発型と再発型とに分類される．初発型では，感染機会の1週間以内に外陰部痛が出現する．痛みが始まる前に外陰部の違和感や掻痒感を自覚する場合が多い．この時期，外陰部には両側対称性に水胞が生じ，破れて潰瘍となり，痛みが増大する．排尿時にしみて激痛となり，排尿が困難となることもある．鼠径部のリンパ節の腫脹，発熱，ときには頭痛や項部硬直などの髄膜炎様症状がみられることもある．また，外陰部のみではなく腟粘膜や子宮腟部に潰瘍が発生する場合もあり，腟内の観察も必要である．症状が出始めて7日前後に最も重症化するケースが多い．再発型では初発型と比較して，潰瘍も片側性，限局的であり疼痛も軽く，1週間ほどで軽快する．HSV2型は神経への潜伏感染も起こりやすく再発しやすいため，初発型に比較して再発型では比率が高くなる．ウイルスの存在する潰瘍底部を擦過した綿棒を検体として提出し，ウイルス分離，核酸増幅法，蛍光抗体法（保険適応）などにより診断する．抗体検査の有用性は少ない．

初感染ではバラシクロビル2回/日を5〜10日間，あるいはアシクロビル5回/日を5〜10日間投与が行われる．重症症例には，アシクロビルの点滴投与も行われる．妊婦の外陰部に病変が存在する場合，あるいは病変がなくても初感染発症から1カ月以内，再発から1週間以内の場合は，帝王切開術により児への感染を防ぐ．

E. HIV感染症

1981年に米国で最初の症例が報告され，1983年にレトロウイルスであるHIVが同定された．その後，世界中で急速に感染が拡大している．多くの先進国では減少傾向にあるが，日本では依然として増加傾向にある．

HIV感染症の臨床経過は，①急性期，②無症候性キャリア，③AIDS関連症候群，④AIDS期の4期に分類される．HIV感染後約2週間で頭痛，発疹，筋肉痛，関節痛などの症状がみられ，その後，無症候性キャリアとなる．この間，HIVは増殖し，平均10年でCD4陽性Tリンパ球が約300個/μLになると，表在リンパ節の腫脹，発熱，下痢，体重減少などが起こるAIDS関連症候群となる（最近，臨床的な定義が困難なため，AIDS関連症候群の診断は行われない傾向にある）．CD4陽性Tリンパ球が200個/μL以下になると，日和見感染の頻度が増加し，悪性腫瘍が発生する．AIDSが発症した後も無治療であれば，2〜3年で死亡する．

妊婦健診でのHIV-1抗体検査は普及しているが，偽陽性もあり，ウェスタンブロット法などにより診断が確定するまでは，結果の説明に配慮を要する．厚生労働科学研究費補助金エイズ対策事業によるHIV母子感染予防対策マニュアルはインターネット上で入手可能である．現時点では，一般の場合，3〜4剤の多剤併用療法（highly active antiretroviral therapy：HAART）が行われており，また，種々の新薬も登場している．

F. カンジダ感染症

腟炎は酵母様真菌である *Candida albicans* によることが多く，カッテージチーズ，ヨーグルト状の白色帯下が付着することにより外陰炎を合併し掻痒感を伴う．解剖学的特徴から男性には少ない．

腟分泌物を鏡検して診断するが，分泌物中の細胞を 20％の KOH により溶解すると発見しやすい（**図 3** 上）．診断できない場合は，簡易培地を使用するが，これにより *C. albicans*（白色）や *Candida glabrata*（褐色）も鑑別できる．

イミダゾール系抗真菌薬の腟錠の挿入と外陰部へのクリーム塗布が行われるが，自覚症状のない場合は治療の適応とならない．

G. トリコモナス感染症

トリコモナス腟炎は，*Trichomonas vaginalis* 原虫により起こり，黄色泡沫状の帯下の増量と掻痒感を訴える．新鮮検体であれば，鏡検により動き回る原虫が観察できる（**図 3** 下）．メトロニダゾール 2 回/日，10 日間投与による治療が標準であるが，最近，耐性のみられることがあり，高用量投与も行われる．

H. 毛ジラミ症

毛ジラミの好発部位は外陰部～恥骨部の陰毛であり，病変部を拡大鏡などで観察すると，成虫や陰毛に産み付けられた虫卵がみられる．また，出血した吸咬部や強い掻痒感のため，掻き傷も観察されることがある．下着にも小さな黒点（毛ジラミの糞）や点状血液痕がみられることが多い．下腹部，臀部，大腿部などに青灰白斑（maculae caeruleae）がみられることがあり，毛ジラミの唾液に対する反応とされる．

I. 梅毒（syphilis）

梅毒は，右巻きらせん状の約 10 μm 長の細長い形をした細菌である *Treponema pallidum* の感染により発生する．性交やキスのときに微小な傷から感染する．第 1 期（初期），第 2 期（早期），第 3 期梅毒，第 4 期（変性梅毒）と分類される．また，海外では，感染後 2 年を早期，2 年以降を晩期梅毒として扱う場合もある．晩期梅毒は減少しているが，若年層で早期梅毒が増加しているとされる．

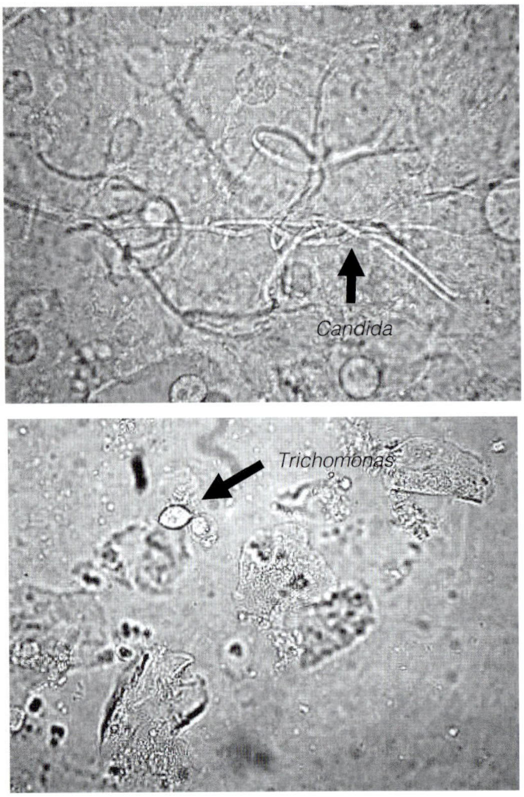

図 3　腟分泌物の鏡検像
上：カンジダの菌糸体，下：トリコモナス原虫

病変からの *T. pallidum* の検出が行われることはほとんどなく，梅毒血清反応が臨床的には用いられる．非トレポネーマ検査である脂質抗原法（serological test for syphilis : STS）には，ガラス板法，急速血漿レアギン試験法，緒方法などがある．また，トレポネーマ検査である *T. pallidum*（Tp）抗原法には，TPHA（*T. pallidum* hemagglutination test），FTA−ABS（fluorescent treponemal antibody−absorption test）などがある．なお，ヒツジ赤血球の代わりにラテックスを使用した THLA 法も普及している．梅毒感染初期の

診断には，分画TPHAやFTS−ABS IgM検査など，梅毒特異IgM抗体検出法が有効である．STS陽性，Tp抗原法陽性であれば，梅毒感染が考えられ，治療後はSTS法で定量し，抗体価低下を確認する．STS法陽性，Tp抗原法陰性では，生物学的偽陽性か，まれに感染初期と考えられる．また，STS法陰性，Tp抗原法陽性であれば，梅毒の治療後か，ときに陳旧性梅毒と考えられる．治療には合成ペニシリンの内服が行われる．

J. 細菌性腟症（bacterial vaginosis）・細菌性腟炎

細菌性腟症も広義のSTDとして扱われることがある．*Lactobacillus*（乳酸桿菌）優勢の正常腟内細菌叢が，好気性菌の*Gardnerella vaginalis*や嫌気性菌の*Mobiluncus*属などの過剰状態へ変化した状態と考えられている．妊娠中の絨毛膜羊膜炎や破水から早産を引き起こすことで注目されている．また，外陰部や腟内のB群溶血レンサ球菌（group B *Streptococcus* : GBS）は，分娩時に新生児の肺炎，髄膜炎，敗血症などの致死的な感染症を起こすことがある．

腟分泌物の性状や臭いにより推測される場合は，Gram染色による鏡検や細菌培養のため腟分泌液を採取する．分娩直前ではGBS用のラテックスキットでの迅速検出も行われる．

K. 精巣炎

流行性耳下腺炎（おたふくかぜ）のウイルスであるムンプスウイルスが主要な原因である．ときに両側性に発症し，乏精子症のため不妊症の原因となる．徐々に精子数は回復するが，1/4〜1/3の症例で精巣は萎縮し無精子症になるとされる．*Chlamydia*や*N. gonorrhoeae*による精巣炎もあるがまれである．流行性耳下腺炎の臨床症状や抗体検査により診断する．

（中塚幹也）

3. 検体検査と注意点

生殖器感染症の病原体を検査する上で，注意しなければならないことは，患者自身に対する病原微生物だけではなく，胎児や新生児に対する病原性のある微生物にも注意を払う必要があることである．また，他の検体と同様，泌尿器や腸管からの常在菌と病原菌の混入も考慮しなければならない．

A. 常在菌

一般に常在菌として検出される細菌は，腟の常在菌である*Lactobacillus* spp., 皮膚の常在菌であるcoagulase−negative staphylococci, diphtheroid, 腸管の常在菌である*Bacteroides* spp., 大腸菌群，まれではあるが常在菌としてGBSなどが検出される．GBSは，新生児に重篤な感染を起こす可能性があるので注意する．

常在菌は年齢，月経周期によっても変化する．新生児として生まれてから，4歳ぐらいまでの幼児は，母親由来のエストロゲンの影響を受け，母親由来のフローラを受け継ぐ．その後，初潮までの間は，腸内フローラの影響を受ける．初潮後は，*Lactobacillus* spp. 優位のフローラを形成し，閉経後は腸内フローラの影響を受ける．

また，月経周期によっても検出される菌種は変化する．卵胞増殖期には，*Lactobacillus* spp. 以外の*Bacteroides* spp.，腸内細菌属，GBSの検出があるが，分泌期には，ほとんどの菌が*Lactobacillus* spp. が優位のフローラとなる．

B. 原因病原微生物（表2）

a. STD

STDの原因微生物には，検出されるものとして*N. gonorrhoeae*, *C. trachomatis*がある．*N. gonorrhoeae*は，Gram染色により直接観察できるが，*C. tachomatis*は，光学顕微鏡の観察では検出できない．検出されない，または検出が難しい病原体として*T. pallidum*，単純ヘルペスウイルス（HSV），HIVなどがある．

b. 腟炎

腟炎の原因微生物としては，*T. vaginalis*，*C. albicans*，*G. vaginalis*が考えられる．*T. vaginalis*は，死滅しやすいので，時間が経った検体では検出が不可能である．

表2　主な生殖器感染症の病原体

	病原体	疾患	検査法
性行為感染症	*Neisseria gonorrhoeae*	尿道炎，骨盤内感染（子宮頸管炎等），直腸炎，咽頭炎	Gram 染色，培養検査
	Chlamydia trachomatis	尿道炎，骨盤内感染（子宮頸管炎等），直腸炎	蛍光抗体，イムノクロマト法
	Treponema pallidum	梅毒	抗体検査
	HSV	生殖器潰瘍	イムノクロマト法，PCR
	HIV	AIDS	抗体検査
女性生殖器感染	*Trichomonas vaginalis*	腟炎	直接検鏡
	Candida albicans	腟炎	直接検鏡，培養検査
	Gardnerella vaginalis	腟炎	Gram 染色，培養検査
新生児感染	風疹ウイルス	新生児に先天性風疹症候群	抗体検査
	Treponema pallidum	新生児に先天性梅毒（ハッチンソン3主徴）	抗体検査
	HIV	AIDS	抗体検査
	B 型肝炎ウイルス（HBV）	慢性肝炎キャリア	抗体検査
	group B streptococci（GBS）	新生児敗血症，髄膜炎	培養検査

c. 骨盤内感染

急性および慢性感染症の原因菌は，*N. gonorrhoeae, C. trachomatis* である．その他，慢性感染症では腸内細菌科菌群や嫌気性菌が検出される．

C. 検体の処理

病原微生物検出のための検体の処理の流れを示す（**図4**）．どのような病原微生物の検出を目標にするかにより，検体の取り扱いに注意する．

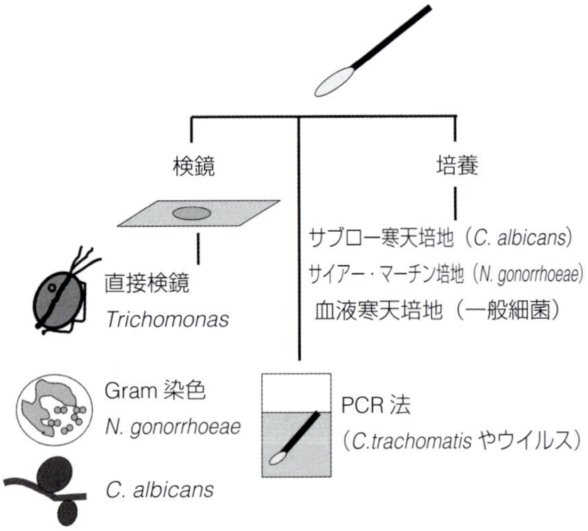

図4　検査の流れ

a. 顕微鏡による検査

①直接観察

Trichomonas は，採取から時間をおかずに直接検鏡で検出可能である．また，尿検体からも検出される．動いている場合は同定可能であるが，検体が古くなり，運動がなくなると白血球との見分けがつかなくなる．その場合は Giemsa 染色が用いられる．その他，菌糸をもった真菌などは見分けがつく．

② Gram 染色

N. gonorrhoeae は，好中球に取り込まれたグラム陰性の双球菌として観察される．*Candida* は，グラム陽性で大きい形態のため検出が容易である．さらにヒトからの検体では仮性菌糸をもつ形で観察されることもある．その他，グラム陽性の桿菌は，常在菌の *Lactobacillus* spp. が多数観察される場合がある．

③蛍光抗体染色

C. trachomatis の検出には，蛍光抗体染色をし

蛍光顕微鏡で直接観察することも可能である．

b. 培養検査

N. gonorrhoeae の培養は，検体採取後，低温保存はせず，なるべく速やかに培養を開始する．培地は，非選択培地としてチョコレート寒天培地，ゴノコッカス培地，選択培地として変法サイアー・マーチン培地（MTM）が使用できる．なるべく非選択培地を併用することが望ましい．市販の選択培地の抗菌薬は，バンコマイシン，トリメトプリムその他が添加されている．

培養はロウソク培養，5％炭酸ガス培養，ガスパックジャーを用いて 35～36℃で 24～48 時間培養する．5％炭酸ガス培養が最も確実である．また，コロニーが小さいので 48 時間培養が望ましい．しかし，培養時間を長くするとコロニーが死滅するので注意する．

確認試験は，Gram 染色による双球菌の確認，チトクロームオキシダーゼ，カタラーゼ陽性を確認する．また，1％ *p*-aminodimethylaniline をコロニーに滴下し黒変を確認するインドフェノールオキシダーゼ反応は，*Neisseria* 属の重要な性状の 1 つである．

Candida の培養には，サブロー寒天培地のほか，カンジダ GS 寒天培地，クロモアガー・カンジダ寒天培地（集落の色調の差異から菌種の同定が可能）なども用いられる．一般細菌の検査は，血液寒天培地を用いる．腸内細菌群，ブドウ球菌群およびレンサ球菌群は好気培養で検出される．血液寒天培地を用いることで溶血性の観察により β 溶血する GBS の検出が容易になる．*Lactobacillus* spp. は血液寒天培地で嫌気培養することにより検出される．嫌気培養で *Lactobacillus* spp. や *Bacteroides* spp. を培養する場合，ウマ脱繊維素血液を加えた BL 寒天培地が，菌特異的なコロニーが観察でき，菌種の推定が容易である．

c. 抗原検出

C. trachomatis の培養は，細胞培養が必要である．Hela 細胞を用い，炭酸ガス培養器と細胞培養の技術が必要であるため，一般の検査室では行わない．そのため，産婦人科医によって腟粘膜の検体を採取し，イムノクロマト法によりクラミジア抗原を検出する．

d. PCR

検査室での培養が困難な *Chlamydia* や HSV の検出には，PCR 法が用いられる．

e. 血清検査

STD の病原体で局所からの検体からでは検出できない梅毒の病原体 *T. pallidum* は，血清抗体による診断が必要である．HIV，肝炎ウイルスに対する検出も血清抗体価による診断が必要である．

（横田憲治）

チェックリスト

□生殖器の構造学的な特徴について述べよ．
□生殖器感染症に対する防御機構について述べよ．
□ STD とは何か，説明せよ．
□生殖器感染症の原因微生物について述べよ．
□生殖器感染症の検査の流れを説明せよ．
□ STD の疫学動向について述べよ．
□淋菌検査を目的として採取された検体の取り扱い上の注意点を述べよ．

IV 感染症の検体検査

消化器感染症

消化器系は口から取り入れた食物を食道，胃，小腸，大腸から肛門へと送り，この間に栄養分の消化と吸収を行う一連の器官である（**図1**）．摂取した食物の通り道となる消化管と，消化・吸収を助ける分泌液を合成する消化腺（唾液腺，肝臓，胆嚢，膵臓を含む）とに大別できる．消化管の内腔は，体内に存在しながら外界と接する特殊な空間である．そのため，必要とする栄養分のみを吸収し，それ以外は体内に侵入しないよう，以下に示す感染防御機構が消化管には備わっている．①腸管関連リンパ組織（gut−associated lympatic tissue : GALT，パイエル板，腸間膜リンパ節など）と呼ばれる特殊な粘膜免疫機構をもっている．この組織にはM細胞が存在しており，腸管内腔の抗原を貪食し，基底膜側の樹状細胞などの抗原提示細胞に受け渡しを行う．活性化されたリンパ球は胸管などを経由して全身の循環系に入る．②消化管には分泌型IgAが多量に存在する．③胃液，胆汁など，各種消化液には殺菌能力がある．④蠕動運動により，不都合な物質を体外へ排除する．

病原性の高い病原体が侵入した場合，多量の病原体を摂取した場合，あるいは宿主側の抵抗力が低下している場合に，恒常性が崩れ消化管感染症が発症する．

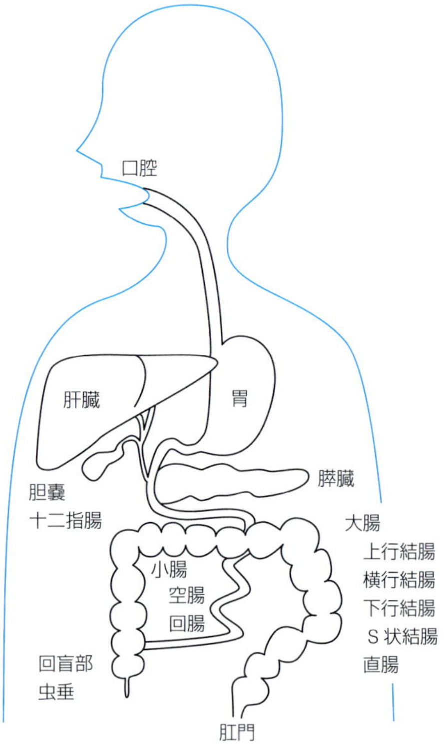

図1　消化器系の模式図

1. 消化器感染症の特徴と原因微生物

A. 消化管感染症と原因微生物

原因となる病原体は，細菌，ウイルス，原虫，寄生虫に大別される（**表1**）．細菌が原因となる消化管感染症は4つの発症機序が考えられる．①経口感染した細菌が胃や腸管に定着・増殖し，傷害を与える（腸管上皮細胞に侵入する感染型食中毒，腸管で毒素を産生する場合も含む）．②食品中で，すでに産生された細菌毒素を経口摂取することにより発症する（狭義の毒素型食中毒）．③経口感染した細菌が，M細胞等を介して腸管から血中に移行し，全身症状を呈する（腸チフス，パラチフス）．④抗菌薬投与による菌交代症が原因で特定の細菌が異常に増殖した結果，発症する

表１　消化器感染症の原因となる主な微生物

細　菌	感染型食中毒
	Shigella spp.（*S. dysenteriae, S. flexneri, S. boydii, S. sonnei*）
	EHEC（enterohaemorrhagic *E. coli*：腸管出血性大腸菌）
	EIEC（enteroinvasive *E. coli*：腸管組織侵入性大腸菌）
	EPEC（enteropathogenic *E. coli*：腸管病原性大腸菌）
	ETEC（enterotoxigenic *E. coli*：毒素原性大腸菌）
	EAggEC（enteroaggregative *E. coli*：腸管凝集付着性大腸菌）
	Salmonella spp.（Typhi, Paratyphi A 以外）
	Yersinia enterocolitica
	Campylobacter jejuni
	Campylobacter coli
	Vibrio cholerae（O1, O139）
	Vibrio parahaemolyticus
	Vibrio cholerae non O1, non O139（NAG vibrio）
	Vibrio mimicus
	Vibrio fluvialis
	Aeromonas hydrophila
	Aeromonas sobria
	Plesiomonas shigelloides
	Clostridium perfringens
	Bacillus cereus
	Listeria monocytogenes
	毒素型食中毒
	Staphylococcus aureus
	Clostridium botulinum
	Bacillus cereus
	血中移行
	Salmonella Typhi
	Salmonella Paratyphi A
	抗菌薬関連下痢症／腸炎
	Clostridium difficile
	胃炎，胃・十二指腸潰瘍，胃癌
	Helicobacter pylori
ウイルス	*Norovirus*
	Rotavirus
	Hepatitis A virus（HAV）（A 型肝炎ウイルス）（経口感染）
	Hepatitis E virus（HEV）（E 型肝炎ウイルス）（経口感染）
	Adenovirus
	Astrovirus
原　虫	*Entamoeba histolytica*（赤痢アメーバ）
	Cryptosporidium parvum
	Cyclospora cayetanensis（サイクロスポーラ）
	Giardia lamblia
寄生虫	*Taenia solium*（有鉤条虫）
	Taenia saginata（無鉤条虫）
	Anisakis
	Diphyllobothrium latum（広節裂頭条虫）
	Echinococcus multilocularis（多包条虫）など

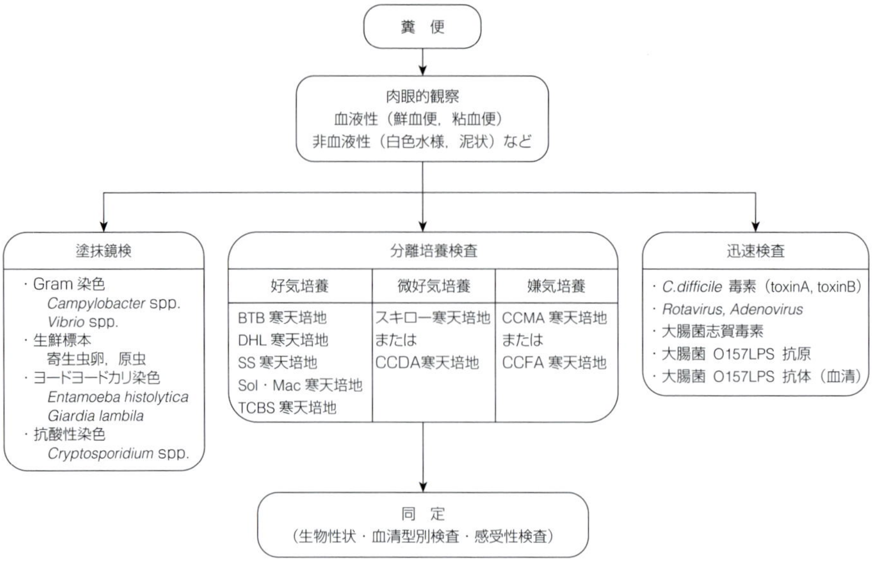

図2　腸管感染症検査の流れ

（*Clostridium difficile* など）．

消化管感染症は，主に下痢症（胃腸炎）である．一般的に毒素型食中毒は，感染型食中毒に比べて発症に至るまでの潜伏期間が短いことが特徴である．このほか，腹痛，嘔吐，発熱などの症状が伴う場合がある．*Helicobacter pylori* のように胃・十二指腸に炎症を起こすものもある．

2. 検体の採取と取り扱い

検査材料は便が主体となるが，吐物や感染源と推定される原因食品，飲用水などを検査する場合もある．*H. pylori* の検査材料としては胃生検材料が用いられる．患者の周辺情報が原因菌の推定に重要な情報をもたらす場合が多いので，情報の獲得に留意する．すなわち，海外渡航歴の有無，抗菌薬の使用状況，摂取食品，ペット飼育の有無などである．また，臨床症状・所見として，発症日，下痢の回数，便の性状，腹痛，嘔吐，発熱，発疹，脱水，神経症状の有無等が特に重要である．臨床所見情報を有効に活用し，原因菌の推定に役立て，効率的に検査を進める必要がある．

便の検体採取にあたっては，以下の点に注意する．

①下痢，腹痛などの症状のある時期に採取する．抗菌薬投与前の自然排出便がよい．排出された便をよく観察し，粘液，血液および膿などの有無を確認・記録した上で，それらの病的部分を採便容器に採取する．嫌気性菌を疑う場合は嫌気保存容器を使用する．*C. difficile* では，できるだけ多くの検査材料を採取する（下痢便であれば5mL 以上，固形便であれば母指頭大以上）ことにより，培養による検出がしやすくなる．

②採取後は直ちに検査室に運び，培養を行う．検査材料を保存する必要があれば4℃に保つが，寄生虫感染を疑う場合は冷蔵することなく速やかに検査にかかる．また，35〜37℃に保温することも考慮する．*H. pylori* の検出を目的として採取された胃生検の場合，検体を必ず専用容器（ヘリコポーター等）に無菌的に採取し，冷蔵保存の上，速やかに検査を実施する．

3. 検体検査と注意点

消化器感染症は便の細菌培養により確定診断を行う場合が多いが，分離培養・同定検査に少なくとも2〜3日を要する．したがって，迅速に原因微生物の同定を行うためには，検体の直接塗抹検査，抗原抗体反応を利用した細菌毒素やウイルスの検出，あるいは polymerase chain reaction（PCR）

表2　便の性状と起炎微生物の推定

便 性 状	起炎微生物	迅速同定法
米のとぎ汁様水様便	コレラ，毒素原性大腸菌	
血性水様，粘血便	腸管出血性大腸菌（EHEC）	イムノクロマト法（分離菌をサンプルとした志賀毒素検出）
粘血便，粘液便	*Campylobacter*	
腐敗臭	腸炎ビブリオ	
イチゴジャム様粘血便	*Entamoeba histolytica*	顕微鏡検査
白色〜灰白色の脂肪性下痢便（成人）	*Giardia lamblia*（ランブル鞭毛虫）	顕微鏡検査
激しい水様性下痢便	*Cryptosporidium parvum*	顕微鏡検査
白色便（乳幼児）	*Rotavirus*	ラテックス凝集反応 イムノクロマト法

等を利用した病原菌のDNA診断など，必要に応じて検出方法を選択，実施することが重要となる．大まかな腸管感染症検査の流れを**図2**に示す．

A. 肉眼的観察

まず，便の性状をよく観察する．一般的に急性胃腸炎による下痢症の場合は，排便量が多く粘液の混入がみられるが，血液や膿を認めることは少ないとされる．一方，大腸炎の場合には，血液や膿の混入が多い．検査室に出された便の性状を固形，軟便，泥状，水様，粘液便，粘血便，膿粘血便，タール便などに区別し記録しておくことが重要である．**表2**に示すような便の検体が提出された場合は，菌種の推定が可能な場合もあり，特に注意する．

B. 顕微鏡的観察（直接塗抹検査）

従来，便の直接塗抹検査は行われない場合がほとんどであった．しかし，原虫感染症，*Campylobacter* 腸炎では特に有用性が認められるようになり，日常検査で行われるようになった．また，多核白血球の存在の有無を確認することで炎症を推定することができる．

a. 生鮮標本

水様便はそのまま，固形便は生理食塩水を加えて均質にした後，スライドガラスに1〜2白金耳を取りカバーガラスをかけて観察する．赤痢アメーバを疑う場合は37℃に暖めた生理食塩水を添加して，速やかに検査を行う．

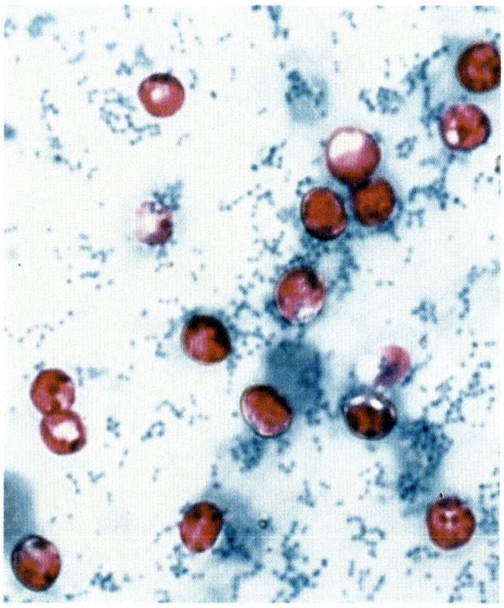

図3　*Cryptosporidium parvum* の抗酸性染色
赤く染色されたのが *C. parvum*
（写真提供：金沢大学　所正治博士）

b. 染色標本

標本を作製する際は，サンプルの粘液部，粘血部，膿性部を選んでスライドガラスに薄く均一に塗抹することが必要である．有形便では，あらかじめスライドガラス上に少量の水滴をおいておき，これに溶解させるように薄く広げる．乾燥，固定後，一般的にはGram染色を行う．その際，後染色はサフラニンよりもパイフェル液の方がよく染まり，観察に適している．この他，赤痢アメーバ（特にシスト）の検出にはヨード染色，アメーバおよびランブル鞭毛虫の検出にはGiemsa染色，*Cryptosporidium*の検出には抗酸性染色が用いられる（**図3**）．

C. 同定検査

検査に供された便は，粘液部，粘血部，膿性部を選んで，それらの存在する数カ所より1白金耳を取って分離培地上に塗布する．キャリー・ブレアー培地で運ばれた場合は，そのなかの綿棒をリン酸バッファー（pH7.0），あるいはブイヨン0.5mL中でよく洗い出し，その1白金耳を取って分離培地上に塗布する（233頁参照）．

日常検査に用いる分離培地は，検出を目的とする菌種，培地の選択性，経済性などを考慮し，複数の培地を組み合わせて用いる．この際，三類感染症（腸管出血性大腸菌感染症，コレラ，細菌性赤痢，腸チフス，パラチフス）に分類された感染症の原因菌および食中毒の原因菌は，確実に検出・同定することが求められる．便検査に用いられる主な分離培地と目的菌および発育するコロニーの特徴について**表3**にまとめた．**表4**には三類感染症の検査基準を示した．

分離培地上に目的菌と考えられる集落が確認された場合（**表3**），生化学的性状について簡易同定キットや生化学的性状同定用培地を用いて調べる．この結果により，重要な病原菌である可能性が高い場合は，さらに診断用抗血清を用いた血清型別などの同定検査を行う必要がある（**図2**）．（263頁参照）

4. 下痢原因菌の検出

A. 感染型食中毒菌の検出

a. 腸管出血性大腸菌（enterohemorrhagic *E. coli*：EHEC）（109頁参照）

腸管出血性大腸菌感染症は，下痢症のみならず，溶血性尿毒症症候群（HUS），脳症などの合併症を引き起こし，重篤な病態となる場合がある．この病態を引き起こす原因は，感染後大腸粘膜に付着して産生されるベロ毒素（Vero toxin：VT）である．この毒素は，赤痢菌の産生する志賀毒素（Shiga toxin：Stx）と同一であるため，EHECは志賀毒素産生性大腸菌とも呼ばれる．毒素にはStx1（VT1），Stx2（VT2）の2つのタイプが存在する．

EHECの血清型の代表はO157：H7である．O157の代表的な選択培地として，ソルビトール・マッコンキー寒天培地（Sol・Mac寒天）が用いられる．ソルビトール非分解性の透明に近いコロニーが確認された場合は，ラテックスによる大腸菌O157凝集反応を実施する．O157凝集反応陽性の場合は，さらに志賀毒素検査（逆受身ラテックス凝集反応，PCR法）を実施する．O抗原診断用抗血清を用いたスライド凝集法で，他のEHECに分類されている血清型（O26，O111など）が検出された場合も同様に，志賀毒素産生性を検査する．EHECは感染症法で三類感染症に分類されており，届出にはVT産生性やPCRによる毒素遺伝子の検出確認が必要である（**表4**）．

b. その他の下痢原性大腸菌

大腸菌と同定された菌株について，大腸菌免疫血清を用いてO抗原による群別凝集反応を実施する．これにより，病原性か非病原性かのおおまかな鑑別が可能である．毒素原性大腸菌の同定には，O抗原による血清型別の他，PCRを利用した病原遺伝子検出，逆受身ラテックス凝集反応による易熱性エンテロトキシン（LT）の検出，EIAによる耐熱性エンテロトキシン（ST）の検出などが行われる．

c. *Salmonella*属（110頁参照）

選択培地としてSS寒天培地と，やや選択性の弱いDHL寒天培地などを併用し培養することが望ましい．選択培地に検体を接種すると同時に，増菌培養（セレナイトブロスなど）も実施する．乳糖非分解，白糖非分解，硫化水素産生で運動性を示す（**表5**）．

サルモネラと同定された菌株については，*Salmonella* Typhi, *Salmonella* Paratyphi Aとの鑑別をするためにサルモネラ免疫血清を用いてO抗原の血清型別をまず実施する．O（菌体）抗原・

表 3　糞便検査関連の分離培地と検出目的菌およびその特徴

培　地	目的菌	目的菌の集落性状	培地の特徴
BTB 寒天	腸内細菌	乳糖分解 : 黄色 乳糖非分解 : 青色	グラム陽性球菌，*Candida* も発育
SS 寒天	*Salmonella*	*Salmonella* : 無色半透明，コロニーの中心部黒色または暗色	*Pseudomonas aeruginosa*, *Candida* も発育
	Shigella	*Shigella* : 無色半透明～淡赤色	
	Yersinia	*Yersinia* : 淡ピンク色（小さい）	*Yersinia* : 発育遅い（25～30℃）
DHL 寒天	*Salmonella*	同　上	SS 寒天培地より選択性弱い
	Shigella	同　上	
Sol･Mac 寒天	*E. coli*（O157）	*E.coli*（O157）: 中心部淡赤色，辺縁透明	他菌（*Morganella* など）も類似の集落形成
TCBS 寒天	*Vibrio*	*V. cholerae* : 黄色 *V. parahaemolyticus* : 緑色～青色	*Enterococcus*, *Candida* も発育
スキロー寒天（CCDA 寒天）	*Campylobacter*	*C. jejuni*/*coli* : 半透明，露滴状集落	微好気培養（48 時間）
CCMA 寒天（CCFA 寒天）	*Clostridium*	*C. difficile* : 黄色，ラフ型（大きい）紫外線照射で黄色蛍光	嫌気培養（48 時間）*C. difficile* 以外でも発育する菌あり
MRSA スクリーン寒天	*S. aureus*（MRSA）	MRSA : 白色～黄色（卵黄反応＋）	

表 4　感染症法により全数把握が義務づけられている消化器感染症起因菌（三類感染症）

病原菌名	検　査　方　法	検査材料
コレラ	*Vibrio cholerae* O1 または *V. cholerae* O139 を分離・同定し，かつ分離菌における①，②いずれかによるコレラ毒素の確認 ①毒素産生の確認 ② PCR 法による毒素遺伝子の検出	便
細菌性赤痢	*Shigella dysenteriae*, *S. flexneri*, *S. boydii*, *S. sonnei* の分離・同定	便
腸管出血性大腸菌（EHEC）（志賀毒素産生性大腸菌）	腸管出血性大腸菌を分離・同定し，かつ分離菌における①，②いずれかによる志賀毒素（Vero 毒素）の確認 ①毒素産生の確認 ② PCR 法による毒素遺伝子の検出	便
	志賀毒素（Vero 毒素）の検出（HUS 発症例に限る）	便
	O 抗原凝集抗体または抗 Vero 毒素抗体の検出（HUS 発症例に限る）	血清
腸チフス・パラチフス	*Salmonella* Typhi，*S.* Paratyphi A の分離・同定	血液，骨髄液，便，尿，胆汁

表5　*Salmonella* と類似菌の鑑別性状

	TSI				LIM		
	グルコースの分解 斜面	高層	H_2S	ガス	リジン	インドール	運動性
S. Typhi	−	+	W	−	+	−	+
S. Paratyphi A	−	+	−	+	−	−	+
他の *Salmonella*	−	+	+	+	+	−	+
Edwardsiella	−	+	+	+	+	+	+
Citrobacter	−	+	+	+	−	−	+
Proteus	−	+	+	+	−	−	+

アミかけのところは鑑別の際に注意．W : Weak

表6　*Salmonella* 属の代表的な血清型

血清型	O 抗原	H 抗原（1 相 : 2 相）	感染症
S. Typhi	9,12,［Vi］	d : −	腸チフス
S. Paratyphi A	2	a : −	パラチフス
S. Enteritidis	9	g,m : −	胃腸炎
S. Typhimurium	4	i : 1,2	胃腸炎

Vi（莢膜）抗原については載せガラス凝集法で，H（鞭毛）抗原については試験管凝集法を用いる（**表6**）．

d. *Shigella* 属（109 頁参照）

Salmonella 属と同じく，SS 寒天培地と DHL 寒天培地などを併用し培養することが望ましい．乳糖非分解，白糖非分解の無色コロニーで，鞭毛はなく非運動性を示す．赤痢菌と同定された菌株については，赤痢菌免疫血清を用いて群別凝集反応を実施する（**表7**）．

e. *Vibrio* 属（116 頁参照）

選択培地として TCBS 培地を用いる．この培地では，ビブリオ以外の菌の発育は抑制される．*Vibrio cholerae* は白糖分解により黄色，*Vibrio parahaemolyticus* は白糖非分解のため緑色のコロニーを呈する．グラム陰性の湾曲した桿菌でオキシダーゼ陽性．ビブリオと同定された菌株については追加試験として食塩耐性試験を実施する．

V. cholerae と同定されたときは，迅速に血清型を検査する．コレラ菌 O1・O139 免疫血清を用いた載せガラス凝集法で陽性であれば，迅速にコレラ毒素産生の有無を調べる必要がある．

f. *Campylobacter* 属（129 頁参照）

便の Gram 染色で，特徴的ならせん状のグラム陰性桿菌が観察できれば，本菌が推定可能である．スキロー寒天培地を選択培地として 42℃ 48 時間の微好気培養を行うと，半透明，露滴状コロニーを形成する．この他，血液成分を含まない CCDA 培地（charcoal cefoperazone deoxycholate agar）（131 頁，図 2 参照）なども近年，選択培地として用いられる．グラム陰性のらせん状桿菌で，カタラーゼ陽性，オキシダーゼ陽性．発育には長時間を要することもある．

g. *Yersinia* 属（114 頁参照）

選択培地として SS 寒天培地，CIN 寒天培地を用いる．乳糖非分解の透明で微小コロニー．35℃では発育が悪く，25℃で 2 日間培養，または 35℃で 1 日培養後，室温で 1 夜放置して観察する．グラム陰性桿菌，カタラーゼ陽性．*Yersinia enterocolitica*，*Yersinia pseudotuberculosis* が下痢，腸炎，食中毒を引き起こす．

h. *C. difficile*（144 頁参照）

選択培地は CCMA または CCFA 寒天培地で，48 時間の嫌気培養を行う（**図4**）．ラフ型で黄色

表 7　*Shigella* 属の血清型

A 亜群	*S. dysenteriae*（志賀赤痢菌）
B 亜群	*S. flexneri*（フレキシネル赤痢菌）
C 亜群	*S. boydii*（ボイド赤痢菌）
D 亜群	*S. sonnei*（ソンネ赤痢菌）

の大きなコロニーを形成し，グラム陽性桿菌で菌体の先端あるいは偏在性に芽胞を作る．毒素産生株は，抗菌薬関連下痢症/腸炎（病理学的には偽膜性大腸炎）を発症する．

迅速検査として，便から直接に毒素（トキシンAとトキシンB）を検出する方法がある（図 5）．

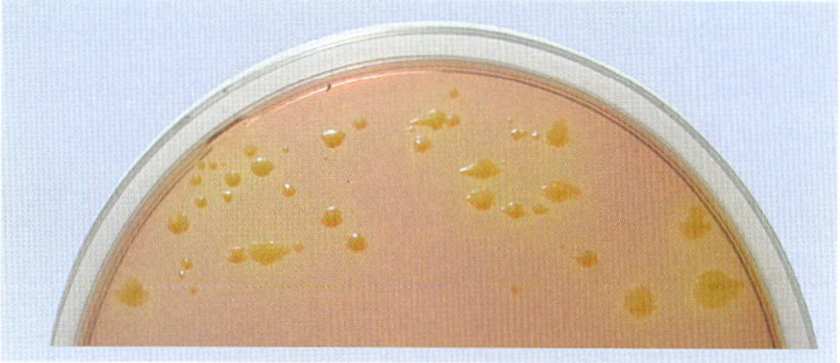

図 4　CCMA 寒天培地

C. difficile（37℃ 48 時間，嫌気培養）

黄色い不整形の集落を形成する．

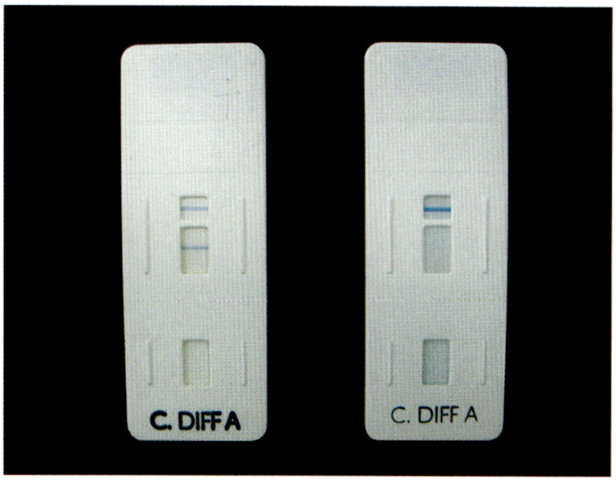

図 5　クロストリジウム　トキシン A 検出用キット（ユニクイック，関東化学）

左 : 陽性，右 : 陰性

B. 毒素型食中毒菌の検出

a. *S. aureus*（93 頁参照）

原因食品の摂取後，約 1～6 時間後に悪心，嘔吐を主症状とし，下痢を引き起こす場合も多い．原因となるエンテロトキシン（staphylococcal enterotoxin : SE）は耐熱性で 100℃ 30 分の加熱でも無毒化されず複数のタイプが存在する．臨床的に出現頻度の高い SEA をはじめとして，SEB，SEC，SED，SEE，5 つの型別をするための ELISA 法あるいは逆受身凝集反応を利用した測定試薬がある．また，*S. aureus* については毒素型食中毒だけでなく菌交代症による下痢症の原因にもなり，この場合，MRSA スクリーン培地での発育の有無を確認する．

b. *B. cereus*（140 頁参照）

悪心，嘔吐を主症状とする嘔吐型，および下痢，腹痛主症状とする下痢型がある．嘔吐型は *B. cereus* の産生する嘔吐毒素が関与し，食品摂取後数時間以内に発症するのに比べ，下痢型は腸管に到達した *B. cereus* の産生するエンテロトキシンが原因で 8～16 時間の潜伏期がある．原因食品，吐物，便が検査材料となる．本菌は芽胞形成菌で耐熱性を示し，普通寒天によく発育，血液寒天培地上では β 溶血のコロニーを形成する．イムノクロマト法などを原理とする毒素検出用キットがある．

c. *C. botulinum*（143 頁参照）

C. botulinum の芽胞で汚染された食品において，

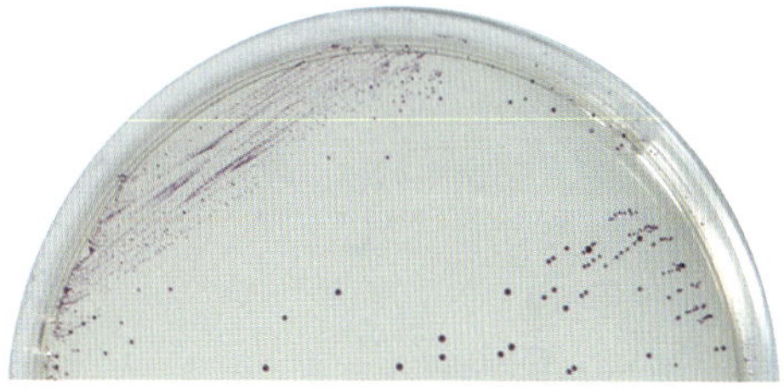

図 6　Vi ヘリコ寒天培地（栄研化学）

H. pylori（37℃，72 時間，微好気培養）

嫌気的条件が整うことにより本菌が発芽・増殖し，菌体外毒素を産生する．経口的にこの毒素を摂取することにより 8～36 時間の潜伏期を経てボツリヌス食中毒を発症する．この食中毒での症状の特徴は，悪心，嘔吐，筋力低下，脱力感，便秘などの症状の他，視力障害，眼瞼下垂，発声困難や呼吸困難などの神経症状を呈することである．

また，乳児ボツリヌス症では，ハチミツが主要な原因食品となるため，生後1年未満の乳児にハチミツを与えることは厳禁である．

C. botulinum の産生する毒素はA～Gの7型に分類される．原因食品および便，吐物からのボツリヌス毒素の検出と菌体の分離，同定が必要になる．分離培地にはカナマイシン加卵黄加CW寒天などを用い，35℃ 2日間培養により辺縁が不規則な灰白色の扁平コロニーを形成，リパーゼ反応によりコロニー周囲に黄白色環または真珠様光沢がみられるのが特徴である．分離した菌を用いた毒素産生性の確認や毒素遺伝子のPCR法による検出が必要になる．

F. その他の検査法

a. 胆汁の検査

胆汁は本来無菌であるが，胆石症，胆嚢炎，胆道閉塞があると細菌が検出される．腸内細菌科の細菌，嫌気性菌（*Bacteroides fragilis* 群，*Clostridium perfringens* など），*Pseudomonas aeruginosa*，ランブル鞭毛虫などである．経皮経肝胆ドレナージ（PTCD）や十二指腸ゾンデによって検体を採取し，直接塗抹検査および培養を行う．また，*S.* Typhi，*S.* Paratyphi A が保菌されている場合があるので注意する．その際は，増菌培養を行うことがある．

b. 胃液，胃粘膜組織の検査

胃液および胃粘膜組織は，特殊な細菌検査を目的としている．

肺結核が疑われるが喀痰採取が困難な場合に，結核菌検査の目的で胃液（および飲み込んだ喀痰）を検体とする．抗酸菌染色，核酸検査および培養を行う．

胃粘膜組織は *H. pylori* 検査の目的で用いられる．内視鏡検査によるバイオプシー検体を用いて微好気培養（スキロー培地，*Helicobacter* 専用培地など）を行う（**図6**）．

c. 膿，腹水の検査

腹腔内感染症（腹膜炎，胆嚢炎，肝・腎膿瘍など）では，膿や腹水が検体となる．腸内細菌科の細菌，嫌気性菌（*B. fragilis* 群など），*Candida* spp. などが検出される．検体については，悪臭の有無，混濁の有無，色調をチェックする．嫌気性菌の存在を考慮した場合には，検体を嫌気性容器で運搬する，または注射器で穿刺吸引した状態で空気に触れさせずに運搬する．直接塗抹検査および培養を行う．

（杉谷加代／千田靖子／岡本成史）

チェックリスト

- □消化器の構造学的な特徴を述べよ．
- □消化器の感染防御機構について説明せよ．
- □消化管感染症の原因微生物について述べよ．
- □食中毒の分類について説明せよ．
- □毒素型食中毒と感染型食中毒の違いについて述べよ．
- □糞便からの細菌検査の流れを説明せよ．
- □胃生検からの細菌検査の流れを説明せよ．
- □腹腔内感染症の微生物検査を実施する上での注意点を述べよ．

Ⅳ 感染症の検体検査

眼感染症

1. 眼感染症の分類

眼科領域の感染症（表1）は大きく2つのコンパートメントに分けて考えられる．

1つは「外眼部」と呼ばれる眼瞼（がんけん）・角膜・眼球結膜・眼瞼結膜（図1）で，常在菌叢と共存している．眼球表面は常に涙液やムチンで覆われ，ワイパーのような働きで物理的に病原体を除去する．一方，涙液中にはリゾチーム，ラクトフェリンあるいは分泌型IgAなどの多種多様な液性因子が存在し，非特異的な感染防御機構として働いている．免疫抑制状態や角結膜上皮障害を契機にこれらの防御機構が打ち破られ，感染が成立する．

もう1つは「内眼部」と呼ばれる眼球内で，本来無菌状態である．内眼部への感染は手術や外傷などを契機に直接微生物が侵入する場合（外因性）と，眼球以外の他臓器の感染巣を介し血行性に転移する場合（内因性）の2つに大別される．どちらにしても視覚という機能を司っている器官であるので，その透明性や機能を損なわず重篤な視機能障害を残さないように診断ならびに治療にあたることが肝要である．

なお，眼付属器としての涙器および眼窩（一般に眼瞼も眼付属器に含まれる）は，本項では外眼部感染症として取り扱う．また，感染性ぶどう膜炎は内眼部感染症とした．

A. 外眼部感染症

a. 麦粒腫

眼瞼縁に常在する細菌による腺または毛嚢の急性化膿性炎症である．多くは片眼性で，比較的若い世代に多い疾患で，俗に「ものもらい」といわれる．病巣部位により外麦粒腫（皮脂腺や汗腺に感染）と内麦粒腫〔マイボーム腺（眼瞼縁の後縁にある瞼板腺）に感染〕に分けられる．外麦粒腫では眼瞼の皮膚側に腫脹，発赤がみられ，膿点を伴う．内麦粒腫では眼瞼結膜側に膿点を伴う強い結膜充血を認め，疼痛，浮腫が外麦粒腫に比べ強い．乳幼児や糖尿病などの免疫不全患者では眼窩蜂巣炎に進展することがある．

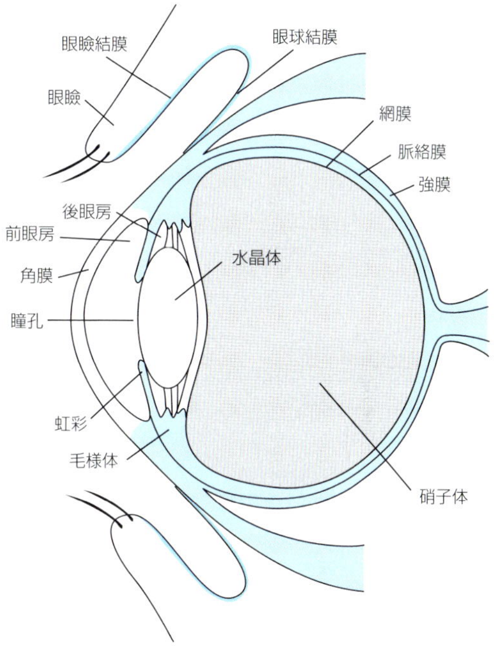

図1　眼の構造

原因菌　ほとんどが *Staphylococcus aureus*（黄色ブドウ球菌）である．*Staphylococcus epidermidis*（表皮ブドウ球菌）も分離されるが，原因菌では

表1　眼感染症と主な原因微生物

眼疾患	誘因・背景因子	原因微生物
眼瞼炎		
ブドウ球菌性眼瞼炎	眼瞼縁部の汚れ	*S. epidermidis*, *S. aureus*（MRSA）, *P. acnes*
マイボーム腺炎	マイボーム腺機能不全	*P. acnes*
結膜炎	小児	*H. influenzae*, *S. pneumoniae*
	高齢者	*Staphylococcus* 属
	性行為感染症	*N. gonorrhoeae*, *C. trachomatis*
	流行性	adenovirus, enterovirus
角膜炎	外傷	*Staphylococcus* 属, *Streptococcus* 属, 真菌（糸状菌）
	コンタクトレンズ	*Staphylococcus* 属, *P. aeruginosa*, *P. acnes*, *Serratia* 属, 真菌（*Candida* 属, 糸状菌）, *Acanthamoeba*
	眼部免疫力低下（ステロイド点眼）	*Staphylococcus* 属, *Streptococcus* 属, *P. acnes*, 真菌（*Candida* 属, 糸状菌）
涙囊炎	鼻涙管閉塞・狭窄	*Staphylococcus* 属, *Streptococcus* 属, *P. aeruginosa*, *H. influenzae*, *P. acnes*, *Peptostreptococcus* 属, *Actinomyces* 属
眼窩蜂巣炎	鼻腔・歯牙・外部感染巣	*S. aureus*（MRSA）, *S. pneumoniae*, *S. pyogenes*, *H. influenzae*, *M. catarrhalis*, *Peptostreptococcus* 属, 真菌（糸状菌）
梅毒性ぶどう膜炎	HIV・性行為感染症	*T. pallidum*
ウイルス性ぶどう膜炎		
急性網膜壊死	健常人	herpes simplex virus type 2, varicella-zoster virus
進行性網膜外層壊死	HIV・免疫不全患者	varicella-zoster virus
サイトメガロウイルス網膜炎	HIV・免疫不全患者	cytomegalovirus
眼内炎	外傷	*P. aeruginosa*, *Bacillus* 属
	眼内手術後	*Staphylococcus* 属, *Enterococcus* 属, *Streptococcus* 属, *P. acnes*, 真菌（*Candida* 属, 糸状菌）
	内因性	*Klebsiella* 属, *E. coli*, *S. aureus*（MRSA）, *Candida* 属

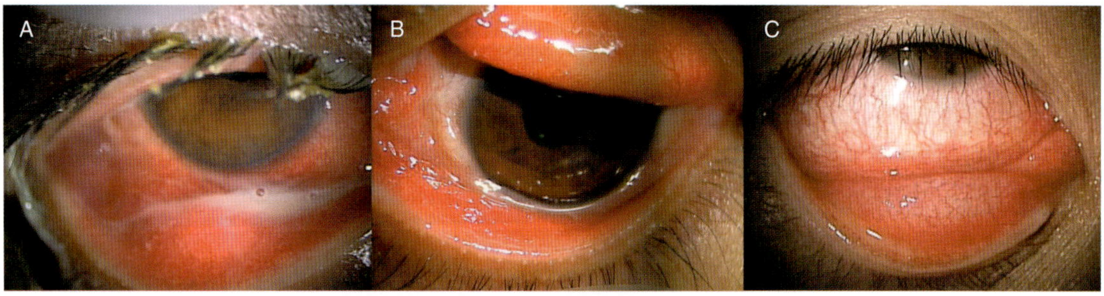

図2　感染性結膜炎

A：淋菌性結膜炎，強い充血と多量の黄色クリーム状の膿性眼脂を認める
B：成人クラミジア結膜炎，巨大な濾胞が堤防状に連なる
C：アデノウイルス結膜炎，小型の濾胞が散在する

ない可能性がある．まれに *Streptococcus pneumoniae*（肺炎球菌）によるものがある．

診断　疼痛を伴った局所の発赤と腫脹，膿点がみられ，視診で診断が可能である．

b. 眼瞼炎

日常診療で経験する頻度の高い外眼部感染症で，睫毛根部付近の眼瞼縁に炎症を起こす疾患である．後述の病原体の他に寄生虫として *Demodex* や毛ジラミ（*Phthirus pubis*）による感染もみられる．

1）ブドウ球菌性眼瞼炎

マイボーム腺開口部梗塞や外界からの刺激による眼瞼縁部の汚れが起因となる．眼瞼常在菌であるブドウ球菌による眼瞼縁の慢性炎症である．高齢者に多く，疼痛，灼熱感，眼痛，瘙痒感を訴え，眼瞼の発赤や眼脂を認める．眼瞼皮膚に黄色い滲出物が乾燥して付着し，痂皮を伴う潰瘍性の病変を生じる．また毛根部では睫毛を取り巻くふけ状付着物（collarette）や毛嚢炎を認めることがある．

原因菌　*S. epidermidis* や *S. aureus*，ときにメチシリン耐性黄色ブドウ球菌（methicillin−resistant *S. aureus* : MRSA）が原因となる．*Propionibacterium acnes* や *Corynebacterium* が分離されることもある．

診断　眼瞼縁の発赤，びらん，腫脹，睫毛乱生や脱落，膿性の眼脂などの臨床所見と年齢で疑う．

2）マイボーム腺炎

マイボーム腺内で *P. acnes* が増殖することにより生じる．マイボーム腺機能不全を合併している．マイボーム腺炎に点状表層角膜症，カタル性角膜潰瘍あるいは角膜フリクテンなどの角膜病変を合併することがあり，思春期から閉経前の女性に多い．マイボーム腺開口部の閉塞，その周囲の発赤，腫脹，充血などを認める．合併する角結膜障害によりフリクテン型と非フリクテン型（白色もしくは黄白色をした小円形の結節性浸潤性病巣）に大別される．

原因菌　マイボーム腺脂質（meibum）の培養で，*P. acnes* の検出率が高い．

診断　眼瞼縁結膜側の炎症と角結膜上皮障害を認める．

3）ウイルス性眼瞼炎

ウイルスを原因として生じる眼瞼の皮膚病変．単純ヘルペスウイルスや水痘・帯状疱疹ウイルスでは顔面に水疱を特徴とする皮疹を生じ，角膜炎を伴うことが多い．アトピー性皮膚炎では顔面皮膚に広範囲に単純ヘルペスウイルス感染症を生じ，カポジ水痘様発疹症という．水痘・帯状疱疹ウイルスの再活性化では三叉神経第 1 枝領域に出現する皮疹が特徴的である．伝染性軟属腫ウイルス（*Molluscipoxvirus*）による伝染性軟属腫では水様の光沢を帯びた腫瘤（ミズイボ）を形成し，濾胞性結膜炎を伴うことがある．後天性免疫不全症候群（acquired immune deficiency syndrome : AIDS）患者の 2％に *Human herpesvirus 8* による結膜カポジ肉腫がみられる．

診断　特徴的な臨床所見から診断を行う．単純ヘルペスウイルスや水痘・帯状疱疹ウイルスでは水疱内容の免疫組織化学的検索を行うことがある．結膜カポジ肉腫の確定診断は病理所見による．

c. 結膜炎

感染性結膜炎（図 2）の原因微生物は細菌，ウイルス，クラミジアなど多種にわたっている．臨床所見として各病原体で特徴的な所見もあるが，所見だけでは診断困難な症例も少なくない．患者背景，眼脂の性状，眼瞼結膜の濾胞や乳頭形成などから総合的に診断する．新生児結膜炎ではクラミジアと淋菌感染症に注意する．

1）細菌性結膜炎

多くは急性，亜急性に発症し，結膜充血，眼脂（粘液性），流涙を主症状とする．臨床的にカタル性結膜炎（catarrhal conjunctivitis）と表現される．急性結膜炎のほとんどは細菌性結膜炎である．

原因菌　患者年齢に一定の傾向がある．乳幼児から学童期には *Haemophilus influenzae*（インフルエンザ菌）や *S. pneumoniae* によるものが多い．青壮年期では *S. epidermidis* や *S. aureus* による結膜炎が多いが，頻度は少ないので，重症例では性行為感染症に関連した *Neisseria gonorrhoeae*（淋菌）あるいは *Chlamydia trachomatis* などによる結膜炎や非定型的アレルギー性結膜炎との鑑別を要する．高齢者になると MRSA を含む *S. aureus* による結膜炎が多い．

診断と検査　眼脂の塗抹検査は迅速診断に有用で，眼脂培養によって原因菌の同定を行う．また，眼脂の性状に注目する．眼瞼まで腫れる結膜炎で，多量の黄色クリーム状の膿性眼脂が認められる場合，原因菌として *N. gonorrhoeae* が最も疑われる．また，膿性眼脂は，*Neisseria meningitidis*（髄膜炎菌），*H. influenzae* および *S. aureus* でもみられる．

2) クラミジア結膜炎

トラコーマの病原体として知られてきた *C. trachomatis* による．衛生環境の改善と有効な抗菌薬の出現によりトラコーマは我が国では激減し，現在の主流は性器クラミジア感染症に伴うクラミジア結膜炎（封入体結膜炎）である．クラミジア結膜炎には成人クラミジア結膜炎と新生児クラミジア結膜炎とに分けられる．成人クラミジア結膜炎では，眼脂は粘液膿性で，耳前リンパ節腫脹を伴った濾胞性結膜炎を呈する．眼瞼結膜の濾胞は大型，充実性で癒合し，進行すると堤防状となる．角膜では上皮化混濁や輪部浸潤，パンヌス（表在性血管侵入）などがみられる．発症初期ではアデノウイルス結膜炎との鑑別が困難である．新生児クラミジア結膜炎は産道感染により生後1週間頃に発症する．粘液膿性眼脂と眼瞼腫脹を認める．成人と異なり結膜濾胞形成は未熟で，しばしば偽膜を形成する．

診断と検査　Giemsa 染色による封入体（Prowazek 小体）の同定，クラミジア抗原検出あるいはクラミジア核酸の検出がある．塗抹所見としての好中球優位および Leber 細胞の検出も有用である．

3) ウイルス性結膜炎

結膜充血，漿液性眼脂，流涙を主症状とする．両眼性が多く，眼瞼結膜の濾胞形成と，しばしば耳前リンパ節腫脹を認める．流行性角結膜炎（epidemic keratoconjunctivitis : EKC）では，潜伏期間は約1週間である．発症10日頃から多発性角膜上皮下浸潤を認めることがある．咽頭結膜熱（pharyngoconjunctival fever : PCF）では，咽頭炎，結膜炎および発熱を3主徴とするが，3主徴すべてがそろうことはまれである．潜伏期間は約1週間である．しかしながら，両疾患を臨床的に鑑別することは困難で，現在では両疾患をまとめてアデノウイルス結膜炎として扱う．乳幼児のアデノウイルス感染では線維素性眼脂となり，偽膜を生じることがある．急性出血性結膜炎（acute hemorrhagic conjunctivitis : AHC）はエンテロウイルスやコクサッキーウイルスによる感染症で，結膜下出血を伴う濾胞性結膜炎で潜伏期間は約24時間である．単純ヘルペス結膜炎では眼瞼あるいは瞼縁の皮疹ならびに角結膜上皮病変を伴うことが多い．

原因微生物　アデノウイルス，エンテロウイルス，コクサッキーウイルスおよび単純ヘルペスウイルスなどが挙げられる．

診断と検査　典型例では臨床所見から診断可能である．アデノウイルス感染症では免疫クロマトグラフィー法による迅速診断キットが参考となる．眼脂塗抹検査では単核球（リンパ球）が70%以上を占める．結膜ぬぐい液を用いたPCR法によるウイルスDNA検出も有用である．

d. 角膜炎

細菌，ウイルスあるいは真菌などの病原体が角膜上皮障害部から実質に侵入して生じる．眼痛，異物感，眼脂あるいは充血を訴える．角膜潰瘍，膿瘍，充血を認める．角膜への感染の成立は視機能に重大な影響を及ぼすことが多い．本項では原生生物であるアカントアメーバによる角膜炎は鑑別として重要であるので取り上げた．

1) 細菌性角膜炎

高齢者では，抗菌点眼薬の長期使用による眼表面菌叢の撹乱後あるいは全身的免疫抑制時に，常在菌による日和見感染症として起こる．若年者を中心としたコンタクトレンズ装用者では，レンズ装用に伴う上皮障害から生じる．角膜外傷では，材料に付着していた細菌によるものと，受傷時に眼表面の常在菌が実質に侵入したものとがある．内眼手術の既往がある症例では，眼内炎を発症することもある．

原因菌　グラム陽性菌では *S. pneumoniae* と *S. aureus* が主であり，グラム陰性菌では *Pseudomonas aeruginosa*（緑膿菌）と *Moraxella* 属が多い．コ

ンタクトレンズ装用者では，保存ケース内汚染菌である *P. aeruginosa* を中心としたグラム陰性桿菌による角膜炎が多い．また，最近ではコンタクトレンズ消毒法の変遷に起因した *Serratia* も目立つ．眼外傷では，外傷時の材料に付着していた環境由来菌（*Bacillus* 属など）が原因菌になりうる．屈折矯正手術後（laser *in situ* keratomileusis : LASIK）では，眼表面状常在の MRSA，メチシリン耐性表皮ブドウ球菌（methicillin−resistant *S. epidermidis* : MRSE），手術機器を介した非定型抗酸菌（*Mycobacterium chelonae* や *M. fortuitum*）のこともある．

診断と検査　角膜擦過物や眼脂の塗抹・鏡検および原因菌の分離・培養で行う．患者情報（職業，コンタクトレンズ装用の有無や眼手術歴など）も有用である．

2) ウイルス性角膜炎

ヘルペスウイルス科のウイルスによって生じる角膜潰瘍である．単純ヘルペスウイルスによるものと，水痘・帯状疱疹ウイルスによるものに大別される．単純ヘルペスウイルスⅠ型あるいはⅡ型による角膜感染症を角膜ヘルペスと呼び，単純ヘルペスウイルスⅠ型が最も多い．三叉神経節での潜伏感染と再活性化による．ストレスや紫外線照射などが，再活性化に関与していると考えられている．上皮病変では，軽度の視力低下，眼痛，異物感を訴え，樹枝状や地図状の角膜潰瘍，結膜充血，毛様充血，角膜浸潤などを呈する．単純ヘルペスウイルスⅡ型ヘルペスによる角膜炎はまれである．水痘・帯状疱疹ウイルス角膜炎では，眼部帯状ヘルペス発症後に，軽度の眼痛，異物感を訴え，偽樹枝状病変を呈する．虹彩炎を伴い，続発緑内障をきたすこともある．帯状疱疹患者の約10～25％に生じる．

診断と検査　フルオレセイン生体染色を併用した細隙灯（さいげきとう）顕微鏡検査で角膜潰瘍を把握し，診断する．確定診断には，角膜擦過物の蛍光抗体法での鏡検を行う．単純ヘルペスウイルスⅠ型では，免疫クロマトグラフィー法によるウイルス抗原検出キットでの診断も可能である．

3) 真菌性角膜炎

形態学的に糸状菌と酵母菌に大別される．糸状菌による角膜炎では，植物による突き目や農作業中の眼外傷などが契機となる．臨床所見として，羽毛状（hyphate ulcer）や角膜内皮プラーク（endothelial plaque）を特徴とし，デスメ膜皺襞（すうへき）および前房蓄膿を伴うことが多い．進行例では実質の融解が生じ角膜穿孔に至ることがある．酵母菌では眼局所の免疫低下に乗じて発症する．病巣は比較的明瞭な類円形の病巣を呈し，グラム陽性球菌による角膜炎に類似した所見を示す．

原因真菌　糸状菌では *Fusarium* 属が，酵母菌では *Candida albicans* を中心とする *Candida* 属が多い．近年，以前は原生生物と理解されていた微胞子虫（*Microsporidia*）による角膜炎が報告されている．

診断　細菌性角膜炎との鑑別は所見のみでは困難なことが多く，角膜擦過物や眼脂の塗抹・鏡検および原因真菌の分離・培養など微生物検査が重要である．

4) アカントアメーバ角膜炎

土壌や井戸水など様々なところに存在するアカントアメーバが角膜に感染して発症する，難治性の角膜炎である．不適切な管理をしているソフトコンタクトレンズ装用者に多い．初期病変として偽樹枝状角膜炎と放射状角膜神経炎が特徴的である．著効する薬剤がないため，早期発見，早期治療が大切である．

原因微生物　*Acanthamoeba castellanii*，*A. polyphaga*，*A. lenticulata*，*A. hatchetti*，*A. astronyxis*，*A. culbertsoni*，*A. rhysodes* などが検出されている．

診断と検査　角膜擦過物の鏡検を行う．ファンギフローラ Y® 染色，Gram 染色などがある．大腸菌を塗布した寒天培地等を用い培養する．特徴的な臨床所見を把握し，角膜ヘルペスや真菌性角膜炎との鑑別を行う．角膜擦過物を用いた PCR 法による検索も有用である．

e. 涙嚢炎

涙液の流出路である鼻涙管が閉鎖した状態を鼻涙管閉塞症といい，鼻涙管閉塞症により涙嚢内に細菌が増殖して慢性化膿性炎症を起こした状態を慢性涙嚢炎という．慢性涙嚢炎の経過中に炎症が涙嚢周囲の蜂窩織に波及し，急性増悪をきたした病態が急性涙嚢炎である．涙嚢部の発赤・熱感・疼痛，眼瞼腫脹，開瞼困難などがみられる．

原因微生物　慢性涙嚢炎では，好気性菌の *S. aureus*（MRSA を含む），コアグラーゼ陰性ブドウ球菌（coagulase-negative staphylococci：CNS），*S. pneumoniae*，*Streptococcus pyogenes*（化膿レンサ球菌），口腔内レンサ球菌，*H. influenzae* あるいは *P. aeruginosa*，嫌気性細菌の *P. acnes*，*Peptostreptococcus* 属，その他として放線菌や真菌などきわめて多岐にわたる．急性涙嚢炎では，慢性涙嚢炎に比べ *S. aureus*（MRSA を含む）および *P. aeruginosa* の比率がより高い．

診断と検査　可能であれば涙嚢洗浄を行い，膿の塗抹・培養（嫌気培養を含む）を行うことが望ましいが，眼瞼浮腫のため難しいことが多い．高齢者や免疫不全患者では眼窩蜂巣炎や敗血症に移行することがあるので，血液検査（白血球増多，赤沈亢進，CRP 上昇）を行い，経過を観察する．

f. 眼窩蜂巣炎

眼窩隔膜より前方の炎症の場合は眼窩周囲蜂巣炎，眼窩隔膜より後方の炎症は眼窩蜂巣炎であり，いずれも軟部組織の急性化膿性炎症である．小児に認められることが多いが，成人から高齢者にも発症する．外部の感染巣，鼻腔または歯牙から波及した感染症や，他の場所の感染症が転移性に広がったものにより起こる．自覚症状は発熱，眼窩部痛，眼球運動痛，眼瞼の発赤および腫脹であるが，重症な眼窩蜂巣炎では複視，眼球運動障害，視力低下も認める．進行すると海綿静脈洞や脳にも発展し，敗血症など致死的な状態になることもある．

原因微生物　*S. aureus*，*S. pneumoniae*，*S. pyogenes*，*H. influenzae*，*Moraxella catarrhalis* あるいは大腸菌などが検出される．*Peptostreptococcus* 属，*Fusobacterium* 属や *Bacteroides* 属などの嫌気性菌が検出されることもある．また，非常にまれであるが，真菌が原因の場合もある．しかし，排膿がなく原因微生物が検出できないことも多い．

診断　血液データ（白血球増多，赤沈亢進，CRP 上昇）と画像診断（眼窩部 CT，MRI）によって行う．また，副鼻腔炎の合併なども精査する必要がある．

B. 内眼部感染症

内眼部感染症は感染性ぶどう膜炎と眼内炎に分けられる．

a. 感染性ぶどう膜炎

1）ウイルス性網脈絡膜炎

急速に進行し，視力に影響するため，迅速な対応が必要である．ウイルス性網脈絡膜炎には，急性網膜壊死，進行性網膜外層壊死，サイトメガロウイルス（cytomegalovirus：CMV）網膜炎，HTLV-1（ヒトリンパ球向性ウイルス 1 型，human T-cell lymphotropic virus type 1）関連ぶどう膜炎などがある．進行性網膜外層壊死や CMV 網膜炎では AIDS 患者や臓器移植後などの免疫不全患者に発症する．自覚症状として霧視，飛蚊症，視力低下である．

原因微生物　急性網膜壊死では単純ヘルペスウイルス（ほとんどが単純ヘルペスウイルスⅡ型）もしくは水痘・帯状疱疹ウイルスの感染によって発症する．水痘・帯状疱疹ウイルスが検出されるのは約 60％である．進行性網膜外層壊死では，ほとんどが水痘・帯状疱疹ウイルスの感染による．HTLV-1 関連ぶどう膜炎は HTLV-1 の輸血，性行為あるいは授乳（母子感染）を介した感染による．

診断と検査　全身状態と臨床所見に加えて，眼内液（前房水・硝子体液）から，PCR 法にて単純ヘルペスウイルス DNA，水痘・帯状疱疹ウイルス DNA あるいは CMV DNA を検出する．CMV 網膜炎では血中の CMV 抗原が陽性の場合がある．HTLV-1 関連ぶどう膜炎では血清抗 HTLV-1 抗体価測定や血液検査（血球数，分画，血液像）などを行う．

2）梅毒性ぶどう膜炎

眼症状は通常第Ⅱ期以降の全身症状に併発することが多い．眼症状は多彩で特徴的な臨床像はない．HIV（human immunodeficiency virus）との混合感染に注意する．

原因菌　*Treponema pallidum* による．

診断　血清学的診断による．原因不明のぶどう膜炎では梅毒の可能性を考慮する．

3）結核性ぶどう膜炎

血行性に結核菌が眼内に達し，網脈絡膜を主体に病巣を形成し，多彩な眼症状を呈する．脈絡膜粟粒結核，脈絡膜結核腫，網膜血管炎は代表的な所見である．

原因菌　*Mycobacterium tuberculosis* による．

診断　ツベルクリン皮内反応検査，胸部単純X線やCT検査，喀痰検査などを行う．血液検体中の感作リンパ球から産生されるインターフェロンγをELISPOT（enzyme−linked immunospot）法で検出するT−SPOT® が補助診断として用いられる．眼所見からはサルコイドーシスとの鑑別が重要である．

b. 眼内炎

細菌あるいは真菌などの病原微生物によって生じる眼内の炎症で，眼疾患のなかで最も緊急性を要する重篤な疾患の1つである．治療の開始の遅れは，失明などの重大な事態につながる．白内障手術や緑内障手術に代表される内眼手術や外傷などによって生じる外因性眼内炎と眼球以外の他臓器の原発感染巣に由来する内因性眼内炎に大別される．

原因微生物　誘因によって病原体も異なり，外傷性では *Bacillus* 属や *P. aeruginosa*，内眼手術後では *S. epidermidis* を含むCNS，MRSAを含む *S. aureus*，レンサ球菌，腸球菌あるいは *P. acnes* など，内因性では肺炎桿菌，大腸菌，*N. meningitidis*，MRSAを含む *S. aureus*，*Candida* 属などである．

診断と検査　通常眼局所から採取した前房水や硝子体などの塗抹・培養・検鏡を行う．白内障術後であれば摘出した眼内レンズあるいは嚢を培養に供することがある．検査として網膜電図による網膜機能の評価ならびに超音波Bモードによる眼内状態の把握が治療の選択に有効である．眼症状に先行する発熱の有無，糖尿病や全身感染症の既往ならびに眼底所見から内因性眼内炎が疑われた場合，他科と連携し全身検索ならびに血液培養を行う．頭部から腹部までCT，MRIあるいは超音波検査などを用いた速やかな原発巣の検索が重要である．真菌性眼内炎では血清あるいは眼内液のβ−D−グルカン測定が補助診断として有用である．

2. 検体の採取と取り扱い

塗抹検査は病原体の検出ならびに炎症細胞の種類の観察によって，原因微生物の推定と適切な治療薬の選択に導く迅速で簡便な診断方法である．例えば，角膜炎や結膜炎など外眼部感染症では菌の消長を肉眼的に確認できる．一方，眼科領域では得られる検体は微量であるので，検体採取ならびにその取り扱いには細心の注意が必要である．

A. 検体採取

基本的には抗菌薬投与前に検体採取を行う．また，点眼麻酔薬の使用や消毒液による洗眼は眼内液の採取あるいは角膜病変部の擦過以外では控える．検体はできる限り病変部から採取し，周辺部からの混入物の影響を避ける．コンタクトレンズ装用者ではコンタクトレンズ，容器あるいは保存液，白内障手術後では摘出した眼内レンズあるいは水晶体嚢などの検索もときに要する．

外眼部感染症では，スパーテルや綿棒で病巣の擦過を行い，鏡検および培養検査を行うのが基本である．病巣擦過に用いる綿棒はあらかじめ軽く滅菌蒸留水などで湿らせておくとよい．

なお，点眼麻酔薬は防腐剤無添加が望ましい．

a. 結膜ぬぐい液（結膜擦過物）

原則無麻酔で行う．消毒薬による洗眼あるいは薬剤点眼後4時間内では採取を行わない．綿棒を結膜円蓋部まで深く入れて採取する．また，採取時に綿棒が眼瞼縁や睫毛に触れないように注意する．

b. 病巣擦過物

角膜菌体の検出には，スパーテル，ゴルフ刀あるいは円刃刀などを用い，点眼麻酔後，角膜病巣部の擦過あるいは角膜生検を行う．その際，角膜病巣部周囲の眼脂や壊死物質などをあらかじめ滅菌生理食塩水にて洗浄・除去し，潰瘍底ではなく

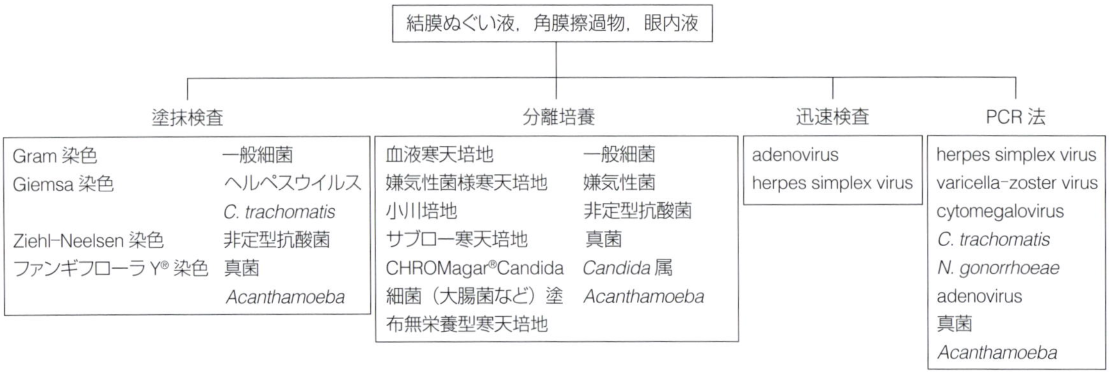

図 3　眼感染症検査の流れ

健常と思われる部分も含め潰瘍縁を擦過することが大切である．またできるだけ多くの検体を採取することが診断確率を高めることにつながる．

c. 眼内液（前房水あるいは硝子体液）

眼内炎あるいは感染性ぶどう膜炎では前房水や硝子体液などの眼内液を検体として用いる．それぞれの検体を採取する際には，眼外，特に涙液などに存在する眼表面の微生物の混入を防ぐことが肝要である．前房水では，点眼麻酔後，眼瞼および眼周囲の消毒ならびに洗眼を行い，開瞼器を用いて開瞼し，角膜輪部から鋭針で直接刺入し，房水を採取する（採取量は 0.1～0.2mL）．硝子体液では，硝子体手術の際に無灌流下あるいは空気灌流下で採取する（採取量は 0.5～1.0mL）．その際，前房水も同時に採取することが望ましい．なお，硝子体穿刺吸引は，穿刺による細菌の眼内への持ち込みに起因した細菌性眼内炎あるいは網膜剥離などの重篤な眼合併症の発症を危惧し，本邦では積極的に行われていない．

d. 血液

内因性眼内炎では発熱初期に 2～3 セット（1 セット当たり 20mL）採取する．

B. 検体の取り扱い

スライドガラスへの塗布では，①検体量が少ない場合には綿棒をガラス上にスタンプする，②検体量が多い場合には綿棒を転がすようにする，③眼内液の場合にはシリンジから少量塗布し，白金耳などで広げる．スライドガラスの検体を塗抹する部分に丸印をつけておくと探しやすい（リング付きスライド）．固定には火炎固定またはアルコール固定を用いる．

採取された検体はできるだけ早く培地に塗布することが望ましいが，休日や夜間などで検査室に検体を届けられない，あるいは検査室をもたない施設（外注検査）では検体の保存・輸送を選択せざるを得ない．綿棒で採取された場合には輸送培地（シードスワブ®あるいは偏性嫌気性菌では嫌気ポータ®）に入れ，4℃に保存する．眼内液の場合では滅菌チューブに入れ，常温で，あるいは血液培養ボトルに混入し，常温あるいは 37℃で保存する．ただし，検体量が少ないときは，シリンジごと常温で保存する．

培地への塗布の際には，培地の中心部に綿棒の採取面を軽く押し材料を塗布する．組織片では培地面の中心部に軽く押しつける．

3. 検体検査と注意点（図 3）

A. 塗抹検査

目的とした病原体に応じて数種類の染色法を用いる（216 頁参照）．

Gram 染色では検出菌の特徴（染色性：グラム陽性や陰性，形態：球菌や桿菌，莢膜の有無，酵母状あるいは菌糸型），好中球の貪食像，多核白血球とリンパ球の存在比あるいは他の細胞成分の有無などを確認する．好中球に多数貪食されている菌が原因微生物である可能性が高い．

Giemsa 染色では原因微生物により観察される

炎症細胞や上皮細胞が異なる．例えば，多核白血球では細菌やクラミジア，単核球ではウイルス，好酸球ではアレルギー性疾患および結膜上皮細胞内の細胞質内封入体ではクラミジアが推定される．

非定型抗酸菌を疑った場合にはZiehl－Neelsen染色を行う．

真菌あるいはアカントアメーバの染色法としてGram染色，蛍光色素染色法（ファンギフローラY® 染色，カルコフロール・ホワイト染色）あるいはPAS染色（Periodic acid－Schiff stain）などがある．

微胞子虫では，培養で増殖しないので，直接鏡検（Gram染色，抗酸性染色，Chromotrope 2Rを用いたTrichrome染色あるいはカルコフロール・ホワイト染色）が行われる．

B. 培養検査

原因微生物の同定ならびに薬剤感受性検査において必須である．

疑われる原因微生物によって最適な培地ならびに培養条件を選択する．しかし原因微生物の予測が困難な場合には，複数の培地ならびに培養条件を選択する．例えば，真菌の分離培地としてサブロー寒天培地，ポテトデキストロース寒天培地や抗菌薬添加普通寒天培地などを用い，各培地それぞれ2枚用意し，室温と37℃で培養する．*Candida* 属の菌種を分別するためにCHROMagar® Candidaが用いられることがある．発育速度は真菌の種類によりばらつきがあるので，少なくとも2週間は培養する．なお，真菌用の培地が準備できない場合には細菌培養用の培地（例えば，ヒツジ血液寒天培地）が代用可能である．分離された真菌は可能であればCLSI（Clinical and Laboratory Standards Institute）ガイドラインに基づいた抗真菌薬感受性検査を行う．酵母菌に関しては大半の施設では市販キットが用いられているが，糸状菌に関しては施設が限られる．また，ミカファンギンなどキャンディン系抗真菌薬ではパラメータとしてMEC（minimum effective concentration）を用いる．

非定型抗酸菌では小川培地，Löwenstein－Jensen培地，Middlebrookなどの寒天培地（Middlebrook 7H10，7H11培地）あるいは液体培地などを用いる．

C. 抗原検査

a. 眼瞼結膜の擦過物

クラミジア感染症ではクラミジア抗原の検出が行われる．アデノウイルス感染症では免疫クロマトグラフィー法による迅速診断キットが参考となる．感度は70～80％程度で，特異度は100％である．単純ヘルペスウイルスI型では，免疫クロマトグラフィー法によるウイルス抗原検出キットでの診断が可能である．

b. 血液

真菌性眼内炎では，血清中の *Aspergillus fumigatus* galactomannan（GM）抗原，*C. albicans* マンナン抗原や *Cryptococcus neoformans* glucuronoxylomannan（GXM）抗原あるいは抗アスペルギルス沈降抗体などの検索が行われる．

D. 血清検査

感染症の診断では原因微生物を検出することが望ましいが，網脈絡膜病変では検体を採取するには手術手技を要し，病変部位によっては侵襲が大きい．そこで血清学的検査による感染の間接的証明が重要となる．

梅毒性ぶどう膜炎では，梅毒血清反応として非トレポネーマ検査である脂質抗原法（serologic test for syphilis：STS）およびトレポネーマ検査である *T. pallidum* 抗原法を行う．HIV患者では偽陰性に注意する．結核では，患者から採取した血液中の感作リンパ球から産生されるインターフェロンγをELISPOT（enzyme－linked immunospot）法で測定する（T－SPOT®）．

真菌性眼内炎では真菌の細胞壁主要構成成分である β－D－グルカンの測定は補助診断として有用である．深在性真菌症患者における血清 β－D－グルカン陽性の感度は90％で，特異度は100％である．しかし，血液透析や血液製剤投与などの場合には偽陽性に注意する．

急性網膜壊死では眼内局所のウイルス抗体価を

測定し，血清ウイルス抗体価とともに抗体率が検討されることがある．CMV 網膜炎では末梢血液中の白血球における CMV 抗原をモノクローナル抗体で染色し，赤く染まった陽性細胞を数える（アンチゲネミア検査）．CMV 網膜炎に先行し陽性化することがある．HTLV-1 関連ぶどう膜炎では血清抗 HTLV-1 抗体の測定を行う．

E. 遺伝子検査

PCR 法は微量の検体から病原体の DNA を迅速かつ高感度に検出することが可能なので，得られる検体量が少ない眼感染症では有効な検査手段である．ただし，目的とする病原体を予測できない場合や汚染菌（コンタミネーション）に注意する．

N. gonorrhoeae，アカントアメーバ，アデノウイルス，クラミジアあるいはヘルペスウイルス群による角結膜感染症や眼疾患の補助診断に応用されている．また，アデノウイルスでは型判定にも用いられている．さらに分離された細菌や真菌を用い，遺伝子学的に病原体の同定を行うことがある．微胞子虫では，直接鏡検のほかに PCR 法が用いられることがある．

眼感染症の原因微生物はウイルス，細菌，真菌あるいは寄生虫など多種多様で，包括的な検査が要求される．また，眼局所から得られる検体は常に微量である．そこで近年，少量検体にて短時間で多項目の眼感染症検査を行う網羅的迅速 PCR 診断システムが開発され，その有効性が報告されている．

（望月清文）

チェックリスト

- □眼感染症の特徴を述べよ．
- □眼感染症の原因微生物について述べよ．
- □眼感染症検査用の検体採取について説明せよ．
- □眼感染症の検査の流れを説明せよ．

IV 感染症の検体検査

口腔感染症

口腔は消化器（系）の起始部であり，解剖学的には，その前壁は口唇，側壁は頬，上壁は口蓋，そして下壁は舌を含む口腔底によって構成されており（図1），摂取した食物を咀嚼して食塊を形成し，さらに咽頭へ送り嚥下させるという重要な機能をもつ．この機能を営むために，歯（歯列），歯周組織，舌および唾液腺を備えており，これらは歯の一部を除いてすべて粘膜で覆われている．また，口腔は，咽頭・喉頭・気管と続き，鼻腔の代わりに呼吸路となるばかりでなく，舌・口唇および咽頭とともに発音という重要な役割も担っている．

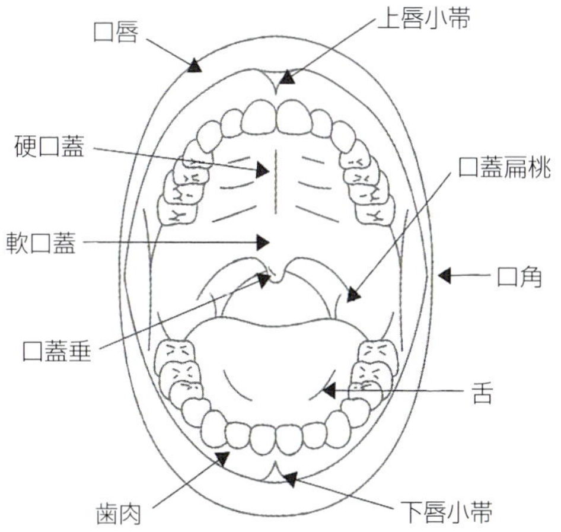

図1　口腔の仕組み

1. 口腔感染症の特徴と原因微生物

A. 口腔感染症の一般的な特徴

歯科における炎症性疾患は様々な原因によって発症するが，そのなかで多くみられるのが細菌による感染症である．口腔には種々の感染症が発生するが，その多くは常在細菌が摂食食物，口腔清掃状態，宿主の免疫力あるいは加齢といった様々な要因の影響を受け，病的に変化することが原因となって発症すると考えられる．すなわち内因感染といえる．

口腔常在菌による内因感染症としては，バイオフィルムとして形成されたデンタルプラーク（歯垢）によって発症する「う蝕」と「歯周病」が最も多く，歯を失う主要な原因疾患であり歯科領域の二大疾患といわれている．また，これに継発する歯髄炎や根尖性歯周炎も含め，歯が介在する歯性感染症も多くみられる．口腔常在菌による他の内因感染症として，放線菌症やカンジダ症などの真菌感染症が挙げられるが，う蝕や歯周病に比較して，その発症頻度は比較的少ない．

一方，口腔に病変を起こすウイルス感染症には，ヘルペス性口内炎，ヘルパンギーナ，手足口病，流行性耳下腺炎などがある．表1に代表的な疾患と原因微生物を示す．

B. う蝕

う蝕（う歯）は，歯表面に付着し形成されたデンタルプラーク内の細菌が糖質（特にショ糖）を代謝・分解することにより，乳酸あるいは酢酸などの有機酸を産生し，その酸によって歯質の無機結晶が溶解（脱灰）して歯の構造が破壊される疾患である．

a. 原因微生物

う蝕の原因菌としてはミュータンスレンサ菌群が最重要であり，本菌群中の *Streptococcus mutans* と

表 1　口腔感染症と原因微生物

疾患名	原因微生物
う蝕（う歯）	*Streptococcus mutans, S. sobrinus, Lactobacillus, Actinomyces*
歯周病	*Porphyromonas gingivalis, Tannerella forsythia, Treponema denticola, Prevotella intermedia, Aggregatibacter actinomycetemcomitans*
歯髄疾患，根尖性歯周組織疾患	*Streptococcus, Lactobacillus, Prevotella, Eubacterium, Actinomyces, Peptostreptococcus, Propionibacterium, Enterococcus faecalis*
歯性感染症	*Prevotella, Fusobacterium, Peptostreptococcus,* 口腔レンサ球菌（anginosus group）
ヘルペスウイルス感染症	
1）ヘルペス性口唇炎，ヘルペス性歯肉口内炎	ヒトヘルペスウイルス 1 型（HHV-1）
2）水痘（帯状疱疹）	水痘・帯状疱疹ウイルス（HHV-3）
エンテロウイルス感染症	
1）ヘルパンギーナ	コクサッキーウイルス A 群
2）手足口病	コクサッキーウイルス A 群，エンテロウイルス 71 型
麻疹（Koplik 斑）	麻疹ウイルス
口腔カンジダ症	*Candida albicans*
唾液腺感染症	
1）ウイルス性唾液腺感染症	ムンプスウイルス（流行性耳下腺炎），ヒトサイトメガロウイルス（HCMV）（巨大細胞性封入体症）
2）細菌性唾液腺感染症	*Staphylococcus aureus,* 溶血性レンサ球菌
放線菌症	*Actinomyces israelii, A. viscosus, A. naeslundii, Propionibacterium propionicus*

Streptococcus sobrinus がヒトのう蝕発症に最も関係する．う蝕が発生する部位によっては *Lactobacillus*（乳酸桿菌）や *Actinomyces naeslundii* といった他の酸産生菌なども検出される（混合感染）が，どのう蝕病巣においても総じてミュータンスレンサ菌群が主な原因菌となっている．嫌気性菌の培養技術が向上したため，嫌気性で蛋白分解酵素を放出する *Prevotella* 属，*Porphyromonas* 属菌や *Eubacterium* 属，*Peptostreptococcus* 属，*Fusobacterium* 属，*Propionibacterium* 属菌なども進行したう蝕病巣から検出される．

b. 病態

う蝕の病態は非常に複雑であり，発生部位，病理組織学的観点あるいは進行程度などから様々に分類される．う窩（う蝕により形成されたくぼみ）を放置しておくと，歯質の脱灰および蛋白分解酵素による有機質成分の溶解が進行し，エナメル質から象牙質へと進展していく（**図 2**）．象牙質う蝕は，その基本構成単位である象牙細管を介して深部へ進行する．表層ではほぼすべての象牙細管が細菌の侵入によって拡大し，そのなかに微生物がひしめき合うように充満しているが（**図 3**），病巣深部では細管の拡張もそれほどなく，細管ごとに形態の異なる細菌が，1 本の細管に 1 種だけ侵入しているようにもみえる（**図 4**）．

なお，う蝕病変は一方的に進行するのではなく，う窩を形成する前の初期う蝕は，その表面を高度に石灰化した層が覆っている「表層下脱灰病変」として特徴づけられており，口腔内環境を再石灰化反応が促進する状態に整えれば，う窩を形成することなく自然治癒する可逆的な病変であるとのとらえ方が定着してきている．

c. 診断

う蝕の診断を目的とした細菌学的検査は通常行われておらず，臨床的には目でみて判断し（視診），必要に応じて X 線診査を行うことで，う蝕

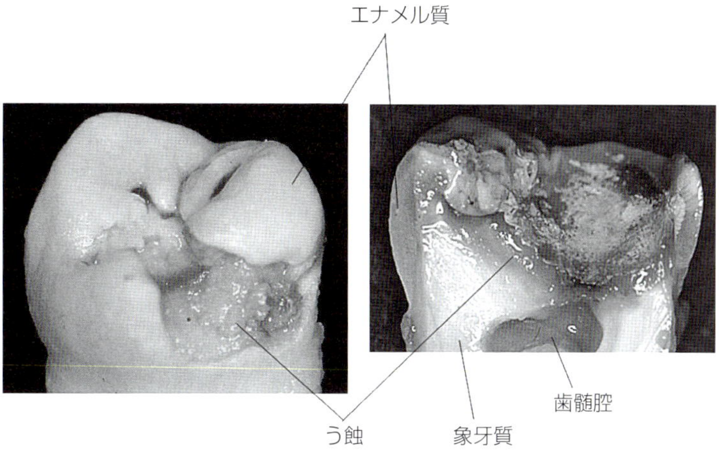

図2　象牙質の深くまで進行したう蝕

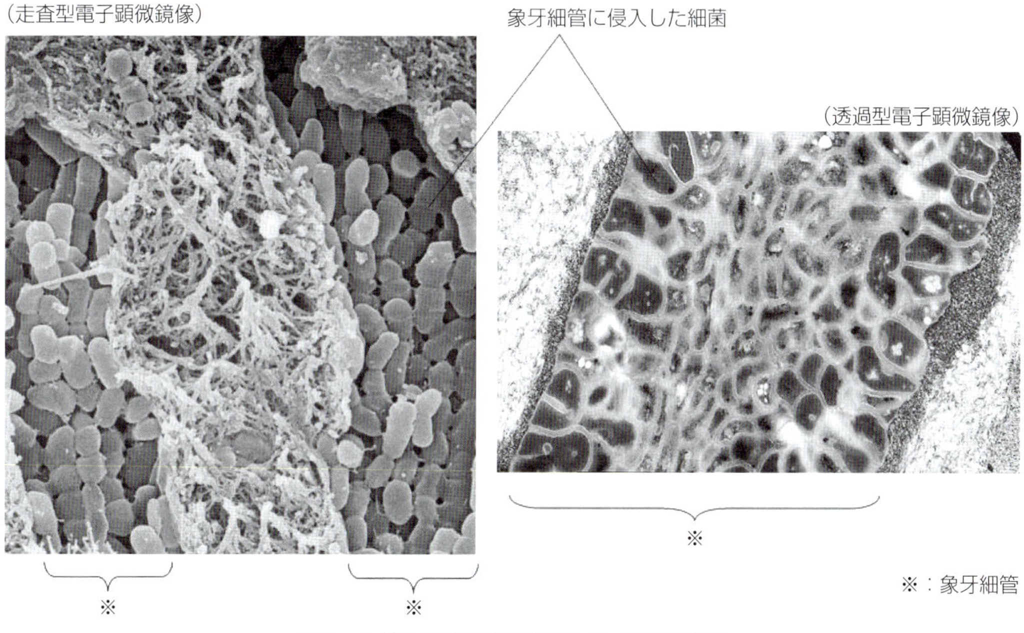

図3　う蝕病巣内の象牙細管に生息する細菌

の進行程度を診断する場合がほとんどである．象牙質う蝕は病理組織学的変化，例えば硬さや着色の有無をもってある程度識別できるが，細菌が侵入した部分（感染象牙質）をより正確に識別する客観的な方法として薬剤による染め分けが多く行われている．最近では非侵襲的な診断方法の1つとして，レーザー光を利用した検知機器などが用いられるようになってきた．

C. 歯周病

歯周病とは，歯周組織に原発し歯周組織を破壊する疾患の総称であり，歯肉炎，歯周炎ならびに咬合性外傷がある．歯肉炎および歯周炎（**図5**）は，歯面，歯肉溝，歯周ポケットに形成されるデンタルプラークが主な原因となって引き起こされる感染症である．歯肉炎は歯周組織に限局し歯槽骨の吸収を伴わないのに対し，歯周炎は歯肉，歯

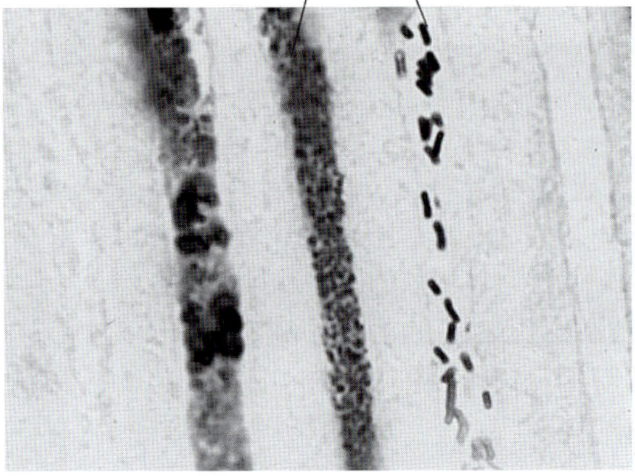

図 4　象牙質う蝕の光学顕微鏡像
（Brown–Brenn 染色）

根膜および歯槽骨にまで炎症が波及し，歯槽骨の吸収が生じる．一方，咬合性外傷は，歯肉炎・歯周炎とは異なる疾患で，咬合力により引き起こされる歯周組織の外傷性変化であり，歯根膜腔の拡大と歯槽骨吸収を伴う．

a. 原因菌

歯肉炎や歯周炎の主な原因であるデンタルプラークは歯肉縁上あるいは縁下においてバイオフィルムを形成する（歯肉縁上プラーク，歯肉縁下プラーク）．歯肉縁下プラークからは嫌気性あるいは通性嫌気性グラム陰性桿菌やスピロヘータなどが多く分離され，*Porphyromonas gingivalis*, *Tannerella forsythia*, *Treponema denticola*, *Prevotella intermedia*, *Aggregatibacter actinomycetemcomitans* などが高頻度に検出される．このような歯周病の発症に関与する細菌群を歯周病原細菌と呼ぶ．これらの細菌から産生される細胞傷害物質や病原因子（リポ多糖，プロテアーゼ，ロイコトキシンなど）が，直接的・間接的に歯周組織の破壊に作用する．

歯周病は日常生活との関連が強い生活習慣病の1つとされており，上記のような細菌因子だけでなく，生体側の感染防御機構（宿主因子）や喫煙・ストレスあるいは食生活などの環境因子が大きく影響している．また近年，歯周病は単純に口腔局所の感染症としてではなく，細菌の供給源として，あるいは末梢の種々の臓器に影響を及ぼす可能性のある軽微な慢性炎症としてとらえられるようになった．これまで歯周病が関連すると報告された疾患群には，冠状動脈疾患，心内膜炎，誤嚥性肺炎，糖尿病，肥満，骨粗鬆症，早期低体重児出産および免疫疾患などがある．

b. 病態

歯肉炎に罹患すると，歯肉の腫脹ならびに発赤が認められるようになり，また出血しやすい状態になる．さらに炎症が拡大し歯周炎になると，歯と歯肉との付着が破壊され，結果として歯肉溝が深くなり，歯周ポケットと呼ばれる3mm以上の深い溝が形成される．さらに炎症が進行すると，X線所見で歯槽骨の吸収が認められるようになり，歯の動揺や病的移動が生じる．歯周炎に罹患すると，歯頸部だけでなく歯周ポケット内にも細菌が増殖・生息し，プラークを形成するようになる．歯周炎が進行すると，歯肉縁下プラークの影響を受け，歯肉組織からは好中球が浸潤し，歯周ポケットからの排膿や歯周膿瘍が認められ，またプラーク細菌の代謝産物により特有の口臭を生じるようになる．

歯周病は連続的に徐々に進行するのではなく，比較的短期間に急激な組織破壊を生じる活動期と，その後の長期間の鎮静状態を示す非活動期を周期的に繰り返して進行すると考えられている．

c. 診断と検査

臨床的な歯周組織検査として，①口腔衛生状態，②歯肉の炎症の程度，③歯周ポケットの深さ，あるいはアタッチメントレベル，④歯の動揺度，⑤咬合状態，⑥プラークリテンションファクター（蓄積因子），⑦歯槽骨の吸収程度（X線所見）などに関する診査を行う．細菌検査として，暗視野顕微鏡や位相差顕微鏡を用いたプラーク細菌の直接観察が行われているほか，近年では歯周病活動性と関連が深い特定の菌種を対象とした酵素抗体法あるいは遺伝子学的検索法であるDNAプローブやPCR法が用いられるようになってきた．

D. 歯髄疾患・根尖性歯周組織疾患

う蝕，外傷あるいは切削などに起因する歯髄へ

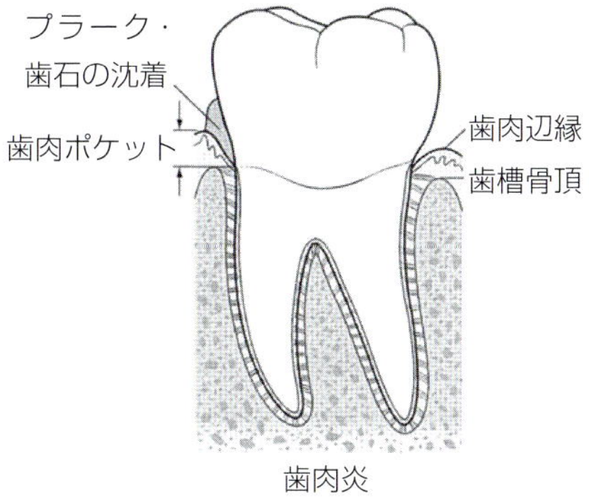

図 5　歯肉炎と歯周炎

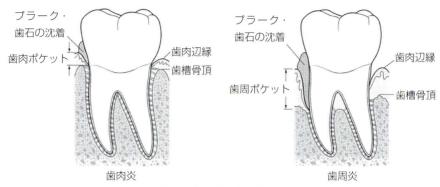

の細菌感染あるいは歯の外傷や破折，歯の切削時の温熱刺激などによって，歯髄組織は急性または慢性の炎症状態を呈する（歯髄疾患）．歯髄組織が壊死し，根尖部の歯周組織に感染が拡延すると，そこで感染根管内の細菌あるいはその由来因子に対する宿主の免疫応答が誘導され，炎症性変化が起こる（根尖性歯周組織疾患）．

a. 感染経路と原因菌

歯髄感染は血流に起因するまれな場合を除いて，主に口腔常在菌による感染である．多くは進行したう蝕の病巣からの感染であるが，外傷や破折，歯科治療時の歯の切削や充填処置などによって象牙細管を経由して間接的に歯髄感染が起こることもある．

根尖部歯周組織の感染は，隣在歯の根尖病変の拡張あるいは深い歯周ポケットのある場合を除いて，歯髄感染に継発したものである（**図 6**）．

b. 病態

歯髄疾患には，適切な処置によって炎症の原因を除去することで正常な状態に戻りうる「可逆性歯髄炎」と，原因を除去しても正常な状態に戻らず，いずれ歯髄壊死に陥る「不可逆性歯髄炎」とがある．また，慢性になると増殖性炎の型をとるものもある．臨床症状として持続性あるいは一過性の疼痛が出現するが，歯髄炎の病態により，その性質や程度は様々である．

根尖性歯周組織疾患の基本的な病態としては，炎症，膿瘍，肉芽腫および嚢胞がある．臨床症状として，自発痛や患歯に触れたときの痛み（打診

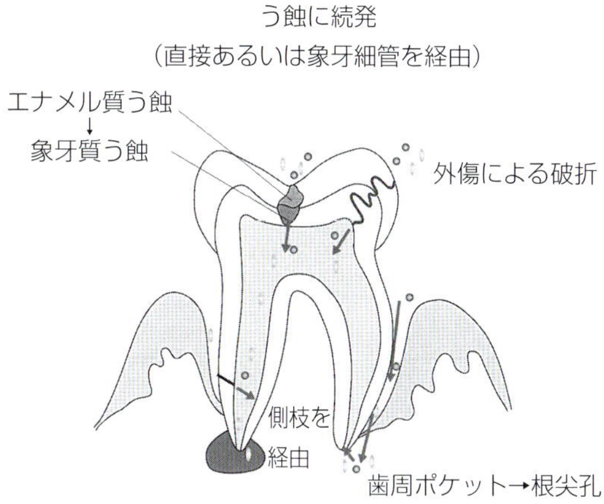

図 6　歯髄への感染経路

痛）といった自覚症状のほか，患歯の根尖部の腫脹，圧痛あるいは瘻孔などが出現することがある．重篤な急性根尖膿瘍では全身的な症状として発熱や食欲不振あるいは所属リンパ節の腫脹や圧痛を認めることもある．

c. 原因菌

歯髄への感染がう蝕から続発する場合，歯髄感染初期の細菌叢は象牙質う蝕病巣部とほぼ同様で，通性嫌気性の細菌種である *Streptococcus* 属や *Lactobacillus* 属が検出される．一方，自発痛および温熱痛を主症状とし，急性化膿性歯髄炎と診断された不可逆性歯髄炎の 90％以上の症例で歯髄の感染が認められ，これらの症例の 60％で偏性嫌気性菌が優勢に分離され，*Prevotella* 属，*Eubacterium* 属，*Actinomyces* 属などが高率に分離される症例も認められる．

一方，感染が根尖部に向かい，根管内の酸素が通性嫌気性菌に消費されるにつれて，嫌気性菌が優勢なものへとシフトし，根尖性歯周炎を伴う症例の根管内からは *Peptostreptococcus* 属，*Eubacterium* 属や *Propionibacterium* 属などの偏性嫌気性菌とともに，*Streptococcus* 属や *Enterococcus* 属といった通性嫌気性菌など多数の細菌が検出される．根尖性歯周炎で臨床症状を伴う急性の症例からは，100％の割合で細菌が分離され，*Eubacterium* 属や *Peptostreptococcus* 属などの偏性嫌気性菌が優勢に検出される．一方，臨床的に無症状な慢性根尖性歯周炎の症例からの根管内検出細菌は *Enterococcus faecalis* などを含む通性嫌気性菌が高頻度に分離される．最近では，難治性の根尖性歯周炎において，根尖孔周囲あるいは根尖孔外に病原性の細菌が多数存在し，それらがバイオフィルムの状態になっていることが指摘されている．

d. 診断

臨床においては，問診のほか，視診，触診，X 線診査など各種の臨床診査を行うとともに，必要に応じて生化学的検査を行う．しかし，う蝕と同様，診断のための細菌学的検査が行われることは少ない．

E. 歯性感染症

歯が原因の感染症が歯性感染症であり，その原因は根尖性や辺縁性の歯周炎から由来するもの，特に慢性炎症の急性化が多い．歯性感染症は伝染性，潜伏期などがなく，歯が関連する慢性病巣は生体の抵抗力が低下するとしばしば急性化を繰り返し，場合によっては周囲組織に波及する．

歯性感染症により形成された病巣には種々の口腔常在菌が混在しており，いわゆる混合感染である．これらの菌のどれが起炎菌であるか，またどの菌がどの程度の病原性を発揮しているかを明らかにすることは困難で，このことは歯性感染症を治療するにあたり最も苦慮する問題点である．また，原因歯の根本的処置が行われない限り，治癒に向かわないのが特徴的である．

a. 感染経路

解剖学的には皮質骨，骨膜あるいは筋組織などが炎症波及に対してバリアーになっている．歯槽部から周囲軟組織への炎症の拡大は，組織の疎な部分に沿って進行する（図 7）．

b. 病態

炎症の主体が解剖学的にどの部位にあるかにより，以下のような疾患がある．

1）上顎の化膿性炎
　①歯槽骨炎
　②上顎骨骨膜炎
　③頬部蜂窩織炎
　④歯性上顎洞炎
2）下顎の化膿性炎
　①下顎骨周囲炎（下顎骨骨膜炎）
　②翼突下顎隙膿瘍，側咽頭隙膿瘍，扁桃周囲炎
　③口底炎

c. 原因菌

根尖性歯周炎や歯周病と同様，歯性感染症もまた，嫌気性菌を含む複数細菌による混合感染である．閉塞膿瘍から得た検体を慎重に培養した場合，嫌気性菌が 70〜80％，好気性菌が 20〜30％の割合で検出され，菌種別では嫌気性グラム陰性桿菌（*Prevotella* 属，*Fusobacterium* 属など），嫌気性グラム陽性球菌（*Peptostreptococcus* 属など），口腔レンサ球菌（anginosus group）などが頻回に検出される．

d. 診断

問診により病変局所あるいは全身の自覚症状に関する情報を得るとともに，視診，触診，打診などにより局所の状態を把握し，炎症の原因となっている患歯の同定を行う．また，X 線，CT，MRI 等の検査を行うことによって炎症の波及部位を確認するとともに，必要に応じて生化学的検査や細菌検査を行う．

F. 口腔粘膜疾患

a. エンテロウイルス感染症

ヘルペスウイルス感染では口腔前方の舌，口唇や歯肉に病変が現れることが多い．ピコルナウイルス科エンテロウイルス属による下記の感染症でも口腔内に小水疱が出現するが，後咽頭や扁桃腺前部など口腔の後方にみられることが多い．

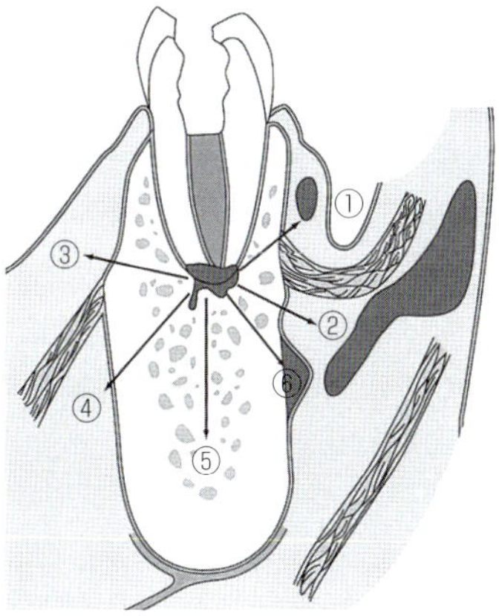

図７　歯槽部からの炎症の波及と膿瘍形成
①歯肉膿瘍，②頬部膿瘍，③舌下隙膿瘍，
④顎下隙膿瘍，⑤海綿骨の膿瘍（骨髄炎），
⑥骨膜下膿瘍

1）ヘルパンギーナ

コクサッキーA 型ウイルスによる発熱，筋肉痛，咽頭痛および口腔粘膜の水疱を特徴とするウイルス性疾患である．乳幼児に多く夏季に流行しやすい．口腔では軟口蓋部（軟口蓋扁桃弓）に小水疱が形成されるが，すぐに破れて潰瘍となり咽頭痛や嚥下困難を伴う．

2）手足口病

コクサッキーA16 型あるいはエンテロ 71 型ウイルスによるもので，手掌，足底，口腔粘膜に水疱性発疹が現れるのが特徴である．ウイルスの伝染性は強く，飛沫経口感染し，同じ施設内，例えば夏季にはプールにおける流行が多い．乳幼児に多く，口腔粘膜や四肢末端に紅暈（紅色の輪）を伴う 2〜3mm の小水疱を形成し，圧痛を伴うことがある．

b. 麻疹（コプリック斑）

麻疹ウイルスの飛沫感染で発症する麻疹（はしか）の初期徴候として，皮膚の発疹出現の 1〜4 日前に，両側臼歯部咬合線相当の頬粘膜に出現する紅暈を伴う灰白色の斑点をコプリック（Koplik）斑という．麻疹の診断上重要な所見であるが，発疹が出現すると消失に向かうため，コプリック斑に対する処置は行わない．

c. カンジダ症

カンジダ症は，真菌の *Candida* 属菌による感染症で，多くは皮膚や粘膜に表在性の感染が起こり，その表面が侵される疾患である．代表的な口腔粘膜のカンジダ症として，急性偽膜性カンジダ症と義歯性口内炎がある．*Candida* 属菌のうちでは *Candida albicans* により起こるものが最も多い．*C. albicans* は，口腔常在菌叢の 1 つとしてほとんどのヒトから検出される．口腔カンジダ症の発症には，いくつかの局所的および全身的な要因が関与している．局所要因の 1 つに菌交代現象がある．抗生物質など抗菌薬を長期間使用した場合，感受性のある細菌に代わって，耐性である *C. albicans* が増加し，いわゆる菌交代症として病原性を示す．

C. albicans が病原性を発揮する全身要因としては，宿主の免疫機能の低下があげられる．高齢者や臓器移植による免疫抑制剤投与の場合，また AIDS や悪性腫瘍などの免疫不全患者においてカンジダ症の発生率が高い．このように，健常な宿主に対しては病原性のない菌（平素無害菌）であっても，宿主の抵抗性が減弱したときに病原性を示すことがある．これを日和見感染という．易感染性宿主に *C. albicans* が日和見感染を起こすと，深在性のカンジダ症を引き起こし，ときに致命的な感染症となることがある．

G. 唾液腺の感染症

唾液腺の感染症は，ウイルス性のものと細菌性のものに大別される．

a. ウイルス性唾液腺感染症

1）流行性耳下腺炎

流行性耳下腺炎（おたふくかぜ）は，パラミクソウイルス科のムンプスウイルスの飛沫感染により，主として耳下腺に現れる感染症の急性ウイルス性唾液腺炎で，すべての唾液腺疾患のうち最も多くみられる疾患である．

2）巨大細胞性封入体症

巨大細胞性封入体症はヘルペスウイルス科のサイトメガロウイルスによる感染症で，耳下腺や顎下腺にみられる．

b. 細菌性唾液腺感染症

細菌性唾液腺感染症は，主として抵抗力が減じた状態，すなわち消耗性疾患や外科手術後に持続または誘発されやすい．主として耳下腺に起こり，まれに顎下腺にもみられる．周囲組織からの感染の波及や血行感染もあるが，唾液の流出量の低下などにより口腔から耳下腺管を上行性に感染することが多い．*S. aureus* による感染が最も頻度が高いが，*Streptococcus* およびその他の口腔細菌も原因菌になる場合がある．

H. 放線菌症

放線菌症は *Actinomyces* 属の細菌に起因する慢性の化膿性膿瘍または肉芽腫性感染症である．う歯，歯周病，下顎骨骨折などをきっかけとして，口腔内常在の *Actinomyces* 属が内因性感染を起こす．ヒトや動物（主としてウシ）の顎口腔顔面と頸部に起こりやすい．皮下に生じた硬く扁平な感染巣が次第に拡大して膿瘍となり，さらにろう孔を形成して排膿がみられることもある．ヒトの放線菌症の主要な病原細菌種は *Actinomyces israeli*, *A. viscosus*，*A. naeslundii* あるいは分類学的に類縁の *Propionibacterium propionicus* も同様な病原性がある．

I. 口腔内細菌による口腔外感染症

a. 亜急性心内膜炎

口腔や上気道に常在する口腔レンサ球菌が，う蝕，歯肉炎，歯科治療に伴う口腔の損傷部位から血中に侵入すると，基礎疾患として心臓弁膜異常等をもつヒトに亜急性心内膜炎を起こす．週～月単位で症状が出現し，倦怠感，食欲低下，発熱，寝汗，背部痛，体重減少，関節痛など特異性の低い症状が出る．

b. 誤嚥性肺炎

脳血管障害などによる神経麻痺や意識障害，経鼻胃管や気管内挿管などの機械的要因や歯科疾患等があると，本人も周囲も気づかないうちに間欠的，あるいは持続的な誤嚥が起こる．主な起炎菌は *Peptostreptococcus* spp.，*Fusobacterium nucleatum*, *Prevotella melaninogenica* などの口腔内嫌気性菌である．長期入院患者では，さらに *Klebsiella pneumoniae*，*Serratia* spp.，*Pseudomonas aeruginosa* などが加わる．

2. 検体の採取と取り扱い

A. う蝕の場合

う蝕の発症因子を排除することが，う蝕の発生を予防する上で重要である．個々人がう蝕発症因子をどの程度有しているのかを知ることは，今後起こりうる危険性（カリエスリスク）を予測し，それに応じた予防法を選択する上で重要な意味をもつ．カリエスリスクを予測する方法の1つとして唾液を採取し，う蝕活動試験（細菌検査および唾液検査）が行われる．滅菌容器に採取後の唾液は冷蔵保管し，なるべく早く試験を行う．

B. 歯周病，歯髄疾患・根尖性歯周組織疾患，歯性感染症の場合

臨床において効果的な歯周治療を行うためには，個々の患者の歯周病活動性（発症した歯周病が将来どの程度悪化し，組織破壊が進行するかを示す指標）と歯周病感受性（歯周病に対して罹患しやすいかどうかの個体の体質）を検査・診断し，病態を把握することが重要である．歯周病活動性の指標の1つとして細菌学的な指標があり，歯周病における細菌検査はきわめて重要な意味をもつ．歯周病局所の細菌学的検査には，滅菌したペーパーポイントなどを用いて歯周ポケットから採取したプラーク細菌を用いる．

根管治療の最終段階では，清掃・消毒が完了した根管内空隙を生体に為害性のない無刺激な材料を用いて緊密に充填する．これを根管充填という．この段階では歯髄炎や根尖性歯周炎により出現した様々な症状が消失し，かつ根管内が無菌であることが望ましい．根管充填の時期の決定や，それまでの治療の臨床効果の判定に根管内の細菌検査が行われる．また，根管内のどの部位の試料を採取するか，どのような方法で採取するかは，検査の目的によって異なるが，嫌気性菌の分離頻度が高いことから，歯周病における細菌検査と同様，試料の採取段階から徹底した嫌気的条件を保

つことが必要である．

歯性感染症では，歯周炎や歯髄炎等から炎症が拡大した結果，**図7**に示される部位に形成される膿瘍内の膿汁が検体となる．歯性感染症における検出菌の多くは嫌気性菌である．そのため，細菌検査の検体の採取，輸送および培養が適切に行われないと，結果の信頼性は低下する．世界基準では閉塞膿瘍からの検体の採取であり，それ以外の方法は参考程度の扱いになる．

穿刺部分を十分にヨード製剤等で消毒後，18Gの注射針を装着した2.5mLのシリンジを閉塞膿に穿刺した後，空気の混入を避けるように，ゆっくりと膿瘍の内容物を吸引する．膿瘍の内壁に近い部分からおよび中心に近い部分から採取するとよい．同一の膿瘍からの吸引は1日に1回までとする．歯周囲組織の炎症の原因菌には偏性嫌気性菌が多く含まれるため，培養検査用の検体はできる限り空気との接触を避けて採取し，あらかじめ嫌気状態にした培地に塗抹し，直ちに嫌気ジャーに入れて嫌気状態に保って培養を行う．輸送が必要な場合には，輸送用培地や嫌気ポーターなどの嫌気性菌用輸送容器に速やかに検体を注入し，検査機関に搬送する．嫌気性菌の検出の場合には30分～3時間以内に検査を行う．一般細菌では搬送は室温では2時間以内とし，保存する場合は4℃で（淋菌など *Neisseria* 属が疑われる場合は室温）24時間以内とする．

真菌，ウイルス検出用の検体は一般には冷蔵しない．ウイルスの場合には，専用保存液・専用保存容器に入れ，－70℃以下におく（サイトメガロウイルスの検査では氷冷）．また，検体採取用器具は，ウイルス不活化作用のある木製や綿線維製の部分のない，プラスチックあるいはアルミ製で綿球部分が化学繊維のものを使用する．

3. 検体検査と注意点

A. う蝕

臨床的な知見に基づいて診断する場合がほとんどであり，起因菌を特定して治療を行うことはまれである．う蝕活動性を知るための細菌検査では，*S. mutans* の選択培地である Mitis-Salivarius-bacitracin（MSB）培地を用いて唾液中の *S. mutans* を定量する．

B. 歯周病，歯髄疾患・根尖性歯周組織疾患，歯性感染症

歯周病の細菌学的検査法には，以下のようなものがある．

a. 直接観察法

歯周ポケット内の細菌を暗視野顕微鏡や位相差顕微鏡で直接観察する方法である．スピロヘータや小桿菌など運動性菌の総菌数に占める割合を把握するのに有効である．特定菌種を同定することはできないが，チェアサイドでも観察できる点，モニターテレビに映し出せる点で，歯周治療における患者の動機づけの方法として汎用されている．

b. 培養法

歯周病の原因菌のほとんどは偏性嫌気性菌と通性嫌気性菌であることより，必ず嫌気培養を合わせて行う．詳細は**図8**および下記の説明のとおりである．

c. 特異抗体を用いる検査法

歯周病活動性と関連が深い特定の菌種に対する抗体を用いてプラーク内細菌を染め出し検出する方法で，蛍光抗体法や酵素抗体法がある．プラーク中の菌の生死にかかわらず検出できるという利点がある．

d. 酵素活性測定法

歯周病細菌のなかには特定の酵素活性をもつものがある．それらの酵素活性を測定することによって，その産生菌群の存否や増減を迅速に知るものである．*P. gingivalis*，*T. forsythia* および *T. denticola* はトリプシン様酵素活性をもち，その合成基質である *N*-benzoyl-DL-arginine-2-naphythylamide（BANA）を分解する．採取した歯肉縁下プラークのBANA切断活性を発色によって知る方法であり，チェアサイドでの簡便で迅速な検査法としてキット化されており，その応用範囲は広い．

歯髄疾患・根尖性歯周組織疾患，歯性感染症の細菌検査を行う場合も，上記の歯周病の場合と同様に，嫌気性菌の存在を考慮して培養検査を行

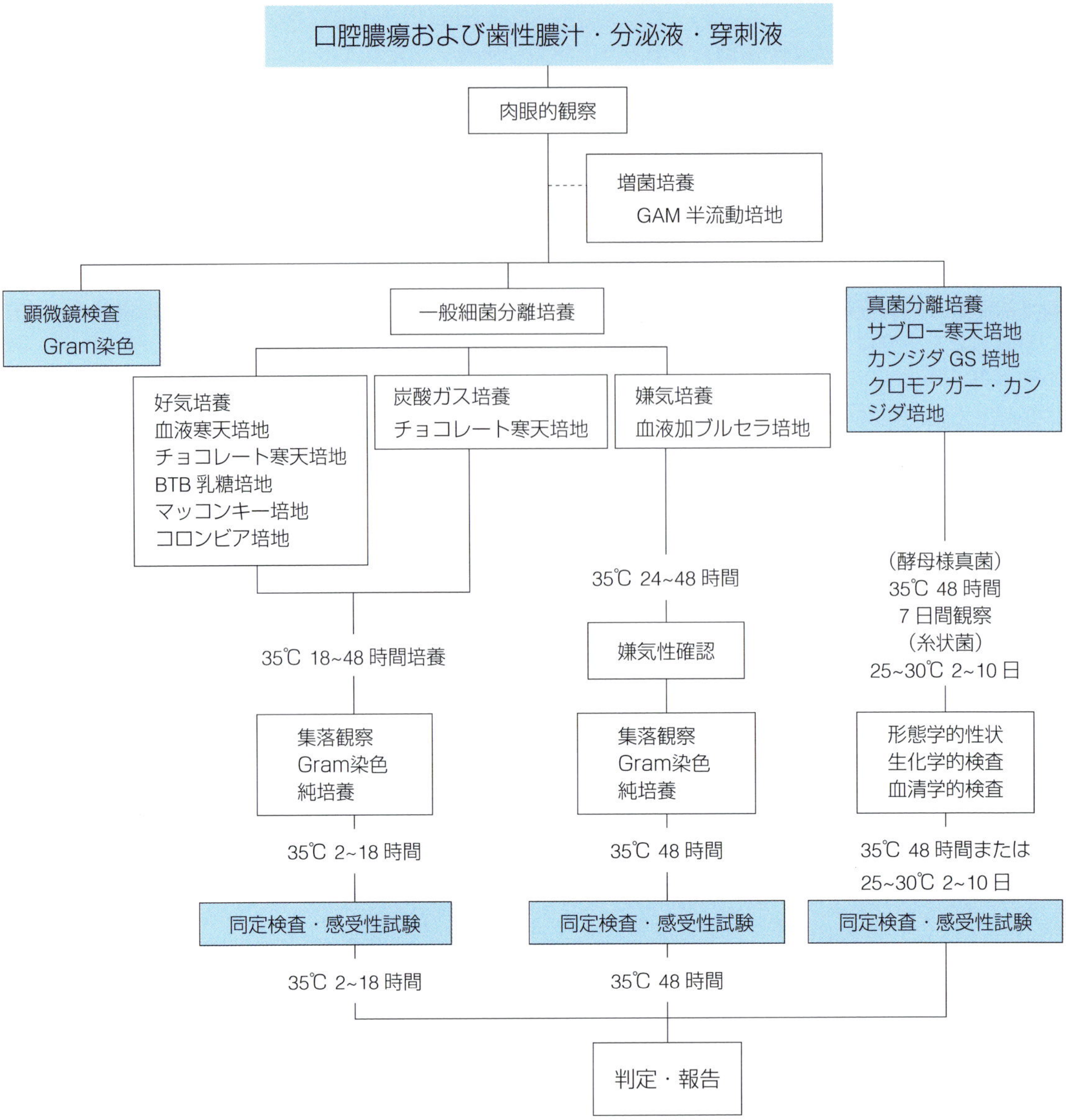

図 8　口腔由来膿汁·分泌液·穿刺液の検査手順

う．口腔化膿性疾患と歯性感染症に由来する膿汁・分泌液および穿刺液の細菌検査手順について**図 8** に示した．

C. その他の原因微生物

高齢者や悪性腫瘍の化学療法，ステロイドや抗菌薬の使用患者，HIV 感染者ではカンジダ症を起こす場合がある．カンジダに特徴的な白い隆起性の病変部を擦過して Gram 染色し，紫色の菌糸を出した酵母塊がみられれば診断可能である．カンジダは口腔内に常在しており，病変がなくても培養陽性になることが多いので，口腔カンジダ症の場合には培養検査の必要性は低い．カンジダ血症など深在性真菌症を起こした場合には**図 8** に示した手順で検査を行う．

口腔粘膜の潰瘍や水疱を伴う病変ではウイルス

感染症も多く，ウイルス検査を必要とする．一般には，急性期と回復期に採取したペア血清を用いて特異抗体価の上昇により診断する．単純ヘルペスウイルスの場合には，病巣部擦過物中のウイルスを間接蛍光抗体法により検出するキットが市販されている．

Actinomyces 属による放線菌症の場合には，患部材料中に，硫黄顆粒が肉眼または顕微鏡下に観察される．さらに Gram 染色を行うとグラム陽性の分枝した菌糸様の細菌の塊がみられる．血液寒天培地等を用いて嫌気培養を最大 2 週間まで行い，集落の性状観察と染色鏡検を行う．

口腔レンサ球菌は口腔外感染症である亜急性心内膜炎の原因菌となることがある．「1. I. 口腔内細菌による口腔外感染症」の項に記載の症状があり，血液培養でグラム陽性球菌が検出された場合には，口腔レンサ球菌の可能性を考慮した培養検査を行うべきである．抗菌薬投与がすでに行われていて培養による検出が困難な場合や同定が困難な場合には，細菌に共通の 16S リボソーム RNA の遺伝子を PCR 増幅し，塩基配列を決定して，相同性検索を行うことにより原因菌を明らかにできる．

誤嚥性肺炎の場合には，患者喀痰の Gram 染色により口腔内に存在する多様な細菌が観察される．培養検査については**図 8** に従って行う．易感染者に多い *K. pneumoniae*，*Serratia* spp.，*P. aeruginosa* などのグラム陰性桿菌は分離培地上での集落の特徴や各種生化学的性状によって同定される．

（片岡佳子／尾崎和美）

チェックリスト

□口腔感染症の特徴を述べよ.
□口腔内の解剖学的な特徴を述べよ.
□口腔内感染防御機構について説明せよ.
□う蝕と歯周炎の違いを説明せよ.
□口腔感染症の起因微生物について述べよ.
□口腔感染症の検査方法について説明せよ.

IV 感染症の検体検査

中枢神経系感染症

中枢神経系感染症は，髄膜炎，脳炎，脊髄炎，脳膿瘍，髄膜周囲の化膿性炎症と多岐にわたる．原因となる微生物の種類も細菌，真菌，ウイルス，原虫と多彩である．微生物の感染経路は，原発感染巣が中枢神経系に近い部位（深部に及ぶ開放性頭部外傷，肺炎，敗血症等）では，血行性に移行し中枢神経系に侵入する．また，新生児髄膜炎では早期破水や長時間に及ぶ分娩などにより，産道感染するとされている．細菌の内毒素などによって生じた血液脳関門の損傷・破壊により血行性に侵入した細菌が，中枢神経系に到達して感染する場合もある．この項では中枢神経系感染症の特徴，検体採取と保存法，そして検査方法とその注意点について解説する．

1. 中枢神経系感染症の特徴と原因微生物

A. 一般的な特徴

中枢神経の構造は，脳（大脳，中脳，小脳，橋，延髄）と脊髄からなり，内側より軟膜，くも膜，硬膜によって覆われている（図1）．これら部位への感染症を一括して中枢神経系感染症として扱う．

感染部位により症状は多彩である．侵入門戸は血行性のほか，副鼻腔炎や中耳炎などの隣接臓器からの炎症の波及，神経節でのウイルス持続感染が再活性化し中枢へ到達する場合などがある．感染防御機構としては，ほかの臓器と同様に，細菌感染症に対しては，多形核白血球による貪食殺菌が有効である．また，細菌ならびにウイルス感染症には感染時に産生される特異抗体が重要な役割を演じる．感染時には単核食細胞系マイクログリア細胞の活性化を介して感染防御能が増強される一方で，活性酸素などの産生により炎症も促進される．

B. 髄膜炎

くも膜，くも膜下腔，軟膜を中心とした炎症であり，発熱，脳圧亢進症状（頭痛，嘔吐），髄膜刺激症状（頸部硬直，ケルニッヒ徴候），意識障害，痙攣などを主症状とする．炎症は連続性に頭蓋内～脊柱管内に拡がっており，限局することはない．脳神経や脊髄神経根，脳室などにも容易に炎症が波及する．また，髄膜炎と同時に脳・脊髄実質内まで炎症が波及していることはまれではなく，片麻痺，失語，半盲などの局所症状を示す場合には髄膜脳炎に発展している可能性が高い．診察所見では，頸部硬直が髄膜炎の特徴とされているが陽性率は高くない．

髄膜炎は起炎菌により細菌性，真菌性，結核性に分類される．細菌学的検査が陰性でリンパ球優位の髄膜炎を無菌性髄膜炎と呼ぶ．ウイルス性の場合が多いが，癌細胞やリンパ系腫瘍の髄内播種，サルコイドーシスやベーチェット病，膠原病に伴う髄膜炎など，非感染性の場合もある．髄膜炎の診断は脳脊髄液中の白血球増多があれば確定できる．髄液所見では採取時の頭蓋内圧，髄液外観，髄液中の多核球・単核球比率，蛋白増加，糖減少などが重要である．確定診断には，細菌性，真菌性，結核性を疑う場合，髄液の検鏡と培養検査で起炎菌を検出する．ウイルス性の場合には，咽頭ぬぐい液や便，髄液からのウイルス分離や髄液抗体価の経時的上昇で診断するが，困難な場合も多

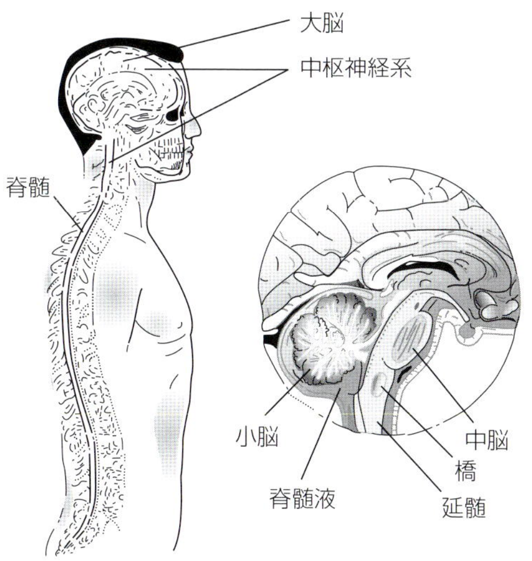

図1　中枢神経系の構造

く，1/3の症例では原因ウイルスは不明である．また，結核菌や一部のウイルスでは核酸増幅法（PCR法）が有用である．以下，病原体ごとに詳しく述べる（**表1**）．

a. 細菌性髄膜炎

現在でも死亡率が10〜30%と高率な救急疾患であり，速やかな抗菌薬投与が必要である．細菌性髄膜炎の起炎菌の頻度は年齢により異なる（3-B-a. 塗抹検査を参照）．適切な抗菌薬選択のためには起炎菌の同定が必要だが，培養検査の結果を待っていては治療開始が遅れてしまう．よって，細菌性髄膜炎が疑われた時点で，年齢や基礎疾患，感染経路などの患者背景を考慮して，経験的に最も可能性の高いと考えられる菌に対する抗菌作用をもつ広域抗生物質を使用する（empiric therapy）．

この際，髄液Gram染色や迅速抗原検出検査の結果は大変重要な判断材料となる．培養結果にて起炎菌が判明した時点で，最も適した抗菌薬に切り替える．また，適切な抗菌薬投与により急激に破壊された大量の菌体成分が，さらに炎症を惹起し，脳神経炎や血管攣縮などの合併症を起こすことが知られている．近年，抗菌薬の投与直前にステロイドを併用することで，この反応を阻止し予後を改善することが認められ，ステロイドの併用が勧められるようになった．

b. ウイルス性髄膜炎

無菌性髄膜炎の多くを占める．通常1〜3週間くらいで自然軽快する．補液や脳圧降下剤，対症療法で改善するケースが多い．原因ウイルスとして *Enterovirus*，*Coxsackievirus* が多く，次いで *Mumps virus*，*Adenovirus* などが多い．

c. 真菌性髄膜炎

成人では *Cryptococcus neoformans* によるものが最も多く70%以上を占める．約50%の患者は，基礎疾患（免疫異常，リンパ腫，悪性腫瘍，糖尿病など）を有するか，ステロイド投与を受けている．頭痛，発熱，精神障害が主な臨床症状だが無症状の患者もいる．検出には髄液の墨汁染色が有用である（226頁参照）．小児では *Candida* が多い．ほかに，*Aspergillus*，*Mucor* なども髄膜炎をきたす．真菌性髄膜炎は肉芽腫や血管炎などを伴うことが多い．治療にはアムホテリシンBやフルコナゾールが用いられる．再燃，再発が多いことから症状が改善しても6〜8週間は使用を継続すべきである．

d. 結核性髄膜炎

結核性髄膜炎の臨床症状は頭痛，発熱，脳神経症状，血管症状，頸部硬直，第6脳室神経麻痺などであるが，典型的症状に欠け，微熱や軽い頭痛のみで経過するなど，必ずしも肺結核を伴わない例が多いことから，しばしば診断が遅れることがある．培養による診断確定には最大8週間かかることから，髄液中の抗酸性染色やPCRが迅速診断に有用である．しかし，陽性率は5割以下と低く，結核性髄膜炎を疑った場合は繰り返し検査を行うことが勧められる．治療は抗結核薬の4剤併用（イソニアジド，リファンピシン，エタンブトールあるいはストレプトマイシン，ピラジナミド）である．

C. 脳炎

a. ヘルペス脳炎

単純ヘルペスウイルスI型（*Human herpesvirus 1*：HSV1）の感染による脳炎で，側頭葉内側面，前頭葉眼窩面，島回皮質などが好発部位である．

表 1　中枢神経感染症の原因となる病原体

疾患名		病原体	主な特徴
髄膜炎	細菌性髄膜炎	*Escherichia coli*	産道感染による新生児髄膜炎
		Haemophilus influenzae type b	最も高頻度にみられる小児の髄膜炎
		Neisseria meningitidis	
		Staphylococcus aureus	
		Streprococcus pneumoniae	
		B 群レンサ球菌	
		Listeria monocytogenes	易感染性宿主
	ウイルス性髄膜炎	エンテロウイルス	
		日本脳炎ウイルス	
		ウエストナイルウイルス	
		ムンプスウイルス	
		単純ヘルペスウイルス	
		水痘・帯状疱疹ウイルス	
	結核性髄膜炎	*Mycobacterium tuberculosis*	
	真菌性髄膜炎	*Cryptococcus neoformans*	
脳炎	細菌性脳炎	*Treponema pallidum*	
		Borrelia burgdorferi	
	ウイルス脳炎	エンテロウイルス	
		日本脳炎ウイルス	
		ウエストナイルウイルス	
		インフルエンザウイルス	
		ムンプスウイルス	髄膜炎より頻度は低い
		麻疹ウイルス	
		狂犬病ウイルス	
		ヒト免疫不全ウイルス	
		単純ヘルペスウイルス	
		水痘・帯状疱疹ウイルス	髄膜炎より頻度は低い
		ヒトサイトメガロウイルス	
		アデノウイルス	
	真菌性脳炎	*Cryptococcus neoformans*	
	原虫による脳炎	*Toxiplasma gondii*	
		Plasmodium falciparum	脳マラリア
		トリパノソーマ	

本症の発症率は 10 万人当たり 0.1〜0.4 人程度である．症状は発熱，頭痛，倦怠感，記銘力障害，混迷，痙攣などで，死亡率は約 10％である．回復しても重篤な後遺障害を残し社会復帰が困難な症例も多い．そのため，診断が確定しなくても疑った時点で治療を開始すべきである．確定診断は髄液からのウイルスの分離であるが，分離できることはまれであり，実際には PCR での DNA 検出，ペア髄液抗体価の上昇または髄液中抗体産生インデックスの上昇のいずれかで診断することが多い．治療は抗ウイルス薬（アシクロビル）投与で，2〜3 週間は必要である．

b. 日本脳炎

フラビウイルス科に属する日本脳炎ウイルス

(*Japanese encephalitis virus* : JEV) 感染による脳炎で主にコガタアカイエカによって媒介される. ワクチンの普及とアカイエカの激減により, 1972年以降, 日本では減少し発症者数は年間数例であるが, 世界的にはアジアを中心に年間3万人以上が発症している重要な感染症である. 1～2週間の潜伏期を経て, 頭痛, 倦怠感, 発熱, 意識障害, 錐体外路症状などの症状が出現し, 4～5日でピークを迎える. 軽症・中等症では自然に軽快するが, 死亡率は20～40%と高く, 後遺症を残すことが多い. 診断は血清ペア抗体の4倍以上の変動やIgM抗体の検出で成される.

c. 亜急性硬化性全脳炎

麻疹の中枢神経感染は発症する時期により3つに大別される. 麻疹罹患の直後に起こる麻疹後脳炎, 数週間～数カ月遅れて発症する亜急性麻疹脳炎, 麻疹罹患後数年経過してから発症する亜急性硬化性全脳炎 (subacute sclerosing panencephalitis : SSPE) が知られている. ワクチンが普及し年間の発症数は減っているが, ワクチン接種が自由化され麻疹罹患数が増えていることから, 今後注意が必要であろう. SSPEは, 小児期に感染した麻疹ウイルスが数年の潜伏期間を経て発症する, スローウイルス感染症の一種である. 通常の麻疹ウイルスとはエンベロープを裏打ちする機能をもつM蛋白の構造が異なる変異型ウイルスであり, SSPEウイルスとして区別される. 症状は性格変化や成績低下などで, 進行とともにミオクローヌス, 運動障害, 嚥下障害などが出現し, 数年で昏睡状態となる. 血清, 髄液麻疹抗体価上昇や特徴的な脳波所見で診断される. 免疫賦活剤のイノシンプラノベクス, 抗ウイルス薬のリバビリン, インターフェロンαまたはβ投与などが行われるが, 治癒に至ることはなく予後は不良である.

d. 脳膿瘍

副鼻腔炎, 中耳炎など隣接臓器からの炎症波及のほか, 感染性心内膜炎や敗血症から血行性に菌が脳内に到達する場合がある. 前者では前頭葉や側頭葉に単独の病変を形成するが, 血行性の場合は病変が多発性であることが特徴である. 感染成立後3～4週間を経て被膜を形成し膿瘍化する. 被膜化された病変では髄液検査で起炎菌が検出されることはなく, むしろ頭蓋内占拠性病変がある場合, 脳ヘルニアを誘発するため腰椎穿刺は禁忌である. 単発性で3cm以上の病変は外科的に摘出またはドレナージを行うが, 手術適応がなければ原発感染巣や血液の培養から起炎菌を推定して治療を開始する. 起因菌としては, *Staphylococcus aureus*, *Streptococcus*, *Escherichia coli* などの通性嫌気性菌が主であるが, *Bacteroides* などの嫌気性菌もまれではなく, 嫌気性培養も必要である.

D. 脊髄炎

a. HTLV-I関連脊髄症 (HTLV-I associated myelopathy; HAM)

ヒトTリンパ球向性ウイルス (Human T-lymphotropic virus 1 : HTLV-1) によるスローウイルス感染症で, 感染したT細胞の惹起する炎症により脊髄症を発症する. HTLV-1の主な感染経路は母乳, 性行為, 輸血である. HTLV-1キャリアのうちHAMを発症するのは0.1%以下で, T細胞に組み込まれたプロウイルス量や宿主側のHLA複合体の型などが発症に関与すると推定されている. 痙性対麻痺, 神経因性膀胱, 下肢しびれ・感覚障害などの症状がみられ, 髄液HTLV-1抗体陽性であれば診断が確定する. 治療はインターフェロンαやステロイド治療が行われ一定の効果がみられるが, 完治は不可能であり, 長期間継続が必要となる.

b. ポリオ (急性灰白髄炎)

Poliovirus はエンテロウイルス属に属し, 1～3型が存在する. 経口的に侵入し, 咽頭・腸管粘膜で増殖, 感染する. 90%以上は不顕性感染で, 発症者の大部分は発熱, 咽頭痛, 消化器症状などのかぜ症状で終わる. 中枢神経症状をきたすのは感染者の1%以下で, 脊髄の運動神経に感染し, かぜ症状の1～2日後に急性弛緩性麻痺をきたす. 数日でピークに達し回復に向かうが, 急性呼吸不全による死亡に注意を要し, 50%の例で麻痺や筋萎縮などの後遺症が残る. 経口生ワクチンが普及し国内では1980年以来発症していない. 感染者

のウイルスおよび生ワクチンは糞便中に排泄されるので便の取り扱いには注意が必要である.

E. その他

a. プリオン病

感染性蛋白質プリオンが引き起こす疾患で，クロイツフェルト・ヤコブ病，狂牛病，クールー病などがある（212 頁参照）.

b. AIDS 関連脳症

HIV の直接感染により緩徐進行性の認知症をきたす HIV-1 脳症は末期 AIDS 患者の約 10％に合併する．中枢神経日和見感染ではトキソプラズマ脳症が最も多く，JC ウイルス感染による進行性多巣性白質脳症，サイトメガロウイルス脳炎，神経梅毒，アカントアメーバによる肉芽腫性脳炎なども報告されている.

（秋本幸子／佐々木秀直）

2. 検体の採取と取り扱い

A. 検体採取

a. 検体採取方法

髄液採取法には腰椎穿刺，後部下穿刺，頸椎側方穿刺，脳室穿刺の 4 つの方法がある．感染性髄膜炎の鑑別には腰椎穿刺により採取された髄液を用いるのが一般的である．臨床検査技師が直接髄液採取にかかわることはないが，採取された検体の「質」を的確に判別する上でも採取方法の概要を理解することは重要である．それゆえに腰椎穿刺法について簡単に述べる.

患者をベッドの縁側近くに寄らせ側臥位にさせる．両腕で膝窩部を抱え込み，膝部を腹部に接近させて臍をみるように上半身を前屈させ，穿刺部位をできるだけ後方に突き出させる．穿刺部位は通常第Ⅲ～Ⅳ腰椎間から行われる（第Ⅱ～Ⅲ腰椎間や第Ⅳ～Ⅴ腰椎間から行われる場合もある）．穿刺部位を血液培養時と同様に厳密に消毒する．採取部位の消毒は消毒用アルコール綿（エタノールやイソプロピルアルコール）で清拭し皮膚が乾燥後，ヨードチンキ綿球を用いて穿刺箇所を中心に渦巻き状に塗る．同じ操作を数度繰り返した後，消毒用アルコールでヨードを拭き取り穿刺を実施する．検体への皮膚常在菌の混入や穿刺による人為的な感染を防ぐ上でも髄液採取時の消毒は重要である．穿刺針はディスポーザブルの三方活栓付き 21～23G 内腔針付腰椎穿刺針を用いる．針がクモ膜下腔に達すると髄液の流出がみられる．採取量は 1～2mL が適当であるが，液圧が異常な場合には直ちに中止する．採取後は速やかに検査室にて検査を実施する.

腰椎穿刺後は穿刺孔から髄液の硬膜外への漏出が持続する場合があるので，採取後は，1～2 時間頭を低くして安静にし，24 時間程度は体動をできる限り避けるようにさせる．穿刺後，頭痛，背痛，嘔吐などが起こることがあるが，穿刺孔からの持続的な髄液の漏出が原因であり，数時間安静にすることにより改善する．穿刺の際に針先が馬尾神経根に触れると下肢に電撃痛が残るが，多くは一過性である．採取の際に激烈な頂部痛を伴う場合には，脳腫瘍が疑われる.

b. 採取時の注意事項

化学療法開始後では，髄膜炎であっても菌の発育が認められない場合があるので，化学療法開始前に検体を採取する．髄液中の病原体数が少ない結核性髄膜炎や真菌性髄膜炎が疑われる場合には，1 週間おきに数回，髄液を採取し，継続的に観察する必要がある．一方，腰椎穿刺を行う場合，脳圧の顕著に高い占拠性病変（脳膿瘍，脳腫瘍など）が疑われる場合には，検体採取による急速な液圧の低下で，延髄が圧迫され，意識障害，痙攣，心肺停止を招く危険性があるので髄液採取は厳禁である.

B. 検体の特徴

a. 髄液の外観

採取された髄液は，まず肉眼的な観察を行う．これにより髄液は，①無色透明，②白濁しているもの，③フィブリンの析出したもの，④キサントクロミー（黄色を呈したもの），そして⑤膿汁を含むものに分けることができる（**図 2**）.

1）正常髄液

水様無色透明または非常に淡い黄色で，浮遊物は全く認められない（**図 2**-①）．ただし，ウイル

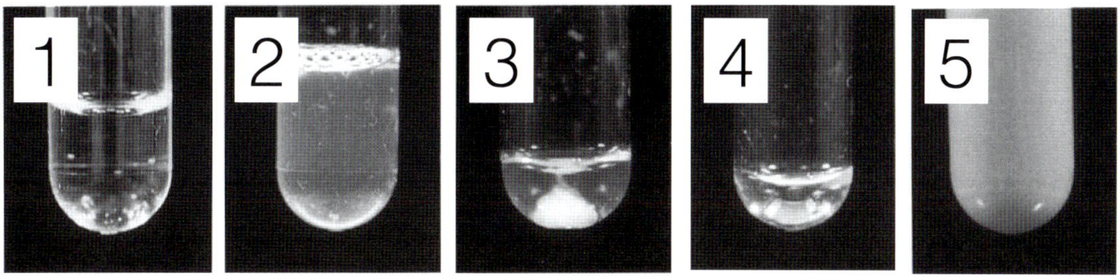

図2　髄液の外観

①正常な髄液は無色透明である．しかしながらウイルス性髄膜炎，真菌性髄膜炎，結核性髄膜炎，髄膜炎治療中ないし治療後の場合も考えられるので判定には注意が必要である．②白濁している髄液は細菌性髄膜炎を起こしている可能性が高い．わずかな白濁がみられる髄液では真菌性髄膜炎や結核性髄膜炎を疑う必要がある．③フィブリンの析出した髄液を示している（中央の白い塊）．採取後，一晩経過した髄液ではフィブリンが析出する場合がある．④キサントクロミー（実際は黄色）は，脳実質や髄質からの古い出血，髄膜炎やくも膜下腔閉塞による髄液のうっ血，黄疸などが原因である．⑤膿汁を含む髄液を示している（実際は淡茶色）．膿汁はさらさらした液性のものから粘稠なものまで様々である．脳膿瘍からは嫌気性菌が検出されることが多く，複数菌種の検出も多い．嫌気性菌が関与している場合には悪臭を伴う場合がある．赤痢アメーバや肺吸虫などの原虫が検出される場合もある．

（感染症治療の基礎，血液・髄液 No. 2, 明治製菓 , p20–21, 2006 より引用改変）

ス性髄膜炎や髄膜炎治療中ないしは治療後の髄液も外観は正常髄液と類似する場合があるので鑑別には注意が必要である．真菌性髄膜炎や結核性髄膜炎では混濁が弱く（病原体の数が少ない）正常髄液と外観が類似することが多い．

2）血液の混入

血液の混入は脳出血（脳室出血），くも膜下出血，頭蓋および脊椎骨折などの場合に認められる．この場合，髄液検体は分割採取しても，いずれも同程度の血液が混入している．穿刺時に血管を損傷し血液が混入する場合があるが，分割採取することにより血液の混入が少なくなる．

3）フィブリン析出

採取後は透明な髄液でも，24 時間以内にフィブリンが析出し髄液が凝固する場合がある（**図 2–③**）．一部の脳腫瘍やくも膜下腔閉塞で析出がみられる．感染性のものとしては化膿性炎症が最も疑われるが，結核性髄膜炎と真菌性髄膜炎が原因の場合もある．化膿性髄膜炎では析出したフィブリンが厚い粘膜様片となり試験管底に沈むが，結核性髄膜炎や真菌性髄膜炎では液表面にくも膜様に生じる．

4）キサントクロミー

黄色を呈した髄液をキサントクロミーという．黄色調は脳実質や髄質からの古い出血，髄膜炎やくも膜下腔閉塞による髄液のうっ血，黄疸などが原因である（**図 2–④**）．黄色が濃い場合には一見してわかるが，わずかな黄色の場合は白い紙の上で試験管の上方から全液層を通して覗いてみるとはっきりする．感染性のものとしては結核性髄膜炎や真菌性髄膜炎が原因の場合がある．

5）日光微塵（サン・ダスト）

透明な髄液細胞数の観察にチンダル現象を応用した日光微塵がある．これは黒色を背景に髄液の入った試験管に日光または電灯の光を当て，試験管を降りながら観察する．微細な粒子状浮遊物が観察される場合に髄液中の細胞数が $1mm^3$ 当たり 500 個以上存在すると考えられ正常な髄液ではない．細菌性髄膜炎では顕著に増加するが，ウイルス性髄膜炎では軽度な増加にとどまる．

b. 髄液細胞

健常人の髄液中細胞数は 0～5 個/μL である．6 個以上は細胞増多である．通常 20 個までは軽度，20～50 個を中程度，50 以上を高度増加とする．軽度～中等度増加では日光微塵として観察さ

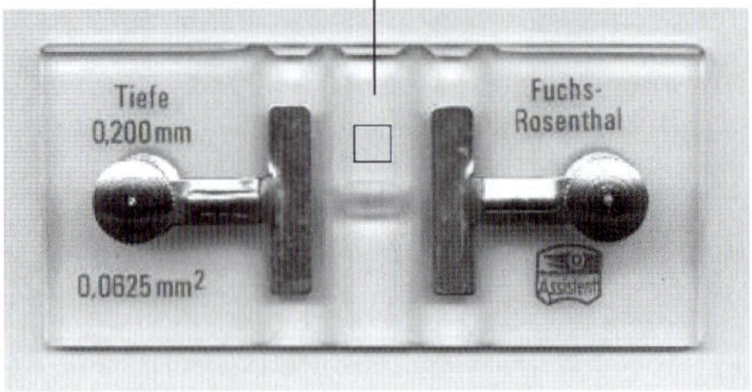

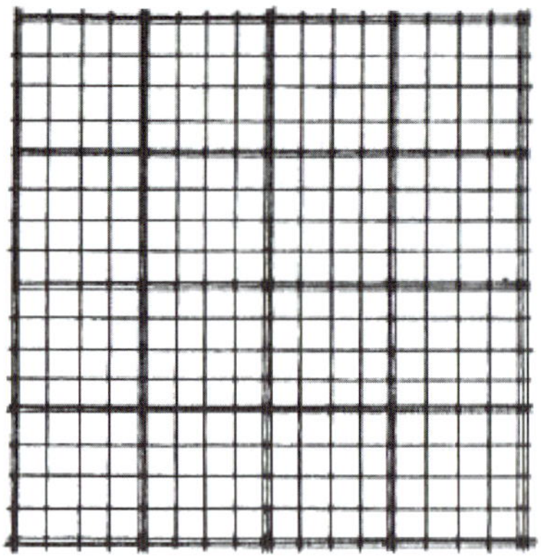

図3　Fuchs-Rosenthal 計算盤

計算盤（左）で全16区画（右）の細胞総数を数え，μL当たりの細胞数を算出する

表2　正常髄液と各種髄液所見の違い

	外観	フィブリンの析出	細胞数（μL当たり）	細胞の種類	総蛋白（mg/dL）	IgG（mg/dL）	ブドウ糖（mg/dL）	クロール（mEq/L）
正常髄液	水様透明	―	0〜2		10〜40	1〜3	50〜75	120〜125
細菌性髄膜炎	混濁，膿性	＋＋＋	50以上	多形核白血球優位	50〜1,000	増加	0〜20	減少
結核性髄膜炎	水様，ときに黄色	＋（くも膜様）	20〜50	リンパ球優位	50〜500	増加	40以下	減少
真菌性髄膜炎	水様，ときに黄色	＋（くも膜様）	20〜50	リンパ球優位	20〜500	増加	40以下	減少
ウイルス性髄膜炎	水様透明	―	0〜50	リンパ球優位	50〜100	増加	40以下	減少

れ，500個以上の増加では明らかな混濁を呈する（**図2**-②）．骨髄中に出現する正常な細胞成分は，リンパ球60〜70％，単球様細胞20〜30％，多形核細胞2〜3％で赤血球が出現することはない．細胞数算定は，髄液の細胞数が少ないので，通常はFuchs-Rosenthal法（計算盤面積4mm×4mm×0.2mm，容量3.2μL）にて行う（**図3**）．

リンパ球細胞の増加をきたすものとして，結核性髄膜炎，ウイルス性脳炎・髄膜炎・脳脊髄炎，進行性麻痺，多発性硬化症などがある．化膿性髄膜炎，流行性髄膜炎，ベーチェット病などでは多核球増加が認められる．炎症の治癒期には生体防御反応に呼応して単球系細胞が増加する．

c. 髄液の生化学的所見

正常髄液の総蛋白量は10〜40mg/dLであり，血清蛋白量の1/200以下と微量である．ただし，総蛋白量は，脳室では10〜15mg/dL，大槽では15〜25mg/dL，腰椎部では20〜40mg/dLと部位により含量が異なる．主成分はアルブミンであるが，その他に，ブドウ糖，免疫グロブリン，無機物質（クロール），トランスフェリン，様々な酵素が含まれている（**表2**）．

1）総蛋白量の変動

化膿性髄膜炎，結核性髄膜炎，真菌性髄膜炎，ウイルス性脳炎・髄膜炎，脳脊髄梅毒，多発性硬化症やベーチェット病で増加を示す．髄液漏や甲状腺機能亢進症で低下する．

2）免疫グロブリン

正常髄液のIgGは1～3mg/dL，IgAは0.1～0.5mg/dLである．IgMは通常の方法では検出されない．IgGは多発性硬化症，神経梅毒，髄膜脳炎，亜急性硬化性全脳炎などで増加する．IgG以外の髄液免疫グロブリン変動の臨床的意義についてはよくわかっていない．

3）ブドウ糖

正常の髄液中ブドウ糖濃度は50～75mg/dL程度である．高血糖や低血糖の場合には，同時に測定した血糖値の約2/3の濃度を基準値として判定する．髄液中ブドウ糖濃度は脈絡叢およびくも膜下腔毛細管の透過性，髄液の糖分解速度などの変化によって増減する．正常では血糖値に平行して増減し，血糖値の約2/3程度の濃度を示す．細菌性髄膜炎では，細菌の糖分解作用により，その病態に応じて20mg/dL以下に減少する．ウイルス性髄膜炎では通常減少しないが，ムンプス髄膜炎，単純ヘルペス脳炎では低下が認められる場合がある．日本脳炎では軽度に増加する場合がある．

4）無機物質（クロール）

塩化物は髄液中無機物質の大部分を占め，血中クロール濃度に平行して増減し，血液のクロール濃度に比べ1/3程度高い．正常な髄液クロール濃度は120～125mEq/Lである．細菌性の髄膜炎では減少する．特に結核性髄膜炎では高度に減少し，100mEq/L以下を示す場合が多い．化膿性脳炎でも105～115mEq/Lに減少する．

5）乳酸脱水素酵素

髄液中に存在する乳酸脱水素酵素濃度の変動は臨床的にも重要である．髄液中の乳酸脱水素酵素量は，炎症や組織の破壊に伴い，血液からの透過，脳組織からの流入，髄液中の細胞からの流出により増加する．正常髄液での乳酸脱水素酵素量は25IU/L程度である．細菌性髄膜炎の90％で増加するのに対してウイルス性髄膜炎では10％程度の増加にとどまる．

C. 検体の保存と注意点

髄液検査は，その緊急性から採取した検体を保存することなく，直ちに検査を開始しなければならない．低温に弱い*Neisseria meningitidis*（髄膜炎菌）の存在が疑われる髄液は，30～37℃に保温して検査室に提出する．脳膿瘍は，腸内細菌や非発酵性グラム陰性桿菌などの複数菌感染症のほかに，嫌気性菌が関与する場合が多いので髄液採取後は，嫌気ポーターなどの輸送培地で検査室に速やかに搬送する必要がある（**図4**）．やむをえず保存する場合には，検体材料の乾燥や雑菌の混入，感染防止のためにスクリューキャップ付きの滅菌容器に入れ，30～37℃に保温する．細菌性髄膜炎が疑われる場合には，髄液を血液培養ボトルに入れ30～37℃に保温する．細胞数やブドウ糖・蛋白定量などの髄液一般検査のための髄液検体は4℃冷蔵保存することができる．ただし，フィブリンが析出し，正しい細胞数が算定できないことがある．検体の輸送に関しては，検査技師が，臨床サイドからの患者の臨床症状や臨床所見

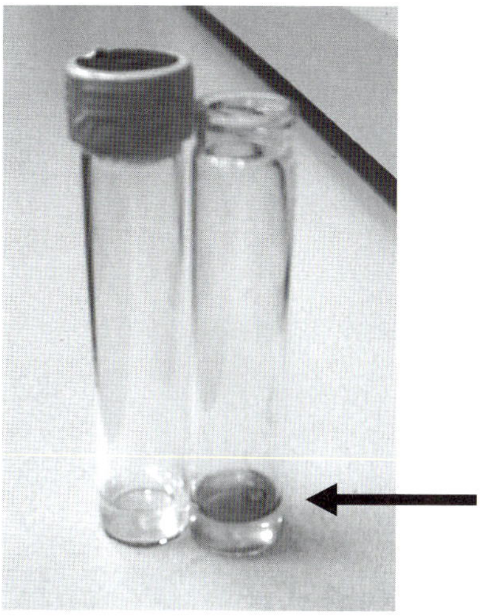

図4　嫌気ポーター

嫌気ポーターは，膿や胸水，腹水，その他嫌気性菌の検出を目的とする場合に用いられる検体容器．容器内には炭酸ガスが充填されており，嫌気的に保たれている．容器底部の寒天層には指示薬が添加されており，嫌気条件下では無色だが（左），酸素が混入するとピンク－赤色（写真では黒色のバンド）（矢印）に発色する（右）．使用前に発色しているものは使用できない．

表 3　髄膜炎の分類

感染性	細菌性
	結核性
	無菌性
	ウイルス，真菌，クラミジア，リケッチア，マイコプラズマ，スピロヘータ，原虫など
非感染性	薬剤等による髄膜炎

等の情報から病原微生物を推定し，採取時間，容器，そして搬送手順をあらかじめ医師や看護師に指示する必要がある．

（山口博之／松尾淳司）

3. 検体検査と注意点

A. 髄液検体検査の概要

髄膜炎の検体検査を進めるに当たり，まず髄液検体の外観を，透明度，血液の混入，フィブリンの析出，キサンクロトミー，日光微塵等を基準に注意深く観察する必要がある（2-B-a. 髄液の外観を参照）．髄膜炎の原因が細菌性，結核性または無菌性なのかを類推することが可能であり，以後の検査を円滑に行うためにもきわめて重要な作業である．

髄膜炎は感染性と非感染性に分けることができるが，さらに感染性髄膜炎は細菌性（化膿性）と無菌性（非化膿性）に分類される．結核菌は細菌であるが，細菌性髄膜炎には含まない．無菌性髄膜炎は，細菌および結核菌以外の感染性のものすべてを含む（**表 3**）．中枢神経系感染症の原因は，細菌，ウイルス，真菌，原虫など多彩である（**表 1**）．また，それぞれの感染症ごとに重症度や後遺症の程度が異なり，未治療で軽快する疾患から数日で死の転帰をとるものまで様々である．

感染性髄膜炎を鑑別するためには，腰椎穿刺は直ちに行われなければならない．採取された髄液は，髄液一般検査のほかに，塗抹染色などを用いた顕微鏡検査による起因微生物の推定，培養検査，免疫学的検査を行う（**表 4**）．病院検査室では，ウイルス分離・同定検査はほとんど行われておらず，細菌学的検査が中心である．**図 5** は髄液細菌検査のフローチャートを示している．外観観察後，髄液の遠心沈渣は，ラテックス抗原検査，塗抹検査，そして分離培養検査に用いられる．分離培養検査は，一般細菌検査と必要に応じて抗酸菌検査を追加して実施する必要がある．

表 4　髄膜炎を疑う場合の微生物検査項目

項目	備考
Gram 染色	起炎菌の推定が可能，15 分程度で検査が行え迅速性がある．
抗酸性塗抹検査	1 時間程度の検査で，抗酸菌の有無を迅速に検査できる．
墨汁染色	*Cryptococcus neoformans* の鑑別に有用．
生鮮標本の観察	*Entamoeba histolytica* などの観察．
培養検査	一般細菌，結核菌，真菌などの起炎菌同定を行うために必須の検査である．目的菌により，使用する培地が違うので注意が必要．
ラテックス凝集法などを用いた抗原検査	数種類の細菌抗原を同時に検査ができる．30 分程度で検査が行え迅速性がある．
ペア血清	ウイルス抗体価の測定．

B. 細菌検査の実際

a. 塗抹検査

髄液の塗抹検査（Gram 染色，抗酸性染色，墨汁染色）で菌が認められたら診断的意義はきわめて高い．通常，髄液より菌を認めたら起炎菌の可能性を考慮し，菌種の推定を行い，速やかに担当医に連絡する必要がある．菌種の推定には，染色形態や患者年齢，基礎疾患〔外傷，シャント（血液透析時に十分な血液量を得るために動脈と静脈を体外で直接つなぎ合わせること）〕の有無が参考になる（**表 5**）．塗抹検査の陽性率は，Gram 染色で細菌性髄膜炎の 80％以上，抗酸菌染色で結核性髄膜炎の 20～30％程度，墨汁法では真菌性髄膜炎の 50～70％程度である

1）Gram 染色

Gram 染色から起炎菌を推定する場合，①患者の年齢，②基礎疾患の有無，③他の髄液検査所見，④市中か病院感染かの区別などが大いに参考

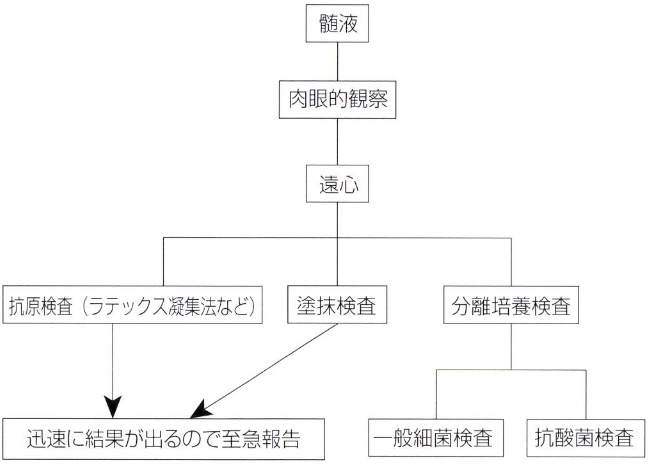

図 5　髄液細菌検査のフローチャート（検査には髄液遠心沈渣を用いる）

となるので担当医と密に連絡を取り合う．細菌性髄膜炎で検出頻度の高い菌種についての Gram 染色における菌の形態学的特徴より起因菌を推定することが可能である（**表 6**）．菌量が少ない場合，偽陰性となることがある．そこで菌量を上げる目的でスライドガラスに 1 回塗抹し，乾燥したら再度同位置に塗抹することで感度を上げることができる．抗菌薬が投与されている患者では，Gram 染色で陽性であるが培養で陰性となることがあるので結果判定を行う上で注意が必要である．

2）墨汁染色

真菌の一種である *C. neoformans* は，墨汁染色を行うことで鑑別が容易である．*Naegleria* などアメーバの鑑別にも用いられる．墨汁染色は簡単に，また迅速に検査を行うことができるが，この方法は菌体を直接染色するのではなく，背景を暗くして菌体を浮き彫りにすることである．墨汁は，すりおきの墨や市販の書道用墨汁は不適当である．良質の製図用インキか，上質の墨を硯で磨ってろ紙でろ過するか，軽く遠心した上清を用いるのがよい．

3）生鮮標本の観察

Entamoeba histolytica などの観察には，髄液を遠心した沈渣成分を使用する．アメーバ類は時間の経過とともに運動性が弱くなる．運動性のなくなった栄養型の鑑別は容易ではない．迅速に検査することが肝要である．

表 5　髄膜炎の起因菌と患者年齢・基礎疾患との関連

患者年齢・基礎疾患	起炎菌
新生児（0～3 月）	*Streptococcus agalactiae*
	Escherichia coli
	Listeria monocytogenes
小児（4 月～15 歳）	*Haemophilus influenzae*
	Streptococcus pneumoniae
	Neisseria meningitidis
	Listeria monocytogenes
成人	*Streptococcus pneumoniae*
	Neisseria meningitidis
	Listeria monocytogenes
	Cryptococcus neoformans
外傷・シャント感染	*Staphylococcus aureus*
	Staphylococcus epidermidis
	腸内細菌

b. 培養検査

髄膜炎の原因菌には発育条件が厳しい細菌もいるので，推定起因菌に応じて適切な分離培地を選択する必要がある（**表 7**）．髄液検査では嫌気性菌の検出はまれであるが，膿瘍を伴う患者では検出されることがある．検体に悪臭がある場合は嫌気培養が必要となる．髄液は本来無菌的であり，培養により菌が検出されたら起炎菌と考えられ

表6　Gram 染色による細菌性髄膜炎起因菌の形態学的特徴

Gram 染色性	形態	菌種	形態的特徴
陽性	球菌	*Staphylococcus aureus*	ブドウ状．均一な球形．白血球による貪食像をみる．
	球菌	*Streptococcus pneumoniae*	双球菌か短い連鎖．白血球に貪食されない菌が多い．莢膜の存在で菌体の周囲が透けてみえる．
	球菌	*Streptococcus agalactiae*	連鎖する球菌．白血球による貪食像をみる．
	桿菌	*Listeria monocytogenes*	短桿菌．短い連鎖．
陰性	球菌	*Neisseria meningitidis*	そら豆型の双球菌．白血球による貪食像を確認する．肺炎球菌との鑑別が必要．
	桿菌	*Haemophilus influenzae*	大小不同の多形性小桿菌
	桿菌	腸内細菌	一般的に大型の桿菌．菌種により莢膜を認める．

表7　髄液細菌検査に使用する培地

目的菌	使用培地
一般細菌	血液寒天培地
Neisseria meningitidis	チョコレート寒天培地
Haemophilus influenzae	チョコレート寒天培地
腸内細菌	BTB 乳糖寒天培地
嫌気性菌	血液加ブルセラ寒天培地
真菌	サブロー寒天培地
抗酸菌	小川培地

る．髄液の培養で犯しやすい誤りは，血液培養と同様に採取時の皮膚常在菌の混入である．*Staphylococcus epidermidis* や *Propionibacterium* 属や *Bacillus* 属などが検出されたら，ほかの髄液検査所見を参考に病的意義を考慮しなければならない．

c. 抗原検査

ラテックス凝集法などを用いた抗原検出検査は，迅速に起炎菌を検出することができ，診断的意義は高い．また，信頼性の高いキットが市販されている．この検査の欠点は限られた菌種を対象としていることや感度が低いことだが，Gram 染色などを同時に実施することで診断率を高めることができる．また，抗菌薬投与中の検体で Gram 染色や培養検査で菌が検出されなくとも，検体中に抗原があれば検査が陽性となり，起炎菌を推定できる．髄液は検体採取後，直ちに検査するのが望ましいが，これらの検査には数時間以内であれば冷蔵保存でも検体の使用は可能である．それ以上の時間を要する場合は冷凍保存（−20℃以下）が基本である．

（秋沢宏次／山口博之）

チェックリスト

□中枢神経の構造を述べよ．
□髄膜炎の特徴と起因微生物について説明せよ．
□脳炎の特徴と起因微生物について説明せよ．
□脊髄炎の特徴と起因微生物について説明せよ．
□髄液の外観から判別可能な事項について述べよ．
□細菌検査を目的として採取された髄液の取り扱い上の注意点を述べよ．
□髄液を用いた細菌検査の流れを説明せよ．

IV 感染症の検体検査

血液感染症

多くの感染症では，感染の急性期，一時的に血流中に病原微生物が流れること（菌血症）があり，腸チフスでは小腸リンパ濾胞から侵入した菌が血流を介して網内系組織へ感染した後，再び血流中に出現し敗血症となることが知られている．通常，血流中では菌は増殖せず，血流中における菌の検出は感染巣における感染症の進行を意味している．

特に，医療関連感染症（院内感染症）としての菌血症・敗血症は，免疫不全（抑制）状態にある宿主条件や医療行為により体内に留置された血管内カテーテルなどが，その発症基盤となっていることも多い．

1. 血液感染症の特徴と原因微生物

A. 血液への病原微生物の侵入と生体防御機構

a. 血液への病原体の侵入経路と宿主条件

いわゆる市中感染と医療関連感染では敗血症の原因菌に差異がある．医療関連感染では，宿主が易感染性を呈する全身性疾患や条件を有していたり，長期の抗菌薬投与歴を有することが多いため，耐性菌への注意も必要となってくる．

易感染性を呈する全身性疾患や条件とは，高齢，糖尿病，長期臥床，低栄養，免疫抑制状態，顆粒球減少症などである．この場合，グラム陰性菌や真菌が原因菌となることが多い．

局所性の易感染条件としては，術後やICUにおける気管内挿管，尿道カテーテル留置，血管内カテーテル留置が挙げられる．特に，血管内カテーテル留置による敗血症の発症はグラム陽性球菌が原因菌となることが多い．このほか，体内に設置あるいは留置された人工的異物に付着した菌による菌血症には，人工弁，ペースメーカーリード，人工関節への感染がある．

b. 菌血症と敗血症

敗血症（sepsis）の語源は「腐敗する」という意味のギリシャ語にある．単に血液培養で菌（細菌）が検出される状態は菌血症（bacteremia）と称する．高い確率で致命的な状態に至る全身的な臨床症状を呈したときには，これを敗血症と称する．敗血症に伴う全身的な臨床症状は，発熱，発汗，頻脈，呼吸促迫，乏尿，消化器症状，意識障害など多岐にわたる．

敗血症の全身症状は，血液中で増加した病原微生物自体が引き起こすのではなく，細菌の増殖に対する宿主の反応の結果，起こる“高サイトカイン血症”が関与している．SIRS（systemic inflammatory response syndrome：全身性炎症反応症候群）という概念がACCP/SCCM Consensus Conferenceによって提唱されており，これに従えば，敗血症は「病原微生物によって引き起こされたSIRS」ということができる．SIRSが進展して多臓器障害が発生すると，多臓器不全（multiple organ failure：MOF）に陥り致命的な転帰をとる．

SIRSの定義は，以下の4項目のうち2項目以上が該当する場合とする．①体温＞38℃または＜36℃，②心拍数＞90/min，③呼吸数＞20/minまたは$PaCO_2$＜32Torr，④末梢血白血球数＞12,000/μLまたは＜4,000/μL，あるいは未熟型白血球＞10%．

c. 敗血症カスケードとエンドトキシンショック

敗血症の定義は上述のように，1991年の

表 1　敗血症診断のための補助的指標

全身的指標
発熱（深部温＞ 38℃）
低体温（深部温＜ 36℃）
心拍数（＞ 90/min，または年齢の基準値よりも＞ 2SD）
頻呼吸（＞ 20/min）
精神状態の変化
著明な浮腫または体液増加（24 時間で＞ 20mL/kg）
高血糖（血糖値＞ 120mg/dL，ただし非糖尿病患者）
炎症反応の指標
白血球増多（WBC ＞ 12,000/μL）
白血球減少（WBC ＜ 4,000/μL）
白血球数正常で未熟型白血球＞ 10%
CRP（＞ 2.0mg/dL）
Procalcitonin（＞ 0.5ng/mL，重症敗血症＞ 2.0ng/mL）
IL−6（重症敗血症＞ 1,000pg/mL*）
循環動態の指標
低血圧（成人では収縮期血圧＜ 90mmHg もしくは平均血圧＜ 70mmHg，または収縮期血圧 40mmHg 以上の低下，小児では年齢基準値よりも 2SD 以上の低下）
臓器障害の指標
低酸素血症（$PaCO_2/F_IO_2$ ＜ 300）
急な尿量減少（尿量＜ 0.5mL/kg/hr）
Cre の上昇（＞ 0.5mg/dL）
凝固異常（PT−INR ＞ 1.5 または APTT ＞ 60 秒）
イレウス（腸蠕動音の消失）
血小板数減少（＜ 100,000/μL）
高ビリルビン血症（T−Bil ＞ 4mg/dL）
臓器灌流の指標
高乳酸血症（＞ 2mmol/L）
毛細血管再充実時間の延長，またはまだらな皮膚

＊参考値：測定法により異なる

（日本版敗血症診療ガイドライン．日本集中治療医学会雑誌 20：124−173, 2013 より引用）

ACCP/SCCM カンファレンスによってなされた．しかし SIRS の定義が，非特異的であり，感染に対する生体反応を正確に診断できないとの理由から，SCCM/ESICM/ACCP/ATS/SIS 合同カンファレンスにより見直され，2003 年に新たな定義が発表された．「病原微生物によって引き起こされた SIRS」という概念は変更しないものの，敗血症を診断するための生体反応や臨床徴候，補助的検査指標が追加された（**表 1**）．感染の存在は，通常無菌的な組織や体液または体腔に病原性をもつ，またはその可能性のある微生物やその毒素が証明されれば確実であるが，無菌的部位に病原微生物が証明されなくても，感染に対する全身反応としての敗血症が強く疑われる場合は感染として扱う．この判断に**表 1** の補助的指標を参考とする．

エンドトキシン　敗血症カスケードの進展に関与する最も典型的な外因物質がエンドトキシンと呼ばれるグラム陰性菌の細胞壁成分であるリポ多糖体である．グラム陽性菌にも，エンドトキシン様物質としてペプチドグリカン／タイコ酸などがあるが，グラム陰性菌による敗血症において典型的な敗血症カスケードをたどる傾向が強く，グラム陽性菌による敗血症では血行性に遠隔感染巣を形成する傾向がある．

敗血症カスケード　エンドトキシンなどの外因性物質が単球やマクロファージに作用して分泌される腫瘍壊死因子（tumor necrosis factor−α：TNF−α）やインターロイキン1（IL−1）といった炎症性サイトカインが高サイトカイン血症を引き起こし，これがアラキドン酸系，凝固系，キニン系，一酸化窒素（NO）合成系，補体系などを活性化して，次項に述べる播種性血管内凝固症候群（disseminated intravascular coagulation : DIC），急性呼吸促迫症候群（acute respiratory distress syndrome : ARDS），MOFのような致命的な病態へと進展していく．ARDSの病態生理にはエンドトキシンによって活性化された好中球による血管壁の損傷が関与している．

敗血症の重症度　敗血症の重症度分類として，重症敗血症，敗血症性ショックがある．重症敗血症は敗血症のなかで，臓器障害や臓器灌流低下または低血圧を呈する状態であり，乳酸性アシドーシスあるいは乏尿，意識障害などがみられる．敗血症性ショックは重症敗血症のなかで，十分な補液を行っても低血圧（収縮期血圧＜90mmHgまたは通常よりも＞40mmHgの低下）が持続するものである．

敗血症性ショックは，特にグラム陰性菌によることが多く，"エンドトキシンショック"とも呼ばれる．

原因菌　原因菌は，*Escherichia coli*，*Proteus* などの腸内細菌や *Bacteroides*，*Pseudomonas aeruginosa* であることが多い．ショック発症のメカニズムは，高サイトカイン血症の結果，血管内皮細胞でNO合成酵素（NO synthase）が過剰発現し，血中に大量に放出されたNOが末梢血管を拡張させ，ショック病態を発症させると考えられている．

病態　敗血症性ショックの臨床病態の特徴は，初期にはhyperdynamic state（高心拍出期），引き続いてhypodynamic state（低心拍出期）がみられる点である．初期には末梢血管が拡張して皮膚温が上昇するため"warm shock"とも呼ばれる．しかし，後期には通常のショックと同様に"cold shock"に至る．

d. DIC

敗血症，特にグラム陰性菌による敗血症はDICの基礎疾患となる．生理的な状態では血管内皮細胞はトロンボモジュリンの発現を中心として抗血栓性を発揮している．敗血症で増加した炎症性サイトカイン（IL−1, TNF−α）やエンドトキシンは，血管内皮細胞の抗血栓性の機能を抑制し，逆に血管内皮細胞からの組織因子やplasminogen activater inhibitor−1（PAI−1）の産生を刺激することによって血栓形成性が高まる．さらに，エンドトキシンや炎症性サイトカインは単球やマクロファージからの組織因子の産生を刺激し敗血症におけるDIC発症の基礎病態生理が形成される．

B. 細菌性敗血症

a. 市中感染症（表2）

基盤となる感染臓器によって，おおよそ起炎菌を推定することができる．副鼻腔炎（*Streptococcus pneumoniae*, *Haemophilus influenzae*），咽頭炎（レンサ球菌，マイコプラズマ），肺炎（*S. pneumoniae*, クラミジア），心内膜炎（レンサ球菌，*Staphylococcus aureus*），腹腔内感染症（*E. coli* などの腸内細菌，嫌気性菌），尿路感染（腸内細菌），髄膜炎（*Neisseria meningitidis*，*S. pneumoniae*），骨髄炎・関節炎（*S. aureus*）である．

b. 院内感染症

チューブ関連の副鼻腔炎（腸内細菌，*S. aureus*，嫌気性菌），肺炎（腸内細菌，嫌気性菌），腹腔内感染症（耐性腸内細菌，*P. aeruginosa*），尿路感染症（腸内細菌），静脈炎（*S. aureus*，*Staphylococcus epidermidis*），火傷（*S. aureus*，*P. aeruginosa*，MRSA）といった感染臓器－起炎菌関係がある．

C. 真菌性敗血症

a. カンジダ血症

広域の抗菌剤を投与中のIVH（intravenous hyperalimentation）カテーテル留置患者で発生し

表 2　市中感染症による敗血症―感染臓器・起因病原体

感染臓器	起因病原体
感染源不明	グラム陰性菌（腸内細菌），グラム陽性菌（レンサ球菌，*S. aureus*）
副鼻腔炎	*S. pneumoniae*，*H. influenzae*
肺炎	*S. pneumoniae*，*H. influenzae*，*Legionella*，*C. pneumoniae*，*Mycoplasma*
感染性心内膜炎	ビリダンスレンサ球菌，*S. aureus*，腸球菌
腹膜炎	*E. coli*，*B. fragilis*
皮膚・軟部組織	A 群溶連菌，*S. aureus*
腎盂腎炎	*E. coli*，*Klebsiella*，*Proteus*，*Enterobacter*，腸球菌
髄膜炎	*N. meningitidis*，*S. pneumoniae*，*H. influenzae*，*Listeria*
骨髄炎・関節炎	*S. aureus*
カテーテル関連血流感染	ブドウ球菌（含む MRSA，MRSE），*P. aeruginosa*，*Enterobacter*，*Serratia*，*Candida*

やすい．

b. カンジダ以外の深部真菌感染症

Candida 以外の深部真菌感染症が全身に伝播する過程で菌血症になることが考えられるが，*Aspergillus* や *Mucor* などが血液培養から分離される確率は低い．

真菌細胞壁構成成分の 1 つである（1→3）−β−D−グルカン測定が広く臨床検査として用いられている．

D. 細菌性心内膜炎

感染性心内膜炎（infectious endocarditis : IE）の修正 Duke 診断基準は病理学的所見に加えて，心エコー所見を重視している．心エコー検査では，断層心エコー検査による弁機能不全や弁の疣贅（ゆうぜい；細菌の感染巣）の検出が診断上有用である．IE では持続的な菌血症を呈するが，これを証明するには静脈血の血液培養を繰り返して行う必要がある．IE の原因菌は，ビリダンスレンサ球菌（viridans streptococci），ブドウ球菌〔*S. aureus*，コアグラーゼ陰性ブドウ球菌（coagulase−negative staphylococci : CNS）〕の頻度が高い．歯科処置後には高頻度に一過性の菌血症が誘発される．また，扁桃摘出，尿道拡張，経尿道前立腺切除および膀胱鏡検査においても一過性の菌血症が引き起こされる．歯科処置後の *S. viridans* による IE は処置後 5 週間以内に発症することが多い．IE の基礎心疾患としては，最近は，リウマチ性弁膜症が減少し，先天性心奇形や僧帽弁逸脱症が多くなっている．

E. 腸チフス，髄膜炎

Salmonella Typhi による腸チフスは菌に汚染された食物や水を介して伝染する．東南アジアやインドなどを旅行した帰国者には，消化器症状に加えて全身症状（倦怠感・発熱・頭痛・咽頭痛・咳）をもって腸チフスが発症することがある．身体所見上は，肝脾腫・比較的徐脈・バラ疹などをみる．確定診断は血液培養からの *Salmonella* Typhi の検出による．病初期 1 週間では 80〜90％の症例で血液から *Salmonella* Typhi が検出される．

N. meningitidis による感染は，我が国での発生は少ないものの，しばしば菌血症を起こす．髄膜炎症状を欠く敗血症にも注意が必要である．Waterhouse−Friedrichsen 症候群は，*N. meningitidis* による菌血症の結果，大出血斑，DIC，ショックをきたしたものである．副腎の出血壊死による副腎不全による状態である．

（二宮治彦）

2. 検体の採取と取り扱い

菌血症患者の血流中の細菌数は，通常血液 1mL 中に 10 個前後である．この数は平板培地での検出能力以下であるので，液体培養による増菌培養を最初に行う．血液中から検出される可能性のある多数の微生物が検出できるように，調製さ

表 3　乳幼児，小児からの血液培養のための推奨採取血液量

患児の体重 (kg)	全血液量 (mL)	推奨血液培養量（mL） 培養 1 回目	培養 2 回目	全血液培養量 (mL)	全血液量に対する割合 (%)
1 以下	50〜99	2		2	4
1.1〜2	100〜200	2	2	4	4
2.1〜12.7	200 以上	4	2	6	3
12.8〜36.3	800 以上	10	10	20	2.5
36.3 以上	2,200 以上	20〜30	20〜30	40〜60	1.8〜2.7

Cumitech IC, Blood Cultures IV より引用

れた血液培養ボトルが市販されており，検査はそのボトルに血液を採取するところから始まる．したがって，血液培養は他の検査材料の培養検査と異なり，寒天平板培地による直接分離培養は，通常行わない．同様に血液からの直接 Gram 染色も，検出感度以下であるから通常行わない．

A. 血液培養のタイミング

一般的には「悪寒を伴う発熱」がみられれば敗血症を疑って，「抗菌薬の投与前」に血液培養を複数回（2〜3 セット）行う．これは，血液中の菌数が少ない場合には 1 度の採血では菌を検出できない場合があるためで，複数回の採血により検出率を向上させることができるという理由による．さらに，①原因不明の意識障害，人格変化，②循環障害（低血圧）③代謝性アシドーシス，呼吸性アルカローシス，④低体温，⑤白血球数異常（高値，低値），⑥脳血管障害，があれば発熱がなくても血液培養を行うことが望ましい．

B. 検体採取量

採取する血液量は，血流感染の患者から細菌を検出するための最も重要な変動因子である．成人の菌血症において血液中の微生物数は，血液 1mL 中に 0〜10 個程度といわれる．血流中の菌が少ないため，採血量は，1 回の穿刺につき 20mL，2 セット採取が推奨される．感染性心内膜炎を疑う場合は，3 セット採取が推奨される．多く実施される採血の方法は，表在静脈面をヨード薬とアルコールで消毒し，20mL 採取し，好気培養ボトルと嫌気培養ボトルを 2 本 1 組として 10mL ずつ注入するやり方である．このとき，培養ボトルのキャップ穿刺箇所も忘れずに消毒しておく．採血場所を変えて（通常は，反対側の腕より），もう 1 セット採取する．複数セット採取には，①検出感度の向上のためと，②検出された菌が，常在菌や環境菌によるコンタミネーション（汚染）であるかの判断材料とするための，2 つの目的がある．

小児の菌血症の場合血液中の微生物数は，血液 1mL 中に 100〜1,000 個程度とされる．採血量の確保が困難なことも考慮して，血液量が少量でも微生物を感度よく検出できるように培地組成が設計された小児用ボトルが市販されている．なお，小児での採血可能な血液量は，総血液量あたり 4〜4.5％とされており，それを目安に段階的な体重ごとの血液採取量のデータがある（**表 3**）．

C. 採取にあたっての注意事項

本来血液中には菌が存在しないので，微生物を検出する血液培養検査は，最も診断的価値が高い重要な検査である．そのため，常在菌や環境菌の混入を防ぐにあたり，患者の皮膚や血液培養ボトルの入念な消毒が必要とされる．患者に対しては採血回数が多くなること，入念な消毒の理由などの説明が大切である．また，採血者は，患者血液による微生物の直接的な曝露を避けるため，病院で定めるユニフォームを決まりどおり着用し，手袋をする．環境菌や皮膚常在菌のコンタミネーションを避けるためには，手をアルコール系擦式消

	BACTEC™ FX 測定原理：微生物の増殖で産生された CO_2 の濃度変化を，ボトル底部のセンサーが経時的に蛍光量変化としてとらえ，機器が自動判定を行う．真菌・抗酸菌用ボトルでは消費される O_2 の濃度変化をとらえる．
	BacT/ALERT® 3D 測定原理：微生物の増殖で産生された二酸化炭素の濃度を，ボトル底部の CO_2 センサーが色調変化としてとらえる．機器はこれを反射散乱光量として観測し，変化量を経時的にとらえることにより，自動判定を行う．
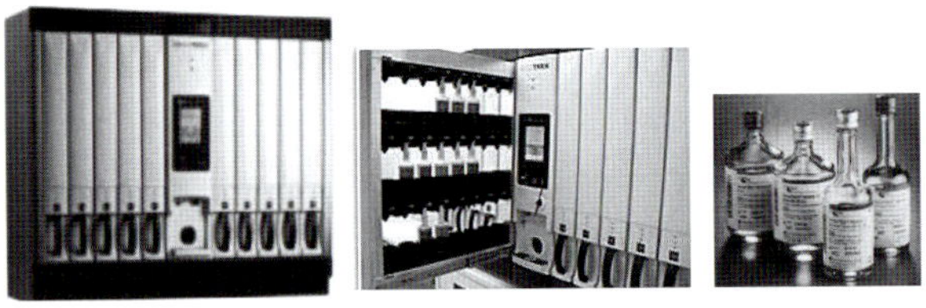	Versa TREK® 測定原理：微生物の増殖で消費される O_2 や産生される CO_2，N_2，H_2 ガスを，培養ボトル内の空気層の圧力変化として経時的にとらえることにより，自動判定を行う．

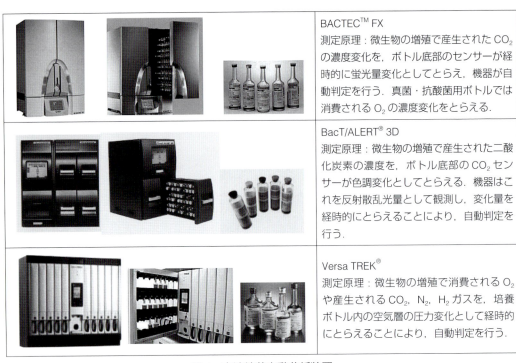

図 1　血液培養自動分析装置

毒薬で消毒後，滅菌手袋装着がよいとされるが，滅菌手袋がない場合は，通常の未滅菌手袋を使用する．

採血した血液をボトルに注入した後は，凝固を防ぐため速やかに攪拌する．ボトルについた血液はその後，ボトルを取り扱う人への細菌，ウイルス感染を防ぐために消毒薬で拭き取る（次亜塩素酸ナトリウムが適する）．ボトルに張られたラベルの名前と，採血した患者の名前が一致していることを確認する．そして，直ちに血液培養装置に装填して培養を開始するが，これが不可能な場合でも，2 時間以内に装置に入れるようにする．検査室への輸送に時間がかかる場合，増菌培養は採血時より開始されているので冷蔵してはいけない．血液培養装置にすぐ装填できない場合は，室温保存が適する．

3. 検体検査と注意点

血液培養検査は前述したように，増菌培養から始まる．従来は，血液培養ボトルの肉眼的観察によって，濁り，溶血の有無，血液成分と培地との界面に生じた菌塊の有無，などから陽性あるいは陰性と判定されていた．しかし，この判定法は，経験により大きく結果が左右され，また陽性と判定できるまでに 1 日以上を要した．

現在，我が国の多くの検査室では，血液培養自動分析装置が導入されている．この装置にボトルを装填することで，自動振盪培養または自動攪拌培養を行う．そして，微生物の代謝産物である二酸化炭素（CO_2），または産生される CO_2，窒素（N_2），水素（H_2）により変化するガス圧，あるいは消費される酸素（O_2）を連続してモニターして，その変化量によって陽性シグナルを表示するので，迅速な菌検出が可能である．我が国で使用されている血液培養ボトルは，ほとんどがこの装置専用ボトルである（図 1）．

この項では，血液培養自動分析装置が陽性表示を示してからの検査の進め方について述べる．

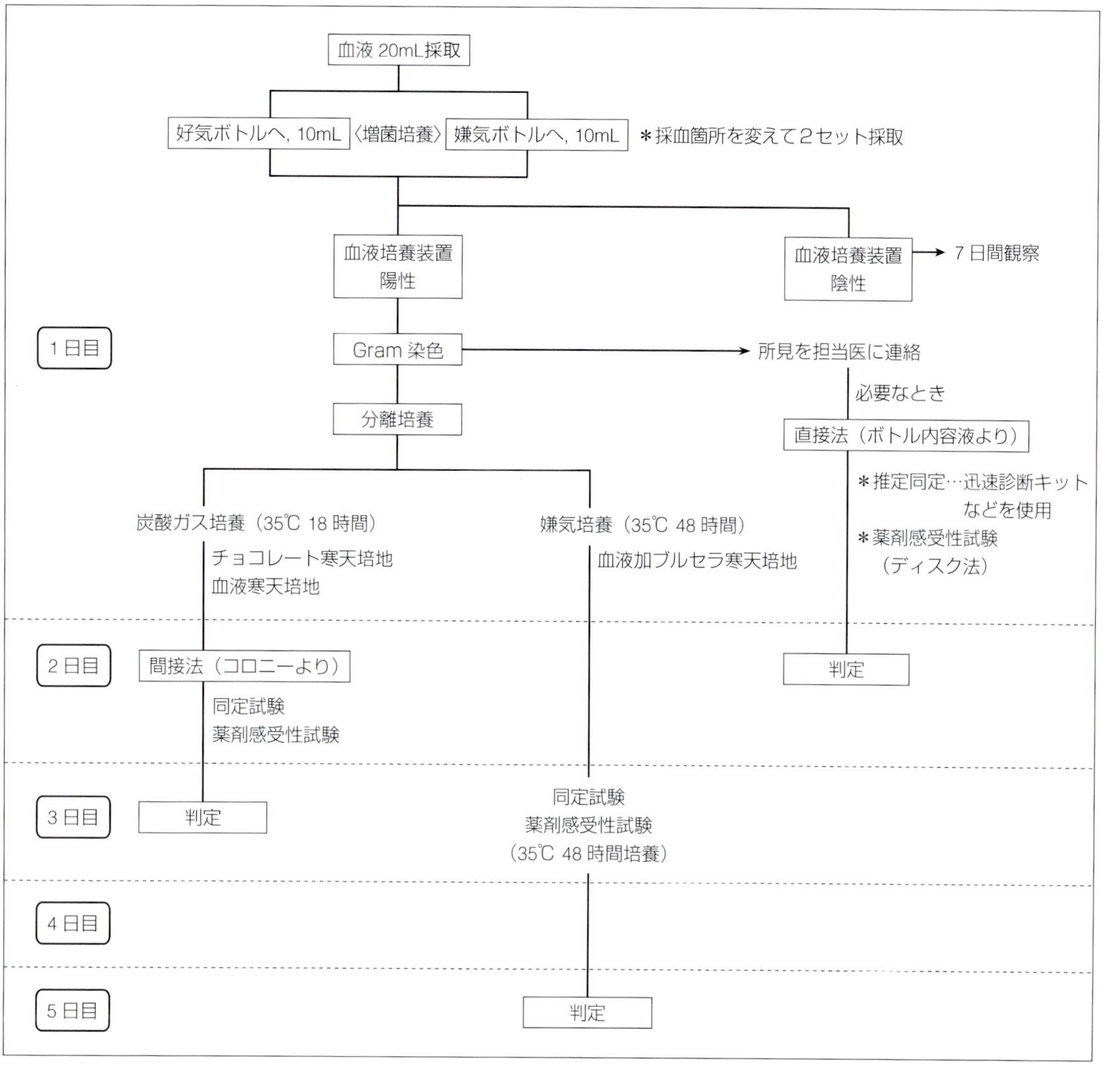

図2　血液培養検査の流れ

A. 検査手順（図2）

a. 増殖曲線の確認

横軸に時間（日数），縦軸に検出光量（蛍光強度または反射散乱光量）を配したグラフ（図3）を確認する．微生物がボトル内に存在する場合の増殖曲線の特徴は，急激な立ち上がりをもつS字曲線を描いて上昇することである．極端に短い時間で陽性を示した場合には機械的エラーなどが考えられ，反対に長時間かけて陽性を示す場合は，皮膚常在菌などがコンタミネーションしている可能性が考えられるので注意を要する．

b. 塗抹検査

血液培養自動分析装置で培養ボトルが陽性と判定された場合には，培養液のGram染色を行う．そのために，まずボトルからの培養液の抜き取りを行う．あらかじめ検体刺入部であるボトルのゴムキャップを消毒用アルコールでしっかりと拭き取り消毒する．消毒部位の乾燥を待ち，専用ニードルを穿刺する．穿刺・通気するとボトル内が常圧になりボトルを逆さにすると専用ニードルから培養液が出てくるので，それをスライドガラスに1滴落として塗り広げる．専用ニードルの代わり

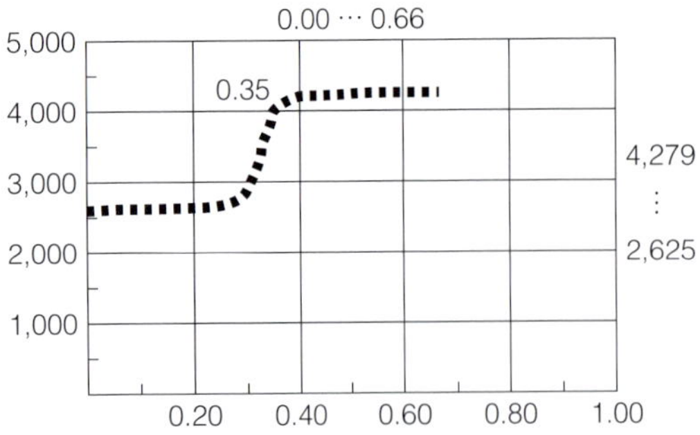

図 3　血液培養陽性の増殖曲線の例

横軸は時間（日），縦軸は反射散乱光量を示す．細菌の増殖による CO_2 増加の経時変化は，急峻な立ち上がりの S 字カーブとして観察される（バクテアラート 3D システム）

にディスポーザブルシリンジと針で培養液を採取してもよい．定法に従い Gram 染色を実施して，染色の結果がわかり次第，速やかに担当医に連絡する．担当医が Gram 染色の結果と患者に関する適切な情報を組み合わせることにより，最初の抗菌薬の選択を決定する可能性は非常に高い．

陽性を示したボトル培養液の Gram 染色で菌が確認できない場合，その理由として，①菌量が少なかった可能性，② Gram 染色では染まりにくい菌種である可能性，③ *S. pneumoniae* が溶菌して確認できない可能性，④微生物以外の要因による陽性である可能性（白血病患者で白血球が多数増殖している場合の CO_2 検出の偽陽性など）が考えられる．

確実に微生物を検出するためには，①～④それぞれの対応策として，①には培養液を遠心して沈査を塗抹する，②には無染色生鮮標本を観察する，あるいは墨汁染色や抗酸菌染色，Giménez 染色，アクリジンオレンジ染色等の染色法も考慮する，③には *S. pneumoniae* 莢膜抗原を検出できるラテックス試薬を試す，あるいは患者尿で尿中肺炎球菌迅速診断検査用キットを試す，④には患者の白血球数の確認，などが必要となる．①～④の有効な検査方法を選択するために最も大切なことは，担当医より患者の病態，他の検査結果，医師が疑っている感染臓器などの臨床情報を得ることである．的確な情報は，正しい結果へたどり着くまでの時間を大幅に短縮する．

c. 分離培養

陽性ボトルの培養液を 1 滴ずつ培地に落とし，画線培養する．通常分離培養は，血液寒天培地，チョコレート寒天培地，嫌気性菌用培地（血液加ブルセラ寒天など）を基本とし，Gram 染色の結果に応じて，複数菌検出の効率も考えながら専用培地を加える（例えば，グラム陰性菌に対して BTB 乳糖加寒天培地，真菌に対してサブロー寒天，またはクロモアガーカンジダ培地，グラム陽性菌に対して MRSA 選択培地，血液加フェニルエチルアルコール寒天培地など）．

鏡検で菌が確認できなかった場合は，沈渣を培養すると同時に，さらに増菌培養をする（ブルセラ HK 培地などへ培養液を接種）ことも有効である．

分離培養で菌が生えなかった場合は，その理由として培養環境が適さなかった場合や，発育の遅い菌である場合が考えられる．培養条件を変えてみたり（微好気培養，抗酸菌培養，増菌培養など），培養期間を長く設定してみる必要もある．

表 4 に血液培養でしばしば分離される菌種を示した．

d. 同定検査・薬剤感受性検査

分離培養で得られたコロニーについて，菌種名まで同定を行い，標準的な手法を用いて薬剤感受性試験を行う．これを一般的な方法で行うと，ボトルが陽性と判定された日を入れて 3 日間を必要とする．敗血症の重篤度を考えると，医師が適切な判断材料をもたないままに治療を行う期間は極力短くできるようにする必要があり，検査結果報告には特別な迅速性が求められる．検査室では，同定・感受性検査の報告を迅速に行うため，以下の方法が検討されている．

①分離培養してから，6 時間程度でコロニーが得られる場合があるので，そのコロニーを用いて同定，感受性を行う方法．

②ボトル培養液そのものを確認培地に接種して同定を行う方法．培養液そのものを培地に塗布して感受性ディスクを置く方法．

③ボトル培養液中の菌を生化学検査用採血管（分

表 4　血液培養より分離される主な菌種

E. coli
S. aureus
S. epidermidis
coagulase-negative staphylococci (CNS)
K. pneumoniae
P. aeruginosa
E. faecalis
E. faecium
E. cloacae
C. albicans

(厚生労働省院内感染対策サーベイランス年報 2013 より引用)

離剤入り滅菌試験管）で遠心・集菌したものを生理食塩水に浮遊させて，もう 1 度遠心する（生食で洗う）．この菌を適当な濃度に調整して自動機器で同定と感受性を同時に行う方法．

④生食で洗った菌を用いて，ラテックス凝集法で肺炎球菌や黄色ブドウ球菌の抗原の検出を試みたり，レンサ球菌のランスフィールド分類を試みる方法．

以上の方法は，血液培養から検出される菌は，単菌種分離が多いことを前提にしている．これらの方法を採用する場合は，推定菌名が正しくない場合もあることを理解する必要がある．最終的な同定と感受性の結果は，分離培養で純培養を得てからの検査で得られる．さらに近年，微生物を平板培地で培養するという考え方から少し離れて，迅速性と正確性をさらに向上するために試みられていることに以下のようなものがある．

⑤生食で洗った菌を用いたり，専用抽出キットを使用して，質量分析の手法（MALDI-TOF MS）で菌を同定する方法．

⑥ボトル培養液から，マイクロアレイ法を利用して標的核酸配列を検出し，同定や耐性遺伝子検出をする方法．

⑦血中の白血球に貪食された細菌遺伝子を *in situ* ハイブリダイゼーション（ISH）法で検出する方法（ボトルでの培養は行わない）．

表 5　血液培養から分離された菌が汚染菌である頻度

菌　名	汚染菌の頻度（%）	
Propionibacterium spp.	99.0〜100.0	（高頻度）
Bacillus spp.	91.7〜94.7	
Corynebacterium spp.	79.0〜96.2	
coagulase-negative staphylococci	58.0〜94.0	
Clostridium perfringens	50.0〜76.9	
viridans streptococci	23.8〜49.3	（中頻度）
Clostridium spp.	20.0〜33.0	
Enterococcus spp.	1.8〜16.1	
Staphylococcus aureus	1.7〜25.0	
group B streptococci	0〜20.0	
Lactobacillus spp.	0〜18.2	（低頻度）
Enterobacter spp.	0〜15.0	
Candida spp.	0〜11.8	
Haemophilus influenzae	0〜7.1	
Serratia marcescens	0〜7.0	
Acinetobacter spp.	0〜6.7	
group A streptococci	0〜5.0	
Escherichia coli	0〜2.0	
Pseudomonas aeruginosa	0〜1.8	
Bacteroides spp.	0	（非汚染）
Stenotrophomonas maltophilia	0	
Proteus spp.	0	
Klebsiella spp.	0	
Listeria monocytogenes	0	
Streptococcus pneumoniae	0	

(厚生労働省院内感染対策サーベイランス年報 2005 より引用・一部改変)

B. 報告書の作成と留意点

陽性ボトルの Gram 染色の結果は，直ちに医師へ，連絡する必要がある．その後も，最終報告までの間に，属名，種名や薬剤感受性の結果など，段階的に判明する新規の情報を，その都度中間報告の形で迅速に臨床側へ伝えなければならない．

血液は本来無菌であり，原則として微生物が検出されれば，それが菌血症の原因と考えられる．しかし，血管に病巣がある場合はきわめてまれであるため，医師は，感染臓器はどこかを考察する．菌血症の成因によって検出される菌種が異なるため（**表 2**），検査室は医師より患者情報を得て，検査結果との間に矛盾がないことを確認する必要がある．CNS や，*Propionibacterium acnes*，*Bacillus cereus* などは汚染菌としての頻度が高いが，菌血症の起因菌となっていることもありうる（表 5）．このような菌種が検出された場合には，起因菌の推定を慎重に行うよう，担当医にコメントしなければならない．複数セット採血の，何本のボトルから菌が検出されたかの情報は，汚染菌かどうかの判断材料として重要である．

（後藤美紀）

チェックリスト

□菌血症と敗血症の違いについて述べよ．
□ SIRS の概要を説明せよ．
□敗血症カスケードの進展に関係するサイトカインを述べよ．
□エンドトキシン・ショックの病態生理について述べよ．
□市中感染症と院内感染における敗血症の原因菌の違いを説明せよ．
□院内感染としての敗血症発症の基盤となる宿主条件について述べよ．
□細菌性心内膜炎の原因菌と原因となる医療処理について説明せよ．
□細菌性心内膜炎の診断基準（Duke）の概要を説明せよ．
□血液培養のための採血のタイミングを述べよ．
□採取後の血液培養ボトルの保存方法を述べよ．
□血液培養自動分析装置の原理を説明せよ．
□陽性ボトルを Gram 染色しても菌が観察できないときの対応方法を述べよ．
□敗血症の成因と起因病原体の関係を説明せよ．
□分離された菌が汚染菌である頻度が高い菌を述べよ．

コラム

血液培養以外の敗血症の検査①

敗血症の診断には血液培養が最も重要であることは間違いないものの，細菌や真菌による敗血症が強く疑われる症例においても血液培養の結果が陰性となることもある．血液中に増加した菌体成分を検出して診断の参考とすることが試みられている．
①エンドトキシン：グラム陰性菌感染症に対する一般的なマーカーとして利用できる．
②（1→3）-β-D-グルカン：接合菌を除くすべての真菌に共通した細胞壁構成多糖．細菌やリケッチアなどの微生物ではみられず，検出は深在性真菌症を疑う根拠となる．
③グルクロノキシロマンナン：*Cryptococcus* の細胞壁の外側を覆う莢膜の主要な構成成分．
④ガラクトロマンナン：*Aspergillus* の細胞壁に特徴的な多糖．

これらの検査は血液培養の代替検査にはならないものの，臨床的には強く敗血症が疑われながら血液培養が陰性の場合には，補助的な検査指標として利用されるべきものである．

コラム

血液培養以外の敗血症の検査②

プロカルシトニン（procarcitonin：PCT）はカルシトニンの前駆蛋白として甲状腺の C 細胞において生成されるが，PCT は最近敗血症のマーカーとして注目されている．炎症によって誘導・生成される血漿 PCT の甲状腺以外の生成部位は確定されていないが，肺や小腸の神経内分泌細胞や血液の単核細胞からの生成も報告されている．敗血症を含めて PCT の血漿濃度の増加は感染による炎症の程度を反映するので，重症感染症の経過観察において PCT は有用なパラメーターとなっている．

V 環境微生物の検出

医療関連施設環境

1. 病院環境検査の意義

かつて感染症の原因菌は赤痢菌や腸チフス菌など健常人に対しても健康危害を及ぼす強毒菌であった．ところが，第二次世界大戦以降，感染症は急速な変貌を遂げ，医療関連感染症では弱毒菌（平素無害菌）による日和見感染症が増加し，難治性で患者がしばしば重篤な状態となることから問題となってきている．

このような日和見感染症が増加してきた背景には，①糖尿病や悪性腫瘍などの疾患に加えて，抗癌剤，免疫抑制剤，ステロイド剤などの薬剤投与や，各種カテーテルを含む侵襲的デバイスを用いた医療技術の進歩によって引き起こされる易感染宿主（compromised host）が増加してきたこと，②種々の抗菌薬が開発され，加えてその消費量が飛躍的に増加した結果，感染症の原因菌の多くが耐性菌に変貌してきたことが挙げられる．

病院内で感染リスクの高い易感染宿主は感染症に繰り返し感染し，その都度抗菌薬を投与される．その結果，常在細菌叢はやがて耐性菌によって占められるようになる．これらの耐性菌は病院環境を汚染する．病院内で易感染宿主にみられる日和見感染症には，常在細菌叢を構成する弱毒菌が過増殖し自己感染（内因性感染）して発症する場合と，ヒト－ヒトあるいはヒト－モノを介した交差感染（外因性感染）で発症する場合があり，弱毒菌で汚染された患者周囲環境は外因性感染の感染源となる．

かつては施設内の空気中と床，壁，テーブルなどの環境表面の定期的な検体採取による微生物学的検査が実施されていたが，医療関連感染の頻度が空気中や環境表面の一般的な微生物による汚染状況と関連性がみられないこと，また環境表面や空気中の微生物の許容レベルに明確な基準が存在しないことから定期的な環境培養は現在ではあまり行われていない．

我が国のガイドライン（2005 年，厚生労働省）で，環境培養検査が推奨されているのは，アウトブレイクの際の感染源・感染経路の調査であり，定期的には滅菌過程の生物学的監視や，血液透析に使用する水と透析液の毎月の培養検査に限定される．また，感染管理手法や手順の変更，あるいは手術室，集中治療部（intensive care unit : ICU），免疫不全患者用病棟・病室などの特殊治療区域での清掃方法の変更による効果の評価にも環境培養検査は推奨されている．

2. 病院環境の検査部位

A. 空中浮遊菌

空中に浮遊する微生物の測定には，エアーサンプラーによる浮遊微生物の捕集がある．ただ，エアーサンプリングによって得られる結果は測定した時間内の室内空気の状態を表したものにすぎないことに留意しなければならない．例えば，入院患者が多い病棟では，患者が目覚めて病棟周囲を動き始めると皮膚鱗屑を含む微粒子が患者周囲環境から空気中に舞い上がる．これらの微粒子にはメチシリン耐性黄色ブドウ球菌（MRSA）を含むブドウ球菌属など一般的な皮膚常在菌が付着している．ベッドメイキングや，面会時間中も一過性に空中浮遊菌が増加する．このように空中浮遊菌の菌量に影響を与える因子には，①病室，病棟内の往来，②面会者などの訪問者，③温度，④ 1 日の時間や季節，⑤相対湿度，などがあり，結果の解釈には注意が必要である．

B. 水汚染菌

アウトブレイク時の疫学調査の一端を担う水検体の培養検査では，測定方法が標準化されていないため，水道の水質基準（一般細菌≦ 100CFU/mL，大腸菌は検出されないこと）でみられるような基準値は定められていない．一方，透析用水の生物学的汚染基準は日本臨床工学技士会『透析液清浄化ガイドライン』によれば生菌数で 1CFU/mL 未満，エンドトキシン活性値で 0.01EU/mL 未満となっている．

また，*Legionella* 属菌については 1999 年に公開された厚生労働省『新版レジオネラ症防止指針』で細菌検査の回数，および *Legionella* 属菌が検出された場合の対応が定められている．*Legionella* 属菌はそれを含む汚染水のエアロゾルの吸引で重篤な肺炎（レジオネラ症）を起こす．ただし，その発症には宿主側の感染防御能が深くかかわっているので，本指針ではその感染危険度を①エアロゾル化，②環境，③宿主側の 3 つの要因に分けて点数化し，その合計点で細菌検査の回数を規定している．また，細菌検査の結果，ヒトが直接吸引する可能性のない水から *Legionella* 属菌が 10^2CFU/100mL 以上検出された場合，あるいはヒトが直接吸引する可能性のある水から *Legionella* 属菌が検出された（基準値は検出限界以下）場合は，直ちに清掃・消毒などの対策を講じ，対策実施後は菌数が検出限界以下であることを確認することが定められている．

C. 環境表面汚染菌

欧米のガイドラインのなかには，普通に手指が触れる部位の許容微生物数について述べているものもあり，それらは分離された微生物数が 2.5～5CFU/cm^2 未満の場合，良好な衛生状態が保たれているとしている．しかし，検体の採取方法，採取頻度，採取部位，採取数などが標準化されていないので，この基準を種々の環境表面の微生物学的基準にそのまま適用することは難しい．

3. 病院施設の検査法

A. 空中浮遊菌の検査法

空中浮遊菌の検査法は，落下細菌測定法と空中浮遊菌測定法に大別される．

a. 落下細菌測定法

自然落下法とも呼ばれ，静置した培地やステンレス鋼板に落下してくる塵埃に付着した細菌や真菌を検出するものであるが，真菌胞子は空中に不定期に漂い続けるので真菌胞子の検出には推奨されていない．また，採取した空気量を定量することができないことや，採取が風量や湿度などに左右されること，採取時間に基準がないなど精度に問題点がある．しかし，空中浮遊菌の生存率は捕集速度と反比例するので，培地や鋼板への接触が重力に依存している本法は，採取による菌量の減少が少ない．

1）固形平板法

寒天平板培地を採取箇所に一定時間静置し，その後，培養し発育してきたコロニー数を求める方法である（233 頁参照）．採取箇所が清浄度の低い環境では培地は 5～10 分，清浄度の高い環境では 30 分以上静置する．

2）ステンレス鋼板法

ステンレスに付着した落下細菌を検出する方法で，2.5 × 5cm の長方形の滅菌ステンレス鋼板を滅菌トレイに載せて採取箇所に一定時間静置する．静置後ステンレス鋼板をペプトン水中で超音波洗浄し，このペプトン水を混釈培養することでコロニー数を求める方法である．

b. 空中浮遊菌測定法

空中浮遊菌測定法は，定められた容量の空気を強制的に採取し，そのなかに含まれる細菌や真菌の菌量を測定するものである．医療施設における空中浮遊菌の測定には，衝突法と濾過法が主に使用されている．

1）衝突法

採取した空気を固型培地や液体に高速で衝突させて空気中に含まれる塵埃をこれらに捕捉させ，塵埃に付着している細菌や真菌を培養し検出する

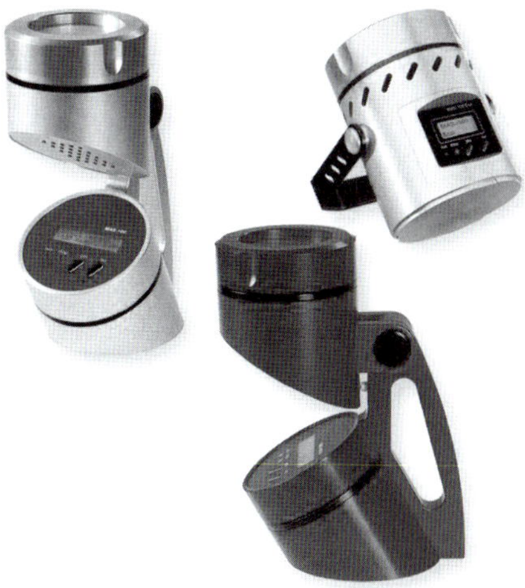

図1　エアーサンプラーの1例

方法である．衝突法は，比較的短時間で大量の空気を採取することができるので細菌や真菌のほか，真菌胞子を採取する最も実用的な方法である．衝突法で得られた結果は単位空気量に対する微生物数（CFU/m^3）として表す．

ⅰ）固形培地衝突法

エアーサンプラー（浮遊菌測定装置）（**図1**）で一定量の空気を吸引し，固形寒天培地の表面に吹きつけ，細菌や真菌を捕集する．

①スリットサンプラー法

回転している固形寒天培地に一定の幅のスリットを通して一定流量の空気を吹きつけるものである．

②ピンホールサンプラー法

スリットサンプラーのスリットをピンホールにしたもので，回転している固形寒天培地にピンホールを通して一定流量の空気を吹きつけるものである．

③アンダーセンサンプラー法

一定流量の空気を孔径の異なる孔からそれぞれの固形寒天培地に吹きつけるものである．塵埃などの粒子径によって通過する孔径が異なるので，粒径別に粒子に付着している細菌や真菌の検出が可能である．

④回転遠心型サンプラー法

円筒状のサンプラーで前面についているプロペラを回転させることで一定流量の空気を吸引し，プロペラの外側でサンプラーの内面に固定したストリップ状の寒天培地に吹きつける方法である．回転遠心型サンプラーは，小型軽量で持ち運びが可能である．

ⅱ）液体衝突法

空気をガラス製のインピンジャー内の無菌液体に衝突させて空気中に存在する真菌や細菌を液体中に捕捉する方法である．

ⅲ）濾過法

フィルターを通して一定量の空気を吸引し，そのなかに含まれる細菌や真菌をフィルター上に捕捉する方法である．本法は空中浮遊菌を捉えるのに最も確実な方法の1つである．

①メンブランフィルター法

空気を孔径0.45 μm のメンブランフィルターで濾過した後，このフィルターを直ちに固形培地の上において培養し，コロニーの発育を観察する．

②ゼラチンフィルター法

メンブランフィルターの代わりに可溶性のゼラチンフィルターを使用するもので，フィルターを液体培地に溶解して培養するか，固形培地に静置して培養する．

B. 水などの液体中に存在する菌の測定法

水は環境中の温度では，細菌にとって通常，静菌的な検体であるが，検体採取後に菌数の変化やそれに伴う細菌集団の構成比の変化などが起こってくるので，水検体は採取後直ちに検査するか，それができない場合は冷蔵し12時間以内に検査する．給水システムの末端水の調査では採取した水検体の残留塩素を中和するために中和剤（チオ硫酸ナトリウム）を加えるべきである．水の採取は常に無菌操作で実施し，蛇口から採取する場合は水を十分流してから採取する．検体中の細菌数が少ないことが想定される場合は大量の水検体（$>$ 100mL）をメンブランフィルターで濾過し，濾過後のフィルターを固形寒天平板培地に直接静置して培養する．

Legionella 属菌の検出を目的とする場合は，検体を遠心し，酸処理（KCl−HCl 緩衝液で pH2.2）

あるいは加温処理（50℃で30～40分）した後にBCYE α培地やWYO α培地などの *Legionella* 属菌用培地で培養する（239頁参照）．

C. 環境表面汚染菌の測定法

環境表面から検出される汚染菌は，臨床検体から分離されるものよりも菌量がはるかに少なく，しかも乾燥や栄養の枯渇などのストレス下にある．したがって，選択培地による培養では非選択培地を使用する場合よりも検出率が低下する可能性がある．採取方法としては，スワブ法（拭き取り法）とコンタクトプレート法（スタンプ法）が一般的である．

a. スワブ法（拭き取り法）

スワブ（滅菌綿棒）は蛇口やシンクの排水口，ベッド柵，コールボタン，取っ手などの狭くて複雑な形状の環境表面からの菌の採取に優れている．菌の採取には乾燥スワブを使用するよりも予め滅菌生理食塩水で湿らせたスワブを使用する方が有効である．十分な拭き取りができたか否かは，スワブによる菌の採取に大きな影響を及ぼす．スワブは，十分な採取が保証されるように対象区域の大部分に対して拭き取りを繰り返し実施する．

b. コンタクトプレート法（スタンプ法）

コンタクトプレートは小型のシャーレに作られた寒天培地であり，凸面を有する．通常，平坦な環境表面の調査に用いられ，寒天培地を直接環境表面に接触させて，それをそのまま培養しコロニー数を測定する．採取される菌数は接触圧，接触時間によって影響され，$25g/cm^2$ の圧で10秒間の接触が推奨されているが，主観的であり遵守は難しい．

4. 院内感染発生時の疫学的調査

A. アウトブレイクとは

ある一定期間内に病院の特定区域あるいは病院全体で特定の感染症が通常予測される場合よりも多く発症する場合をアウトブレイクという．厚生労働省の通知によると，アウトブレイクを疑う基準は，以下のとおりである．「一例目の発見から4週間以内に，同一病棟において新規に同一菌種による感染症の発病症例〔以下の4菌種は保菌者を含む．バンコマイシン耐性黄色ブドウ球菌（VRSA），多剤耐性緑膿菌（MDRP），バンコマイシン耐性腸球菌（VRE），多剤耐性アシネトバクター・バウマニ（*Acinetobacter baumannii*）〕が計3例以上特定された場合，あるいは同一機関内で同一菌株と思われる感染症の発病症例（抗菌薬感受性パターンが類似した症例等）（上記の4菌種は保菌者を含む）が計3例以上特定された場合を基本とする」

B. アウトブレイクへの対応

アウトブレイクあるいはその疑いが察知されたら，標準予防策の遵守状況を確認したり，感染経路別対策の徹底を図るなど感染制御対策を強化するとともに疫学調査を開始する．疫学調査は以下の手順で進める．

①アウトブレイクと考えられる事例をいくつか抽出し，発症日，発症場所を推定するとともにどのような症状，検査所見をもつ者を対象とするかを決定する（症例定義）．

②症例定義に該当する患者症例を探し出す（積極的症例探査）とともに，探し出した症例に対してカルテなどから情報収集を行う．収集する情報は氏名，性別，年齢，入院日など個人に関するもの，手術日，手術術式，執刀医，主治医，担当看護師，病室・病棟，医療機器の使用の有無など危険因子に関するもの，症状，発症日，微生物検査，抗菌薬の使用状況などのアウトカム情報である．

③これらの情報を1症例につき1ラインにまとめた一覧表を作成し，それをもとに種々の図表を作成してアウトブレイクの全体像を明らかにする（記述疫学）．

④一覧表をもとに症例の特徴を把握する．症例が共通の危険因子に曝露していれば，その関与が疑わしくなるのでこれらの危険因子のオッズ比，リスク比，レート比などを求めて曝露と症例の関連性について検討する．

⑤統計学的に「有意とみなされた関連性」が，

「偶然による見かけ上の関連性である可能性でない」ことを明らかにするために危険因子の微生物検査を行い，さらに遡り調査や過去の報告の検索などで曝露と症例の因果関係を確認する．
このようにして得られた実地疫学調査の結果をもとに感染源，感染経路対策を確立し，実行していく．

C. アウトブレイク時の微生物検査

特定の危険因子による曝露群が，非曝露群よりも特定の感染症に関して統計学的に有意に関連性がみられる場合，その結果を保証するとともに感染源・感染経路を明らかにするために過去の報告を参考にしながらその危険因子についての微生物調査を行う．例えば，緑膿菌のアウトブレイクが発生し，最も関連性の高い危険因子として気管支鏡が挙げられたならば，気管支鏡はもちろん，気管支鏡の消毒に使用した消毒液，保管庫についても微生物調査が必要となる．このような微生物調査は，実地疫学調査の裏づけがないまま対象を限定せずに行う環境微生物調査と異なり合理的で，しかもコストや労力の観点からも推奨されるものである．実際の環境微生物調査では，症例と同一の菌が，危険因子である院内環境の調査対象から分離され，しかもパルスフィールドゲル電気泳動法（PFGE）（281頁参照）でDNA断片が同一の泳動パターンを示すことが証明できれば，同一の菌株によるアウトブレイクであると判定できる．

（古谷信彦）

チェックリスト

□医療施設における環境検査の意義について述べよ．
□空中浮遊菌の検査法にはどのような方法があるか述べよ．
□アウトブレイク時の対応について，具体的対応手順を示せ．

V 環境微生物の検出

食品・医薬品

1. 食品からの微生物検出

食品からの微生物検出の目的は，主に食の安全確保の観点から行われる．

国際的にはコーデックス委員会（消費者の健康の保護，食品の公正な貿易の確保等を目的として国際連合食料農業機関 FAO および WHO により設置された国際的な政府間機関であり，国際食品規格の策定等を行う）が食品の微生物試験法に関して，ISO（International Organization for Standardization）法（非政府組織国際標準化機構が策定する国際規格）を標準とし，この方法か，または科学的な妥当性が確認された試験法を求めている．

我が国では「食品衛生法」に従って実施され，それに沿った微生物標準試験法（NIHSJ 法）を整備し，これに基づいた微生物検査が行われている．

2. 検体とサンプリング

ある集団（ロット）から無作為に所定の検体を採取するサンプリングは全体を科学的に評価するうえで重要である．

具体的なサンプリング法については国立研究開発法人農業・食品産業技術総合研究機構食品総合研究所の発行する「食糧―その科学と技術，No. 46」に示されている．

一般的には，抜き取り検査により行われ，採取された検体は適切な条件下で搬送し，速やかに検査に供しなければならない．その過程は記録され管理されていることが要求される．

3. 細菌の検出

A. 試料の採取と調製

得られたサンプル検体は，袋や容器に入っているものは，その表面の細菌による材料への混入を防ぐためアルコール綿等による消毒を行い，滅菌済みのピンセット，スプーンや容器を使って無菌的に採取しなければならない．液状のサンプルは，滅菌採取器具を用いて，それぞれの試験・測定ごとに無菌的に滅菌容器に採取する．

液状以外のサンプルはストマッカーのポリ袋に適量採取し，滅菌希釈液を加え均一化したものを希釈して調製する．

B. 細菌の検出法

a. 生菌数測定

生菌数とはサンプルのなかの生きている細菌数を示す．食品の生菌数測定対象は一般に中温性好気性細菌である．

検査方法は食品衛生法や衛生規範，通知等記載の食品の種類によって試料量，希釈水，培養温度および時間等の条件が異なるため，対象材料に合う適切な条件で行う必要がある．

b. 標準平板菌数測定法

検体から試料 25g を無菌的に採り希釈水 225mL を加え，細砕して試料原液とする．試料原液を希釈水によって 10^1～10^5 まで希釈する．1 枚のシャーレに 30～300 個のコロニーが得られるような希釈液を複数選択し，各希釈試料液について 2 枚の滅菌シャーレを用意する．

滅菌ピペットを用いて対応する滅菌シャーレに当該希釈試料液 1mL ずつを正確に採り，その滅菌シャーレに滅菌した40〜50℃の標準寒天培地約15mLを加え，静かによく混和し，固まったら培養温度35±1℃，培養時間48±3時間培養する．

1枚のシャーレにコロニーが30〜300個ほど発育している場合は直接カウントする．コロニー数300以上では，その希釈倍率の最も高いものについて密集集落平板測定法により細菌数を計測する．また，コロニー数30未満では，その希釈倍率の最も低いものをカウントし，算定数に「以下」の文字を付す．

本検査法の特徴は試料中の細菌数が数百個程度と考えられるときに使用される．使用する器具・器材は比較的に入手しやすい．

c. メンブランフィルター法

調整した検体をメンブランフィルターで濾過し，そのフィルターを標準寒天培地やデソキシコレート寒天培地等に載せて培養する方法である．一定量の試料を用いることで，そのなかの生菌数を定量することができる．

本検査法の特徴は試料中の細菌数が数十個以下と考えられるときに使用される．使用する器具・器材として濾過器やポンプ等が必要となる．

d. スパイラルプレーティング法

従来の試料を希釈する菌数測定法では検体の希釈と，それに伴うシャーレの数が多くなり，手間とコストのかかるものであった．しかし，スパイラルプレーティング法は，中心から外側に渦巻状に濃度勾配をつけながら被検溶液を自動的に塗布するため，1枚のシャーレで済む．

菌数の測定は，塗抹量の少ない外周部から中心部へカウントグリッドを用い計測し，カウント区画内の塗布量から菌数を求めるものである．

本検査法の特徴は，試料中の細菌数が数百個程度と考えられるときに使用される．

本法はスパイラルプレーターという特殊で高額な機器が必要である．しかし，操作が簡便で，数検体から多検体の処理に使用可能である．

e. ATP法

ルシフェリン・ルシフェラーゼ反応を利用して，材料もしくは環境中のアデノシン三リン酸（ATP）およびアデノシン一リン酸（AMP）を高感度に測定する方法である．

市販キットでは測定がより簡便化され，専用の機器に検体を吸引した試薬チューブを装着し，一定時間反応させ，結果を得る．細菌の有無や清浄度検査として多くの施設で用いられている．

本検査法の特徴は，培養をしないため迅速かつ個人差が少ないことである．使用機器がやや高価であるが，頻回に使用する場合には有用性が高い．

f. DNAプローブ法

目的とする微生物の特徴的な遺伝子配列に相補するDNA断片（以下，cDNA）を2種作製し，1つをマイクロプレートのウエルに固相化し，もう1つには酵素を標識しておく．

材料中に目的の微生物が存在するならば，その微生物のDNAと固相部のcDNAがハイブリダイズし，さらに酵素標識されたcDNAともハイブリダイズする．標識した酵素に対する基質を加え発色（色素もしくは蛍光）を確認することで，微生物の存在を確認する方法である．

本検査法の特徴は，培養しないため迅速かつ個人差が少ないことである．使用機器がやや高価である．

g. PCR法

PCR法とはpolymerase chain reactionの略で，DNAポリメラーゼを用いて目的とする微生物のcDNAを大量に増幅する方法である．

当初はcDNA断片を増幅するだけであったが，現在ではRT−PCR法，すなわち，一旦RNAをDNAに変換するもののRNAの増幅や短時間で増幅可能なcapillary PCR法，real−time PCR法のような迅速かつ定量可能なPCR法なども開発されている．

本検査法の特徴は，培養をしないため迅速かつ個人差が少ないことである．使用機器がやや高価であり，検体からのDNA抽出が難しい場合がある．

4. ウイルスの検出の例（ノロウイルス）

ノロウイルスの検査の検出感度では電子顕微鏡法および酵素免疫測定（ELISA）法では1g中に10^6個以上ウイルス粒子が必要である．real−time

PCR 法では 10^2～10^4 個以上，RT−PCR 法では 10^2～10^3 個以上のウイルス粒子が必要となる．しかしながら，カキ 1 個当たりのウイルス量が 125 個以上存在しないと陽性と判定できないという限界が存在し，それ以下の個数でも感染する場合がある．

ノロウイルスの検査では貝の中腸腺を用いるが，貝の種類の違い等によりノロウイルスの濃縮法が異なる．超遠心法もしくはポリエチレングリコール法による濃縮でキットを用いた RNA 抽出を行い，RT−PCR 法もしくは nested PCR 法により検出する．

5. 寄生虫（原虫類）の検出の例

A. *Cryptosporidium* 属と *Cyclospora* 属のオーシスト検出

Cyclospora 属のオーシストの検出も基本的に *Cryptosporidium* 属の検査法に準じる．

オーシストは類円形（4.5 × 5.0 μm）で，ショ糖液を用いた集シスト法によるオーシストの観察では光学顕微鏡を用いる．しかし，通常とは異なる使用法，すなわちコンデンサーを下げたり，開口を絞るなどして観察する必要がある．

オーシストは薄いピンク～オレンジ色にみえる．その際，酵母などは緑色にみえるため識別できる．ショ糖液中のオーシストは内部構造の観察には適さない．内部構造の確認や染色標本作製にはショ糖液を精製水に置換する操作が必要となる．また，ショ糖中のオーシストは長時間おくと収縮や破壊が起こる．ホルマリン固定した材料は見にくくなるため，観察には注意を要する．また，微分干渉顕微鏡像では内部構造がわかり，オーシスト内に 4 個のスポロゾイトや 1 個の残体が確認できる．

B. *Kudoa septempunctata* の検査法

a. 顕微鏡学検査

1) 厚生労働省のマニュアルによる胞子数を定量的に計測する方法

ヒラメの肉片をつぶし，200 メッシュと 100 メッシュのメッシュで濾過した後，遠心分離して胞子懸濁液を作製し，血球計算盤で胞子数を測ることで，肉 1g 当たりの胞子密度を測定する．

2) 水産庁のマニュアルによる塗抹標本を作製して定性的に判定する方法

ヒラメの筋肉にメス等で切り込みを入れて綿棒で組織片を採取し，スライドガラスに塗抹後，レフレル・メチレンブルー液で染色し，顕微鏡観察により胞子の有無を判定する．

b. PCR 法

Real−time PCR 法，または顕微鏡検査を行い，6～7 極嚢を有する *K. septempunctata* の胞子数を計測する．

本試験で示した real−time PCR 法は *K. septempunctata* に高い特異性を示すが，他の *Kudoa* 属への交差反応は否定できない．正確に *K. septempunctata* の同定を行いたい場合は，直接 18S rDNA のシークエンスにより確認することが望まれる．また，遺伝子検査法が陽性であって顕微鏡検査で定量限界以下の場合は「*K. septempunctata* は認められたが，定量限界以下」であることを明記する．

6. 薬品精度管理（医薬品からの微生物の検出）

A. 微生物限度試験法

ここに記載した方法は，日本薬局方（JP），米国薬局方（USP），欧州薬局方（EP）の 3 薬局方の調和合意に基づき規定された方法である．

微生物限度試験法には生菌数試験と特定微生物試験がある．

a. 生菌数試験法とは

好気的条件下で発育可能な中温性の細菌および真菌を定量的に測定する方法であり，原料や製剤が既定の微生物学的品質規格に適合するか否かを判定することを主目的としたものである．採取試料数も含めて指示通りに試験を実施し，結果を判定する．

b. 特定微生物試験とは

大腸菌，サルモネラ，緑膿菌および黄色ブドウ球菌の 4 試験法が含まれる．生菌数はメンブランフィルター法，寒天平板混釈法，寒天平板表面塗抹法および液体培地段階希釈法〔最確数法：most probable number（MPN）法〕のいずれかを用いて計数する．

B. エンドトキシン法

細菌による汚染を菌体成分の1種であるリポ多糖体（LPS）を検出することで，迅速にその存在を知る方法である．原理的にはカブトガニの血球を用い，LPSの存在によりゲル化を観察するリムルス試験であるが，今日ではライセート試薬等を用い，比色法により判定する高感度の方法等も開発されている．ただし，グラム陽性菌はLPSをもたないため測定不能となる．

第十六改正日本薬局方エンドトキシン試験法には，ゲル化法および光学的定量法（比濁法，比色法，予備試験，および定量）に関する記載がなされている．

C. 無菌試験

第十三改正第二追補より，メンブランフィルター法（MF法）が第一法となり，直接法はMF法が適用できない医薬品およびMF法より本法の適用が合理的である医薬品に適用する場合とされた．また，使用培地は液状チオグリコール酸培地およびソイビーン・カゼイン・ダイジェスト培地を用いることが記されている．さらに，使用する培地の培地性能試験（無菌試験に使用する培地の無菌性および菌の発育性能を薬局方に指示された方法および菌株を用いて確認する試験）およびバリデーション（技術者が無菌試験を行う際，その方法が規定された要求事項に合致するか総合的に検証する手段）を行うために試験用菌株を提示している．

バイオ医薬品では，細菌，マイコプラズマおよび結核菌等の存在を，規定された培地を使用し，規定された方法に従って試験して検出されないことを確認するために実施するものである．また，バイオ医薬品製造工程のなかで1回だけ検体の阻害確認試験（検体に含まれる抗菌活性を確認する試験）も実施しなければならない．

D. 医薬品からのウイルス検査

a. ヒト由来生物薬品

ヒト由来の医薬品製造基材では，特異性や感度，精度が十分に評価された試験法として，核酸増幅法（nucleic acid amplification test：NAT法）などを用いて，少なくともHBV，HCVおよびHIVの存在を否定しておく必要がある．

b. ヒト以外の動物を用いて製造される生物薬品

動物由来の原材料を使用する場合，ヒトに感染症や疾病をもたらすことが明らかな，あるいはその可能性が高いウイルスについて，存在を否定できる情報を示すか，特異性や感度・精度が十分に評価された血清学的検査あるいはNAT法等を用いて，その存在を否定しておく必要がある．

c. 最終製品におけるウイルス試験

最終製品において，どの程度のウイルス試験を実施すべきかは原材料や医薬品製造基材の種類，原材料や医薬品製造基材の各種ウイルス検査，製造工程におけるウイルス除去および不活化工程の評価試験の結果，および製造工程においてウイルスが迷入する可能性がどの程度あるかなどを勘案して総合的に決定する必要がある．

最終製品において原材料等に存在する可能性があるものでも特に危険度の高いウイルスに着目したNAT法による検査等を行うことが推奨される場合もある．

7. 食品衛生に関する法律

A. 食品安全基本法

食品安全基本法は人々の食に対する関心が高まるなか，2003年7月に施行された．

「科学技術の発展，国際化の進展その他の国民の食生活を取り巻く環境の変化に適確に対応することの緊要性に鑑み，食品の安全性の確保に関し基本理念を定め，並びに国，地方公共団体及び食品関連事業者の責務並びに消費者の役割を明らかにするとともに，施策の策定に係る基本的な方針を定めることにより，食品の安全性の確保に関する施策を総合的に推進することを目的とする」とされている．また，本法律には食品安全委員会，食品衛生法，総合衛生管理製造過程承認制度および Hazard Analysis Critical Control Point（HACCP）法に関する記載がある．

B. 食品衛生法

食品衛生法は 2003 年の改正により，「食品の安全性の確保のために公衆衛生の見地から必要な規制その他の措置を講ずることにより，飲食に起因する衛生上の危害の発生を防止することにより，国民の健康の保護を図ることを目的とする」とされた．

「食品及び添加物，器具及び容器包装，表示及び広告，食品添加物公定書，監視指導指針及び計画，検査，登録検査機関，営業」等に関する記載がある．

（正木孝幸）

チェックリスト

□コーデックス委員会とは何を行う委員会か述べよ．

□食品衛生法に定められた微生物標準試験法について述べよ．

□薬品精度管理における微生物限度試験法とはどのような試験法か述べよ．

V 環境微生物の検出

空気・土壌・水環境

病原微生物とは，Koch の 4 原則の条件に従って，ある微生物が特定の感染症の原因としてヒトや動物に病原性を示すか，あるいはヒトや動物の健康に密接に関係するものと考えられていた．ところが近年，病原菌の概念が大きく変わってきた．すなわち，何らかの原因で生体防御機構に障害が起こり，宿主の抵抗力が低下したときに発症する日和見感染が増加している．これらに関与する非病原菌は常に自然環境に生息している菌種が多いが，これらに感染すると基礎疾患が悪化したり，新たに様々な疾病が生じることもある．例えば，水道水中に生息する *Methylobacterium* 属菌が AIDS 患者や腹膜透析患者の血液をはじめとした臨床材料から分離された報告がみられる．

1. 環境微生物検査の特性

各種自然環境に生息する微生物を対象に検査を行う場合，臨床微生物検査とは異なり，注意すべき点がある．

1 つは微生物の存在量の違いである．通常，臨床微生物検査では相当量の菌量が存在する臨床材料を対象とするが，土壌を除き，空気や水を試料として特定の微生物を検査する場合，一般的には対象とする微生物存在量は微量である．したがって，ここでは前処理として濃縮という操作が必要になる．例えば，空気中の微生物検査では，エアーサンプラーと呼ばれる濃縮機器を利用することが多い．また，水では図 1 に示すような濾過器や遠心器を用いて試料を濃縮する．一方，土壌では逆に菌量が多いため，希釈操作を必要とする．また，土壌中から特定の菌種を検索する場合には集積培養と呼ばれる特殊な培養を行う必要がある．

もう 1 つは培養条件の設定である．臨床微生物検査においては目的とする菌種によって空気環境（酸素要求性）を考慮しなければならないが，培養温度は概ね 37℃前後，培養時間は 24～48 時間が一般的である．しかし，環境微生物を対象とする場合には，培養条件を微生物が生息している環境に合わせることが重要であり，通常 20～30℃と培養温度を低めに設定することが多い．また，自然環境下に生息する微生物のなかには増殖速度の遅い微生物が多いため 7～10 日，真菌などでは 1～2 週間培養することもある．さらに，栄養要求性，すなわち培地の選択が重要である．臨床微生物検査では環境微生物に比べ，どちらかというと栄養要求の厳しい菌種を対象とするため，血液や臓器滲出液などを含む栄養価の高い培地を用いるが，環境微生物検査においては，これが弊害に

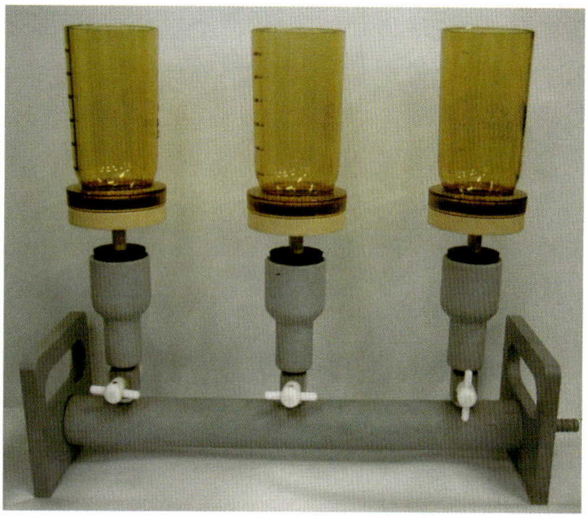

図 1　3 連式濾過器

なることもある．すなわち，貧栄養環境に生息する微生物のなかには栄養価の高い培地では発育できないものも少なくない．こうした微生物は逆に低栄養性の培地が適している．通常の培養法では，自然環境中に生息するごくわずかな微生物しか培養できないという現実も念頭に置く必要がある．

2. 糞便汚染指標細菌

環境汚染の1つに，ヒトや動物からの排泄物がある．本来，飲料水については，あらゆる腸管系病原微生物の検査を行い，その存在を否定する必要がある．しかし，病原微生物の種類も様々で，その種類によって検査法が異なり，試験操作も煩雑である．その上，高度な専門的知識と技術を要し，汚染の可能性がある病原微生物すべてを検査することは困難である．また，安全性を保証するには検水量の議論も避けられない．リスクを考慮した試算によると，病原微生物の種類によって数Lから，ウイルスなどでは数百Lについて検査を行う必要がある．しかし，これは非現実的で実際の検査ではとても行えるものではない．そこで汚染指標という概念を導入し，病原微生物による汚染の可能性の有無を評価している．

これまで糞便汚染の代表的な指標細菌として「大腸菌群」が採用されてきた．しかし，大腸菌群が完璧な指標細菌であるわけではない．具体的には，糞便に由来しない大腸菌群の存在，下水や環境水中での増殖，定量性に関する問題，ウイルスや原虫類に関する指標性の問題などが指摘されている．これに代わって，より指標性を明確にするために糞便本来の汚染を強く反映する *Escherichia coli*（大腸菌）を指標細菌にすることが以前から提案されていた（**図2**）．しかし，これまで *E. coli* だけを簡単に，しかも効率よく検出できる方法論がなかった．ところが近年，*E. coli* のみを特異的に検出できる試験方法が開発され，*E. coli* を指標細菌として採用することが可能となった．例えば，水道水の検査で用いられる発色酵素基質培地などである．

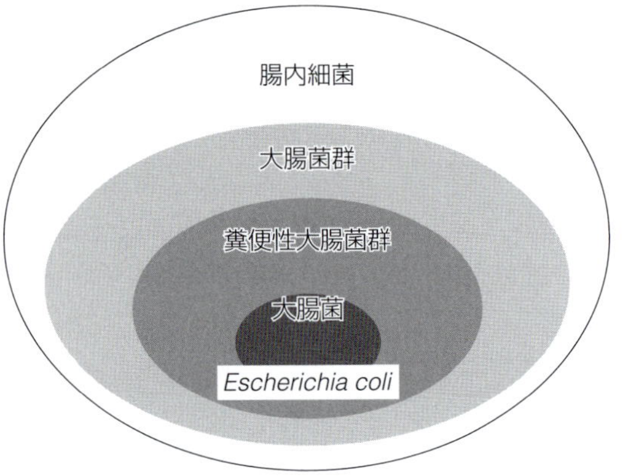

図2　指標微生物の関係

3. 空気環境

室内環境を対象に，空気中の汚染度を微生物学的に把握するため，空気中の細菌および真菌の検査を行う（「医療関連施設環境」の項参照）．

4. 土壌環境

土壌微生物の検査には，以下のごとく土壌試料（生土）を準備する．生土30gを270mLの希釈水に加えて十分に撹拌する（1次希釈，10倍）．この10mLを90mLの希釈水に加えて2次希釈とする（100倍）．以下同様にして6次希釈まで10倍段階希釈を行う．これらの希釈試料について，以下に示す微生物を検査する（『新編土壌微生物実験法』土壌微生物研究会，養賢堂，1994参照）．

A. 大腸菌群

希釈水：1次，2次希釈水を使用
培地：デオキシコレート寒天培地
培養：36℃ 20時間

糞便汚染の目安として測定する．発育した赤色集落を計数する．

B. 細菌

希釈水：5次，6次希釈水を使用
培地：アルブミン寒天培地
培養：28℃ 7〜14日間

集落周辺に太い菌糸や放射状の細い菌糸が認められない集落を計数する．

C. 放線菌

希釈水：5次，6次希釈水を使用

培地：アルブミン寒天培地

培養：28℃ 7～14日間

集落に核があり，それを中心に放射状に広がった細い菌糸の集落を計数する．土臭い独特な臭気を発する．

D. 糸状菌

希釈水：2次，3次希釈水を使用

培地：ローズベンガル寒天培地

培養：25℃ 3～5日間

太い菌糸が明瞭に確認できる集落を計数する（図3）．

E. そのほか

必要に応じて硝化菌や脱窒菌などのような無機元素の循環に関与する微生物や，セルロース分解菌やリグニン分解菌などのような炭素化合物代謝微生物の計数および分離・同定も行う．

F. 集積培養

微生物のもつ性質の差を利用して，ある発育条件を与えることにより，その条件に対応して発育する特定の微生物を増殖させる方法を集積培養という．窒素固定菌や硫酸還元菌などに集積培養が行われている．

5. 水環境

水質試験においては，対象となる水によって管轄する法律が異なり，これによって試験項目や試験方法が定められている（表1）．例えば，水道水は水道法により，上水試験方法に準じて一般細菌と大腸菌の試験を行う．

A. 飲料水

a. 一般細菌

検水量：1mL

培地：標準寒天培地

培養：混釈培養，36℃ 24時間（図4）

b. *E. coli*

検水量：100mL

培地：発色酵素基質培地（ピルビン酸添加X-Gal・MUG培地）

培養：36℃ 24時間（図5）

B. 下水（放流水）

a. 大腸菌群

検水量：1mL

培地：デオキシコレート寒天培地

培養：混釈培養，36℃ 20時間（図6）

C. 公共用水域（河川，湖沼，海域）

a. 大腸菌群

検水量：10mL × 5本

培地：BGLB培地

培養：最確数法，36℃ 48時間

6. バイオフィルム

バイオフィルムとは，細菌が付着・増殖し，これらが産生した多糖体により形成されたものである（図7）．医学や医療の分野では古くからバイオフィルム感染症として知られていたが，近年，易感染者の増大により難治感染症としてクローズアップされている．なかでも，細胞外多糖類（exopolysaccharide：EPS，グリコカリックス）の1種であるアルギネートを大量に産生する *Pseudomonas aeruginosa*（緑膿菌）によって形成されたバイオフィルムは，抗菌薬に対して強い耐性を示し，また好中球などによる生体防御機構も作用しにくく，慢性化することが多い．また，カテーテルや内視鏡などの医療器具に発生するバイオフィルムも重要な問題である．

一方，住環境においても特に湿度が高い浴室や洗面所，台所等の水周りではピンク色を呈するヌルヌルしたバイオフィルム（ヌメリ）が以前から問題視されている．居住者が住環境に発生したバイオフィルムの外観や感触から不快感を抱き，設計者や施工者を相手に訴訟にまで発展した事例もある．

バイオフィルムの発生は特殊な現象のように考

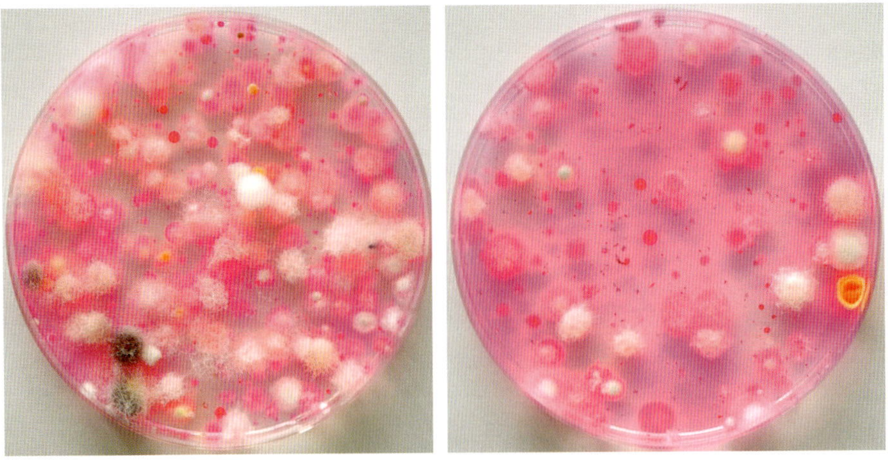

図 3　糸状菌の計数

ローズベンガル寒天培地での培養所見（25℃ 5 日間培養）

表 1　水試料と試験方法

水試料			試験項目	試験法	管　轄	法　規
飲料水	水道水	上水道	一般細菌，大腸菌	上水試験方法	厚生労働省	水道法，水質基準
	ミネラルウォーター類（殺菌・除菌無）	原水	芽胞形成亜硫酸還元嫌気性菌，腸球菌，緑膿菌，大腸菌群，細菌数	告示*1	厚生労働省	食品衛生法，ミネラルウォーター類（殺菌・除菌無）製造基準
雑用水			大腸菌	上水試験方法	厚生労働省	建築物衛生法*2
下水	公共下水道に排水する場合		大腸菌群数	省令*3	国土交通省・環境省	下水道法，下水道法施行令
	公共用水域や地下に排水する場合		大腸菌群数	省令*3	環境省	水質汚濁防止法，一律排水基準
公共用水域	河川，湖沼，海域		大腸菌群数	JISK0350*4	環境省	環境基準
プール水	学校		一般細菌，大腸菌	告示*5	文部科学省	学校保健安全法，学校環境衛生基準
	興行施設		一般細菌，大腸菌	告示*5	厚生労働省	遊泳用プールの衛生基準
海水浴場水			糞便性大腸菌群数	JISK0350	環境省	水浴場水質判定基準
工業用水	純水，超純水		生菌数	JISK0550*6	経済産業省	工業標準化法

＊1：食品，添加物等の規格基準（昭和 34 年厚生省告示第 370 号）（一部改正，平成 26 年厚生労働省告示第 482 号）

＊2：建築物における衛生的環境の確保に関する法律

＊3：下水の水質の検定方法に関する省令（昭和 37 年厚生省・建設省令）

＊4：用水・排水中の大腸菌群試験方法

＊5：水質基準に関する省令の規定に基づき厚生労働大臣が定める方法（平成 15 年第 261 号）（一部改正，平成 26 年告示第 147 号，第 148 号）

＊6：超純水中の細菌数試験方法

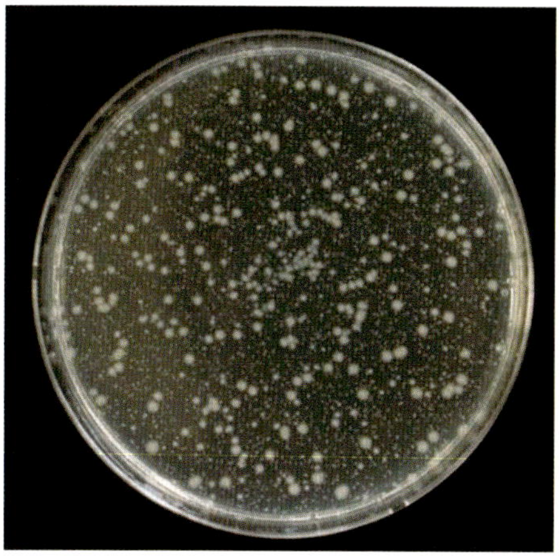

図 4　一般細菌の計数
標準寒天培地での培養所見（36℃ 20 時間）

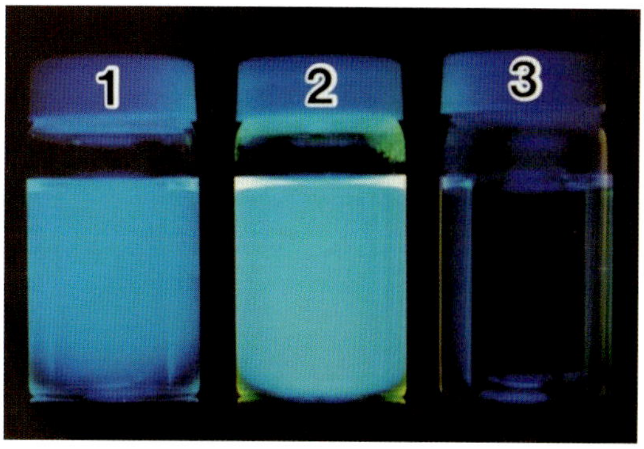

図 5　飲料水の大腸菌検査
発色酵素基質培地での反応（36℃ 20 時間）．長波長の紫外線を照射して青白色の蛍光を発したものが陽性．
1：コンパレター（陽性限界を示す），2：陽性，3：陰性

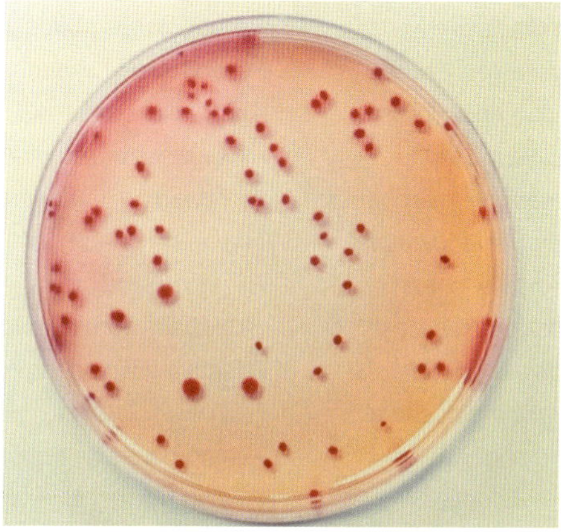

図 6　排水等の大腸菌群検査
デオキシコレート寒天培地に形成した赤色集落を計数（36℃ 20 時間培養）

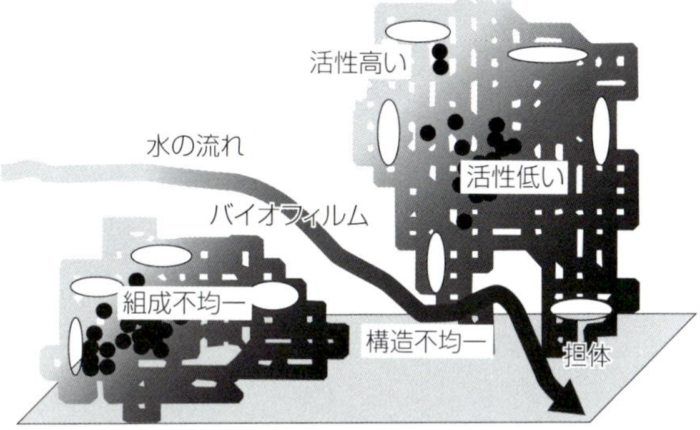

図 7　バイオフィルムの模式図
森﨑久雄：バイオフィルム生成のサイエンス．バイオフィルム，p58，サイエンスフォーラム，1998 より引用

えられるが，それは我々人間の視点であり，この現象を微生物生態学的に微生物の視点でとらえると，ごく自然な現象であって，バイオフィルムは微生物の棲みかともいえる．

一見清浄にみえる物質表面でも多少の有機物や無機物が付着しており，いわゆるコンディショニングフィルム（conditioning film）を形成している．このコンディショニングフィルムは，微生物にとって濃縮された栄養源であるばかりでなく，表面の物理化学的性質を変化させている．こうした表面に細菌が付着し，細菌が産生する EPS などによってバイオフィルムの生成が始まり，バイオフィルムは成熟していく．バイオフィルムの一連の形成過程において，常にそれを阻止する脱離作用が働いており，バイオフィルムの構造，組成，機能は変化し続けている（**図 8**）．この機構については不明な点が多いが，菌密度に依存して構成細菌が産生する環状ペプチド（acylhomoserin lactons：AHSLs，ホモセリンラクトン）が重要な役割を演じていると考えられ，これを「群を感知する」という意味でクオラムセンシング機構と称する．

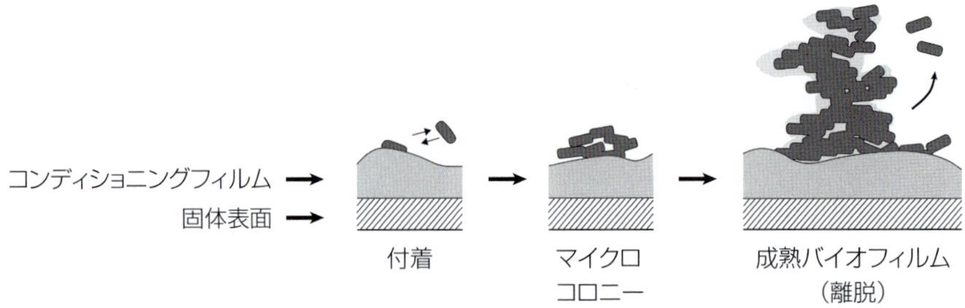

図8　バイオフィルムのライフサイクル概念図

表2　細菌の生死の判別法とその判断基準

検出法	判断基準となっている生物活動
エステラーゼ活性	酵素活性
蛍光顕微鏡	細胞形態の維持（核酸の保持）
電子顕微鏡	細胞内構造の維持
オートラジオグラフィー	基質取り込み能
テトラゾリウム塩	呼吸
direct viable count	蛋白合成
培養	分裂能

木暮一啓 : Microbes Environ 12 : 135, 1997 より引用

これらを検査するには，一般的には拭き取りにより採材し，必要に応じて希釈を行った後，画線培養，塗抹培養または混釈培養を行う．培地は目的とする菌種に応じて選択するが，非選択の場合は栄養価の高い BHI 寒天培地と栄養価の低い R2A 寒天培地を併用することが望ましい．培養は 37℃ 2 日間と 25～30℃ 7～10 日間で行う．

7. viable but nonculturable（VNC）

VNC とは，1982 年に Rita R. Colwell によって提唱された概念で，通常の培養条件では培養できないが，何らかの生理活性（**表2**）を示す細胞状態であると定義される．一般的にはストレス環境におかれることにより，寒天平板培地上には集落は作れないものの，ある種の生理活性を保持している状態と考えられている．このことは自然環境に生息する微生物を対象にしている場合はある種の「常識」であり，自然環境の細菌のなかで培養できるのはわずか 1%以下であることはよく知られている．しかし，医療分野のように病原微生物を対象としている場合，このことは理解しがたく，臨床細菌を取り扱う多くの者は，どんな細菌でも培養できると考えがちである．

また，環境中の大部分の微生物は低い栄養濃度の環境で生息しているにもかかわらず，通常培養に用いられる培地は極度な富栄養環境であり，こうした培地を用いて細菌を培養することは，自然

表3　VNC 状態への移行が確認されている細菌

Escherichia coli	*Vibrio vulnificus*
Salmonella Enteritidis	*Aeromonas hydrophila*
Salmonella Typhi	*Aeromonas salmonicida*
Salmonella Typhimurium	*Pseudomonas aeruginosa*
Shigella dysenteriae	*Pseudomonas fluorescence*
Shigella flexneri	*Pseudomonas putida*
Shigella sonnei	*Pseudomonas syringae*
Yersinia enterocolitica	*Agrobacterium tumefaciens*
Yersinia ruckeri	*Alcaligenes eutrophus*
Enterobacter aerogenes	*Cytophaga allerginae*
Enterobacter cloacae	*Legionella pneumophila*
Francisella tularensis	*Pasteurella piscicida*
Klebsiella planticola	*Photobacterium damselae*
Klebsiella pneumoniae	*Rastonia solanacearum*
Serratia marcescens	*Rhizobium meliloti*
Vibrio anguillarum	*Xanthomonas campestris*
Vibrio campbelli	*Listeria monocytogenes*
Vibrio cholerae	*Campylobacter coli*
Vibrio fischeri	*Campylobacter jejuni*
Vibrio harveyi	*Helicobacter pylori*
Vibrio mimicus	*Enterococcus faecalis*
Vibrio natriegens	*Enterococcus hirae*
Vibrio parahaemolyticus	*Lactococcus lactis*
Vibrio proteolyticus	*Micrococcus flavus*
Vibrio shiloi	*Micrococcus luteus*

界に生息する微生物にとってみれば過剰有機物への適応実験ともいえる．しかし，このような過剰栄養状態をいつの間にか標準と考えてきた長い歴史がある．これまで分離培養を行った結果，集落が形成されなければ目的とする細菌はいなかったと判断し，その存在を否定してきたが，そこに大きな落とし穴があった．いい換えれば，これが現在の培養法における限界なのである．

E. coli，*Salmonella*，*Vibrio*，*Staphylococcus aureus*（黄色ブドウ球菌），*Campylobacter* など，多くの病原細菌が VNC 状態へ移行することは周知の事実である（**表 3**）．したがって，これらを検査するには培養法と併用して遺伝子検査の導入が必至である．

（古畑勝則）

チェックリスト

□環境微生物検査で注意すべき点を挙げよ．
□糞便汚染指標細菌とは何か述べよ．
□バイオフィルムとは何か述べよ．
□ VNC とは何か述べよ．

付録

法律改正に伴う臨床検査技師による検体採取業務の追加行為

2015年4月，臨床検査技師等に関する法律の一部が改正され，これまでの採血業務に加え，微生物検査に関連する具体的な下記5つの行為が定められた．これらのほかに，生理学検査に関する2つの行為，嗅覚検査（静脈に注射する行為を除く），および味覚検査が追加された．

臨床検査技師等に関する法律施行令等の改正概要（施行期日　平成27年4月1日）

1　臨床検査技師等に関する法律施行令（昭和33年政令第226号）の一部改正関係

臨床検査技師が，診療の補助として，医師又は歯科医師の具体的な指示を受けて行うことができる検体採取について，次の5つの行為を定めたこと（臨技法施行令第8条の2関係）

1. 鼻腔拭い液，鼻腔吸引液，咽頭拭い液その他これらに類するものを採取する行為
2. 表皮並びに体表及び口腔の粘膜を採取する行為（生検のためにこれらを採取する行為を除く）
3. 皮膚並びに体表及び口腔の粘膜の病変部位の膿を採取する行為
4. 鱗屑，痂皮その他の体表の付着物を採取する行為
5. 綿棒を用いて肛門から糞便を採取する行為

2　臨床検査技師等に関する法律施行規則（昭和33年厚生省令第24号）の一部改正

臨床検査技師等に関する法律（昭和33年法律第76号）第2条の規定により，臨床検査技師の業務とされている厚生労働省令で定める生理学的検査として，以下の行為を加える（臨技法第1条関係）

1. 基準嗅覚検査及び静脈性嗅覚検査（静脈に注射する行為を除く）
2. 電気味覚検査及びロ紙ディスク法による味覚定量検査

上記1の5つの行為について以下に解説する．

1. 鼻腔ぬぐい液，鼻腔吸引液，咽頭ぬぐい液その他これらに類するものを採取する行為

これらの検体採取を必要する疾病には，インフルエンザおよびRSウイルス感染症（鼻腔），溶連菌およびアデノウイルス感染症（咽頭・扁桃）などがある．

鼻腔からの採取は，専用綿棒または鼻腔吸引器を用いる．綿棒は鼻腔中央部に挿入し，粘膜・鼻汁をこするように採取する（**図1**）．咽頭・扁桃からの採取は，舌圧子で，舌根部に触れないように注意し，舌を圧迫し，扁桃または咽頭壁をこするように採取する（**図2**）．鼻腔から検体採取を行う際は，患者のくしゃみや鼻汁の飛散に対する感染防御および鼻中隔彎曲や鼻出血などに注意を払いながら行う．舌圧子使用の際は嘔吐反射に注意し，喉頭蓋膿瘍・喉頭浮腫など咽喉頭に強い腫れがある場合の検体採取は禁忌である．

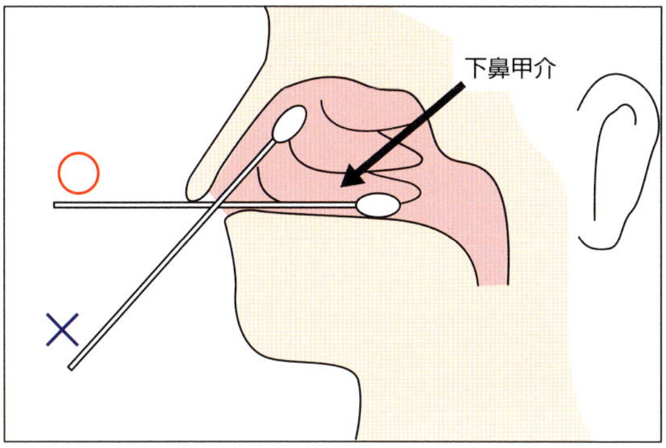

図 1　鼻腔からの検体採取

下鼻甲介に沿って挿入し，粘膜・鼻汁をこするように採取する

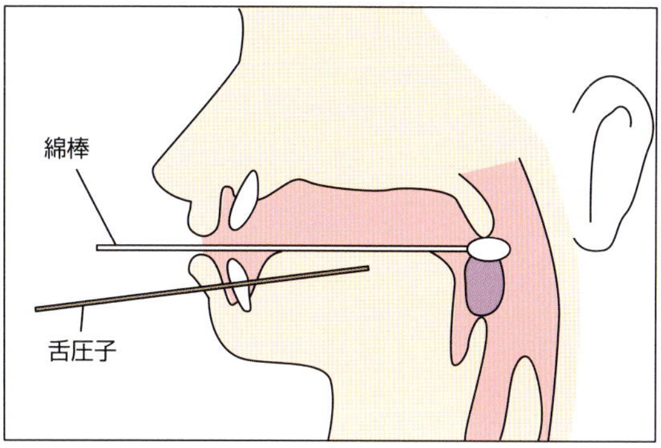

図 2　咽頭からの検体採取

舌圧子で，舌根部に触れないように注意し，舌を圧迫し，扁桃または咽頭壁をこするように採取する

2. 表皮，体表および口腔の粘膜を採取する行為（生検のためにこれらを採取する行為を除く）

3. 皮膚，体表および口腔の粘膜の病変部位の膿を採取する行為

4. 鱗屑，痂皮その他体表の付着物を採取する行為

2〜4 の項目は，皮膚表在組織病変や口腔粘膜からの検体採取で，主たる疾病は皮膚糸状菌症（頭部白癬，生毛部白癬，足白癬および爪白癬など），カンジダ症（皮膚や粘膜）およびマラセチア感染症などである．また，このほかに梅毒，ハンセン病や，細菌，ウイルスおよび疥癬などによる各種の感染症がある．

検体採取の道具には，眼科用曲剪刀，メス，ニッパ型爪切り等を用いて病変部位の擦過や爪の切断等を行う．口腔粘膜，膿汁や分泌物は滅菌綿棒を用いて採取する．

5. 綿棒（直腸スワブ）を用いて肛門から糞便を採取する行為

便採取の目的は，感染性腸炎が疑われる患者における起炎菌の分離である．本来は自然排泄便を専用容器に採取することが望ましいが，外来患者などですぐに排便がない，高齢者で便採取が困難な場合に綿棒を肛門内に挿入し，十分量の便を綿棒に付着させる．

検体採取時の患者の姿勢は，左（または右）側臥位にして，肛門を突き出すようにする（**図 3**）．また，検体採取者は，接触感染経路予防策を講じるとともに，患者に配慮した接遇が必要である．

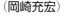

（岡崎充宏）

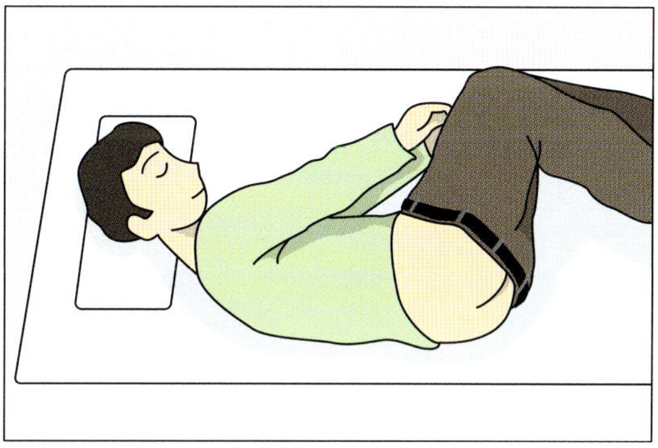

図 3　肛門からの検体採取

左（または右）側臥位にして，肛門を突き出すようにする

和文索引

お

か

そ

た

ち

つ

て

と

な

に

ぬ・ね

の

は

ひ

ふ

へ

ほ

ま

み

む

め

も

や

ゆ

よ

ら

り

る・れ

ろ

わ

欧文索引

D

E

F

G

X

Y

Z

メディカルサイエンス微生物検査学〈第二版〉

2008年 9 月1日　第一版発行
2016年11月1日　第二版発行
2018年 8 月1日　第二版2刷発行
2022年 8 月1日　第二版3刷発行

編　　集　太田敏子・岡崎充宏・金森政人
　　　　　古畑勝則・松村　充・山本容正
発 行 者　菅原律子
発 行 所　株式会社　近代出版
　　　　　〒150-0002　東京都渋谷区渋谷2-10-9
　　　　　電話：03-3499-5191　FAX：03-3499-5204
　　　　　E-mail：mail@kindai-s.co.jp
　　　　　URL：http://www.kindai-s.co.jp
印刷・製本　シナノ印刷株式会社

ISBN978-4-87402-228-3

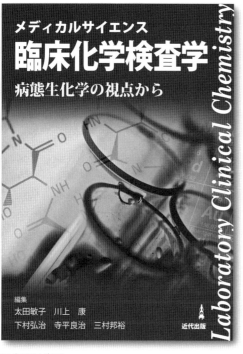

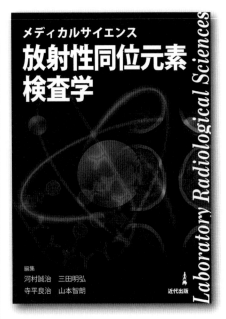